Katharina Knauth
Krankengymnastin, Fachphysiotherapeutin

Priv.-Doz. Dr. med. habil. Barbara Reiners
Fachärztin für Kinderheilkunde
Praktische Ärztin in Dresden

Dr. med. Renate Huhn
Fachärztin für Innere Medizin
Leiterin der Abteilung Hämatologie/Onkologie
II. Medizinische Klinik des Stadtkrankenhauses
Dresden-Neustadt

A. Rüprich

Knauth/Reiners/Huhn

Physiotherapeutisches Re

Physiotherapeutisches Rezeptierbuch

Vorschläge für physiotherapeutische Verordnungen

Sechste, unveränderte Auflage
mit 23 Abbildungen und 15 Tabellen

ULLSTEIN
MOSBY

Katharina Knauth, Radebeul
Priv.-Doz. Dr. med. habil. Barbara Reiners, Dresden
Dr. med. Renate Huhn, Dresden-Neustadt

Die Deutsche Bibliothek – CIP - Einheitsaufnahme

Knauth, Katharina:
Physiotherapeutisches Rezeptierbuch : Vorschläge für physiotherapeutische Verordnungen ; mit 15 Tabellen / [Katharina Knauth ; Barbara Reiners ; Renate Huhn]. - 6., unveränd. Aufl. - Berlin ; Wiesbaden : Ullstein Mosby, 1994
ISBN 3-86126-525-7
NE: Reiners, Barbara:; Huhn, Renate:; HST

1. Auflage 1973
2. Auflage 1975 im Verlag Theodor Steinkopff, Dresden
3. Auflage 1981 im Verlag Volk und Gesundheit, Berlin
4. Auflage 1986 im Verlag Volk und Gesundheit, Berlin
5. Auflage 1991 im Verlag Gesundheit GmbH, Berlin, Gemeinschaftsauflage mit dem Steinkopff Verlag, Darmstadt

6., unveränderte Auflage

Printed in Germany

ISBN 3-86126-525-7

Hinweise für die Benutzung des Rezeptierbuches

Zur Auffindung des Nachschlagewortes

In **Kapitel 2** finden Sie **Krankheitsbezeichnungen** in alphabetischer Reihenfolge, nach dem am häufigsten gebrauchten Kennwort eingeordnet. Da aber diagnostische Bezeichnungen variieren, wird es anfangs notwendig sein, am Schluß des Buches im **Verzeichnis der Diagnosen** das gewünschte mit ↑ versehene Nachschlagewort aufzusuchen.
Die physiotherapeutischen Behandlungsvorschläge für die einzelnen Diagnosen sind unterteilt nach Erkrankungsstadien oder -phasen, nach *Ziel*stellung, Behandlungsgesichtspunkten *(Beh. Ges.)* und dafür zu empfehlenden physiotherapeutischen *Maßnahmen*. Innerhalb der einzelnen Behandlungsgesichtspunkte besagt die Reihenfolge der Aufzählung etwas über die Rangordnung. Dies gilt aber nicht absolut. Der Therapeut hat befundspezifisch und nach der zu erwartenden Reaktion des Patienten das Adäquate, Sinnvolle und auch zur Verfügung Stehende auszuwählen.
Unter den mit ↑ versehenen **Behandlungsmaßnahmen** können Sie im **Kapitel 1** *Wirkungsweise, Indikationen, Kontraindikationen, Applikation und Dosierung* nachschlagen. Am Schluß des Buches finden Sie ein **Verzeichnis** für die mit ↑ versehenen **Nachschlagewörter für physiotherapeutische Behandlungsmaßnahmen**.

Der Behandlungsplan

Nach diagnostischer Klärung sollte entsprechend dem funktionellen Befund ein Behandlungsplan vom Arzt und Physiotherapeuten, auch unter Einbeziehung des Patienten, entwickelt werden.

Wichtige Fragen sind:
- Welche Beschwerden liegen vor und welche Schmerzbereiche?
- Was ergab der Gewebstastbefund?
  Reflexzonen und Myogeleosen prävalieren, sie müssen erst beseitigt werden (↑ hyperalgetische Zonen, ↑ Myogelosen), ehe verspannte Muskeln durch Lockerungen oder Dehnlagerungen therapiert werden.
- Was ergab der Gelenkstatus?
  In welchen Gelenken ist das Gelenkspiel eingeschränkt? Bei aktiven und passiven Behinderungen ist die Ursache dafür zu eruieren.

- Was ergab der Muskelbefund?
  Sind die tonischen Muskeln alle voll dehnbar, einzeln und in der durchlaufenden Kette, und können die phasischen Muskeln ihre volle Kraft (Stufe 5) entwickeln? Reagieren sie in optimaler Koordinationsfolge? Sind sie auch auf Ausdauer belastbar?
- Liegen Durchblutungsstörungen oder trophische Störungen vor?
- Was ergab der Atembefund?
  Findet zur Einatmung ein Rundum-Weiterwerden in der Rumpfmitte ohne Beteiligung von Atemhilfsmuskeln statt? Sinkt zur Ausatmung der Brustkorb gut ab ohne Anspannung der Oberbauchmuskeln?
  Weist der Ruhe-Atemrhythmus eine Pause nach der Ausatmung auf? All das sollte sein.
- Was ergibt die Analyse der Gewohnheitshaltungen und -bewegungen?

Worunter leidet der Patient am meisten? Gibt es Maßnahmen, die ihm bereits einmal geholfen haben?
Liegt eine ein- oder mehrdimensionale Störung vor, und wie könnten die Funktionskreise sich gegenseitig beeinflußt haben?
Zuerst müssen lebensbedrohliche Zustände und Schmerzen behandelt werden.
Dann aber gilt es, die Hauptansatzpunkte als therapeutisches Nahziel einzuplanen. Meist ist es die Wirbelsäule, der Becken- oder Schultergürtel, deren Funktionsverbesserung dann rasch zu weiteren Erfolgen verhilft.
Auch innerhalb der einzelnen Behandlungsgesichtspunkte ist eine Stufenfolge der Anordnung der Maßnahmen hilfreich, wie Durchblutungsförderung, Lockerung, Dehnung, Entspannung, Koordinierung, Kräftigung.
Bei Klinikaufenthalt oder Kurortbehandlung sind Tages- und Wochenplan sowie Steigerung von Woche zu Woche abzuwägen.
Die rhythmische und adäquate Beanspruchung von Funktionskreisen zeigt erst nach Ablauf bestimmter Reizserien den gewünschten Erfolg. Es gibt auch natürliche Krisenzeiten, es gibt Unter- und Überforderung. Trotz Aufstellung des Behandlungsplanes und einer Stufenfolge bis zum Ziel der vollen Funktion, ist nach Ablauf der einzelnen Serien das erwartete Resultat mit dem tatsächlich erreichten zu vergleichen. Die Mitarbeit des Patienten ist dabei entscheidend. Deshalb sollte man ihm erklären, weshalb diese oder jene Maßnahme für ihn förderlich ist. Bewußt getan, wirkt eine Übung intensiver.
Sollte ein Patient durch den begonnenen Therapieplan keine Funktionsverbesserung erfahren, so ist rechtzeitig zu überlegen, ob es nicht auch einen anderen Weg gibt, der zum Erfolg führt. Es gilt, die Eigeninitiative des Patienten anzuregen, damit er mithilft, herauszufinden, welche Maßnahme am sinnvollsten ist.

Vorwort zur 6. Auflage

Das Bedürfnis, mit naturgemäßen physiotherapeutischen Maßnahmen und Methoden die Gesundheit des Menschen zu erhalten oder wieder herzustellen, wächst von Jahr zu Jahr. Auch unsere Kenntnisse über Wirkungsweise, Dosierung und phasengerechte Indikationen und zu beachtende Kontraindikationen vertiefen sich laufend und unterstützen damit sinnvoll die therapeutische Entwicklung.

Das physiotherapeutische Rezeptierbuch zeichnet sich durch Aktualität und Praxisrelevanz aus. Es ist ein Nachschlagewerk für die Behandlungsverordnung und -gestaltung und legt hauptsächlich Wert auf differenziert eingesetzte, aktive Bewegungstherapie.

Bei der Erarbeitung des umfangreichen Wissenschaftsgebietes möchten wir unseren besonderen Dank aussprechen an Herrn Prof. Dr. med. habil. Herbert Edel, ehem. Inhaber des Lehrstuhls für Physiotherapie an der Medizinischen Akademie Dresden, und an Herrn Obermedizinalrat Prof. Dr. med. habil. Ernest Strauzenberg, ehem. Leiter der Wissenschaftskommission des Internationalen Sportärzteverbandes (FIMS).

Für pharmazeutische Beratung danken wir Herrn PhR. Dr. rer. nat. Rolf Keil, Chefapotheker der Krankenhaus-Apotheke Dresden-Neustadt, und Herrn Dr. med. Michael Berliner, Oberarzt an der Klinik für Physikalische Medizin, Balneologie und Rheumatologie der Universität Gießen.

Die Lektorin Frau Margitta Hintz hat sich bei der 4. und 5. Auflage des Physiotherapeutischen Rezeptierbuches mit persönlichem Engagement den Autoren behilflich gezeigt. Wir danken ihr dafür.

Unser Dank gilt auch für alle Bemühungen und für die Interessenvertretung dem Verlag Theodor Steinkopff, Dresden, für die 1. und 2. Auflage, dem Verlag Volk und Gesundheit, Berlin, für die 3. und 4. Auflage, dem Verlag Gesundheit, Berlin, für die 5. Auflage sowie dem Dr. Dietrich Steinkopff Verlag, Darmstadt, für die 2.-5. Auflage und dem Verlag Ullstein Mosby, Berlin/Wiesbaden, für die nunmehr 6. Auflage.

Mögen unsere Vorschläge Ihnen auch weiterhin bei der Gestaltung einer effektiven und sinnvollen Therapie der sich Ihnen anvertrauenden Menschen hilfreich sein.

Radebeul und Dresden, Juli 1994

Katharina Knauth
Barbara Reiners
Renate Huhn

Verzeichnis der verwendeten Abkürzungen

ASZ	Anodenschließungszuckung
Basis	ist hier als Basisstrom (Gleichstrom) gemeint, dem diadynamische Stromformen überlagert sind
Beh.	Behandlung
Beh. Ges.	Behandlungsgesichtspunkt
BWS	Brustwirbelsäule
CP	„modulé en **c**ourtes **p**ériodes“ bei diadynamischen Strömen 100 Hz und 50 Hz im Wechsel je 1 s
DF	„**d**iphasé **f**ixe“ bei diadynamischen Strömen: 100 Hz vollweggleichgerichtet
EHA	Elektroden- bzw. Applikator-Haut-Abstand bei Kurzwellen-, 69-cm-Wellen- oder Mikrowellentherapie
EL	Elektroden
f	Impulsfolgefrequenz
HWS	Halswirbelsäule
Hz	Hertz (Imp/s)
I_s	Scheitelwert
I/f-Kurve	Intensität/Reizzeit-Kurve bei Reizstromdiagnostik
Imp/min	Impulse in der Minute
KSZ	Kathodenschließungszuckung
KW	Kurzwelle
LP	„modulé en **l**ongues **p**ériodes“ bei diadynamischen Strömen: 50 Hz für 5 s, danach 100 Hz geschwellt für 10 s
LWS	Lendenwirbelsäule
mA	Milliampere
Pat.	Patient
PNF-Techniken	propriozeptive neuromuskuläre Fazilitation
t	Impulszeit ohne Impulsabfallzeit
T	Impulsperiodendauer
t_{ab}	Impulsabfallzeit (Bei „TuR“ RS_{21} ist $t_{ab} = t_{an}$)
t_{an}	Impulsanstiegszeit
t_{gr}	Impulsgruppendauer
t_{grp}	Impulsgruppenpause (Bei „TuR“ RS_{21} identisch mit t_v)
t_i	Impulsdauer (oder Impulsflußzeit) mit Impulsabfallzeit
t_p	Impulspause und Pausendauer
t_v	Verzögerungszeit
t_w	wirksame Impulsflußzeit
UV	Ultraviolett (Höhensonne)
W/cm²	Watt pro cm² abstrahlender Schallkopffläche als Dosierungsangabe für Ultraschalltherapie
∅	Durchmesser
↑	siehe methodischer Teil (Kap. 1), wenn es sich um eine Behandlungsmaßnahme handelt, und siehe klinischer Teil (Kap. 2) unter diesem Begriff, wenn es sich um eine Diagnose handelt

Inhaltsverzeichnis

Einleitung

Unter dem Begriff Physiotherapie werden Maßnahmen zusammengefaßt, die die Funktionen des Organismus durch physikalische Einwirkungen gezielt beeinflussen. Dabei geht es insbesondere darum, Fehlregulationen zu verhindern oder zu beseitigen und eine angemessene Funktion herbeizuführen. Im Grunde trifft dies auch für therapeutische Maßnahmen aus anderen Fachgebieten zu und ist nicht allein spezifisch für Physiotherapie.

Worin liegt nun das Spezifische der Physiotherapie?
Dazu gehört die *physiotherapeutische Befundaufnahme*, die der klassischen klinischen Diagnostik folgende besondere Gesichtspunkte hinzufügt:

- den Gewebetastbefund,
- den Muskel-, Gelenk- und Bewegungsstatus,
- den Atembefund,
- die Analyse der Bewegungsgewohnheiten,
- das Reaktionsverhalten und die Trainierbarkeit.

Nicht nur das Muskel-, auch das Gefäß-, Nerven- und Stoffwechselsystem sind durch Übung einer Wiedergesundung, einer Stabilisierung und durch weitere Verbesserung der Funktion sogar einer höheren Leistungsqualität zuzuführen.
Die *funktionelle Betrachtungsweise* steht im Vordergrund. Es ist zu prüfen und zu entscheiden, in welchem Funktionskreis Fehlregulationen nachzuweisen sind. Wo muß entlastet, wo muß gefördert werden? Ziel ist grundsätzlich die volle Funktion; selbstverständlich muß dieses Ziel unter Berücksichtigung der realen Möglichkeiten modifiziert werden.
Die unter den einzelnen Diagnosen aufgeführten *Behandlungsgesichtspunkte* (Beh. Ges.) sollen den Therapeuten auch auf verschiedene Fragestellungen bei der Befundaufnahme hinweisen.
Physiotherapie ist als isolierte Behandlungsmethode wenig sinnvoll. Sie muß im Rahmen eines allseitigen therapeutischen Bemühens mit

anderen konservativen (medikamentösen, diätetische, psychotherapeutischen u. a.) oder chirurgischen Maßnahmen abgestimmt werden.
Dabei kann sie eine ergänzende oder unterstützende, aber auch eine führende Rolle spielen.
Die Aufstellung des Behandlungsplanes sollte vom Arzt in Abstimmung mit dem Physiotherapeuten und Patienten erfolgen. Das Rezeptierbuch wendet sich an Arzt und Physiotherapeuten und möchte helfen, Verordnung und Ausführung zu koordinieren.
Es empfiehlt sich, außer dem Gesamtziel zunächst das Nahziel zu präzisieren, aus dem sich dann die Hauptansatzpunkte für die Behandlung ergeben und die Stufenfolge bis zur Erreichung des Gesamtzieles abzuleiten ist.
Die einzelnen Behandlungsmaßnahmen sind befund-, funktions- und reaktionsgerecht auszuwählen. Es ist zu berücksichtigen: Wodurch können sich Summationseffekte ergeben? Was ist widersinnig und stört die gewünschte Wirkung? Was kann schaden?
Wirkungsweise und Kontraindikationen können im methodischen Teil nachgeschlagen werden.
Bei aller Nützlichkeit auch passiver Maßnahmen, ist die aktive Übungstherapie überall dort einzuordnen, wo die Möglichkeit dafür vorhanden ist. Bei allem Üben müssen Erfolgserlebnisse gewonnen werden können, wodurch der Patient zur Überzeugung gelangt, seinem Leiden nicht passiv ausgeliefert zu sein, sondern daß er in der Lage ist, durch eigenes Hinzutun und Üben zu seiner Gesundung beizutragen.
Richtig angewandte Physiotherapie kann über die reine therapeutische Wirkung hinaus durch ihren Einfluß auf Verbesserung der Wahrnehmungsfähigkeit für Bewegungsabläufe, Spannungs- und Lösungsvorgänge dazu beitragen, Einsicht in sinnvolle Gestaltungsmöglichkeiten des eigenen Lebens zu gewinnen.

1.

Physiotherapeutische Methoden und Maßnahmen in alphabetischer Anordnung

Abhustenschulung

Lit.: 51, 70, 73, 85

Definition: Aufzeigen von Maßnahmen und Techniken zur effektiven, schmerz- und belastungsgeringen Sekretlösung.
Wirkung: Sie unterteilt sich phasengerecht in

1. Vorbereitende Maßnahmen zur Sekretverdünnung, Durchblutungsförderung und Sekretlösung,
2. Maßnahmen zur Unterstützung des Sekrettransportes,
3. Techniken zum adäquaten Abhusten unter Vermeidung hoher intrathorakaler Drücke, Schmerzen und Irritierungen im Wundgebiet.

Indikationen: Erkrankungen, Unfälle, postoperative Zustände, die der Sekretlösung bedürfen.
Kontraindikationen: Bewußtseinszustände oder Herz-Kreislauf-Situationen, die eine aktive Sekretlösung ausschließen.
Maßnahmen, Techniken und Einsatzvarianten:
Vorbereitende Maßnahmen ↑ Inhalationstherapie, Trinken von heißem Tee, Summen, Vibrationen auf dem Brustkorb, heiße Rolle über Sternum und Rippen.
Unterstützung des Sekrettransportes durch Lagerungen, Umlagerungen, ↑ Drainagelagerungen.
Sekretabhustung erst, wenn Trachealrasseln zu hören ist.
Bei Überempfindlichkeit der Bronchien evtl. früher. Abhusten kann dann provoziert werden, indem die Ausatmung forciert oder summend verlängert wird und die Physiotherapeutin am Ende der Ausatmung beim Hustenstoß von den Unterbauchmuskeln her Druck nach oben zu gibt, evtl. kann auch vibrierende Kompression des Thorax notwendig sein.
Beachte: Besteht eine Wunde, ist das erste der Wund- und Nachschutz mit einer darüber zu legenden Hand. Die zu sichernde Region ist *vor* der Operation dem Patienten zu zeigen.
Bei thorakalen Eingriffen werden die Rippen fixiert (evtl. auch mit Ober- und Unterarm), bei abdominellen Eingriffen die Wunde.

- Zur Vermeidung hoher intrathorakaler Drücke nur mäßig tief einatmen (kosto-abdominal), dann etwas Luft mit Lippenbremse abgeben, ehe mit 2–3 kurzen Hustenstößen (b–b) abgehustet wird. Nicht zu früh abhusten, sondern erst, wenn sich das Sekret in der Luftröhre befindet.
- Bei unproduktivem Husten kann man den Hustenreiz dämpfen, indem man den Brustkorb in Einatmungsstellung (kosto-abdominal)

weithält, so einige Zeit den Atem anhält oder nur mit kleinen Atemzügen auskommt und den Kitzel aushält bis er nachläßt.
Sollte der Hustenreiz unerträglich werden, dann nur kurz gegen geschlossene Lippen anhusten. Nach einiger Zeit kann das Sekret dann oft mit Räuspern abgegeben werden.
- Bei rascher Einatmung wird das Sekret leicht in tiefere Bereiche transportiert. Die Einatmung ist deshalb langsam zu gestalten, evtl. gähnend mit geschlossenem Mund. Für die Ausatmung ist Lippenbremse (blasend oder summend) günstig.

Aerosoltherapie ↑ Inhalationstherapie

Akupressur ↑ Shiatsu

Arbeitstherapie

Lit.: 1, 2, 62, 170, 183, 253, 291

Definition: Arbeitstherapie ist eine aktivierende Behandlung, dem jeweiligen Zustand des Patienten angepaßt, um funktionelle, psychische, pädagogische oder soziale Effekte zu erzielen. Sie wird ärztlich verordnet und von geschultem Fachpersonal (Arbeitstherapeuten) eingestellt, angeleitet und bewertet (1).
Wirkung: Die verschiedenen Formen der Arbeitstherapie haben verschiedene Wirkung, je nach Zielstellungen (1, 2, 253).
- Funktionelle Arbeitstherapie. Sie wirkt:
  funktionserhaltend (konservierend),
  funktionswiederherstellend (restituierend) oder
  funktionsübertragend (kompensierend).
- Psychosomatische Arbeitstherapie. Sie wirkt:
  anregend (stimulierend),
  einrichtend (konditionierend) und
  anpassend (adaptierend).
- Arbeitstherapie als rehabilitationsweisender Test.

Indikationen: posttraumatische und postoperative Funktionsstörungen am Bewegungsapparat, Erkrankungen verschiedener Genese in

A

der Rehabilitationsphase, bei denen o. g. Wirkungen den Gesundungsprozeß unterstützen.
Kontraindikationen: alle Krankheiten mit akutem Charakter und solche, die einen Aufenthalt mit produktiver Tätigkeit innerhalb der Patientengemeinschaft nicht zulassen. Einschränkungen für die Aufnahme können geistige Störungen oder Debilität, physische, psychische und räumliche Behinderungen sein (1).
Verordnung und Durchführung: Die ärztliche Verordnung der Arbeitstherapie sollte neben Datum, Namen und Arztunterschrift auch diagnostische Angaben, die gewünschte Form (s. o.) der Arbeitstherapie, tägliche Dauer, Angaben über die Belastbarkeit und evtl. zu erreichende Ziele enthalten. Die Dosierung hat ein Stufenprogramm zu beachten, z. B. Entstauung, Kraftschulung, Feinmotorik, Koordination.

Atemtherapie

Lit.: 70, 72, 82–85, 180, 217

Definition: Bewegungs- und Verhaltensschulung zur Optimierung der Atmung.
Wirkung: Je nach eingesetzten Maßnahmen, Behandlungsgesichtspunkten und Behandlungszielen ist mit verschiedenen Auswirkungen zu rechnen: Einbeziehung aller Atemräume in die Atembewegung, Koordinierung von Atmung und Bewegung, adäquater Atembewegungsrhythmus in Ruhe, bei gleichförmiger Bewegung und bei hoher Leistung, Abbau von atemhemmenden Widerständen, Abbau von Fehlatembewegungsformen, besonders Abgewöhnen einer Preßatmung, Sekretlösung, Ventilationssteigerung, Freihalten der Atemwege, Verbesserung der Schleimhautfunktion, Kräftigung der Atemmuskeln, Ausschalten unökonomischer Atemhilfsmuskeln, Regulierung der Strömungsgeschwindigkeit vom Nasen- und Mundweg her und Erlernen vorteilhafter Verhaltensformen für Ein- und Ausatmung, Leistungssteigerung.
Indikationen: obstruktive und restriktive Ventilationsstörungen, pulmologische Erkrankungen, Erkrankungen des Herz-Kreislauf-Systems, alle Erkrankungen, bei denen der Atembefund deutliche Fehlatemformen zeigt und deren Beseitigung den Gesundungsvorgang unterstützt.
Kontraindikationen: Erkrankungen und Krankheitsphasen, in denen der Patient der Ruhe bedarf und Bewegung und Atemvertiefung auch in feinster Dosierung nicht vorteilhaft sind.

Behandlungsaufbau: Die 1. Behandlungsphase dient der Sicherung der natürlichen Ruheatmung mit der Pause nach der Ausatmung, der mühelosen Ausatmung ohne Preßatmung, Sekretlösung; ↑ Entspannungs- und Lösungsmaßnahmen mit sog. Körperwahrnehmungsübungen zur Verbesserung der Empfindungsfähigkeit stehen im Vordergrund.

Die 2. Behandlungsphase entwickelt Atmung und Bewegung in natürlicher Koordination. Periphere Atemantriebe nach ENGELING (1967) entsprechen den peripheren Bewegungsantrieben und werden zur Atemvertiefung und Atemlenkung vielfältig genutzt.

In der 3. Behandlungsphase gilt es, Atmung und Stimme zu entwickeln. Eine Kräftigung und Feineinstellung von Zwerchfell und Mm. intercostales ist ohne Sprechen und Singen unvollkommen.

Die 4. Behandlungsphase entwickelt Atmung und Konzentration.

Ausdrucksgymnastik nach BORN und KNAUTH

Lit.: 22, 181, 182, 256

Definition: Ausdrucksgymnastik ist eine Form der rhythmischen Gymnastik, die sich um die empfundene, eingelebte, nicht nur mechanisch durchgeführte Bewegung bemüht. Primär wird die Verbesserung der Empfindungsfähigkeit für die den Bewegungen innewohnenden Eigengesetze und -inhalte angestrebt. Erst sekundär wird durch die gut nachempfundene und rhythmisch wiederholte Bewegungseinheit auch eine Verbesserung des Ausdrucksgehaltes erreicht. Die Übungsweise wurde durch KNAUTH ursprünglich bei Professor Mary WIGMAN erlernt.

Wirkung: Zu den allgemeinen Wirkungen der Gymnastik – Durchblutungsförderung, Beweglichmachung, Muskelkräftigung, Förderung der Koordination und der Ausdauer, Herz-Kreislauf-Training – kommen die speziellen Wirkungen der Ausdrucksgymnastik: Verbesserung der Tonusregulation, Atmung und Bewegung sind bei empfundenen Bewegungen immer in Einklang, Freude an der Bewegung und Bewegungsgestaltung, Steigerung der Kreativität, des Selbstwertempfindens, psychisch Entspannung, Abreaktion und evtl. Bahnung von neuen Einstellungen, Förderung des Gemeinschaftsempfindens beim gemeinsamen Üben.

Indikationen: ↑ Bewegungstherapie; speziell: psycho-vegetative Syndrome, Neurosen, Organerkrankungen mit psychischem Leidensdruck.

Kontraindikationen: Bewegungstherapie, speziell: bestimmte Psychosen und Erkrankungen mit einer Überbewertung des Körperge-

A

fühls, bei denen mechanische Übungsformen für eine gewisse Abhärtung eher indiziert sind.
Behandlungsaufbau: Eingeleitet wird dieAusdrucksgymnastik mit einem Entspannungstraining in Rückenlage. Anschließend werden empfundene Bewegungen in Rücken-, Seit- und Bauchlage, Schneidersitz u. a. durchgeführt. Die musikalische Begleitung paßt sich den vorgegebenen Bewegungsweisen und -rhythmen an. Nach dieser Vorbereitung in Ent- und Halbbelastung werden im Stehen Zehen- und Fußbewegungen rhythmisch und in vielen Varianten geübt. So wird das Schreiten durch den Raum vorbereitet, bei dem zunächst Arm- und Rumpfbewegungen in der Fortbewegung erprobt und entwickelt werden, um zuletzt durch vorgegebene Rhythmen in ganzkörperlicher und individueller Gestaltung die Freude am Sichbewgen und -ausdrücken erleben zu lassen. Den Abschluß einer Ausdrucksgymnastikstunde bildet ein gemeinsames rhythmisches Schreiten mit weiter Armhaltung durch den Raum. Es läßt die Emotionen wieder abklingen und hinterläßt ein Gefühl der Leichtigkeit und Frische.

Bäder mit Medikamentenzusatz

Lit.: 6, 28, 29, 42, 106, 120, 166, 167, 194, 197, 269

Definition: Teilbäder, Halb-, Dreiviertel- oder Vollbäder, denen zu therapeutischen Zwecken bestimmte Medikamente zugesetzt sind.
Wirkung: Zur Wassereinwirkung und Wärmetherapie kommt die spezielle Medikamentenwirkung.
Kontraindikationen: ↑ Hydrotherapie. Für das Vollbad: Dekompensation des Kreislaufs, Zustand nach Herzinfarkt, solange ungenügende Belastungsfähigkeit besteht; Endo-, Myo-, Perikarditis akut und subakut, pulmonale Hypertonie und Lungenstauung; Thrombophlebitis, Aneurysmen, Emboliegefahr.
Spezielle Kontraindikationen: in der Balneotherapie bei gynäkologischen Erkrankungen nach Kovarik (1988): akute Entzündungen der Genitalorgane (hier ist nur kalte vaginale Applikation oder Eisblase möglich); hormonabhängige Endometriose; akute Blutungsstörungen; große Myome, ungeklärte Ovarialtumore (kleine Myome und funktionelle Ovarialzysten sind davon ausgenommen); Gravidität (nur bestimmte Anwendungen sind erlaubt).

Medikamentenzusätze in alphabetischer Anordnung

B

Beachte: Bei der Verwendung von Handelsnahmen ist auch dann, wenn auf eine besondere Kennzeichnung verzichtet wurde, der Namensschutz als gegeben anzusehen.

Baldrian [Baldriantinktur, Baldrianwurzel, Valmarin-Bad, Silvapin® Brombaldrianbad, Kneipp® Sedativ-Bad, Baldrian-Melisse-Aquasan, Leukona® Sedativ-Bad (Rp) u. a.]
Wirkung: beruhigend.
Indikationen: Nervosität, Schlafstörungen, vegetative Labilität.

Eichenrindebäder (50 g Eichenrinde für ein Teilbad, aufkochen oder Fertigpräparate verwenden; Tannolil-Bad, Vorsicht, Wäscheflecke! Silvapin® Eichenrindenextrakt u. a.)
Indikationen: Frostbeulen, nässende und juckende Hauterkrankungen, dyshidrotisches Ekzem, Analekzem.
Beachte: unerwünschte Gerbwirkung bei emfpindsamer Haut.
Durchführung: 35–37 °C,20 min, 10 Bäder.

Haferstrohbäder (eigenes Sammelgut, Haferstrohextrakt)
Wirkung: ähnlich den Heublumenbädern, doch etwas milder im Effekt. Sie enthalten den beruhigenden Stoff Avenin.
Indikationen: Schlafstörungen, neurologische und rheumatische Erkrankungen.

Heublumenbäder (Flores meliloti), **Steinkleebäder** (eigenes Sammelgut). Im Leinensäckchen kochen und den Absud dem Badewasser zugeben. Heublumenextrakt, Heublumenölbad u. a.
Indikationen: Schlafstörungen, nervöse Störungen, Lähmungen aller Art, rheumatische Erkrankungen.
Durchführung: 36 bis 38 °C,20 min, 12 Bäder.

Hoevenol-Bäder (1 bis 2 Eßlöffel der Substanz dem Sitzbad zufügen). Pernionin® Teil-Bad, Indradermi® Fluid u. a.
Indikationen: chronisch venöse Insuffizienz, Durchblutungsstörungen.
Durchführung: 36 °C, ansteigend auf 39 °C, 15 bis 20 min, 12 Bäder.

Kamillenbäder (Kamillenblüten, Kamillan, Bioplant Kamillenfluid, Kamillenblütenextrakt, Kamillenblütenölbad u. a.)
Indikationen: juckende Hautleiden, schlecht heilende Wunden.
Kontraindikationen: Anwendungen am Auge.
Durchführung: 35 bis 37 °C, 20 min, ein- bis mehrmals am Tag.

Kalmus-Bäder (Kalmus-Ölbad)
Indikationen: seborrhoische Hauterkrankungen.
Kleiebäder (eine Handvoll für ein Teilbad im Säckchen kochen und den Absud dem Badewasser zufügen.) Weizenkleie-Extrakt

Indikationen: juckende Hautleiden.
Durchführung: 35 bis 37 °C, 20 min, 10 Bäder.

B

Kohlensäurebäder (natürliche, mit einem Gerät hergestellte Bäder oder handelsübliche Kohlensäurebäder)
Wirkung: antihypertone, sedative und diuretische Wirkung.
Indikationen: leichte Herzmuskelschwäche, koronare Durchblutungsstörungen, Hypertonie, Gefäßerkrankungen, klimakterische Störungen mit Hitzewallungen, neurovegetative Erschöpfungszustände, Altersatrophie.
Kontraindikationen: fortgeschrittene Herzmuskelschwäche, hydropische Kreislauf-Dekompensation, frische Endokarditis, Infarkte im Stadium I, Hypotonie, Apoplexie, fortgeschrittene Arteriosklerose, Depressionen, frische Thrombose, akut nässende Ekzeme, Epilepsie.
Durchführung: einer Kohlensäurebadekur, z. B. bei Hypertonie:

1. Bad	Halbbad	36 °C	5 min
2. Bad	Halbbad	36 °C	8 min
3. Bad	Halbbad	35 °C	8 min
4. Bad	Halbbad	36 °C	10 min
5. Bad	Dreiviertelbad	35 °C	10 min
6. Bad	Dreiviertelbad	35 °C	12 min
7. Bad	Dreiviertelbad	35 °C	15 min
8. Bad	Dreiviertelbad	35 °C	15 min
9. Bad	Dreiviertelbad	34 °C	10 min
10. Bad	Dreiviertelbad	34 °C	12 min
11. Bad	Dreiviertelbad	34 °C	15 min
12. Bad	Dreiviertelbad	34 °C	15 min

Kohlensäuregasbäder
Wirkung: lokale Vasodilatation, dies bringt Durchblutungsförderung, Blutdrucksenkung, Entspannung. Lokale geschlossene CO_2-Gas-Behandlung 40 bis 60 min in der Gynäkologie eingesetzt, hat nach Kovarik (1988) sexuell anregende Wirkung.
Indikationen: periphere arterielle Durchblutungsstörungen im Stadium II bis IV nach Fontaine, Ulcis cruris.
Kontraindikationen: siehe Kohlensäurebäder.
Durchführung: in Spezialwannen als Teil- und als Vollbäder.

Moorextrakt- und Moorlaugenbäder (Moorpa®, Moorhumin®, Moorlauge Bastian, Moorocoll® u. a.)
Wirkung: Eine Moorbadekur über mehrere Wochen bei 3 Anwendungen pro Woche führt durch den Einfluß der Hyperthermie zu einer Normalisierung der Antikörper im Blut, also der Immunglobuline (Stunder, 1987).
Indikationen: rheumatische Erkrankungen, mangelnde Schweißabsonderung, schlechte Hautdurchblutung, Hypoplasia uteri.

Kontraindikationen: Herz-Kreislauf-Schwäche, Arteriosklerose, Hypertonie, Neigung zu Gefäßspasmen.

Durchführung: von 35 auf 38 °C allmählich ansteigend, 15 min.

B

Moorbreibad (Moorpa®, Moorhumin® u. a.) in der Gynäkologie nach Kovarik (1988)

Wirkung: Normalisierung des Scheiden-pH-Wertes, antibakterielle und antivirale Effekte.

Durchführung: 40 bis 45 °C, 15 bis 30 min.

Pykaryl T-Bad (Leukona®-Rheuma-Bad, Pernionin® Teil-Bad)

Wirkung: lokale Hyperämisierung.

Indikationen: periphere Durchblutungsstörungen, Neuralgien, Arthralgien.

Rheubalmin-Bad „neu" (Menthoneurin®-Vollbad, Heilit® Rheuma-Ölbad u. a.)

Wirkung: antiphlogistisch und analgesierend. Erhöhung der Hauttemperatur kann durch Steigerung der Wassertemperatur um 2 bis 5 °C intensiviert werden.

Indikationen: rheumatischer Formenkreis, Myalgien, Neuralgien, Muskelverspannungen und Muskelkater, Adnexerkrankungen.

Kontraindikationen: Kreislaufbeschwerden, Arteriosklerose; ansteigendes Sitzbad nicht bei Sterilitätspatientinnen ohne Operation und akuten und progredienten Prozessen.

Durchführung: 6 Verschlußkappen auf ein Vollbad, 36 °C, kann bis 39 °C gesteigert werden, 20 bis 30 min, anschließend Dunstpackung; bei Rheumatoid-Arthritis evtl. lauwarm.
Bei Sitzbädern mit Rheubalmin-Bad „neu"-Zusatz Anfangstemperatur 37 °C, kann bis 42 °C erhöht werden (Anwendung bei Zyklusstörungen, Ovarialinsuffizienz einschließlich Amenorrhoe oder Oligomenorrhoe, Dysmenorrhoe).

Rosmarin-Kräuterbad (Rosmarinblätterextrakt, Rosmarin Ölbad)

Wirkung: Kreislaufanregung. Durch den Kampfergehalt wird dem Absinken des Blutdrucks im Bad entgegengewirkt.

Indikationen: Erschöpfungszustände, Durchblutungsstörungen.

Schwefelbad (Sulfosan-Bad, Schwefelbad-Dr. Klopfer u. a.)

Indikationen: rheumatische Erkrankungen, Stoffwechselstörungen, gynäkologische Erkrankungen, Hauterkrankungen, Pruritus, Schweißneigung.

Kontraindikationen: Herzmuskelschwäche, Arteriosklerose, Kreislauf-Dekompensation.

Durchführung: 35 bis 37 °C C,10 bis 20 min, Serie von 10–18 Bädern; bei akut entzündlichen Dermatosen und Pruritus lau – kühl.

B

Solebad oder Meerwasserbad (Salz-Sole-Bad)

Indikationen: Infektanfälligkeit, schlechte Hautdurchblutung, jukkende und schuppende Dermatosen, Stoffwechselstörungen, vegetative Regulationsstörungen.

Kontraindikationen: Kreislauf-Dekompensation.

Durchführung: 35 bis 37 °C,10 bis 20 min, Serie von 10 bis 18 Bädern.

Soletherapie in der Gynäkologie nach Kovarik (1988)

Wirkung: intensive Durchwärmung, jedoch nicht so lang anhaltend wie bei Mooranwendungen.

Durchführung: Sole (2- bis 4%ige Salzlösung), 36 bis 40 °C, 10 bis 25 min.

Zusammensetzung der Sole beachten, z. B. Salzunger Sole:

Calcium chloratum	0,5 g
Natrium chloratum	19,5 g
Aqua ad	1 000,0 g

Einzusetzen als Wannenbäder, Bewegungsbäder oder vaginale Soleirrigation.

Durchführung: Sole bei 40 bis 45 °C, einer Fallhöhe von 2 m, 8 bis 15 Liter pro 15 min.

Beachte: Tägliche Spülungen mit isotonen und hyperosmotischen Solelösungen werden vom Scheidenepithel gut vertragen.

Kontraindiziert: sind hypoosmotische Lösungen!

Thymian-Bäder (oder Eucabal-Bad, Tussidermil-Emulsion, Leukona-Eukalpin-Bad®, Pinoidal® Bad, Bronchicum® Medizinal-Bad mit Thymian)

Wirkung: sekretlösend.

Indikationen: Erkrankungen der Atemwege.

Tripinol-Bad „neu“, Tripinat-Bad (Pinimenthol® Bad, Silvapin® Fichtennadel-Extrakt)

Wirkung: erfrischend, ausgleichend, sekretlösend in den Atemwegen.

Indikationen: Atemwegserkrankungen, Rekonvaleszenz, Überlastungssyndrome.

Zinnkraut-Bäder [Zinnkraut (Pflanzenauszug), Schachtelhalmkraut, Zinnkraut-Extrakt]

Wirkung: hautschonend, günstige Wirkunge auf Blase und Unterleib.

Indikationen: Hauterkrankungen, Erkrankungen des Urogenitalsystems.

Bewegungstherapie

Lit.: 37, 44, 45, 133, 147, 176, 228, 258, 276, 298–300

B

Definitionen: nach Reinhold und Scheibe (1981): „Bewegungstherapie ist die Anwendung gezielter, dosierbarer, auf das Krankheitsgeschehen positiv wirkender Bewegungsformen, die reproduzierbar eine prophylaktische, therapeutische oder rehabilitative Wirkung auf den Organismus und seine Organsysteme erzeugen."
Üben ist das wiederholte Ausführen von bestimmten Bewegungen und Bewegungsabläufen zum Zwecke der Erhaltung und Verbesserung der Funktionstüchtigkeit des Organismus oder seiner Teilsysteme.
Sportliches **Training** ist ein nach trainingsmethodisch-pädagogischen Prinzipien gestalteter Prozeß von Bewegungsabläufen mit dem Ziel, die sportliche Leistung des Menschen auf dem Weg über gezielte Adaptationsvorgänge im Organismus zu steigern und dabei ein bestimmtes Leistungsziel zu erreichen.
Wirkung: je nach Art und Weise der Bewegung Muskelkräftigung, -lockerung oder -dehnung, Durchblutungsförderung oder Entstauung, gestaltende Einflußnahme auf alle Gewebe, Trophik und Tonus, alle Organsysteme, peripheres und zentrales Nervensystem sind möglich.
Indikationen: alle Zustände, bei denen Bewegung zur Prophylaxe, Therapie, Rehabilitation und zum Training nicht kontraindiziert ist.
Kontraindikationen: hochgradige Einschränkung der Herz-Kreislauf-Leistung und der Koronarreserve (Insuffizienzsymptome in Ruhe oder Angina pectoris gravis), fortgeschrittene Lungenerkrankungen mit Cor pulmonale chronicum (sofern eine manifeste Diffusionsstörung vorliegt), maligne Hypertonie und medikamentös nicht ausreichend gesenkter Bluthochdruck, hämodynamisch wirkende Arrhythmien und Erregungsleitungsstörungen, die unter geringer Belastung (50 W) auftreten oder sich verstärken, alle akuten Begleiterkrankungen, Aktivitätszeichen bei einer entzündlichen Herzerkrankung, chronisch aggressive Hepatitis, frische Thrombosen und Emboliegefahr, akute und mit Fieber einhergehende Erkrankungen, Blutungen und Blutungsgefahr (Reinhold, 1976).
Kontraindikationen für **örtliche** Bewegungstherapie sind Weichteil-, Gefäß-, Gelenk- und Knochenentzündungen, frische Frakturen und ähnliche Areale, Luxationen.

Teilgebiete der Bewegungstherapie

Definition: nach Reinhold und Scheibe (1981):
„Unter **Krankengymnastik** versteht man die Anwendung von geziel-

ten Bewegungen und Bewegungsabläufen auf den kranken oder geschädigten Organismus nach den Gesetzen der physiotherapeutischen Reizserie, wobei vorrangig die Wiederherstellung oder Verbesserung der Funktion des Organismus oder seiner Teilsysteme angestrebt wird. ↑ Krankengymnastische Übungsbehandlung.

B

Gesundheitstraining ist sportliches Training mit dem Ziel der Festigung der Gesundheit auf dem Wege der Erhaltung oder Steigerung der körperlichen Leistungsfähigkeit. Dabei lassen sich 3 Zielgruppen unterscheiden:

- Training zum Zweck der Leistungserhaltung und Leistungssteigerung (= Sport als Mittel der Prävention),
- Training des Erkrankten zum Zweck der Leistungserhaltung der nichtgeschädigten Organ- oder Funktionssysteme und zur Vermeidung von Sekundärerkrankungen (= Sport mit Kranken),
- Training zum Zweck der Leistungssteigerung nach und in Fortführung der Rehabilitation als Mittel der Metaphylaxe (=Sport mit Rehabilitanden).

Sporttherapie ist die Anwendung von Körperübungen, dosiert nach Art, Dauer, Intensität, Wiederholungshäufigkeit und des Verhältnisses von Belastung zur Erholung nach den Grundprinzipien der Trainingslehre, abgewandelt für den kranken Organismus und seine veränderte Trainierbarkeit und Anpassungsbreite und entsprechend den gewünschten Adaptionen des erkrankten Organs oder Funktionsbereichs zur Steigerung der konditionellen Fähigkeiten und koordinativen Fertigkeiten (Kraft, Ausdauer, Schnelligkeit, Beweglichkeit, Geschicklichkeit) und damit zur Verbesserung der motorischen Leistungsfähigkeit.

Arbeitstherapie ist die Anwendung von Arbeitselementen zur Übung von Gebrauchsbewegungen mit dem Ziel der Funktionserhaltung und -wiederherstellung, verbunden mit der Herstellung eines Produkts."

Bindegewebsmassage

Lit.: 43, 59, 139, 310

Definition: neuraltherapeutische Massagetechnik durch charakteristische Zugreizgebung in verschiedenen Gewebsschichten, speziell auf das Bindegewebe wirkend.

Wirkung: Je nach angewandter Technik (nach Dicke, 1969, oder Teirich-Leube, 1968), Tiefe der Gewebsarbeit (Haut-, Unterhaut- oder Faszientechnik), Art der Ausführung (Strichführung oder flächige Technik) und Dosierung (schwellig: mit Schneidegefühl, unterschwellig: ohne Schneidegefühl) wird eine unterschiedliche Wirkung erreicht.

Das ziehende Streichen mit 3. und 4. Finger ohne Schneidegefühl, wie es bei der Bindegewebsmassage nach Dicke angewendet wird, wirkt vor allem auf die A-2-Fasern und nimmt dadurch einen modulierenden Einfluß auf den nozizeptorischen C-Faser-Input. Das Ziehen mit Schneidegefühl, wie es die Bindegewebsmassage nach Teirich vorschreibt, erreicht die marklosen Nozizeptoren und nimmt dadurch stärkeren Einfluß auf Vasomotorik und Viszeromotorik.

Reflexzonen in den oberflächlichen Verschiebeschichten müssen mit Hauttechnik angegangen werden, dabei ist ein spezieller Aufbau von kaudal nach kranial zur Tonussenkung und Schmerzlinderung vorteilhaft. Reflexzonen in tieferen Verschiebeschichten müssen mit Unterhaut- und Faszientechnik oder entsprechend intensiveren Strichführungen nach Dicke angegangen werden. Dabei steht die vegetative Umstimmung und Harmonisierung, evtl. Umstimmung nach der parasympathischen Seite im Vordergrund.

Indikationen: alle Erkrankungen im subakuten und chronischen Zustand, bei denen Reflexzonen vorliegen und eine Einwirkung auf das vegetative Nervensystem zur Harmonisierung oder parasympathische Umstimmung sinnvoll sind.

Kontraindikationen: ↑ Massage. Sollten parasympathische Regulationen vorherrschend sein, führen Bewegungstherapie oder Segmentmassage zur sympathikotenen Umstimmung.

Durchführung: Je nach Erkrankungsart und -phase und damit korrelierendem Rückenbefund ist die passende Bindegewebsmassagetechnik auszuwählen. In akuten Stadien wird nicht behandelt. In subakuten Stadien finden wir Reflexzonen in den oberen Verschiebeschichten (Hauttechnik!). Bei chronischen Erkrankungen muß so fasziennah als möglich gezogen werden. Die Reaktionen des Patienten sind immer zu erfragen und in den Behandlungsaufbau einzubeziehen.

Blaulichttherapie

Lit.: 42, 64, 68, 103, 107, 117, 118, 154, 254

Definition: therapeutische Anwendung von künstlichen Strahlern mit 480 bis 420 nm Wellenlänge (Blaulicht).

Wirkung: geringere Wärmewirkung als Rotlicht, aber etwas tiefer eindringend und neural beruhigende Wirkung. ↑ Phototherapie.

Indikationen: Neuralgien.

Kontraindikationen: Krankheitsbilder, die eine andere Therapie benötigen.

Dosierung: bei Neuralgien 2- bis 3mal täglich 10 min Blaulicht.

Applikation: 70 cm Abstand vom Patienten, der unbedingt eine Schutzbrille tragen muß.

B

Blockade des Ganglion stellatum mit nieder- und mittelfrequenten Reizströmen

Lit.:42, 68, 105, 158, 159, 232

Definition: örtliche Einwirkung mit o. g. Strömen zur Dämpfung des Sympathikus.

Wirkung: Schmerzlinderung, Durchblutungsförderung, vegetative Umstimmung durch Blockade des Ganglion stellatum, wahrscheinlich durch einen örtlich erzielten Verdeckungseffekt. Die Wirkung hält anfangs 3 bis 4 h an, später länger.

Indikationen: Erkrankungen, die mit Überaktivität des Sympathikus einhergehen, z. B. Sudeck I.

Kontraindikationen: Erkrankungen mit geringer Sympathikusaktivität, Herzrhythmusstörungen.

Applikation und Dosierung:

- mit Rechteckstromimpulsen 50 Hz nach Mooren und Bruhn (1961) (effektivste Anlage)

  t = 10 ms (tp = 10 ms), Elektrodengröße 1 bis 2 cm^2, biopolare Applikation
  1. Anlage: Anode 2 cm hinter dem Kieferwinkel, Kathode paravertebral in gleicher Höhe, anschließend sofort:
  2. Anlage: Anode wie 1., Kathode paravertebral in Höhe des 7. Halswirbels.
  In jeder Anlage 3 min lang die Intensität an der Toleranzgrenze bleibend höherregeln

- mit diadynamischen Strömen Modulation DF

  Kathode: knapp über der Klavikula in der Supraklavikularregion, Anode: in kurzem Abstand darüber am lateralen Rand des M. sternocleidomastoideus, 3 bis 4 min die Intensität an der Toleranzgrenze bleibend laufend höherregeln

- mit Interferenzstrom, 100 Hz konstante Frequenz

  Flachkissenelektroden, eine Elektrode über der Supraklavikulargrube, die andere über dem 7. Halswirbel und 1. Brustwirbel,
  Stromstärke so hoch regeln, daß es zu einer Kontraktion und Beugestellung des Unterarms kommt, die während der Behandlung auch anhält. Behandlungsdauer: 10 min.

Bobath-Methode

Lit.: 16–18, 54, 87

Definition: eine von dem Ehepaar Bobath (1971) entwickelte Behandlungsmethode zur Verbesserung der Koordination des Bewegungsablaufs bei Zerebralparesen.

Wirkung: Hemmung abnormer Haltungsreflexe, Reduktion und Regulierung des Haltungstonus, Bahnung normaler Haltungsreaktionen und Bewegungsabläufe.
Indikationen: Zerebralparese.
Kontraindikationen: ↑ Bewegungstherapie.
Behandlungsaufbau: Die Entwicklungsstufen gesunder Kinder werden schrittweise aufgebaut und erübt. Vorbedingung für normale Bewegungen ist normaler Reflextonusmechanismus. Nach genauer Befundaufnahme und Erkennen pathologischer oder fehlender Reflexe werden Ausgangsstellungen gewählt, in denen abnorme Reflexe gehemmt werden. Aus dieser Stellung werden den entsprechenden Entwicklungsstufen gemäß normale Haltungsreaktionen und Bewegungsabläufe gebahnt.

D

Dehnlagerungen

Lit.: 51, 70, 74, 82, 84, 86, 125, 274

Definition: Lagerungen nach Schaarschuch (1970), die langsam eingenommen werden und so Gelenke, Muskeln und Muskelketten in maximale Dehnung bringen und die durch Einwirkenlassen der Eigenschwere und unter Konzentration auf Lösung und Entspannung 3 bis 5 min ausgehalten werden.
Wirkung: Herabsetzen erhöhter Gewebswiderstände, Anregung der Perfusion, die durch veränderte Schwerkraftverhältnisse in den verschiedenen Ausgangsstellungen beeinflußt wird. Durch Atemvertiefung unter Senkung der Atemfrequenz kommt es zur Minderung von Strömungswiderständen in den Atemwegen. Tonussenkung in den gedehnten Muskeln, nach Rückkehr in die Mittelstellung auch Durchblutungsförderung. Die örtliche Entspannung führt nach einiger Zeit zu einer zentralen Beruhigung und Anregung des parasympathischen Systems. Außer Dehnfähigmachen von Muskeln, Sehnen und Gelenken (im physiologischen Bereich) werden durch die Dehnlagerungen bestimmte Atemräume besser belüftet. Die Förderung der Wahrnehmungs- und Empfindungsfähigkeit (82) ist ein weiterer Vorteil der Tonusregulation, siehe auch ↑ Atemtherapie, ↑ Entspannungsbehandlung.
Indikationen: Erkrankungen, bei denen ↑ Atemtherapie angezeigt ist; Erkrankungen, bei denen eine Dysbalance zwischen tonischen und phasischen Muskeln besteht und bestimmte tonische Muskeln zu dehnen und zu entspannen sind.
Speziell werden gedehnt:
– M. erector spinae im LWS- und HWS'Bereich durch Päckchenlage, Absinken aus Hocker-, Schneider- und Langsitz,

D

- M. quadratus lumborum durch halbmondförmige Lagerungen,
- M. trapezius, oberer Anteil und M. levator scapulae in Kopf-, Seitneige und diagonale – Abhängelagen aus Sitzstellungen oder aus Seitenlage über einen Ball oder auf der Gindler-Stange. Der Arm der zu dehnenden Seite muß dabei neben dem Rumpf herabhängen.
- Mm. pectoralis major und minor werden in Hockdreh-, Seitdreh-, in der Rutschlage und beim Abhängen aus Rückenlage über einem großen Ball bei weiter Armstellung gedehnt.
- M. rectus femoris und M. iliopsoas in Bogenstellung,
- M. sartorius in der Sartoriusdehnlagerung,
- Mm. adductores in der Adduktorendehnlagerung,
- die ischiocrurale Muskulatur in der liegenden Dreieckstellung und beim Abgesunkensein aus Langsitz in der sog. Zangenstellung.

Kontraindikationen: Organerkrankungen in aktuten und subakuten Stadien, solange wie die Reflexzonen dehnungsempfindlich sind. Erkrankungen, bei denen ↑ Bewegungstherapie kontraindiziert ist.

Durchführung: Nach jeder Dehnlagerung sollte ebensolange entspannte Lagerung in Mittelstellung erfolgen und im Seitenvergleich die Auswirkung der Übung nachempfunden werden.

Dezimeterwellentherapie

↑ **Neunundsechzig-Zentimeter-Wellentherapie**

Diadynamische Ströme nach Bernard

Lit.: 8, 68, 71, 105, 140

Definition: gleichgerichtete sinusförmige Wechselströme von 50 und 100 Hz, die in verschiedener Weise moduliert werden und denen eine sensibel unterschwellige Gleichstrom-„Basis" von 1 bis 2 mA hinzugefügt ist.

Wirkung: je nach Stromform und Dosierung unterschiedliche Wirkung.

- DF („diphasé fixe") = 100 Hz vollweggleichgerichtet. Sie wirkt analgesierend und durchblutungsfördernd, sympathikusdämpfend.
- MF („monophasé fixe") = 50 Hz einweggleichgerichtet. Nach Bernard wirkt sie als tonisierender Reiz auf das Bindegewebe. Diese Stromform wird selten angewendet.

- CP („modulé en courtes périodes") = 100 Hz und 50 Hz im Wechsel je 1 s. Sie wirkt durchblutungsfördernd, tonisierend und resorptionsfördernd, auch schmerzlindernd bei Schmerzzuständen nichtspastischer Art.
- LP („modulé en longues périodes") = 5 s lang 50 Hz, danach 10 s lang 100 Hz geschwellt. Sie wirkt langanhaltend analgetisch, durchblutungsfördernd, muskeltonisierend.

CP und LP können auch gegen Inaktivitätsatrophien eingesetzt werden; es müssen jedoch Muskelan- und -entspannung abwechseln.

Indikationen: rheumatische Erkrankungen, arthrogene, myogene, neurogene Schmerzzustände, Durchblutungsstörungen, Schmerzzustände nach Traumen und Operationen, Sudecksches Syndrom, Erfrierungen, Verbrennungen, Inaktivitätsatrophien, Atonien und Ptosen der Abdominalorgane (LP).

Kontraindikationen: fieberhafte Erkrankungen, akute eitrige Prozesse, Träger von Schrittmachern, Herzrhytmusstörungen, Thrombose, Thrombophlebitis, Blutungen und Blutungsneigung. Örtlich werden diadynamische Ströme nicht quer durch den Rumpf, quer durch den Kopf und nicht im Bereich von metallischen Fremdkörpern oder Osteosynthesen eingesetzt. CP und LP werden nicht bei Spasmen der glatten Muskulatur und nicht bei spastischen Paresen verwendet.

Applikation und Dosierung: Je nach Indikation gibt es Schmerzpunkt-Applikation, regionale Quer- und Längsapplikation, segmental-paravertebrale, neurale, vasale oder gangliotrope Applikation. Die Elektrodengröße entspricht dem betroffenen Areal. Vorteilhaft sind: 2 min DF Intensität je nach Verträglichkeit gesteigert, danach sofort 3 bis 10 min CP oder LP an Toleranzgrenze gesteigert, jedoch motorisch unterschwellig. Die Gleichstrombasis wird sensibel unterschwellig mit 1 bis 2 mA vor der Dosis eingestellt. Liegt keine eindeutige Schmerzregion vor, kann nach 2 bis 3 min CP oder LP nach Zurückregeln der Intensität Polwechsel durchgeführt werden. Im Prinzip kommt die Kathode auf die Schmerzregion, die Anode gegenüber oder 3 bis 5 cm davon entfernt. Bei Durchblutungsstörungen 30 min Längsdurchströmung eines Beines; dazu motorisch in der 50 Hz-Phase Muskelanspannung und in der 100 Hz-Phase Entspannung einregulieren.

Beim Elektrostimulator „TuR" RS 21 sind einzustellen bei 5 min Behandlungszeit:

DF	$t_v = 000$,	$t_i = 000$,	$t_p = 000$,	$t_{an/ab} = 000$,	$t_{gr} = 300$ s,	Programm 200
MF	$t_v = 000$,	$t_i = 000$,	$t_p = 000$,	$t_{an/ab} = 000$,	$t_{gr} = 300$ s,	Programm 100
CP	$t_v = 000$,	$t_i = 000$,	$t_p = 000$,	$t_{an/ab} = 000$,	$t_{gr} = 300$ s,	Programm 300
LP	$t_v = 000$,	$t_i = 000$,	$t_p = 000$,	$t_{an/ab} = 000$,	$t_{gr} = 300$ s,	Programm 400.

Drainagelagerungen

Lit.: 51, 70, 83, 180

Definition: Lagerungen, die zur gezielten Drainage der einzelnen Lungensegmente eingenommen werden.
Wirkung: Jede Ausgangsstellung begünstigt rein atemmechanisch bestimmte Atembewegungen. Es gilt, die Atemwege zu erweitern, volumenabhängige Obstuktionen zu beheben und den Sekrettransport durch Schaffung eines Gefälles zum Mundraum hin zu unterstützen.
Indikationen: primäre und sekundäre obstruktive Atemwegserkrankungen.
Kontraindikationen: Herz-Kreislauf-Unverträglichkeit.
Durchführung: Die zu drainierenden Segmente werden vom Arzt ermittelt. Danach wird ein Lagerungsplan aufgestellt, um das Sekret möglichst zweimal am Tag effektiv abhusten zu können.
Erst werden die oberen Anteile drainiert, danach die unteren Segmente. Auf entspannte Lagerung des Kopfes und auf angebeugte Beinstellung ist zu achten.
Periphere Atemantriebe, unterstützt durch gähnendes Einatmen mit geschlossenem Mund vertiefen die gewünschte Einatembewegung und setzen Strömungswiderstände herab. Die gezielten Vibrationen in den angegebenen Bereichen, verbunden mit Ausatmung mit Lippenbremse (blasend, pöh, püh) unterstützen den Sekrettransport und gestalten den Druckabfall in den Atemwegen gleichmäßiger. Dadurch vermindert sich auch die evtl. Rechtsherzbelastung.
Inhalationen vor und während der Lagerung dienen der Schleimverdünnung und -lösung.
Unnötiges Husten sollte vermieden werden. Erst wenn das Rasselgeräusch in den oberen Luftwegen angelangt ist, sollte möglichst mit einer kraftvollen Exspiration das ganze Sekret auf einmal abgegeben werden können. ↑ Abhustentechniken.
Tabelle 1 zeigt die sinnvollen Drainagelagerungen. Sollten danach noch Rasselgeräusche vorhanden sein, könnten freie Übungen in Bauch- und Seitlage über dem Therapieball, verbunden mit atemfrequenzsteigernden Übungen, das Abhustenprogramm vervollständigen.

D

Tabelle 1 Übersicht von Drainagelagerungen, gezielten Vibrationen und peripheren Atemantrieben zur Untersützung des Sekrettransportes (70) in meist anzuratender Reihenfolge der einzunehmenden Positionen

Lungenlappen und Segment	Lagerung	Periphere Atemantriebe Vibrationen (V.)
1. Beide Oberlappen, **Segment 3**, anterior	Bett 30° Neigungswinkel, Pat. Rückenlage, Kopf oben und bei gestreckter HWS zur Seite gedreht, Knie weit und angebeugt unterlagert, Arme neben dem Rumpf	zur Einatmung Daumen nach außen drehen, Arm außenrotieren, zur Ausatmung zurück, V. eben unterhalb der Schlüsselbeine
2. Rechter Unterlappen, a) **Segment 9** basalis lateralis	Bett 40° Neigungswinkel, Pat. Seitenlage auf der linken Seiten, Kopf unten, Knie angebeugt, linker Arm unter dem Kopf oder kleines Kopfkissen benutzen, rechter Arm über dem Kopf	zur Einatmung von den Fingern aus den Arm in die Weite dehnen, zur Ausatmung lösen, V. über den unteren Rippen der rechten Flankenregion
b) **Segment 8** basalis anterior	wie 2 a), jedoch Oberkörper ¼ Drehung zurück zur Rückenlage (mit Kissen unterlagern)	kleinen Finger hinausdehnen, Hand pronieren, V. am vorderen Rippenbogen
c) **Segment 10**, basalis posterior (wird gemeinsam mit dem linken Unterlappen Segment 10 drainiert)	Bett 40° Neigungswinkel, Pat. Bauchlage, Kopf unten, Lendengegend ausgeglichen oder erhöht gelagert	Dorsalseite der Zehen anschwellend zur Einatmung gegen die Unterlage drücken, zur Ausatmung lösen, V. dorsal am unteren Rippenbogen
3. Linker Unterlappen, **Segment 9** (basalis lateralis) und Segment 8 (basalis anterior)	wie 2., nur rechte Seitenlage, dann links zurücklehnen	
4. Rechter Unterlappen Segment 7, basalis medialis	Bett 30° Neigungswinkel, Pat. Rückenlage, Kopf unten, Arme u-förmig, Knie angebeugt und nach links zur Seite gelagert	mit den Fingern der rechten Hand seitlich am Bettpfosten abstemmen, V. über den rechten unteren Rippen, ventral
5. Rechter und linker Unterlappen, **Segment 6**, apicalis (fehlt links)	Bett 30° Neiungswinkel, Pat. Bauchlage, Kopf unten, nach einer Seite gedreht, das Bein der anderen Seite rechtwinklig in der Hüfte gebeugt seitwärts gelagert, Arme u-förmig	V. über den mittleren Brustkorbabschnitten dorsal von kaudal nach kranial zu verlaufend

D

Fortsetzung Tabelle 1

Lungenlappen und Segment	Lagerung	Periphere Atemantriebe Vibrationen (V.)
6. Linker Oberlappen, **Segment 4 und 5**, Lingula superior und inferior	Bett 30° Neigungswinkel, Pat. rechte Seitenlage, Kopf unten. Knie angebeugt. Oberkörper bei u-förmiger Armhaltung ¼ Drehung zurück auf ein Kissen ausführen lassen. Arme mit unterlagern	Kopf wegdrehen, mit der Hand nach außen, stemmen zur Einatmung, zur Ausatmung lösen. V. zwischen 3. und 6. Rippe links lateral und ventral
7. Rechter Mittellappen, **Segment 4 und 5,** lateralis und medialis	wie 6., nur linke Seitenlage dann zurückdrehen	
8. Linker Oberlappen **Segment 2**, posteroir	Bett 20° Neigungswinkel oder Horizontalstellung und Unterlagerung des Brustkorbs, so daß er etwas erhöht liegt. Pat. rechte Seitenlage, Kopf oben, Knie angebeugt. Die linke Seite wird um ¼ Drehung zur Bauchlage auf ein Kissen gelagert. Der linke Arm liegt 90° abduziert locker auf dem Kissen vor der Brust.	Abstemmen der Fingerkuppen an der Unterlage zur Einatmung. V. über dem linken äußeren Schulterblattwinkel
9. Rechter Oberlappen **Segment 2**	Wie 8., jedoch aus linker Seitenlage entwickelt	
10. Beide Oberlappen **Segment 1**, apicalis	Schneidersitz oder Sohlensitz im horizontalgestellten Bett oder Reitsitz auf dem Schaukelpferd oder Stuhl. Oberkörper zeitweise um 20° nach rückwärts, vorwärts, rechts und links lehnen	Andrücken der Fingerkuppen an die Unterlage oder gegeneinander zur Einatmung, zur Ausatmung lösen. V. über den Spitzenabschnitten knapp unterhalb der Schlüsselbeine
11. Beide Oberlappen, **Segment 2**, posterior (siehe auch 8. und 9.)	Ausgangstellungs wie 10. Oberkörper schräg nach vorn geneigt, Lagerung der Arme über der Stuhllehne vorn, Kopf vorgebeugt und zur Seite gedreht	Schmalnasenübungen, V. über dem Rücken in Schulterhöhe beiderseits. Die Handgriffe etwas nach kaudal verlaufen lassen

Eisbehandlung

Lit.: 156, 174, 213, 214, 301, 303, 320

E

Definition: lokale Eisbehandlung zu Heilzwecken.

Wirkung: Kurzzeitige Maßnahmen von 5 bis 15 s haben mehr Oberflächenwirkung (über N. sympathikus). Sie beschleunigen die Wärmeabgabe, der Gewebetonus sinkt, der Schmerz wird gedämpft, die motorische Einheit wird aktiviert; schnelles Abreiben mit Eis über einem geschwächten Muskel fördert die Kontraktionsbereitschaft, das gilt auch für schnell ermüdbare Muskeln. Bei *Langzeitanwendungen* von 5 bis 15 bis 30 min kommt es zu tieferreichenden Effekten im Sinne einer Dämpfung. Die Tiefenwirkung hängt von der Fettschicht ab. Die beabsichtigte Schmerzlinderung überdauert die Applikationszeit um das 2- bis 3fache. Kaltwasserumschläge wirken resorptionsfördernd auf Ödeme.

Indikationen: Schmerzen und Schwellungen, Ödeme, Hämatome, Insektenstiche, als Vorbereitung der aktiven Übungsbehandlung bei Erkrankungen des Stütz- und Bewegungsapparates, nach Traumen oder Operationen am Stütz- und Bewegungsapparat, Sudeck-Syndrom im Stadium I, Kompressionsyndrome, Distorsionen (Methode der Wahl), Luxationen, Muskelrisse im akuten Zustand, Verbrennungen (sofortige, möglichst lange Anwendungen – Methode der Wahl), mit Spastik einhergehende Nervenerkrankungen.

Kontraindikationen: Kälteempfindlichkeit, Neigung zu paradoxen Reaktionen und Gefäßspasmen, mangelnde Abwehrreaktion, arterielle Durchblutungsstörungen, fortgeschrittene Arteriosklerose, Herz-Kreislauf-Insuffizienz, Nierenbecken- und Blasenentzündung, Kältehämoglobinurie.

Beachte: Vor jeder Eisapplikation muß der Körperteil gut warm sein! Vorsicht ist bei Eisbehandlung der linken Schulter geboten! Bei Stenokardien keine Beh. am Oberkörper. Jede passive Mobilisation unter Kälteeinwirkung ist kontraindiziert. ↑ PNF-Techniken zur Mobilisation einsetzen.

Applikation und Durchführung:

- **Eis-Wasser-Mischung**. Arm oder Bein nur wenige Sekunden eintauchen, sobald der Kälteschmerz einsetzt herausnehmen und sofort aktiv üben. Die Hauttemperatur sinkt dabei auf 8 bis 6 °C ab.
- **Eis-Wasser-Brei** von 0,3 °C. Ein Tuch darin eintauchen, auswringen und so auf den kontrakten Muskel legen, daß er vollständig davon bedeckt ist, gut andrücken. Während der Kühlung erfolgt die aktive Übungsbehandlung mit ↑ PNF-Techniken: rhythmische Stabilisation, danach langsame Umkehr mit halten, entspannen, aktiv weiterziehen usw. Nach 30 s bis 2 min (also vor der Wiedererwär-

mung) muß das Tuch ausgewechselt werden. Nicht länger als 15 bis 20 min kühlen, die Hautoberfläche kühlt dabei bis etwa 13 °C ab.

- Ein **Eisstück** ohne Druck über dem Muskel- oder Gewebegebiet hin und her bewegen, sobald der Kälteschmerz eintritt, mit der aktiven Übungsbehandlung beginnen.
- **Tiefkühlkompressen**. Gefaltete Moltonstreifen werden in 3%ige Solelösung, der im Verhältnis 1:10 Glycerol zugesetzt wurde, getaucht, ausgewrungen und in einer Plastehülle in einem Tiefkühlschrank bei −12 bis −18 °C für etwa 30 min gelagert. Vor der Behandlung werden sie aus der Plastehülle gezogen und mit Wasser überspült, dadurch erhalten sie die notwendige Feuchtigkeit und Plastizität. Die Kompressen in Größe 4 bis 9 cm^2 werden auf Maximalpunkte, Trigger points oder motorische Muskelreizpunkte für 1 min aufgelegt, in der Pause aktive Spannungsübungen, ↑PNF-Techniken zur Mobilisation, dies 5mal hintereinander.
  Beachte: Salzwasser greift die Haut oft an, deshalb ist die Haut vorteilhaft vor der Behandlung einzuölen.
- **Apparative Kryotherapie** über das kurzzeitige Auflegen entsprechender Kühlbatterien (Edel, 1983). Die erforderliche Hauttemperatur ist dabei exakt einstellbar. Spezieller Einsatz zur Behandlung von Trigger points.

Behandlungsbeispiele für Eisbehandlung und aktive Bewegungstherapie:

- Kniegelenk (besonders nach Operationen, um einen Reizerguß zu vermeiden und bis zur Narbenheilung) Vorbereitung der aktiven Bewegungshandlung durch:
  - Eisbeutel (−1,5 °C), später
  - Eishandtuch, um das Kniegelenk gelegt.
- Hand- und Fingergelenke:
  - mehrmaliges Eintauchen der Hand in Eiswasser (+1,0 °C) vor der aktiven Übungsbehandlung. Lassen die Reizerscheinungen nach, dann
  - Kontrakturenbehandlung im Eiswasser (kurzfristig), später
  - Behandlung mit Eistüchern (+4,5 °C)
- Hüftgelenk: – Vorbereitung der aktiven Übungstherapie durch in Eiswasser getauchte Handtücher (+4,5 °C).
  Beachte: Eisbehandlung unter +4,5 °C wegen der Nähe der Unterleibsorgane (Blase und Niere) besser nicht.
  - Ellenbogen und Schultergelenk: vor aktiver Übungsbehandlung mit Eishandtuch umwickeln (+4,5 °C).
  Beachte: Keine Eisbehandlung der linken Schulter bei Herzerkrankungen!
- Kontrakturen in Verbindung mit schlaffen Lähmungen:
  - Vorbereitung mit Eis, anschließend aktive, wo nötig, auch passive Übungsbehandlung oder ↑ Exponentialstrombehandlung an der Bewegungsgrenze.

E

Entspannungsbehandlung

Lit.: 70, 74, 82, 84, 94, 108, 109, 111, 125, 181, 192, 273, 274, 281

Definition: übende Methoden zur Tonusregulierung der Muskulatur, zur Verbesserung der Wahrnehmungsfähigkeit für Spannung und Entspannung, der Körperlage, einzelner Körperteile, der Raumempfindung, zur Einregulierung einer parasympathischen Ausgangslage und einer ruhigen und gelassenen Grundstimmung.
Wirkung: Herstellen ausgeglichener Tonuslagen, Regulierung der Durchblutungsverhältnisse, Verbesserung des Körper-, Raum- und Bewegungsempfindens, Förderung der vagotonen Umstellung und Erholungsvorgänge, der Regenerationsfähigkeit, psychischer Stabilisierung und Selbstfindung.
Indikationen: erhöhte Erregungs- und Tonuslagen.
Kontraindikationen: hypotone Regulationsstörungen, bestimmte Psychosen mit verstärkter Körpersymptomatik nicht betont entspannen, bzw. über Spannungen zur Entspannung kommen lassen.
Behandlungsaufbau: Lösungsarbeit nach SCHAARSCHUCH (1970), auch in Dehn- und Hängelagen, konzentrierte Entspannung nach GINDLER (1926),
Abhebeproben und langsames passives Durchbewegen zur Kontrolle der Gelöstheit und Bewußtmachen, wo noch Spannungen sind, damit die Entspannung selbständig beherrscht wird,
gezielte Dehnungen und selbsttätiges Dehnen,
Spannungen mit nachfolgender Entspannung,
Lagerungen auf einem Stab, einer Stange (GINDLER), einem Ball u. a.
Auflegen von Sandsäckchen zur örtlichen Entspannung.

Entstauungstherapie nach EHRENBERG, v. UNGERN-STRENBERG u. a.

Lit.: 34, 51, 75, 97, 204, 246

Definition: Maßnahmen zur Entstauung ödematöser Gewebepartien.
Wirkung: je nach eingesetzter Methode s. u.
Indikationen: Erkrankungen des Venen- und Lymphgefäßsystems.
Kontraindikationen: Verletzungen oder Erkrankungen, die eine Rückstromförderung nicht verarbeiten können.

E

Behandlungsaufbau:

Basistechniken

Kompressionen. Sie verringern in den Venen den Querschnitt, erhöhen die Strömungsgeschwindigkeit, verbessern gestörte Klappenfunktion und fixieren evtl. frische Thromben an die Venenwand. Sie verbessern den Lymphstrom bzw. die Reabsorption von Ödemflüssigkeit und unterstützen die Muskel- und Gelenkpumpe. Es gibt Kompressionsverbände, -strümpfe und -apparate. Der Einsatz ist zeitlich begrenzt oder dauernd.

Hochlagerung. Sie bewirkt in den Venen intravasale Drucksenkung, Kapazitätsabnahme, Verringerung des Venenquerschnitts; im Bereich der Mikrozirkulation Reabsorption von Gewebsflüssigkeit; im Bereich des Lymphsystems Steigerung des Lymphabflusses.

Pumpbewegungen. Einsatz der Muskel- und Gelenkpumpe in Form von Bewegungen mit dynamischen Muskelkontraktionen in intermittierender oder Dauerform. a) Muskelpumpwirkung durch den Wechsel von Muskelan- und -entspannung (bes. Wadenmuskelpumpe), b) Pumpeffekt der Gelenkbewegungen, speziell Sprunggelenkpumpe. Die Bewegungen werden mit Kompressionsverbänden in Hochlagerung durchgeführt.

Ergänzungstechniken

Spezielle Atemformen. Die Einatmung mit Rundum-Weitwerden in der Rumpfmitte übt eine Sogwirkung auf die oberen Venen aus. In der Pause nach der Einatmung kommt es zu einer Strömungspause. Bei geführter Ausatmung bis zum exspiratorischen Reservevolumen kommt es zu einer Strömungsbeschleunigung in den Beinvenen.

Kälteanwendungen können zur Entzündungshemmung, Tonisierung, reaktiven Hyperamisierung u. a. eingesetzt werden.

Massagen, speziell *Manuelle Lymphdrainagemassage* (VODDER), können entscheidende Entstauungshilfen geben.

Durchführung: *Hochlagerung* – indem das Bettfußende 15 bis 20 cm erhöht wird oder abgewinkelte Hochlagerung (Fußende 20 cm erhöht, Unterschenkel höher als die Herzvorhöfe gelagert, Leiste bis Knie in etwas ansteigender Linie, Knie gebeugt). Armlagerung auf Schaumstoffkeil, der unten 5 cm, oben 35 cm mißt.

Zur *Entstauung der Beine* aus Rückenlage, Beinhochlagerung und mit Antithrombosestrümpfen.

- Tretbewegungen an das Bettfußende, 1 Bewegung/s mit 20 bis 30 % der maximalen Kraft, 10 bis 30 Bewegungen hintereinander, dann 20 bis 30 s Pause, 3 Wiederholungen, Reizumfang 3 bis 5 min,
- anschließend an die Tretbewegungsserie Zehen beugen und strekken, 10 bis 20 Wiederholungen, Pause 20 bis 30 s, 3 Serien,
- Zehen bei hochgelagerten Beinen gegen das Fußende stemmen und das Gesäß anheben, 7 s spannen, senken, 2mal wiederholen (bei gehobenem Gesäß mit kleinen Atemzügen weiteratmen!)

bogenhaltung wird die distale Daumennagelpartie anschwellend an die Wand gedrückt. Die Spannung wird 7 s gehalten, dabei der durchlaufenden Innervation bis zum Hinterkopf nachgespürt. Abschwellend wieder mit dem Druck nachlassen. 1 min Pause. 3- bis 7mal hintereinander andrücken, kann bereits zur Schmerzlinderung genügen. Mehrmals am Tage wiederholend, kann es eine gewünschte Regeneration einleiten.

Funktionelle elektrische Stimulation (FES)

Lit.: 56, 66, 68, 78, 105, 120, 158, 162, 279, 315, 321

Definition: Stimulierung eines Muskels mit niederfrequenten Reizströmen synchron oder reziprok (Agonist-Antagonist) mit kleinen tragbaren Geräten zur Selbstbedienung des Patienten oder durch einen elektronisch gesteuerten Apparat.
Wirkung: Muskelstimulierung, Funktionserhaltung oder Verbesserung, Durchblutungsförderung, Verbesserung oder Erhaltung des Muskelstoffwechsels.
Es wird u. a. mit einer Art Langzeit-Stimulierung behandelt. Dabei gilt es, die Ermüdungsgrenze im Bereich des neuro-muskulären Übergangs zu überwinden.
Indikationen: Inaktivitätsatrophien und deren Prophylaxe, Abkürzung der Rekonvaleszenszeit, Muskelkraftverstärkung bei geschädigten Muskeln, Erleichterung und Bahnung willkürlicher Bewegungsabläufe, z. B. bei Gehtraining, Stimulierung inaktiver Muskelzüge bei Skoliosen, Ermöglichung bestimmter Bewegungen bei Querschnittslähmungen, Zwerchfellstimulation, evtl. auch Einsatzmöglichkeit bei Harn- und Stuhlinkontinenz.
Applikation und Dosierung: Bei völligem Ausfall der Nerven wird bipolar am Ursprung und Ansatz des Muskelbauchs je eine Elektrode appliziert.
Bei erhaltener Nervenbahn werden mehrere Elektroden in der Nähe des zu innervierenden Nerven appliziert (auch implantiert). Diese werden abwechselnd submaximal mit Stimulationsströmen beschickt. So entsteht über dem Nervendurchschnitt ein rotierendes elektrisches Feld (Karussellstimulation nach Thoma, 1979).
Bei der elektrisch stimulierten Zwerchfellatmung (electrophrenic respiration = ERP) werden die Elektroden an beiden Nn. phrenici in der Halsregion angelegt. In Kombination mit der IPPV (intrmittierenden positiven pressure ventilation) ergibt dies die sog. pneumo-elektrische Beatmung (PEB), die sehr vorteilhaft ist.

Galvanisation

↑**Stabile Galvanisation** und ↑ **Impulsgalvanisation** nach Jantsch

G
H

Herz-Kreislauf-Training

Lit.: 51, 70, 76, 147, 148, 257, 259, 278, 292, 300, 335

Definition : zielgerichtetes Training, das die Leistungsfähigkeit des Herz-Kreislauf-Systems nach Funktionsverlust wieder herstellt und steigert.
Wirkung: Das Herz-Kreislauf-Training wirkt umfassend. Es kann aber auch je nach Anteil der Ausdauer-, Kraft- oder Beweglichkeitskomponente funktionsspezifisch ausgerichtet werden.
Indikationen: Wiederherstellung bei Kreislauferkrankungen, im Rahmen der Infarktrehabilitation, nach Verletzungen oder Operationen.
Kontraindikationen: nicht ausreichende Belastbarkeit des Herz-Kreislauf-, Skelett- oder neuromotorischen Systems.
Behandlungsaufbau und Durchführung:

1. Belastungsstufe im Akutkrankenhaus

Aufgelockerte Bettruhe (zur Vermeidung der Störungen durch absolute Bettruhe):

- Umlagerungen von Rückenlage zur Seitlage rechts und links und kurzfristiges Sitzen zur Verbesserung der Lungendurchblutung,
- Bewegungsserien der Arme und Beine mit kleinen und mittelgroßen Muskelgruppen in intermittierender Dauerform

  5 bis 20 Wiederholungen, zwischendurch 10 bis 30 s Pause, 3mal

- Fußtretbewegungen alle 2 h selbständig durchführen,
- Wahrnehmen der kosto-abdominalen Atembewegung nach dorsolumbal, nach lateral und ventral und Wahrnehmen des Nasenweges der Luft bei Schmalnaseneinstellung, dann

  bis 3 tiefere Atemzüge ausführen, danach Pause mit normalem Weiteratmen, dies 2mal wiederholen (insgesamt 6 bis 10 tiefere Atemzüge kosto-abdominal)

- schnupperndes Einatmen, kleine Pause auf der Höhe der Einatmung einhalten, dann durch die Nase oder blasend durch den Mund ausatmen

  2 bis 3 Atemzüge, dann einige Zeit normal weiteratmen, 2mal wiederholen

- blasend gründlich ausatmen (bis zum exspiratorischen Reservevolumen), ohne zu pressen, danach die Pause abwarten, bis die Einatmung von allein einsetzt, kosto-abdominale Atembewegung dabei gut wahrnehmen,
- Ausführen einiger Streckdehnungen – von den Zehen oder Fingern aus eingeleitet,
- Ausführen der halbmondförmigen Lagerung (erst links, dann rechts) und der Hockdrehlage mit Dehnung der linken Flanke.

2. Belastungsstufe im Akutkrankenhaus
Mobilisation nach Bettruhe:

- Von Rückenlage im Bett über die Seitlage zum Sitz am Bettrand

  Übergänge langsam und mit gewickelten Beinen ausführen

- Bewegungen im Sitzen mit mittelgroßen und großen Muskelgruppen in intermittierender Dauerform

  mäßiges Tempo, nur 20 % der Maximalkraft einsetzen, 5 bis 20 Wiederholungen, kurze Pausen (10 bis 30 s) oder längere Pausen (60 bis 120 s), dazwischen

- Beuge-, Streck- und Drehbewegungen des Rumpfes

  5- bis 10mal, Pausen von 1 bis 3 min

- müheloses Aufstehen, Aufrichten und Geradebleiben können

  Dies zeigt an, daß die aufrichtende Muskulatur nur mit 15 % der Maximalkraft beansprucht wird. Das ist bei Herzkranken wichtig. Liegt der Krafteinsatz über 15 % der Maximalkraft, wird die Energie nicht aerob bereitgestellt, und der periphere Gefäßwiderstand erhöht sich.

- Koordinierung von Atmung und Bewegung unter Einsatz von peripheren Atemantrieben.

3. Belastungsstufe im Akutkrankenhaus und zu Hause:

- Gehen auf ebener Strecke in intermittierender Dauerform mit Pausen im Sitzen

  Gehtempo: 60 Schritte/min entsprechen 10 bis 15 Watt Belastung,
  100 Schritte/min entsprechen 50 Watt Belastung
  Dauer: 1 bis 5 min
  Pausendauer: lang (3 bis 5 min) oder kurz (1 bis 2 min)
  Reizumfang: 15 min (3 × 3 min Gehen, 2 × 2 ½ min Pause)

- als Steigerung: Gehen auf ebener Strecke in kontinuierlicher Dauerform als Belastung auf allgemeine aerobe dynamische Ausdauer (im „steady state“)

  2 Schritte zur Einatmung, 2 bis 3 Schritte zur Ausatmung Reizintensität: 80 Schritte/min bis 100 Schritte/min Gesamtbelastung: mindestens 5 bis 10 min, allmählich auf 15 bis 20 min steigern

H

- Treppen steigen (treppab ist ⅓ weniger anstrengend)

  2 Stufen zur Einatmung, 2 Stufen zur Ausatmung steigen
- Dosierung der Belastung nach Befund, subjektivem Leistungsempfinden, Puls- und Atemkontrollen (bes. der kosto-abdominalen Nachatmung), der Angleichung des Atemrhythmus an die Bewegungsaufgabe und der Erholungszeit nach der Belastung. Gehen Puls und Atmung zu langsam an den Ausgangswert zurück, war die Belastung zu hoch.

↑ Ergometertraining

H

Hochvolttherapie

Lit.: 3, 5, 37, 140

Definition: therapeutische Nutzung von Doppelspitzenimpulsen von durchschnittlich 1/40000 s, die bis zu 250 Volt – je nach Toleranz des Patienten – dosiert werden können.
Wirkung: Durch Kombination des hohen Reizpotentials und der Spannung bis zu 250 Volt können sehr tiefliegende Gewebeschichten erreicht werden. Der Stoffwechsel und die Sauerstoffzufuhr werden in diesen Bereichen erhöht. Als auslösender Faktor für die oft spontanen oder schnell eintretenden Heilerfolge wird die Hyperpolarisierung der depolarisierten Zellmembran angesehen.
Indikationen: Erkrankungen des Bewegungsapparates, Sportverletzungen, Schmerzbehandlung, Allergien, Durchblutungsstörungen.
Kontraindikationen: ↑Diadynamische Ströme.
Applikation und Dosierung: bipolare und tripolare Elektrodentechnik, Rechteckimpulse im Mikrosekundenbereich mit einer Impulsbreite von 70 µs, 5 bis 20 Hz wirken tonisierend und durchblutungsfördernd. Tetanisierende Frequenzen, die besonders paravertebral eingesetzt werden, sollen außer Schmerzlinderung auch regenerierenden Einfluß haben.

Hydroelektrische Bäder

Lit.:32, 42, 68, 103, 106, 120, 158

Definition: Anwendung von galvanischem Strom oder Impulsströmen in einem Vollbad (sog. Stangerbad) oder in Ein-, Zwei- oder Vierzellenbädern.

Wirkung: Zur Wirkung der stabilen Galvanisation oder der Impulsströme kommt die Wirkung der verschiedenen temperierten Teil- oder Vollbäder. Sollen größere Körperregionen oder ganze Extremitäten durchströmt werden, empfiehlt sich die Nutzung hydroelektrischer Bäder.
Indikationen: Paresen (schlaff und spastisch), Hyperkinese, Neuritiden, Neuralgien, Myaglien, rheumatische Erkrankugen, periphere arterielle Durchblutungsstörungen, Sudecksche Erkrankung im Stadium II bis III, Erfrierungen.
Kontraindikationen: Hautdefekte oder Entzündungen ↑ Stabile Galvanisation. Über das Herz nur niedrige Intensitäten leiten und Vorsicht mit Impulsströmen! Träger von Schrittmachern.
Bei arteriellen Durchblutungsstörungen Wassertemperatur indifferent, nicht höher! Fieberhafte Erkrankungen.

H

Hydroelektrisches Vollbad (sog. Stangerbad)
Applikation und Dosierung: es kann variiert werden
- im Temperaturbereich zwischen 35 und 38 °C,
- im chemischen Bereich, z. B. durch Hinzugabe gerbstoffhaltiger Extrakte wie im Tannolil®-Bad,
- im elektrischen Bereich durch Gestaltung der Polung

  Längsdurchflutung absteigend ist beruhigend:
  Anode kranial, Kathode kaudal
  Längsdurchflutung aufsteigend ist erregend:
  Kathode kranial, Anode kaudal
  Querdurchflutung:
  Kathode links, Anode rechts oder umgekehrt
  Diagonaldurchflutung und Spezialanlagen

und durch Gestaltung der Intensität

ein- und ausschleichend von sensibel unterschwellig bis angenehm prickelnd. Ein unangenehmes Stromgefühl darf niemals auftreten.

- im zeitlichen Bereich

  10 bis 20 min Dauer, 1- bis 3mal wöchentlich 6 bis 12 Beh.

- in der Kombinationsbeh. mit Bewegungsübungen, Extensionen u. a.

Dosierungshinweise für schlaffe Paresen:
Wassertemperatur: 36 °C.
Polung: Kathode in der Nähe der Region der schlaffen Lähmung (wenn ASZ > KSZ, die Anode als Reizelektrode wählen), Anode proximal, segmental oder kranial.
Dosierung: Intensität des galvanischen Stromes steigern, soweit wie es angenehm ist.
Dauer: 10 bis 20 min, täglich oder 3mal wöchentlich, solange bis eine Besserung erwartet werden kann.
Dosierungshinweise für spastische Paresen und Hyperkinesen:
Wassertemperatur: 36 °C oder kühler.

Polung: Anode kranial, Kathode kaudal = absteigende Galvanisation.
Intensität: 20 min, 1- bis 3mal wöchentlich, als Kur 12. Beh.
Dosierungshinweise für Neuritiden, Neuralgien, Myalgien, rheumatische Erkrankungen:

- im akuten Stadium zur Schmerzlinderung

  Wassertemperatur: 36 bis 38 °C
  Polung: Anode an die Schmerzregion, Kathode kaudal oder ins Segment bei Polyneuritis absteigende Galvanisation
  Intensität: sensibel unterschwellig
  Dauer: 10 bis 20 min, 2- bis 3mal wöchentlich

- im subakuten und chronischen Stadium zur Durchblutungsförderung

  Wassertemperatur: 36 bis 38 °C
  Polung: Kathode in die Nähe des Gebietes, das angeregt und vermehrt durchblutet werden soll, Anode dem gegenüber, kranial oder segmental
  Intensität: sensibel angenehm
  Dauer: 10 bis 20 min, 2- bis 3mal wöchentlich, längere Serien sind meist erforderlich.

H

Ein-, Zwei- oder Vierzellenbad
Applikation und Dosierung: es kann variiert werden

- im Temperaturbereich zwischen 36 bis 37 °C,
- im elektrischen Bereich durch Gestaltung der Polung

  Anode: Arme, Kathode: Beine = absteigend
  Anode: Beine, Kathode: Arme = aufsteigend oder
  Anode: linker Arm und linkes Bein, Kathode: rechter Arm und rechtes Bein

und durch Gestaltung der Intensität

Einschleichend den Strom steigern, bis er eben schwellig ist oder man gut erträgliches Kribbeln auf der Haut verspürt. Nach Ablauf von 10 bis 15 min Strom langsam ausschleichen. Niemals Umpolen während der Behandlung. Im allgemeinen nicht über 10 mA gehen.

- im chemischen Bereich durch Iontophorese im Vierzellenbad

  Es kann auf folgende Lösungen hingewiesen werden:
  Kaliumiodid (an die Kathode), in 2%iger Lösung aufbewahren, 3 bis 5 ml dieser Lösung werden dem Wasser einer Arm- oder Beinwanne zugesetzt.
  Indikationen: Gelenkerkrankungen.
  Acetylcholin (an die Anode). Die 0,01%ige Lösung ist aus Trockenampullen frisch herzustellen: 1 Ampulle Acetylcholin zu 0,1 g auf 1 l Wasser.
  Indikationen: periphere arterielle Durchblutungsstörungen, Sudecksches Syndrom Stadium II bis III, Erfrierungen.

Niederfrequente Impulsströme im hydroelektrischen Zellenbad nach Träbert (1974)
Applikation und Dosierung:
5 min 5 Hz, $t = 2$ ms ($t_p = 198$ ms), Rechteckstrom, anschließend
10 min 20 Hz, $t = 2$ ms ($t_p = 48$ ms), Rechteckstrom, geschwellt,

(30 Schwellungen/min). Intensität steigern, bis es rhythmisch zu kräftigen Muskelkontraktionen kommt.
Indikationen: statische Beschwerden, Überlastungssyndrome, nach längerer Ruhigstellung, Inaktivitätsatrophien, Arthrosen, Distorsionen, Parästhesien, Neuralgien, verschlußgezielt bei arteriellen Durchblutungsstörungen im Stadium I und II.
Kontraindikationen: vegetative Dysregulationen, spastische Paresen und Hyperkinesen.

Hydrotherapie

H

Lit.: 28, 29, 42, 46, 106, 167, 196, 197, 199, 309

Definition: Anwendung des Wassers (fest, flüssig, dampfförmig) zu prophylaktischen, therapeutischen, rehabilitativen und metaphylaktischen Zwecken, außerordentlich variabel in Anwendungs- und Dosierungsweise und daher sehr individualisierbar (Cordes, 1982).
Wirkung: Die Wirkungen sind unterschiedlich je nach Ausgangslage bzw. -situation, Applikationsart und Dosierung.
Kaltapplikationen: bewirken lokal primär Vasokonstriktion der Hautgefäße, sekundär Vasodilatation mit reaktiver Erwärmung, analgetisch und antiphlogistisch bei akuten Prozessen, generell kreislauf- und atemanregend, bei sympathikotoner Ausgangslage beruhigend und schlaffördernd, bei parasympathikotoner Ausgangslage entmüdend und erfrischend; muskeltonisierend, anregend auf kortikale Funktionen, fördernd auf Hautfunktion und bei Serienwirkung auf Kälteadaptation.
Indifferente Applikationen: wirken allgemein entspannend, muskeldetonisierend, beruhigend, schlaffördernd, entwärmend, besonders bei Temperaturen um 30 °C.
Warme und temperaturansteigende Applikationen: lokal eingesetzt, wirken einphasig, ohne vorherige Vasokonstriktion kommt es zur Vasodilatation und kontinuierlichen Aufwärmung, dadurch zur Muskeldetonisierung, bei chronischen Prozessen zur antiphlogistischen, analgetischen, resorptionsfördernden Wirkung. Durch Herabsetzung des peripheren Widerstandes kommt es bei kurzfristigem Temperaturanstieg zur Blutdrucksteigerung, bei langfristigem zur Blutdrucksenkung. Segmental und als Bäder bis zum Dünsten eingesetzt, erfolgt Beruhigung und parasympatikotone Umschaltung, Kreislaufökonomisierung, verbesserte Koronarfüllung.
Heiße Applikationen bewirken primär flüchtig eine Vasokonstriktion und sekundär Vasodilatation. Die intensive Erwärmung steht im Vordergrund.

Temperaturabsteigende Applikationen bewirken zunächst Vasodilatation, dann Vasokonstriktion und im Anschluß an die Applikaiton reaktive Erwärmung.
Wechselwarme Applikationen: Gefäßtraining in Form von Vasodilatation im warmen (nicht heißen!) Bad und Vasokonstriktion im kalten Bad. Nach dem letzten kalten Bad reaktive Hyperämisierung. Als Serienwirkung sind Erhöhung der Reaktionsfähigkeit der Gefäße, Verbesserung des örtlichen Gewebsstoffwechsels, des peripheren Gefäßwiderstandes mit geringer Blutdruckhebung, Verbesserung auch der Schleimhautdurchblutung und der lokalen und allgemeinen Kälteadaptation zu erwarten.
Indikationen: je nach gewünschter Wirkung, Ausgangssituation und Reaktion auf Probemaßnahmen.
Kontraindikationen: Kaltapplikationen sind kontraindiziert bei negativer Wärmebilanz, mangelnder Reaktionsfähigkeit der Haut, der Gefäße und des Körpers überhaupt.
Indifferente Temperaturen sind kontraindiziert bei mangelnder Belastbarkeit des Herzens, peripherer Kreislaufinsuffizienz, ungenügender Körperwärme.
Warme und temperaturansteigende Applikationen sind kontraindiziert bei Malignomen, Niereninsuffizienz, Wärmeempfindlichkeit, Angioorganopathien Stadium II bis IV; allgemein, wenn auf Wärme nicht vorteilhaft reagiert werden kann.
Heiße Applikationen sind kontraindiziert bei labilem Kreislauf, allen Herz-Kreislauf-Erkrankungen, arteriellen Durchblutungsstörungen, Rheumatoidarthritis, Multipler Sklerose, Meningitis, aktiver Tuberkulose, Hyperthyreose, Hypertonie, Malignomen.
Temperaturabsteigende Applikationen und wechselwarme Applikationen sind kontraindiziert bei mangelnder Reaktion der Gefäße, Angiopathien Stadium II bis IV, hypotoner Dysregulation.
Pragmatische Applikationseinteilung: nach Cordes (1981): Anwendungen mit einem Tuch (Waschungen, Abreibungen, Abklatschungen, Wickel, Umschläge, Packungen, Auflagen usw.),
mit fließendem Wasser (Güsse, Druckstrahlgüsse, Duschen, ↑ Unterwasserstrahlmassage),
mit hydrostatischen Druck (Bäder, Teilbäder), ° Bäder mit Medikamentenzusatz und ↑ hydroelektrische Bäder, ↑ Schwimmtherapie,
ohne hydrostatischem Druck (↑ Sauna, Dampfbäder).
Dosierungsstufen für hydrotherapeutische Reize: nach Krauss (1981):
– milde hydrotherapeutische Reize (kleine Hydrotherapie)

Waschungen, Abreibungen, Trockenbürstungen
ansteigende Teilbäder bis zum Umfang des Unterarm- und Fußbades
wechselwarme Fußbäder
kalte Güsse bis zum Umfang des Kniegusses
Wassertreten

Wickel bis zum Umfang des Brustwickels
Anwendungen feuchter Wärme geringen Umfangs
warme Heusack-, kleine Peloidpackungen

- mittelstarke Reize (mittlere Hydrotherapie)

  ansteigende Bein-, Sitz- oder Halbbäder (letztere bei vorsichtiger Temperaturführung)
  Schöpfbäder
  warme Zusatz-Halbbäder
  kaltes Reibesitzbad
  wechselwarme Sitzbäder
  Rumpfwickel und feuchte Dreiviertelpackungen mit mittlerer Liegedauer
  Sitzdampf
  Sauna bei vorsichtiger Handhabung,

- stark wirkende Reize (große Hydrotherapie)

  Überwärmungsbad
  russisch-römisches Dampfbad
  subaquales Darmbad
  kalter und heißer Voll-Blitzguß
  langliegende feuchte Dreiviertel- und Ganzpackungen („milder" Weg einer großen Hydrotherapie).

Beispiele für Stufenfolge der Reizstärke innerhalb einzelner hydrotherapeutischer Anwendungsformen nach Krauss (1981):

- leichtere Oberflächenreize

  kalte und heiße Teilwaschung oder
  kalte und heiße Ganzwaschung
  wechselwarme Ganzwaschung
  Trockenbürstung, Trockenfrottierung mit Luffaschwamm
  Trockenbürstung mit nachfolgender wechselwarmer Ganzwaschung
  wechselwarme Ganzabreibung
  Abklatschung
  Lakenabreibung,

- ansteigende Teilbäder: Hand, Unterarm rechts, links, Fuß, Unterschenkel, Bein, dann
  ansteigendes Sitzbad mit gleichzeitigem Fußbad,
  ansteigendes Halbbad.

Beachte: Um Gefäßerweiterung ohne primäre Gefäßkonstriktion zu ereichen, ist es erforderlich, mit indifferenten Temperaturen zu beginnen und langsam zu steigern.

- Güsse

  kalte Flachgüsse (Temperatur kalt oder, falls aus reaktiven Gründen erforderlich bzw. zur Reizsteigerung erwünscht, wechselwarm)
  Gesichts-, Arm-, Knie-, Schenkel-, Unter-, Ober-, Rücken-, Vollguß, absteigende Fächerdusche, kalte Fächerdusche, Strahlguß („Blitzguß", kalt und heiß).

Behandlungsaufbau nach Kneipp (28, 29) (Tab. 2).

Tabelle 2 Prinzip des Einsatzes hydrotherapeutischer Maßnahmen bei einer Kneipp-Kur (29)

	Früh	Vormittags	Nachmittags	Abends
Montag	Oberkörper-waschung	Wechsel-Knieguß	Armbad mit Rosmarin	Wasser-treten
Dienstag	Taulaufen	Wechsel-Brustguß	Wechsel-Fußbad	Waden-wickel
Mittwoch	Ganzwaschung	heißer Blitz-guß Rücken	Armguß	Wasser-treten
Donnerstag	Trocken-bürstung Oberkörper	Wechsel-Schenkelguß	Armbad	Wasser-treten
Freitag	Taulaufen	Dreiviertelbad mit Fichtennadel u. Bürsten	Knieguß	Wasser-treten
Samstag	Ganzwaschung	Heusack auf Rücken	Brustguß	Wasser-treten

I

Impulsgalvanisation nach Jantsch

Lit.: 157–159

Definition: Gleichstromimpulse zwischen 5 bis 20 Hz, so daß eine Tetanisierung nicht eintreten kann.
Wirkung: Zu den abtransportierenden Eigenschaften des Gleichstromes kommt Schmerzlinderung, besonders unter der Anode. Vagotonisierende Stromformen sind Frequenzen zwischen 10 und 20 Hz, t, t_{an} und t_{ab} zwischen 0,5 bis 20 ms, sensibel unterschwellig bis eben schwellig dosiert.
Als Schüttelfrequenzen mit einem massageähnlichen Effekt werden Dreieckimpulse mit $t_{an} = 10$ bis 30 ms gewählt, $t_p = 100$ ms, $f = 8$ bis 9 Hz.
Zur Iontophorese eignen sich Impulsgalvanisationen mit Frequenzen zwischen 5 und 12 Hz, Dreieckimpulse von 10 bis 30 ms und $t_p = 50$ bis 200 ms. Dies ergibt eine geringere sensible Belästigung der Haut trotz höherer Amplitude des Stromwertes.
Indikationen: ↑ Stabile Galvanisation, besonders Sportverletzungen (Distorsionen, Kontusionen, Myalgien).
Kontraindikationen: ↑ Stabile Galvanisation.
Applikation und Dosierung: Die subjektiven Empfindungen des Patienten von sensibel unterschwellig bis Vibrieren der Muskulatur und Klopfen können einreguliert werden. Schmerzempfindungen dürfen

nicht entstehen. Es kann auch ein individuelles Behandlungsprogramm erprobt werden, 5 min schmale Einzelimpulse, 5 min Schwellströme mit kurzer Schwelldauer, 5 min Dreieckimpulse in Schüttelfrequenz, 5 min frequenzmodulierte Ströme.

↑ Stabile Galvanisation

Impuls-Kurzwellentherapie s. S. 63

I

Impulsschall s. S. 93 u. 94

Infrarottherapie

Lit.: 42, 68, 103, 104, 117, 254, 333

Definition: therapeutische Anwendung von Infrarotstrahlen (Hellstrahler oder Dunkelstrahler, letztere als Heizspiralen).
Wirkung: Die Wärme entsteht am Absorptionsort, dort entwickelt sich die durchblutungsfördernde, schmerzlindernde, muskeldetonisierende und resorptionsfördernde Wirkung. Die Haut verhält sich wie ein Isolator. Temperaturveränderungen sind bis zu 3 cm Tiefe nachweisbar. Stärkste Wärmeabnahme nach 1 bis 1,5 cm Gewebetiefe.
Indikationen: Erkrankungen, die über Erwärmung der Haut und nur dicht darunter liegender Gewebepartien zu behandeln sind.
Kontraindikationen: alle Erkrankungen, die eine Erwärmung der Haut nicht vertragen, Blutungen, Blutungsgefahr, arterielle Durchblutungsstörungen im Stadium II bis IV.
Applikation und Dosierung: Strahlerabstand etwa 50 cm, so daß es nur zu angenehmer Wärmeeinwirkung kommt. Bei Gefahr durch Verletzung an den Strahlern ist die Körperoberfläche mit einem Tuch abzudecken (evtl. auch Nutzung feuchter Wärmewirkung). Im Gesicht nur implosionssichere Strahler verwenden. 10 bis 20 min Behandlungszeit, täglich ein- oder mehrmals je nach Bedarf.

Inhalationstherapie (Aerosoltherapie)

Lit.: 36, 68, 70, 101, 114, 327, 328

Definition: Inhalation feinstzerstäubter Medikamentenlösungen oder Heilwässer.
Wirkung: je nach Medikament, Applikationsart und Teilchengröße unterschiedlich (s. u.). Ziel ist u. a. Aufrechterhaltung einer wogenden Bewegung des Flimmerepithels bzw. Beseitigung der Mukostase, Entzündungsbeeinflussung, Aufhebung eines Bronchospasmus.
Indikationen: broncho-pulmonale Erkrankungen, Mukoviszidose, prä- und postoperative Behandlung, in der Reanimation und Intensivpflege, Anfeuchtung der Atemwege bei Intubation, Tracheotomie, evtl. in Kombination mit künstlicher und assistierte Beatmung (IPPB), bei Epithelverlusten und schlecht heilenden Ulzera.
Kontraindikationen: Allgemeine Kontraindikationen gibt es nicht. Es sind nur die Kontraindikationen gegen bestimmte Medikamente zu beachten.

- Bei Schwächezuständen und mangelnder Kraft zur Expektoration ist die Inhalation von Sekretolytika kontraindiziert.
- Vernebelung von Penicillin ist wegen der häufigen Allergien kontraindiziert.
- Medikamentenlösungen sollen nicht zu konzentriert inhaliert werden, NaCl-Lösungen nicht über 2%.
- Wenn Propylenglycol oder Glycerol überhaupt angewendet werden, sollte die Konzentration von 10 % für Propylenglycol und 5 % für Glycerol nicht überschritten werden (114).
- Bei Asthma bronchiale und chronisch obstruktiver Bronchitis erhöhen Antihistaminika die Viskosität und sollten nicht inhaliert werden.
- Hyperventilation ist zu vermeiden.
- Von der Nebelzeltbehandlung ist man wieder abgekommen wegen zu geringer Deponierung von Nebelteilchen und Kontaminierungsgefahr mit Bakterien.

Applikation und Dosierung: Die Applikationsart ist für die Aerosolablagerung besonders wichtig.

- Es sind Geräte mit adäquaten Verteilungsspektren zu nutzen.

  Die Ablagerung von Aerosolen ist abhängig von der Teilchengröße des Vernebelungsspektrums.
  Partikel von 100 µm und größer dringen nicht ein.
  Partikel von 5 bis 100 µm werden in der Nase abgefangen, Partikel von 2 bis 5 µm schlagen sich in den Bronchien und Bronchiolen nieder, Partikel von 1 bis 2 µm Durchmesser haben für alveolare Deposition die größte Wahrscheinlichkeit, Partikel von 0,25 bis 0,5 µm werden wieder ausgeatmet.

– Es ist eine bestimmte Atemtechnik erforderlich.

Die Einatmung erfolgt über ein Mundstück, die Nase wird durch eine Klemme verschlossen (wenn nicht spezielle Einwirkung über den Nasenweg gewünscht wird). Auf der Höhe einer Voll-Einatmung (dabei rundum Weitwerden in der Rumpfmitte und kein Schulternhochziehen) wird eine Pause eingehalten. Die Ausatmung erfolgt blasend auf fff, bei der Einatmung hingegen ist ein zischener Ton sss hervorzubringen (Strömungswiderstände zur Atemlenkung) (114).

Rezepturen für die Medikamentenvernebelung

I

Beachte: Für alle Medikamentenlösungen müssen vom Arzt schriftlich fixierte Anweisungen vorliegen. Zubereitung und Abgabe sollte vom Fachpersonal erfolgen. Die Medikamentenlösungen für Inhalationen sind täglich frisch zuzubereiten.

Bronchospasmolytika (-vorinhalate)
- Alupent (Orciprenalinsulfat), (Alupent ®)
- Arubendol (Terbutalinsulfat), (Bricanyl ®)
- Atrovent (Ipratropiumbromid), (Atrovent ®)
- Berotec (Fenoterolhydrobromid), (BRD: Berotec ®)

Dosierung: Als Vorinhalate 2 Sprühstöße eines Dosieraerosols 5 min vor der Inhalation aus der patienteneigenen Sprühdose geben.
Beachte: β-Sympathikomimetika der Adrenalinreihe, wie Alupent und Arubandol, sind sehr stark und von langer Wirkungsdauer. Überdosierungseffekte sind Tachykardie, Blutdrucksteigerung, Zittern, Unruhe, Druck in der Herzgegend.
Kontraindiziert sind diese Bronchospasmolytika aus der Reihe der β-Sympathikomimetika im Status asthmaticus und im schweren Asthmaanfall wegen Gefahr der paradoxen Wirkung.

Sekretolytika, Sekretmotorika, Mukolytika
- Inh. Sal. Ems
- Inh. Calc. chlor.
  Indikationen: auch als Prophylaxe bei ungünstigen Arbeitsbedingungen, Staub- und Schadstoffexpositionen.
- Bromhexin-Inhalat, (BRD: Bisolvon®, evtl. 2 ml auf 10 ml 0,9%ige NaCl-Lösung.
  Indikationen: Hustenreiz durch Bronchialsekret.
- 10%ige Mucosolvin-Inhalatlösung (z. B. Fluimucil®)
  (N-Acetyl-L-cystein, 0,4 g je Ampulle zu 2 ml;
  10%ige Lösung = 1:10 mit isotonischer NaCl-Lösung verdünnt; zusätzlich 0,2 ml 1 % Novodrin®-Inhalatlösung (z. B. Aludrin®)
  20 ml 10%ige Mucosolvinlösung (68)

Indikationen: bei zähem Bronchialsekret (wirksames Mittel zur Verflüssigung), starken Schleimansammlungen, Mukoviszidose.

Antiphlogistika

- $CaCl_2$-Lösung 1- oder 2%ig
- Kamillan (z. B. Kamillosan®)
  Dosierung: 10 Tropfen Kamillan in 2,5 ml 0,9%ige NaCl-Lösung kann mit 0,9% NaCl-Lösung bis 4 ml aufgefüllt werden.
  Kamillan enthält einen wäßrig-ethanolischen Auszug aus Schafgarbenkraut und Kamillenblüten, evtl. in Kombination mit 0,5 Panthenol-Ampulle „Jenapharm" (Bepanthen®).
- Corticosteroide, wie Beclomet (Beclomethasan dipropionat), als Dosieraerosol (Sanasthmax®).
- Dexamethason
  Dosierung: 0,5 mg Dexamethason plus 1,5 ml Aqua (ster.), 1- bis 2mal täglich inhalieren.
  Indikationen: vorzugsweise für Langzeitbehandlung obstruktiver Atemwegserkrankungen.

I

Antibiotika

- Bivacyn-Lösung, mit physiologischer Kochsalzlösung 1 : 1 verdünnen (Nebacetin®).
  Indikationen: Zusatzbehandlung bei oraler oder parenteraler Gabe.

Mykostatika

- Fungizone-Amp. (Amphotericin B, Ampho-Moronal®)
- Mykostatin-Amp. (Nystatin, Moronal®)

Epithelregenerierende Mittel

- Panthenol (Bepanthen®)
  Dosierung: 0,5 ml aus Panthenol-Ampullen „Jenapharm" in 2,5 ml 0,9 %ige NaCl-Lösung, kann mit 0,9 % NaCl-Lösung bis 4 ml aufgefüllt werden, 1- bis 2mal täglich behandeln.
  Indikationen: Epithelverluste, schlecht heilende Ulcera. Auch bei starkem Husten gut einzusetzen.

Hämostyptika

- Pamba-Ampullen (Gumbix ®)
  Dosierung: 1 : 1verdünnt oder auch unverdünnt.
- Thrombin AWD (Topostasin®)
  Dosierung: 250 NIH-E in einer Inhalationsdosis Aqua dest, 2- bis 3mal täglich behandeln.
  Indikationen: bei leichteren, ursächlich abgeklärten Blutungen.

Interferenzstromverfahren

nach Nemec

Lit.: 68, 103–105, 120, 158, 287

Definition: Durch Überkreuzung zweier Mittelfrequenzströme (Trägerfrequenz 4000 Hz), die um 10 bis 100 Hz voneinander differieren, entstehen im Überlagerungsfeld niederfrequente stehende Wellen, sog. Schwebungen oder Interferenzen, die therapeutisch genutzt werden. Die Interferenzfrequenz entspricht der Differenz der beiden Komponentenströme; sie ist niederfrequent.
Wirkung: Je nach Anlage, Intensität und eingestellten Frequenzen lassen sich unterschiedliche Wirkungen erzielen. Die Wirkungen sind wissenschaftlich nicht unwidersprochen.

I

Bei stabiler Applikation

100 Hz	konstant bei sensibel unterschwelliger Dosierung wirkt dämpfend auf den N. sympathicus
50 bis 100 Hz	bei sensibel unterschwelliger Dosierung wirkt schmerzlindernd und gefäßentspannend
20 bis 40 Hz	bei sensibel überschwelliger bis motorisch schwelliger Dosierung wirkt erregend auf N. vagus
1 bis 50 Hz	bei motorisch überschwelliger Dosierung wirkt erregend und kontraktionsanregend auf motorische Nerven und die Skelettmuskulatur. Ab 25 bis 50 Hz kann es zu Dauerkontraktionen kommen
1 bis 20 Hz	bei sensibel schwelliger Dosierung wirkt gefäßtonisierend
1 bis 10 Hz	bei sensibel überschwelliger bis motorisch schwelliger Dosierung wirkt erregend auf N. sympathicus. Es können Einzelkontraktionen ausgelöst werden.

Bei labiler Applikation (Kinesi)

50 bis 100 Hz,	mit wechselndem Druck über Handschuhelektroden
0 bis 100 Hz	zur Lockerung verspannter Muskeln und Beseitigung örtlicher Ödeme.

– Bei Vaco-Kinesi
  mechanische Sogwirkung auf das Kapillargebiet, als örtlicher Infiltrationssog an- und abschwellend. Die örtliche Muskelpumpe wirkt durchblutungsfördernd und transportbegünstigend auf extravaskuläre Gewebsflüssigkeit.

– Bei bipolarer Anwendung
  50 Hz zur Schmerzpunktbehandlung in oberflächlichen Geweben. Die Einwirkung sinusförmiger Wechselströme im Mittelfrequenzbereich auf Skelettmuskeln führt nach SENN und WYSS (1977) zu einem reaktiven Depolarisationszustand der durchströmten Muskelfasermembran.

Indikationen: Arthropathien und Arthrosen, Osteochondrose, Spondylarthrose, Bechterewsche Erkrankung, Distorsionen, Kontusionen, Subluxationen, Muskelzerrungen, Muskelverspannungen, Myogelosen, Schmerzen in Muskeln und Gelenken, Narben mit tiefen Einziehungen; Sudecksches Syndrom Stadium II bis III; Neuralgien, Neuritiden; Durchblutungsstörungen, arterielle (im Stadium I und II) und venöse; Obstipation.

Kontraindikationen: alle fieberhaften Erkrankungen, akute örtliche Infektionen und Entzündungen (Furunkel, Lymphangitis, Thrombophlebitis u. a.), Neigung zu Thrombose oder zu Blutungen, Zustand nach Varizenverödung, nach Peritonitis oder Ileus; Tuberkulose, Multiple Sklerose, Parkinsonsche Erkrankung u. ä., Schwangerschaft und Menstruation, Träger von Herzschrittmachern, Osteosynthesen und metallischen Fremdkörpern.

Applikation: Es gibt 3 verschiedene Applikationstechniken:
- Stabile Interferenz. 2 Paar Plattenelektroden in entsprechenden Taschen (oder Flachkissenelektroden) werden stabil am Körper befestigt, so daß die 2 Ströme sich annähernd rechtwinklig kreuzen.
- Labile Interferenz. Die sog. Handschuhelektroden werden mit wechselndem Auflagendruck massageähnlich am Körper entlanggeführt. Die Intensität kann der Patient sich selbst optimal einregulieren. Festeres Aufdrücken erhöht die Reizwirkung.
- „Vaco-Kinesi". Es ist die gleichzeitige Anwendung von Interferenzstrom und rhythmisch-pulsierender Saugmassage.

Dosierung: je nach Indikation und Reaktionslage 3 bis 15 min, Serien von 6 bis 12 Behandlungen.
Der vagotone Typ hat einen trägeren Reaktionsablauf; er braucht längere Behandlungszeiten und höhere Intensitäten; der sympathikotone Typ reagiert vorteilhafter auf kurze Behandlungszeiten und niedrige Intensität.

Iontophorese

Lit.: 42, 61, 68, 103–105, 107, 120, 157, 158, 193, 242, 250

Definition: Einführung von Medikamenten in den Körper durch die Haut auf elektrolytischem Weg durch Nutzung von galvanischem Strom oder Impulsströmen.

Wirkung: Durch Iontophorese ist es möglich, Medikamente mit einer hohen örtlichen Konzentration in die Haut und zu einem geringen Teil in die an sie angrenzenden Körperabschnitte einzubringen. Zur Wirkung des Medikamentes kommt die Wirkung der ↑ stabilen Galvanisation und des genutzten Poles oder der ↑ diadynamischen Ströme.
Indikationen und Kontraindikationen: ↑ Stabile Galvanisation und siehe unten.
Applikation und Dosierung: Außer galvanischem Strom können auch ↑ diadynamische Ströme mit dem Iontophoreseeffekt gekoppelt werden, besonders geeignet ist die Stromform DF.
Anionen sind von der Kathode, Kationen von der Anode aus einzubringen.
Es handelt sich um folgende Kationen: H^+, K^+, Na^+, Cu^{++}, Hg^{++}, NH_4^+, Ca^{++}, Ba^{++}, Mg^{++}, As^{+++}, Zn^{++}, Ag^+, Fe^{+++}, Al^{+++}, Bi^{+++}, Sb^{+++}
und um folgende Anionen: OH^-, J^-, S^{--}.
Komplizierte chemische Verbindungen sind von der Anode aus einzubringen, weil die stark negativ geladene Haut für die Kationen durchlässiger ist als für Anionen.
Die erste Behandlung ist zur Testung kurzzeitig und mit geringer Intensität durchzuführen. Steigerung der Eindringtiefe ist vor allem mit Verlängerung der Behandlungsdauer zu dosieren.

Medikamente zur Iontophorese in alphabetischer Anordnung

Acetylcholin (von Anode)
0,01- bis 0,5%ige Lösung, die aus Acetylcholin-Ampullen frisch herzustellen ist, 10 bis 15 min.
Indikationen: wo kräftige Hyperämisierung gewünscht wird, z. B. bei Erfrierungen, Sudeck-Syndrom (bei erniedrigter Temperatur), peripheren Durchblutungsstörungen, Myalgien.
Beachte: Bei Behandlungen im Wasserbad nimmt man 1 Ampulle Acetylcholin zu 0,1 g auf 1 l Wasser. Dies entspricht einer Lösung von 0,01 %.

Apisarthon-Salbe® (Bienengiftsalbe), (Forapin® E Salbe) von der Anode aus 5 bis 15 min
Indikationen: degenerative Gelenkerkrankungen, Arthrosen, Neuralgien, rheumatische Erkrankungen, Muskelzerrungen.

Calciumchloridlösung (von Anode)
1- bis 3%ig, 10 bis 20 min
Indikationen: Knochenzysten, Osteoporose, Neuralgien, Epicondylitis.

Ephedrinhydrochloridlösung (von Anode)
0,25%ig, 10 bis 20 min
Indikationen: Krankheitbilder, bei denen Gefäßkonstriktion gewünscht wird.

Histamin-Ampullen oder Sol. Histamin. dihydrochlorid (von Anode)
0,001- bis 0,002%ige Lösung in Wasser
Beachte: Die 1. Beh. nur 3 min, später bis 5 min steigern. Die aktive Elektrode nicht größer als 50 cm^2 wegen der Gefahr von Allgemeinreaktionen.
Indikationen: als Hautreiz bei Arthrosen, Myalgien.
Kontraindikationen: Asthma bronchiale, Allergien.

Hyaluronidase (von Anode), (Kinetin® Amp.)
Es gibt Hylase-Ampullen 150-, 300-, 1500 IE. Zur Einbringung muß eine Pufferlösung verwendet werden:
1500 IE Hyaluronidase werden in 300 ml eines 0,1 M Acetatpuffers pH 5,4 gelöst (11,42 g Natriumacetat × $3\,H_2O$, 0,923 ml Eisessig, Aqua ad 1000,0).
Man kann ebenfalls 50 ml Procain 1 % oder 25 ml Procain 2 % und 1 Ampulle Hylase zu 150 IE (5 VRE) verwenden.
Die Lösungen müssen stets frisch zubereit werden. 10 bis 15 min Behandlungszeit.
Indikationen: Lymphödem, Tendovaginitis, Narbengewebe, zur Erleichterung der Einbringung großmolekularer Verbindungen.

Kaliumiodidlösung (von Kathode)
1%ige wäßrige Lösung, 10 bis 30 min
Indikationen: Sklerodermie, Narben, Arthritis, Arthrosen.

Natriumsalicylatlösung (von Kathode)
2- bis 3%ige wäßrige Lösung, 10 bis 30 min
Indikationen: rheumatische Erkrankungen, subakute und chronische Arthritis, Arthrosen.

Procain hydrochlorid (von Anode)
1%ig mit Zusatz von 0,0025%igem Adrenalin
Diese Lösung wird industriell in Ampullen zu 10 ml gefertigt. Mit dem Inhalt einer Ampulle wird die Anodenunterpolsterung angefeuchtet.
Indikationen: Schmerzbehandlung.

Schwefellösung (von Anode)
20 bis 30 min
Indikationen: arthrogene Kontrakturen.

Tolazolinlösung (von Anode), (Priscol® Amp.)
1%ig aus Pridazol-Ampullen, 5 bis 15 min
Indikationen: Frakturen.

Kneipp-Therapie ↑ Hydrotherapie

Kombinationstherapie Ultraschall und diadynamische Ströme oder „Sonodynator® -634“-Therapie

Lit.: 68, 103–105, 140, 158, 185

K

Definition: Bei Nutzung des Kombinationsgerätes „TuR“ USR 2 oder des „Sonodynator® -634“ gleichzeitig applizierte Ultraschall- oder auch niederfrequente Reizstromtherapie. Die Kombination kann auch mit getrennten Geräten im Nacheinander ausgeführt werden.
Wirkung: Die schmerzlindernden und durchblutungsfördernden Wirkungen der diadynamischen Ströme oder des Ultrareizstroms kombinieren sich vorteilhaft mit den mechanischen, thermischen, physikochemischen und biologischen Wirkungen des Ultraschalls.
Indikationen: ↑ Ultraschalltherapie, ↑ Diadynamische Ströme, ↑ Ultrareizstrom. Die Kombinationstherapie ist besonders für myofasziale Syndrome zum Aufsuchen und Behandeln der sog. Trigger points wichtig.
Kontraindikationen: ↑ Ultraschalltherapie, ↑ Diadynamische Ströme, ↑ Ultrareizstrom.
Applikation und Dosierung: Wenn die gleichzeitige Therapie nicht zur Verfügung steht, behandelt man erst mit Ultraschall im neuraltherapeutischen Aufbau und örtlich, anschließend mit CP oder LP über den schmerzhaften Arealen. Oder es wird Ultrareizstrom örtlich appliziert.
Bei der Befundaufnahme wird vor allem nach druckempfindlichen motorischen Reizpunkten gesucht. Hinweise dafür geben die Abbildungen 20a bis 23b. Dann werden diese Areale aus entspannter Dehnstellung des Muskels mit dem Schallkopf im Muskelfaserverlauf überstrichen. Zuerst wird die Ultraschall-Intensität (0,1 bis 0,3 W/cm^2) einreguliert, danach die Stromintensität bei der gewünschten Stromform (DF, CP, LP, Träbert, neofaradischer Strom, neofaradischer Schwellstrom). Soweit es der Patient verträgt, sollte die Stromintensität motorisch schwellig sein, so daß es an den motorischen Reizpunkten zu den entsprechenden Muskelkontraktionen kommt.

Je nach Ausdehnung des Befundes werden 5 bis 10 min örtlich kombiniert behandelt. Bei akuten Traumen können 4 Beh. ausreichen, chronische Störungen benötigen 8 bis 10 Beh. als Serie.

Komplexbewegungen ↑ PNF-Techniken

Krankengymnastische Übungsbehandlung

K

Lit.: 9, 14, 15, 37, 44, 45, 70, 75, 81–83, 87, 152, 155, 176–178, 180–184, 186, 190, 212, 214, 230, 234, 235, 256, 261, 262, 288, 299, 304, 325

Definition: befundgerecht ausgewählte Übungsformen, die rationell, adäquat in angepaßter Reizserie eine Funktionsverbesserung anstreben.
Wirkung: je nach eingesetzter Methode – Durchblutungsförderung, Mobilisation, Dehnung, Entspannung, Tonisierung, Bahnung der adäquaten Innervation in durchlaufenden Muskelketten (↑ PNF-Techniken), Koordinierung von Atmung und Bewegung, Haltungsschulung, Gangschulung, Gleichgewichtsschulung, Schulung der adäquaten Bewegungsvollzüge bei Grundbewegungen, Steigerung der Muskelkraft, der Ausdauer, der Schnellkraft usw.
Indikationen: Störungen am Bewegungsapparat; allgemeine und spezielle Funktionsverluste, die über gezielte Bewegung vorteilhaft beeinflußt werden können.
Kontraindikationen: ↑ Bewegungstherapie. Auch, wenn kein genauer Befund aufgenommen werden kann.
Dosierung und Gestaltung: ↑ Abhustenschulung, ↑ Atemtherapie, ↑ Ausdrucksgymnastik, ↑ Bewegungstherapie, ↑ Bobath-Methode, ↑ Dehnlagerungen, ↑ Drainagelagerungen, ↑ Entspannungsbehandlung, ↑ Entstauungstherapie, ↑ Ergometertraining, ↑ Fingerstrecktechniken, ↑ Herz-Kreislauf-Training, ↑ Manuelle Therapie, ↑ PIR-Techniken, ↑ PNF-Techniken, ↑ Reittherapie, ↑ Rollstuhl-Training, ↑ Schlingengerät-Behandlung, ↑ Stemmführungen, ↑ Traktionsbehandlung, ↑ Unterwassergymnastik, ↑ Ventilationssteigerungstechniken, ↑ Vojta-Therapie, ↑ Yoga-Therapie
↑ Arbeitstherapie und ↑ Sporttherapie können adäquat einbezogen werden.

Kurorttherapie (Balneo- und Klimatotherapie)

Lit.: 4, 13, 70, 141, 143, 166–169, 241, 309

Definition: Trink-, Bäder-, Inhalations- und Klimakuren, verbunden mit physiotherapeutischer Behandlung, Pharmakotherapie und Diätetik für mehrere Wochen in einem Kurort zur Erhaltung, Förderung und Wiederherstellung der Gesundheit.
Wirkung: Diese Reizserienbehandlung im veränderten Milieu verbessert die adaptiven, regulativen und schöpferisch kreativen Vorgänge, stellt gestörte Funktionen wieder her und normalisiert die vegetative Ausgangslage. Je nach Kurort und Kurregime steht der Aufenthalt unter therapeutischem, präventiv-medizinischem oder rehabilitativem Aspekt (Heilkuren, prophylaktische Kuren, Genesungskuren).
Indikationen: Wahl des Kurortes nach dem Indikationsverzeichnis der Bäder und Sanatorien. Es ist auch je nach Indikation eine jahreszeitliche Orientierung anzustreben.
Kontraindikationen: Für jede Kureinrichtung gibt es spezielle Gegenindikationen. Außerdem sind Krankheitsstadien, in denen der Patient nicht kurfähig ist, auszuschließen.
Durchführung: Sie richtet sich nach der Diagnose, dem Befund, der Zielstellung, dem Reaktionsvermögen und dem mehrphasischen Kurverlauf. Kureintrittsreaktion, Adaptationsreaktion und Kurbelastungsreaktion sind einzukalkulieren.

K

Kurzwellentherapie

Lit.: 8, 42, 58, 68, 102, 103, 140, 163, 260

Definition: Hochfrequenz-(HF-)Therapie im Bereich von 3 MHz bis 31 MHz. Zur Zeit wird ein Hochfrequenzwechselstrom von 27,12 MHz (= 11,06 m) im Kondensator- oder Spulenfeld therapeutisch genutzt.
Wirkung: selektive Tiefenerwärmung je nach Applikationstechnik und Dosierung. Therapeutisch genutzte Wärmewirkungen sind nach Edel (1983) Durchblutungsförderung, Schmerzlinderung, Muskelrelaxation und Stoffwechselsteigerung. Bei Anwendung der Kondensatorfeldmethode entwickelt sich im ganzen durchfluteten Bereich Wärme. Die Erwärmung ist im Unterhautfettgewebe am stärksten. Es kommt aber auch zu einer gewissen Erwärmung des fetthaltigen Knochenmarks.

Bei Anwendung der Spulenfeldmethode (Monode, Diplode, Minode, Wirbelstromelektrode), die dem Körper anliegend appliziert wird, entsteht ein hochfrequentes magnetisches Wirbelfeld. Dabei werden besonders die flüssigkeitsreichen Gewebepartien erwärmt, wie z.B. Muskulatur. Im Unterhautfettgewebe und im Knochen erfolgt nur geringe Erwärmung.

Indikationen: Erkrankungen des rheuamtischen Formenkreises und andere Erkrankungen des Bewegungs- und Stützapparates, gynäkologische Erkrankungen, Erkrankungen der Augen, der Haut, der Hals-Nasen-Ohren-Heilkunde, stomatologische Erkrankungen soweit selektive Tiefenerwärmung gewünscht wird und keine Kontraindikationen bestehen. Dosierung ist unbedingt zu beachten.

Kontraindikationen: alle Krankheitsbilder oder -stadien, für die Wärme kontraindiziert ist.

Aktive Lungentuberkulose, frische Gelenktuberkulose, Eiterungen, die sofortiges chirurgisches Vorgehen erfordern, Empyeme, septische Zustände, Hämorrhagien, Blutungsneigung und Blutungsgefahr, Thrombosen, akute Thrombophlebitiden, maligne Tumoren und Metastasen, Träger von Schrittmachern. (Sie sollen sich auch nicht in der Nähe von Kurzwellen aufhalten.)

Örtliche Kurzwellentherapie ist kontraindiziert bei Herzerkrankungen (Thoraxdurchflutung kann bei Vitien, Myokardinfarkt, Myokardschwäche und schwerer Koronarsklerose lebensgefährlich sein), Gravidität, Menstruation (eine Bauchraumdurchflutung sollte bei Frauen nur zwischen dem 5. und 14. Tag nach der Menstruation begonnen werden, gerade in der Frühschwangerschaft kann Kurzwellentherapie fetschädigenden Einfluß nehmen), gynäkologischen Erkrankungen, wie akute Adnexitis, Genitaltuberkulose (wegen Ausbreitungsgefahr), Endometriose, Hämatosalpinx, Pyovar, akute Parametritis, bei ödematösen Schwellungen von Weichteilen und Gelenken, solange sie sich noch warm anfühlen, akut entzündlichen Gelenk- und Knochenerkrankungen (höchstens Dosis I, 1 bis 2 min möglich), arteriellen Verschlußkrankheiten [nur segmentale Beeinflussung im Stadium (II), III und VI, Sudecksches Syndrom im Stadium I und II (nur segmentale Beeinflussung erlaubt)], bei Patienten mit Metalleinlagerungen, Metallnagelung oder -verplattung, Metallendoprothesen (weil diese sich im Kondensatorfeld stärker erwärmen, dadurch besteht Verbrennungsgefahr), Patienten nach Röntgentherapie, solange das Gewebe nicht völlig regeneriert ist.

Applikation und Dosierung: Bei der Kondensatorfeldmethode (Glaskapselelektroden oder Weichgummielektroden) spielen Elektrodengröße, Anlage, (längs, quer), Elektrodenhautabstand (EHA), Intensität, Behandlungsdauer und Anzahl der Serie eine Rolle. Bei der Spulenfeldmethode (Wirbelstromelektrode, Spulenkabel, Monode, Minode, Diplode) besteht direkte Anlage (monopolare Anwendung). Letztere dient vor allem der Muskelerwärmung bei Fettentlastung. Für größere Tiefenerwärmung bedarf es der Kondensatorfeldmethode oder der ↑ Neunundsechzig-Zentimeter-Wellentherapie.

Dosierungsstufen nach Schliephake sind nach subjektivem Wärmeempfinden gestaffelt:

Dosis I: unterschwellig, keine Wärmeempfindung
Dosis II: eben schwellig, geringe Wärmeempfindung
Dosis III: schwellig, angenehm warm.

Auf Dosis IV – sehr warm – sollte verzichtet werden, da in tieferen Geweben dabei die Gefahr von thermischen Schädigungen besteht.

Akute Erkrankungen Dosis I, 1 bis 3 min, täglich,
subakute Erkrankungen Dosis II, 3 bis 5 min, täglich oder 3mal wöchentlich,
chronische Erkrankungen Dosis III, 5 bis 15 min, 3mal wöchentlich.

Ansteigende Dosierung unter Kontrolle der Verträglichkeit und Reaktion. 6 Beh. gehören mindestens zu einer Serie. Nach 5 Beh. zuweilen Schmerzsteigerung und nach 6. Beh. Abklingen der Beschwerden.

Impuls-Kurzwellentherapie

L

Definition: In Impulsen (nicht im Dauerbetrieb) abgegebener Hochfrequenzwechselstrom.

Wirkung: Die Eindringtiefe bleibt immer die gleiche, auch wenn in den Pausen der Leistungsfluß absinkt. Dadurch kann in der Tiefe verstärkte Durchblutung erreicht werden, ohne daß die Haut erwärmt wird. In niedriger Dosierung ist Impuls-Kurzwelle vorteilhaft zur Entzündungshemmung einzusetzen.

Indikationen: ↑ Kurzwellentherapie, besonders bei akut entzündlichen Stadien und Traumafolgen.

Kontraindikationen: ↑ Kurzwellentherapie.

Dosierung: Nur die kleinen Dosierungen wirken entzündungshemmend! Impulskurzwelle hat nur Vorteile bei Dosierungen bis zu 25 Watt! (Jenrich). Bei akuten Entzündungen darf diese Dosis nicht überschritten werden!

Lichttherapie ↑ Phototherapie

Manuelle Therapie

Lit.: 23–25, 99, 126, 155, 212, 270–272, 275, 319

Definition: Weichteiltechniken, Mobilisations- und Manipulationsbehandlung an der Wirbelsäule und an Extremitätsgelenken zur Beseitigung von Funktionsstörungen im Gelenkspiel.
Wirkung: Beseitigung von Blockierungen (reversible, nicht morphologisch bedingte Funktionsstörungen am Bewegungsapparat), wenn dies an der Wirbelsäule erfolgt, wirkt es zugleich als Reflexzonentherapie und beseitigt vertebragen bedingte Schmerzzustände.
Indikationen: Blockierung der Gelenke der Wirbelsäule und Extremitäten, die mit Schmerzen einhergehen, z. B. Lumbalgien, Zephalgien, Zervikalsyndrom. Die Störung der Gelenkfunktion darf nicht das Symptom einer aktuellen Gelenkerkrankung sein.
Kontraindikationen: Akutstadien aller Gelenkerkrankungen, Tumoren, progressive Krankheiten oder Krankheitsverläufe, frische Traumen mit strukturellen Gelenkverletzungen (Hämatom, Erguß), operativ versorgte Frakturen, Hypermobilität, Osteoporose, Schmerzzunahme nach einem Behandlungsversuch.
Beachte: Die Manipulation darf nie gegen den reflektorischen Schmerz, d. h. gegen eine Schonhaltung durchgeführt werden. Wenn es nicht gelingt, eine Verriegelung oder Vorspannung zu erreichen, bei der die angrenzenden Gelenke, die nicht bewegt werden sollen, sicher fixiert sind, darf auch nicht manipuliert werden.
Ausführung und Dosierung: Voraus geht eine umfassende Befunderhebung, die Lokalisation, Art und Umfang der Funktionsstörung exakt erfaßt.
Die Behandlung unterteilt sich in:
- spezielle Techniken zur Schmerzlinderung: Traktion und dreidimensionale Traktion (↑ Traktionsbehandlung),
- spezielle Mobilisationstechniken,
- Behandlung von nichtkontraktilen inneren Gelenkstrukturen (Traktionsmobilisation und Gleitmobilisation).

Die **Traktionsmobilisation** erfolgt in 3 Stufen, die von der Stärke des Zuges abhängig sind (Stufe I bedeutet Lösen, Stufe II Straffen, Stufe III Dehnung). Die Richtung des Traktionszuges ist rechtwinklig zur Tangentialebene im Gelenk. Die Gelenkdehnung ist die eigentliche Gelenkmobilisation, sie wird 7 bis 10 s ausgehalten und jeweils nach kurzer Pause 7- bis 10mal wiederholt. Danach Kontrolle, ob sich das aktive Bewegungsausmaß verbessert hat.
Die **Gleitmobilisation** verläuft parallel zur gedachten Tangentialebene, die stets auf die konkaven Gelenkflächen zu projizieren ist. Konkaver oder konvexer Gelenkpartner ist fixiert, Gleitmobilisation in

M

3 Stufen (Lösen, Straffen, Dehnen), Dehnung 7 s halten, dann bis Stufe I zurückgehen, 10mal hintereinander, danach aktiver Bewegungstest zur Kontrolle des Erfolges.

- Behandlung kontraktiler Gewebsstrukturen (Mobilisations- und Stabilisationstechniken)
- aktive Trainingsmethoden der Automobilisation
- aktive und passive Methoden der Stabilisation und Autostabilisation
- Schulung richtiger Verhaltensweisen im Alltag,
- Behandlung einer Dysbalance zwischen tonischen und phasischen Muskelgruppen.

Man unterscheidet funktionell vom Bewegungssystem her 2 verschiedene Konstitutionstypen, den **hypermobilen** (schlaffen) und den **hypomobilen** (straffen oder steifen) Typ. Die Hypermobilität ist eine Indikation für die Stabilisierung und Kräftigung der Muskeln, die über das Gelenk ziehen und eine Kontraindikation für Mobilisation. Außerdem sind funktionell 2 Systeme der quergestreiften Muskeln zu unterscheiden (JANDA, 1976), die **phasischen** (schnellen) und die **tonisch-posturalen** (langsamen).

Die phasischen Muskeln werden auf Kraft geprüft. Zu ihnen gehören:
M. glutaeus maximus, -medius und -minimus
Mm. vasti des Quadrizeps
M. tibialis anterior
Mm. peronei
die Bauchmuskeln
M. latissimus dorsi
M. serratus anterior
der mittlere und kaudale Anteil des M. trapezius
M. erector spinae im Bereich der Brustwirbelsäule
Mm. rhomboidei
die oberflächigen und tiefen Halsbeuger.
Bei Abschwächung werden diese Muskeln in der adäquaten Bewegungssynergie auf Kraft geschult (↑ PNF-Techniken).
Die tonischen Muskeln werden auf Verspannung und Verkürzung geprüft. Zu ihnen gehören:
M. triceps surae
M. rectus femoris
M. iliopsoas
M. tensor fasciae latae
die ischiocrurale Muskelgruppe
die Adduktoren (der phylogenetisch ältere Teil von ihnen)
M. quadratus lumborum
M. erector spinae im LWS- und HWS-Bereich
der sternale Anteil des M. pectoralis
der obere Anteil des M. trapezius

M

M. levator scapulae
die Beugergruppen an den Extremitäten.
Die verkürzten Muskeln werden gezielt entspannt und gedehnt (↑ Dehnlagerungen, ↑ PIR-Techniken).
Bei der Behandlung der Dysbalance zwischen tonischen und phasischen Muskelgruppen gilt es zuerst die tonischen zu dehnen, danach die phasischen aufzutrainieren und optimale Bewegungsstereotype einzuschleifen.
Bei allen peripheren Gelenkstörungen ist zusätzlich der dazugehörige Wirbelsäulenabschnitt mit zu untersuchen und zu behandeln.

Massage

Lit.: 43, 45, 59, 70, 110, 139, 200, 204, 225, 310

M

Definition: Druck- und Zugreize, die mit der Hand oder über Geräte in verschiedenen Gewebeschichten und mit sehr unterschiedlicher Technik zu therapeutischen, rehabilitativen und hygienischen Zwekken ausgeführt werden.
Wirkung: Je nach Technik, Behandlungsort und -intensität, Ausgangslage des Gewebes und des Patienten kann eine tonisierende oder detonisierende Wirkung auf den Muskeltonus erreicht werden, eine durchblutungsfördernde oder entstauende Wirkung auf das Zirkulationssystem, eine anregende oder beruhigende Wirkung auf das Nervensystem. Verbesserung der Trophik der Gewebe, Resorptionsförderung, Verbesserung der Verschieblichkeit der Gewebeschichten gegeneinander, dadurch besondere Einwirkung auf das vegetative Nervensystem.
Indikationen: Je nach Situationsdiagnose und Gewebezustand ist unter Beachtung des gewünschten Behandlungsgesichtspunktes die adäquate Massagetechnik auszuwählen und zu verordnen, sofern keine Gegenindikation dafür vorliegt.
Kontraindikationen: alle fieberhaften Erkrankungen, Infektionskrankheiten, alle akuten Erkrankungen (Behandlungsbeginn frühestens subakut), Entzündungen und eitrige Prozesse, generalisierte Hauterkrankungen, infektiöse Hautleiden, Lymphangitis und Lymphadenitis, Thrombophlebitis, Phlebothrombosen, Myositis, Osteomyelitis, Bauchmassage bei Aneurysma der Aorta abdominalis, bei und nach Blutungen innerer Organe, bei Blutungsneigung, unklaren Baucherkrankungen und -verletzungen, hydrophischen Dekompensation (Massage nur unter Beachtung der speziellen hämodynamischen Hilfeleistung erlaubt, ↑ Herzerkrankungen), Erkrankungen, bei denen die Abwehrlage so gering ist, daß durch zusätzliche Reize eine Verschlechterung zu erwarten ist.

Kontraindikationen für *örtliche* Behandlung, segmentale Beeinflussung, evtl. auch konsensuelle sind zuweilen erlaubt: frische Verletzungen des Bandapparates, der Menisken, Muskelrisse, Knochenverletzungen (über dem Frakturgebiet ist erst 6 Wochen nach Abschluß der Heilung Massage erlaubt – wegen Sudeckgefahr), frische Hämatome im Behandlungsgebiet, akute Gelenkaffektionen (entzündlicher oder traumatischer Natur, z. B. Ergüsse), Periostitis, Ostitis, Pleuritis (über dem Thorax darf erst 6 Wochen nach Abklingen der Entzündung massiert werden), Schwangerschaft (muskuläre Massage der Leibregion außer Striämassage), Ekzem (nicht generalisiert), Varizen im Behandlungsgebiet, Angioorganopathien im Stadium II bis IV (nur segmental erlaubt), Sudecksche Dystrophie im Stadium I und II (nur segmental erlaubt).

Massagearten und ihre Durchführung:

Klassische Massage. Sie besteht aus Streichungen, Reibungen, Knetungen, Rollungen, Walkungen, Hautverschiebungen, Zirkelungen, Vibrationen, Erschütterungen (Hackungen, Klatschungen, Klopfungen), Drückungen, Schüttelungen. Bestimmte Handgriffe sind für bestimmte Gewebestrukturen einzusetzen.

Der klassischen Massage zugeordnet sind

- Gesundheitsmassage zur Hygiene oder als kosmetische Massage,
- Sportmassage, die spezielle Muskelgruppen anregt, durchblutet, Stoffwechselprodukte abtransportiert usw., den Erholungs- und Entmündungsvorgang fördert.

M

Spezialmassagen. Dabei werden zusätzliche Techniken angewendet. Außer der örtlichen Einwirkung kommt es gezielt zu Fernwirkungen.

- *Akupressur* ↑ Shiatsu (japanische Fingerdrucktherapie).
- *Atemmassage.* Spezielle Handgriffe sollen gezielt auf die Atmung Einfluß nehmen.
  – ↑ *Bindegewebsmassage* nach Dicke (1968) und Teirich-Leube (1980) setzt besonders den Zugreiz in den verschiedenen Gewebeschichten zur Einwirkung auf das Bindegewebe an.
- *Bürstenmassage* kann als Hautreiz oder segmental ausgerichtet zur Beruhigung ausgeführt werden.
- *Colonbehandlung* nach Vogler/Krauss (1986) wird als örtliche und vegetative Beenflussung bei Obstipation eingesetzt.
  Ziel: Regulierung der Tonusverhältnisse im Bauchraum durch Normalisierung einer Hyperperistaltik oder Anregung bei peristaltischer Trägheit.
- *Lymphdrainagemassage* nach Vodder. Durch Spezialgriffe wird mit großflächigen, kreisförmigen Bewegungen langsam und drucklos das Gewebe verformt und Gewebsflüssigkeit nach proximal verschoben.
  Ziel: Anregung der Lymphvasomotorik und Ausbildung funktionsfähiger Lymphkollateralen (34).

- *Meridianmassage* nach Heidemann. Sie orientiert sich an den Akupunkturgesetzen und den Meridianverläufen. Nach Befundaufnahme erfordert die sedierende oder anregende Behandlung meist distal gelegener Meridianpunkte großes Einfühlungs- und Beobachtungsvermögen. Die richtige Verfahrensweise ist außer an Schmerzlinderung durch sofortige Verbesserung der bindegewebigen Reflexzonen am Rücken (s. Abb. 3–11) abzulesen.
- *Periostbehandlung* nach Vogler/Krauss (1986) setzt an- und abschwellenden Druck am Periost zur Schmerzbehandlung (Periostblock), zur örtlichen Gewebetherapie und als Reflexzonenbeeinflussung (s. Abb. 3–11) ein.
- *Reflexzonenmassagen* nutzen den kutiviszeralen Reflexbogen in vielfältiger Weise (s. Abb. 1–11).
- *Reflexzonenbehandlung am Fuß* nach Marquardt (1982) kann in erstaunlicher Weise auf den Körper einwirken; nicht nur bestimmte Organfunktionen stimulierend, sondern auch sedierend bei Schmerzzuständen. Befundgerecht und in Reizserien durchgeführt läuft (über dazugehörige Krisen) ein ähnliches funktionsordnendes Geschehen ab wie bei einer gut dosierten Kneipp-Kur.
- *Segmentmassage* nach Gläser/Dalicho (1972) arbeitet in jeder Gewebeart mit speziellen Massagehandgriffen. Auch sie orientiert sich an den segmentalen Funktionseinheiten (s. Abb. 1–11).
- *Unterwasserstrahlmassage* kann als Klassische Massage oder als Reflexzonenmassage eingesetzt werden.

Meeresheilkunde

(Thalassotherapie)

Lit.: 3, 4, 98, 141, 166, 167, 169

Definition: Medizinische Nutzung des Meeres- und Meeresküstenklimas und des Meereswassers.
Wirkung: Abhärtung durch funktionelle Anregung der Thermoregulationen, Entlastung im kühlen Küstenklima, allergenarme Luft, ↑-Phototherapie, unspezifische Konditionierung und Förderung der Erholung, milde natürliche Reiztherapie, ausgeglichenes Temperatur-Feuchte-Milieu, Meerwasseraerosole.
Indikationen: Prophylaxe besonders im Kindesalter, Rekonvaleszenz nach Herz-Kreislauf-Erkrankungen, Erkrankungen der Atemwege, des Stoffwechsels, der Haut, Frühstadien der Hyperthyreose (↑ Kurorttherapie).
Kontraindikationen: akute fieberhafte Infekte, sicheres Bestehen von Krankheitsherden, Kurunfähigkeit.

Durchführung: Je nach Krankheitsbild und Behandlungszeit sind therapeutische Gipfel- und Talpunkte in den Jahreszeiten zu beachten. Zu einer optimalen Erholung gehören 5 Wochen (35-Tage-Rhythmus).

Mikrowellentherapie

Lit.: 8, 42, 68, 104, 107, 120, 140, 336

Definition: Hochfrequenztherapie im unteren Dezimeterwellenbereich (λ_O = 12,5 cm in Luft) bei einer Frequenz von 2450 MHz. Zur Anwendung kommt elektromagnetische Strahlung. Es gibt Distanzstrahler (10 cm Abstand) und Kontaktstrahler.
Wirkung: Die Erwärmung entspricht im Fett- und Muskelgewebe etwa der Spulenfeldmethode der Kurzwelle (11 m) oder des Rundfeldstrahlers bei der 69-cm-Welle. Besondere Erwärmung der oberflächlichen, gut leitenden Gewebeschichten wie Muskulatur und Bänder, jedoch werden Haut und Unterhautfettgewebe weniger stark erwärmt als die obersten Muskelschichten. Danach gibt es keine weitere Tiefenwirkungen. Die Eindringtiefe der Mikrowellen ist also tiefer als bei Infrarot- und Wärmestrahlern, aber geringer als bei Anwendung des Kurzwellen-Kondensatorfeldes oder des Muldenapplikators der 69-cm-Welle.
Indikationen: ↑ Kurzwellentherapie; alle Erkrankungen, bei denen Erwärmung der obersten Muskelschichten und geringe Eindringtiefe erwünscht sind.
Kontraindikationen: ↑ Kurzwellentherapie; Patienten mit Schrittmachern. Sie dürfen sich auch nicht in der Nähe von Mikrowellen aufhalten. Gravidität.
Kontraindiziert ist die Bestrahlung von Gonaden oder Augen. Bei Mikrowellenbestrahlung im Gesicht ist unbedingt eine Schutzbrille anzulegen, da durch Erwärmung der Linse über 44 °C Katarakte entstehen können.
Applikation und Dosierung: Distanzstrahler werden etwa 10 cm entfernt aufgestellt, Kontaktstrahler aufgelegt. Dosierung in Zeit und Wärmeempfinden ↑ Kurzwellentherapie.

Mittelfrequenz-Reizstromtherapie

Lit.: 42, 46, 63, 68, 71, 103, 120, 140, 158, 160–162, 175, 287

Definition: amplitudenmodulierte sinusförmige Wechselströme von etwa 2 bis 10 kHz.
Wirkung: Aktivierung innervierte Muskulatur (auch tiefliegender). Durch rhythmische Kontraktionen über längere Zeit ist damit ein aerobes Ausdauer- und ein Krafttraining möglich. Trotz hoher Stromdichte besteht für den Patienten keine sensible Strombelästigung. Der rhythmisch entstehende Muskelinnendruck kann auch zur Entspannung überaktiver Muskulatur oder zu einer Art Elektromassage eingesetzt werden.
Indikationen: rheumatische Muskelerkrankungen, Überlastungsschäden, posttraumatische und postoperative Muskelinsuffizienz, bes. mangelnde örtliche aerobe Muskelausdauer.
Kontraindikationen: akute eitrige Prozesse, fieberhafte Erkrankungen, Herz-Kreislauf-Instabilität, Thrombose und Thrombophlebitis, Blutungsgefahr und Blutungsneigung, Herzschrittmacher, Metallimplantante, Marknägel, nicht belastungsfähige Frakturen, soweit sie im Durchströmungsgebiet liegen.
Beachte: Bei peripheren Lähmungen Niederfrequenz wählen ↑ Exponentialstrombehandlung.
Applikation: Hautregion vorher reinigen, gut angefeuchtete Elektrodenunterlagen wählen, Elektroden proximal und distal am Muskelbauch anlegen (bipolar). Anode und Kathode spielen keine Rolle. Die Muskeln sind entspannt und in Annäherung zu lagern.
Dosierung: Intensität hochregeln, bis kräftige Muskelzuckungen erreicht werden. Behandlungszeit: 10 min zur Muskelkräftigung, -entspannung und -massage; 20 min zur Verbesserung der Muskelausdauer.
Der 2-Kanal-Stimulator „TuR" RS 24 mit nulliniensymmetrischen Mittelfrequenzströmen erlaubt synchrone und verzögerte Stimulation zweier getrennt angelegter Muskelgruppen.

f = 2 kHz moduliert mit

Rechteckimpulsen	Impulspaketen
$f = 70$ Hz	$t_i = 2; 3; 5; 10$ s
$t_i = 5$ ms	$t_p = 3; 5; 10; 50$ s
	$t_{an} = 0{,}6$ s
	$t_{ab} < 0{,}6$ s

M

Neofaradischer Strom

Lit.: 8, 11, 42, 68, 105, 107, 120, 158, 163

Definition: therapeutische Anwendung einer Gleichstrom-Impulsfolge von 50 Hz (Dreieckstrom, t = 1 ms, t_{an} = 1 ms, t_{ab} = wenn gesondert einstellbar etwa 0,03 ms, t_p = 19 ms). Dies entspricht etwa dem faradischen Strom, ist jedoch genau meßbar und einregulierbar.
Wirkung: Bei ausreichender Intensität bewirkt der neofaradische Strom an der normal innervierten Muskulatur die Auslösung eines unvollständigen Tetanus, der solange anhält wie der Strom fließt. Zu therapeutischen Zwecken wird der neofaradische Strom amplitudenmoduliert als ↑ Schwellstrom genutzt. Die durch Schwellstrom erzeugte Muskelzuckung ähnelt dem natürlichen Muskelkontraktionsverlauf und wird zur sog. Elektrogymnastik genutzt.
Indikationen: ↑ Schwellstrombehandlung.
Kontraindikationen: ↑ Schwellstrombehandlung; außerdem spastische Muskulatur; stark arteriosklerotische Gefäße, die so rasche Impulsfolgen nicht verarbeiten können.
Neofaradische Ströme über das Gehirn geleitet, können Krämpfe auslösen. Das Herz sollte auch nicht im Stromdurchflußgebiet liegen.
Dosierung: ↑ Schwellstrombehandlung

N

Neunundsechzig-Zentimeter-Wellentherapie (Dezimeter-Wellentherapie)

Lit.: 42, 68, 103, 104, 107, 120, 140

Definition: Ultrahochfrequenztherapie im Bereich von 433,92 MHz (λ_0 = 69 cm in Luft). Als Applikatoren der elektromagnetischen Wellen dienen verschiedene Strahlertypen: Rund-, Langfeldstrahler und Hohlleiterstrahler (Muldenapplikator „Pyrodor").
Wirkung: intensive Durchwärmung des gesamten behandelten Gewebebereiches durch Erzeugung von hochfrequenten Magnetfeldern im Patientenkörper. Im Vergleich zur Kurzwellentherapie (11,06 m) bessere Tiefenwirkung, erheblich günstigere Fettentlastung und physiologischere Tiefenverteilung in den Geweben (68), besonders bei Nutzung des Hohlleiterstrahlers. Der Rund- und Langfeldstrahler der 69-cm-Welle entspricht in der Tiefenwirkung etwa der Spulenfeldmethode der Kurzwelle (Muskelerwärmung).
Indikationen: Sie entsprechen denen der ↑ Kurzwellentherapie. Überall dort, wo volle Tiefenerwärmung gewünscht wird, ist der Hohl-

leiterstrahler zu empfehlen. Es sei auf rheumatische Erkrankungen, Coxarthrose, Erkrankungen im Bauchraum oder Thoraxbereich hingewiesen.
Kontraindikationen: Sie entsprechen denen der ↑ Kurzwellentherapie.
Applikation und Dosierung: Beim Rund- und Langfeldstrahler sind 5 bis 10 cm Strahlerabstand vorgeschrieben. Beim Muldenapplikator wird durch direktes Anliegen die beste Leistung erzielt. Die größte Erwärmung erfolgt in den Strahlerecken.
Dosierungsstufen entsprechen denen der ↑ Kurzwellentherapie. Die zeitliche Einwirkung kann bei chronischen Erkrankungen mit 10 min pro Beh. begrenzt werden.
12 Beh., täglich 5 bis 10 min Dosis II besonders günstig bei Rheumatoidarthritis unter Gebrauch des Muldenapplikators.

Niederfrequente Impulsströme im hydroelektrischen Zellenbad

nach Träbert ↑ **Hydroelektrische Bäder**

N P

Phonophorese

(Ultraphonophorese, Ultrasonophorese)

Lit.: 32, 33, 42, 68, 104, 157, 185, 205, 219, 293, 305, 330

Definition: Einbringen eines Medikamentes mittels Ultraschall. Das Kontaktmittel muß ölig und flüssig sein, damit der Ultraschall nicht reflektiert wird.
Wirkung: Zur Wirkung der ↑ Ultraschalltherapie kommt die Medikamentenwirkung. Die Eindringtiefe richtet sich nach dem Medikament, dem Gewebe, der Ultraschall-Intensität und der Dauer der Beschallung. 0,3 W/cm^2 17 min für Muskelgewebe waren 1,0 W/cm^2 5 min signifikant überlegen (68). Bei Nervengewebe war Phonophorese mit 0,1 W/cm^2 über längere Zeit vorteilhaft.
Indikationen und Kontraindikationen: ↑ Ultraschalltherapie.
Applikation und Dosierung: Ankopplungsmittel bei hydrophilen Substanzen und wäßrigen Lösungen ist Glycerol oder Sonogel.

- Lokalanästhetika wie Procain (aus 2%-Ampullen), von außen einreiben, dann Glycerol darüber streichen und so vorbereitet schallen,

- Analgetika wie Analgin oder Novalgin® (aus Ampullen), von außen einreiben, dann Glycerol darüber streichen und so vorbereitet schallen,
- zur Behandlung von Narben, Kontrakturen und Verwachsungssträngen: mit Aminosin-Salbe oder Aminosin-Spiritus einreiben, Glycerol darüber, so vorbereitet schallen,
- zur Behandlung rheumatischer Erkrankungen: Rheumasalben wie Elacur-Salbe, Nicodan-Salbe, Rheunervol-Salbe „neu" in der Haut gut verreiben, darüber Glycerol streichen und so vorbereitet schallen,
  oder Ungt. Acid. salicylic. 5 % SR in der Haut verreiben, darüber Glycerol streichen und so vorbereitet schallen oder die Salicylsäure (2%ig) in Paraffin. subliquid und Vasel. flav. so einarbeiten, daß es eine dünnflüssige Lösung ist und der Ultraschall nicht reflektiert wird,
- zur lokalen Gefäßerweiterung (z.B. bei Sudeckschem Syndrom im Stadium III): Mischung aus 3 Teilen Paraffinöl und 1 Teil Nicodan percutan.

Phototherapie (Lichtbehandlung)

Lit.: 42, 46, 68, 103, 104, 117, 118, 120, 254, 333

Definition: Nutzung natürlicher und künstlicher Lichtquellen zur Prophylaxe, Therapie, Metaphylaxe und Rehabilitation.
Wirkung: Die Wirkungen differieren je nach Wellenlänge der Strahlung und Dosierung:
- natürliche Lichtquellen = Sonnenlicht = 3000 nm bis 280 nm, Heliotherapie
- *künstliche Lichtquellen*
  - Infrarot, λ 100 µm bis 700 nm (Wärmeentwicklung oberflächlich) ↑ Infrarotherapie
    langwelliges Infrarot, $\lambda > 1400$ nm
    kurzwelliges Infrafort, $\lambda < 1400$ bis 760 nm
  - Ultraviolett (unsichtbar), λ 400 bis 200 (100) nm
    (vorwiegend photochemische Wirkung) ↑ Ultraviolett-Therapie
    UV-A, λ 400 bis 315 nm
    UV-B (Dorno-Strahlung), λ 315 bis 280 nm
    UV-C (nicht im Sonnenlicht), λ 280 bis 200 nm
  - sichtbares Licht (rot, gelb, grün, blau, violett), λ 750 bis 400 nm
    Blaulichttherapie, λ 420 bis 480 nm
    Blaulichtbestrahlung senkt den Serumbilirubinspiegel durch Photooxydation des Bilirubins und Umwandlung in wasserlösliche, untoxische und unabhängig von der Glucuronidierung ausscheidungsfähige Substanzen (68).

P

Indikationen, Kontraindikationen und Dosierung: ↑ Blaulichttherapie, ↑ Infrarottherapie, ↑ Ultraviolett-Therapie.

PIR-Techniken (postisometrische Relaxation)

Lit.: 99, 212, 325

Definition: Dehnungstechniken, die die postisometrische Relaxation der Muskulatur zur Kontrakturenbehandlung nutzen.
Wirkung: Wird ein Muskel am Ende des aktiven Bewegungsweges mit verbleibender Dehnungseinschränkung in Gegenrichtung 7 s mit minimaler (20 g) Kraft angespannt, danach bewußt entspannt, kann die Lösungsphase dieses Muskels zu einer aktiven Wegvergrößerung in der vorher eingeschränkten Bewegungsrichtung genutzt werden.
Indikationen: myogene Kontrakturen.
Kontraindikationen: nicht belastbare Frakturen, wenn der Bewegungszug nicht gesichert werden kann.

PNF-Techniken

(propriozeptive neuromuskuläre Fazilitation)

Lit.: 37, 45, 48, 52, 81, 149, 186, 214, 325

P

Definition: erweiterte Übungstechnik der Komplexbewegungen (auch als selbstgesteuerte neuromuskuläre Förderung bezeichnet).
Wirkung: Durch Gesamtbewegungen in durchlaufenden synergistischen Muskelgruppen (immer auch unter Nutzung einer rotierenden Komponente) und durch Summation unterschwelliger Einzelreize an Muskel- und Gelenkrezeptoren wird maximale Stimulation des Motoneurons bewirkt. Dadurch werden Muskelkräftigung, Verbesserung der Koordination, Durchblutungsförderung, Schmerzlinderung, Vergrößerung des Bewegungsraumes u. a. erreicht.
Indikationen: Paresen (schlaff und spastisch), Schmerzen, Durchblutungsstörungen, Muskelschwäche, Koordinationsstörungen, fast alle Erkrankungen, bei denen Bewegungstherapie indiziert ist.
Kontraindikationen: ↑ Bewegungstherapie, Frakturen, Operationen, Gelenksituationen und Osteosynthesen, denen eine rotierende Bewegungskomponente schaden könnte.
Durchführung: Als Afferenzquellen werden therapeutisch genutzt:
- Vordehnung zur Nutzung eines Dehnreflexes,
- diagonal-spiralige Komplexbewegungen in adäquater Muskelaktionsfolge,

- maximaler (optimaler) Widerstand, der ein Impulsüberfließen vom stärken zum schwächeren Muskel bewirken soll,
- Wechselbeeinflussung Agonist-Antagonist im Sinne der reziproken Innervation,
- Dehnung, Zug und Druck als Anreiz für Muskel- und Gelenkrezeptoren.

Je nach Behandlungsgesichtspunkt ist eine spezielle PNF-Technik zu wählen.

Zur Durchblutungsförderung und Muskelmantelspannung:
- rhythmische Stabilisation.

Zur Schaffung eines Muskelgleichgewichts:
- Technik der betonten Muskelaktionsfolge und
- Technik der langsamen Umkehr.

Zum Trainieren geschwächter Muskeln in Kraft und Ausdauer:
- Technik der wiederholten Kontraktionen und
- Technik mit Betonung der Drehpunkte.

Zur Regeneration nach Inaktivitäs- und Lähmungsatrophien:
- maximale isometrische Anspannung des kräftigsten Körperteils mit rhythmischer Dehnstimulation eines sich kontrahierenden schwachen Muskels verbunden.

Zur Schmerzbehandlung:
- den kräftigsten Körperteil maximal isotonisch oder isometrisch anspannen lassen, um durch Irradiation eine Kräftigung oder Entspannung im Schmerzgebiet zu erhalten.

Zur Vergrößerung des Bewegungsraumes:
- rhythmische Stabilisation von Agonist und Antagonist an der Schmerzgrenze ohne eine Gelenkbewegung und unter Ausnutzung der reziproken Entspannung.

Zur Kontrakturenbehandlung:
- langsame Umkehr: halten, entspannen, aktiv weiterziehen!

Reittherapie (Hippotherapie)

Lit.: 261

Definition: Nutzung verschiedener Formen des Reitens und der Verbundenheit mit dem Pferd zu therapeutischen, heilpädagogischen und rehabilitativen Zwecken,

Wirkung: Muskelkräftigung, Haltungs- und Gleichgewichtsschulung, Rhythmisierung, Unterstützung der Saug- und Preßwirkung bei Bandscheibensyndromen, Erhöhung der Leistungsfähigkeit, Abbau pathologischer Reflexe, Bahnung normaler Reflexe, Förderung der Bereitschaft zu emotionalen Bindungen. Speziell bei Zerebralparese bewirkt das Reiten optimale Schulung der Sensomotorik durch Vermitt-

lung von Bewegungsmustern für physiologische Gangbewegungen, Aufbau symmetrischer Körperfunktionen, Tonusnormalisierung, Haltungsstabilisierung, Lösung des Adduktorenspasmus, Entwicklung der Stell- und Gleichgewichtsreaktionen.
Indikationen: Wirbelsäulenschäden, Schäden am Zentralnervensystem, Kreislaufschäden, vegetative Labilität, Lumbalsyndrome, Scheuermannsche Erkrankung (nicht im akuten Stadium), Haltungsschäden, Multiple Sklerose, Schädel-Hirn-Traumen, Zustand nach stereotaktischen Operationen, Verhaltensgestörte, Zerebralparesen, Körperbehinderte, inkomplette Querschnittslähmungen.
Kontraindikationen: Spondylolisthesis, M. Bechterew, alle entzündlichen Prozesse, Metastasen in der Wirbelsäule, Wirbeltuberkulose, akute Schmerzzustände, Zustand nach Bandscheibenopertion bis 4 Monate danach, neurodegenerative Erkrankungen, Spina bifida unterhalb Th_{12}.
Durchführung: Einteilung in therapeutisches Reiten (Lockerungs-, Kräftigungs- und Korrekturübungen), heilpädagogisches Reiten (Voltigieren) und Behindertenreiten zur Rehabilitation und als Sport.

Reizstrommassage ↑ Ultrareizstrom

R

Rollstuhl-Training

Lit.: 9, 30, 52, 62, 63, 81, 115, 142, 165, 325

Definition: Übungsformen zur Leistungssteigerung im Rollstuhl.
Wirkung: Sicherheit, Geschicklichkeit und allgemeine Körperertüchtigung im Rollstuhl.
Indikationen: Querschnittslähmungen, Beinamputationen, Erkrankungen und Körperbehinderungen, die eine Fortbewegung im Rollstuhl erforderlich machen.
Kontraindikation: ↑ Bewegungstherapie; Behinderungen von den Armen aus.
Behandlungsaufbau: Fahren mit verschiedenen Greifformen, in verschiedenen Geschwindigkeiten, mit Richtungsänderungen und Umgehung von verschiedenen Hindernissen, schiefen Ebenen, Schwellen.
- Vorverlagerungsproben im Rollstuhl und Umsteigen auf Stuhl und Bodenmatte u. a.,

- Schulung der Armstützkraft (alle 10 bis 15 min durch Armstütz auf Rollstuhllehne muß das Gesäß entlastet werden, damit Druckgeschwüre vermieden werden),
- ↑ Entspannungsübungen, ↑ Dehnlagerungen und Lockerungsübungen für alle verspannten Muskelgruppen,
- Auftrainieren insuffizienter Muskelgruppen mit ↑ PNF-Techniken,
- ↑ Stemmführungen nach Brunkow,
- Haltungsschulung,
- Übungen mit Handgeräten: Stab, Keule, Ball, kleine Bälle bis Medizinball, Elastikstab, Elastikschnüren,
- Übungen mit ↑ Schlingengerät, an Ringen oder Holmen,
- Leichtathletikdisziplinen sind: Rollstuhl-Schnellfahren, kombiniertes Hindernis-Slalom-Fahren, Wurf- und Stoßübungen, Bogenschießen aus dem Rollstuhl.

Sauna

Lit.: 42, 106, 197, 199

Definition: Ganzkörperheißluftbad bei 60 und 95 °C Lufttemperatur mit anschließender Kaltapplikation als Guß, Dusche oder Tauchbad.
Wirkung: Durchblutungsförderung, Anregung des Kreislaufs und Stoffwechsels, Förderung der Wasserausscheidung über Schwitzen, Steigerung der Hauttemperatur auf 40 °C, der Kerntemperatur auf maximal 39,5 °C. Bei Serienanwendung kommt es zur Anregung der Haut- und Schleimhautfunktionen, des Endokriniums, der Immunvorgänge, der Infektabwehr, zur Senkung einer erhöhten Puls- und Atemfrequenz sowie eines erhöhten Blutdrucks, ein erniedrigter Blutdruck wird dagegen erhöht.
Indikationen: chronische und degenerative Erkrankungen des Stütz- und Bewegungsapparates, rheumatische Erkrankungen, Infektanfälligkeit, Atemwegserkrankungen, chronisch entzündliche Adnexprozesse, Angiopathien im Stadium I und II (III). Bei folgenden Herz-Kreislauf-Erkrankungen ist Sauna nur indiziert, wenn der periphere Kreislauf so geregelt ist, daß es zum Schwitzen kommt und die Abkühlungsphase adäquat (Duschen u. ä.) geregelt wird: Angina pectoris vasomotorica und vera, Myokardinfarkt in der Konvaleszenz- und Postkonvaleszenzphase ab Herzleistungsstadium III, arterielle Hypertonie Stadium I und II, rekompensierter Kreislauf.
Kontraindikationen: Herz-Kreislauf-Dekompensation, Hypertension im Stadium III und IV, Cor pulmonale, Hypertonie mit renaler Beteiligung, Myokardinfarkt in der Hospitalisationsphase und unterhalb eines Herzleistungsstadiums III, ungenügende Funktion der peripheren Kreislaufregulation, entzündliche Erkrankungen innerer Organe,

alle Formen nicht völlig inaktiver Tuberkulose, rheumatisches Fieber, Hyperthyreosen, erhöhte vegetative Erregbarkeit, floride Magengeschwüre, periphere Angioorganopathien im Stadium III und IV, chronische Nephritis, Malignome, Epilepsie.

Relative Kontraindikation: akute Kreislaufdysregulation (z. B. nach Infekten), hier bedarf es einer Vorbereitungszeit von 8 bis 10 Tagen mit kleiner Hydrotherapie (wie ansteigenden Teilbädern usw.); Vasolabile mit stark schwankenden oder niedrigen Blutdruckwerten.

Durchführung: Die Saunaverträglichkeit hängt von der Anpassungsfähigkeit des Kreislaufsystems und der Fähigkeit zur Schweißsekretion ab. Sie ist befundgemäß zu dosieren. Vorwärmung mit ansteigendem Fußbad, Trinken von warmem Tee.

1. Saunagang: Sitzen auf der unteren Pritsche, 5 bis 8 min, Abkühlungsphase als Dusche, Teilguß; nur bei belastungsfähigem Kreislauf Tauchbad, zusätzlich Luftabkühlung und ruhen.
2. Saunagang: evtl. höhere Pritsche, 8 bis 10 min, Abkühlungsphase siehe oben.
   Nachruhe in einer Trockeneinpackung oder mit kaltem Wickel ist günstig.

Schlingengerät-Behandlung

Lit.: 262

Definition: erleichterte Übungsbehandlung durch schwerelose Teil- oder Ganzaufhängung im Schlingentisch oder Schlingengerät.

Wirkung: Anregung bzw. Ermöglichung aktiver Übungen durch Abnahme der Schwere. Durch Verschieben aus dem Lot und Widerstandsgebung von der Peripherie her werden bestimmte Muskelgruppen in durchlaufender Innervation angesprochen und gekräftigt. Durch Gewichte und Expanderzüge können bestimmte Bewegungen erschwert oder erleichtert werden. Je nach individuellem Befund ist Mobilisation oder gezielte Kräftigung durch Gestaltung der Aufhängung, Einstellung der Züge oder Widerstände regulierbar. Wenn kein Bewegungsbad vorhanden ist oder es nicht vertragen wird, entspricht die Behandlung im Schlingengerät am besten dem Übungseffekt der Wasserbehandlung. Die Aufhängung im Schlingentisch kann mit Massage, Manueller Therapie, mit Elektrotherapie, Eis- oder Wärmemaßnahmen kombiniert werden.

Indikationen: Paresen (schlaff oder spastisch), Rheumatoid-Arthritis, Coxarthrosen, Endoprothesen, nach längerer Ruhigstellung von Gelenken oder bei übungsstabilen Osteosynthesen zur Mobilisation und zu dosiertem Krafteinsatz, wenn volle Belastung noch nicht erwünscht ist, insuffiziente Muskelgruppen oder ungenügend koordinierter Muskelketteneinsatz.

S

Kontraindikationen: ↑ Bewegungstherapie, außerdem: wenn es nicht gelingt, bestimmte Bewegungen, die unerwünscht sind, auszuschalten.
Durchführung: Nimmt man einen Aufhängepunkt, muß er senkrecht über dem bewegten Körperabschnitt sein. Dabei erreicht der Patient ohne großen Kraftaufwand die größtmögliche Bewegung. Einsatz zur Lähmungsbehandlung und bei Nutzung der Kontrastentspannung auch zur Kontrakturenbehandlung.
Bei Nutzung mehrerer Aufhängepunkte (jeweils über den beweglichen Gelenken) wirken die distalen Züge als Widerstand. Anwendung in der Lähmungsbehandlung, aber auch als schmerzentspannende Lagerung u. ä. Durch Veränderung des Aufhängepunktes Bewegungserleichterung oder -erschwerung.
Häufige Aufhängungsformen:
- Becken-Bein-Aufhängung aus Rückenlage (ähnlich Perl), aus Seitenlage mit gebeugten oder gestreckten Beinen
- Feder-Kopf-Aufhängung
- Kopf-Arm-Aufhängung
- Arm-Aufhängung aus Seitlage oder Sitz.

Schwellstrombehandlung

Lit.: 8, 42, 63, 68, 77, 91, 102–105, 107, 120, 140, 158, 163, 279, 280, 317

Definition: rhythmisches An- und Abschwellen der Stromstärke, unabhängig von der eingestellten Impulsfrequenz. Tetanisierende Impulsfolgen (beginnen etwa bei 20 Hz) dürfen, wenn sie motorisch schwellig verabreicht werden, nicht als Dauerimpuls laufen, sondern müssen geschwellt werden oder etwa nach 7 s eine Pause von 14 s aufweisen, wenn Schädigungen vermieden werden sollen.

S

Wirkung: Die amplitudenmodulierten Frequenzen entsprechen der normalen Muskelinnervation. Durch Schwellstrom werden adäquat Anspannung und Erholungspause einreguliert, Bahnung motorischer Willensimpulse durch propriozeptive Reize. („Wiederholte tetanische Benutzung einer Synapse führt durch vermehrte Freisetzung der Transmittersubstanz zu einer beträchtlichen Vergrößerung der synaptischen Potentiale und damit zur Verbesserung der Erregbarkeit." [163]) Diese sog. Elektrogymnastik führt zur Spannungsverbesserung und Muskelkräftigung, indirekt auch zur Durchblutungsverbesserung. Voraussetzung ist nur, daß keine nervale Muskelschädigung vorliegt und der Muskel auf tetanisierende Impulsfrequenzen anspricht.
Indikationen: Inaktivitätsatrophien, Zustände nach längerer Ruhigstellung und bei mangelndem Bewegungsgefühl, Thromboseprophy-

laxe, Einbeziehung eines Muskelanteils in vorteilhafte Muskelkettenbewegungen.

Kontraindikationen: schlaffe Lähmungen mit Kraftstufe 0 bis 3, spastische Lähmungen, wenn die Anlage nicht so erfolgen kann, daß keine Stromschleife die spastische Muskulatur trifft und der Spasmus in keiner Weise durch die Behandlung verstärkt wird. Akute eitrige Prozesse und Entzündungen, fieberhafte Erkrankungen, Thrombose und Thrombophlebitis, Träger von Schrittmachern, Metalleinlagerungen im stromdurchflossenen Gebiet.

Applikation und Dosierung: Die Elektrodenanlage erfolgt am besten bipolar proximal und distal am Muskelbauch oder der zu beübenden Muskelgruppen. In diese Anlage nicht möglich, kann auch monopolar gereizt werden (s. Abb. 19 und 23).

Mitüben der Gegenseite in Verbindung mit Intensionsübungen, aktives Mitanspannen der Muskelkette, Üben gegen Bewegungswiderstand und aus der Dehnung heraus sind Steigerungsmöglichkeiten. Der Schwellrhythmus ist adäquat einzuregulieren.

Als Impulsfrequenz empfiehlt sich

- neofaradischer Strom: 50 Hz, $t = 1$ ms, $t_{an} = 1$ ms, $t_{ab} = 0{,}1$ ms oder verschwindend klein, $t_p = 19$ ms, Dreieckstrom; Schwellperioden 2 bis 10 s.

Wegen der geringeren sensiblen Belästigung ist auch zu empfehlen:

- 25 Hz, $t = 0{,}4$ bis 0,5 ms, $t_{an} = 0{,}4$ bis 0,5 ms, $t_{ab} = 0{,}1$ ms, $t_p = 39{,}4$ bis 39,5 ms; Schwellperioden 2 bis 10 s.

Die günstigste Impulsfrequenz des normalen Muskels liegt bei 25 bis 50 Hz, $t = 0{,}5$ bis 1,0 ms, $t_{an} = 0{,}5$ bis 1,0 ms, t_p mindestens 19 ms.

Beim Elektrostimulatur „TuR“ RS 21 wird Schwellstrom nachfolgend eingestellt: $t_v = 5$ bis 10 bis 30 s,
$t_i = 1{,}00$ ms,
$t_p = 19{,}0$ ms,
$t_{an/ab} = 000$,
$t_{gr} = 6{,}00$ bis 10,0 s, Programm 016.

Läßt die Kontraktionsintensität des Muskels nach, darf die Intensität nicht erhöht werden. Es muß wegen Ermüdung eine Erholungspause eingefügt werden.

Shiatsu (japanische Fingerdrucktherapie) nach OHASI (66)

Lit.: 243, 308

Definition: differenzierte Fingerdrucktechniken auf Tsubos (Akupunkturpunkten), die bei Tonisierung in Richtung des vorgestellten Energiestromes, bei Sedierung gegen den Meridian arbeiten. OHASI bezeichnet es als ein Heilverfahren zur Befreiung von Streß und zur Vitalisierung der Lebenskräfte.

Wirkung: Es ist eine vegetative Ordnungstherapie, die befundgerecht durchgeführt wird: Leerezustände werden aufgefüllt, Überfülle wird abgeleitet. Die Punkte am Blasenmeridian korrelieren mit Funktionseinheiten unserer Segmenteinteilung (s. Abb. 2a).
Indikationen: Arthrosis deformans, Asthma bronchiale, Bettnässen, Erschöpfung, Hypertonie, Ischias, Kopfschmerz, Magenkrämpfe, Menstruationsschmerzen, Migraine cervicale, Neuralgien, Obstipation, Schlafstörungen, Zervikalsyndrom.
Kontraindikationen: ↑ Massage, ↑ Bewegungstherapie.
Applikation und Dosierung:
- Langsam drücken, langsam loslassen = Tonisierungstechnik für Yin-Typ-Patienten,
- plötzlich drücken, plötzlich loslassen = Beruhigungstechnik für Yang-Typ-Patienten,
- mit den Handflächen drücken (z. B. bei den Augen oder beim Bauch) = schmerzlindernd, auch Tonisierung für Yin-Typ-Patienten,
- Zeigefingertechnik (Mittelfinger über 2. Finger gelegt),
- Zeige- und Mittelfinger nebeneinander für breitere Tsubos.

Beachte: Shiatsu stets zur Ausatmung einsetzen!
Spezielle Shiatsu-Techniken:
- Kenbiki-Technik (Schieben und Ziehen)
- Perkussionstechniken
- Drucktechniken mit Fingerkuppen, Ellbogen, Faust
- Abziehgriffe
- Messertechnik (Hackungen)
- Ohren mit Zeigefinger vibrieren.

Zusammenfassung von bestimmten Techniken in:
- Rücken-Shiatsu
- Ampuku-Therapie (Hara-Region = Bauch)
- Hals-Shiatsu
- Bein- und Fuß-Shiatsu, Knie-Shiatsu, Hüft-Shiatsu
- Arm- und Brust-Shiatsu, Finger-Shiatsu
- Gesichts-, Ohren- und Augen-Shiatsu.

Behandlungsaufbau:
Bauchlage
1. Rückenbehandlung
2. Hüfte, Beine, Füße

Rückenlage
3. Ampuku (Hara-Region)
4. Vorderseite der Beine
5. Brust und Arme
6. Hals, Kopf, Gesicht

Sitzend
7. Nacken, Kopf, Schultern.

Sonodynator®-Behandlung

↑ Kombinationstherapie

Sporttherapie

Lit.: 10, 44, 45, 133, 147, 203, 228, 252, 276–278, 296, 298–300, 304

Definition: Behandlung nach den Prinzipien des sportlichen Trainings, d. h. dynamische Belastungsgestaltung mit definierter Zielstellung. Die Belastung muß einen echten Anpassungsvorgang auslösen und wendet Methoden des Sports an.
Grundform der Trainingsbehandlung ist das **Ausdauertraining**, da es die therapeutisch wirksamen Anpassungsvorgänge des Herz-Kreislauf-Systems, des Stoffwechsels und der zentral-nervösen Regulation am besten auslöst und stabilisiert.
Das **Krafttraining** steigert die Maximalkraft und die Kraftausdauer, das **Geschicklichkeitstraining** fördert Gewandtheit und koordinative Fähigkeiten.
Die verschiedenen Komponenten der Trainingsbehandlung werden ja nach Indikation unterschiedlich eingesetzt. Sie können nach der spezifischen Behandlungsphase zur weiteren Leistungsverbesserung und -stabilisierung auch kombiniert eingesetzt werden. Für ältere Menschen wird dafür ein Anteil an
Ausdauertraining von 70 %,
Krafttraining von 20 % und
Geschicklichkeitstraining von 10 % des Gesamttrainingsumfanges empfohlen.

S

Wirkung: Beim Training kommt es zu Anpassungsvorgängen, zur Umstellung physischer und psychischer Funktionssysteme auf ein höheres Leistungsniveau und auf spezifische äußere Bedingungen. Der Trainingsumfang muß der individuellen Leistungsfähigkeit entsprechen, Belastung und Erholung müssen aufeinander abgestimmt sein. Der Ermüdungsprozeß setzt die Leistungsfähigkeit zeitweise herab, er ist jedoch der entscheidende Reiz für die Anpassungsvorgänge, die sich hauptsächlich in der Erholungsphase vollziehen. Die Wiederherstellung erfolgt dann über das Ausgangsniveau hinaus, dies wird als Überkompensation bezeichnet. Diese Überkompensation ist die Grundlage für Funktions- und Leistungssteigerung (Harre, 1975). Die Trainingsbelastung wird mit Hilfe von folgenden Komponenten gesteuert:

- Reizintensität (Stärke der Belastung)
  Sie umfaßt die Stärke des Einzelreizes bzw. die in einer Zeiteinheit geleistete Arbeit in einer Übungsserie (Geschwindigkeit in m/s, Größe des Widerstandes in kp usw.) und muß so hoch sein, daß eine Herzfrequenz von 60 bis 70 % der maximalen Herzfrequenz erreicht wird (s. Tab. 3).
  Beachte: Nur durch eine richtige Folge von Belastung und Erholung wird ein optimaler Trainingseffekt erreicht. Mit ansteigender Leistungsfähigkeit können die Erholungszeiten gekürzt werden.
- Reizdauer
  Sie soll mindestens 6 min bei relativ hoher Intensität betragen, besser jedoch 15 min, optimal 30 bis 45 min (Strauzenberg, 1977).
- Pausendauer
  - unvollständig = 10 bis 180 s
  - vollständig = 3 bis 5 min und länger.
- Reizumfang (Zeit der Gesamtbelastung einschließlich der Pausendauer)
- Reizdichte (Häufigkeit der Reizfolge)
  Sie ist bei kurzen Pausen groß, bei Pausen von 2- bis 3facher Reizdauer klein.

Am besten ist ein tägliches Training, auch 2- bis 3mal wöchentlich ist noch therapeutisch wirksam. Ein nur einmaliges Gesundheitstraining kann höchstens den Stand erhalten, aber nicht die Leistungsfähigkeit und Funktionsfähigkeit heben.
Beachte: Je häufiger trainiert wird, desto kürzer kann die Dauer sein. Je länger trainiert wird, desto niedriger kann die Intensität sein und umgekehrt.

Ausdauertraining

S

Definition: dynamische Belastung ohne Unterbrechung über einen längeren Zeitraum.
- Lokale Muskelausdauer ist die Ausdauer einer Muskelmasse von weniger als 1/6 bis 1/7 der Skelettmuskulatur.
  Lokale dynamische aerobe Muskelausdauer wird definiert: „Beanspruchung kleiner bis mittelgroßer Muskelgruppen mit dynamischen Muskelkontraktionen mindestens 6 min mit einer Spannung unter 20 bis 30 % der maximalen statischen Kraft" (44).
- Allgemeine Muskelausdauer ist die Ausdauer einer Muskelmasse von mehr als 1/6 bis 1/7 der Skelettmuskulatur.
- Der Übergangsbereich von der ausschließlich aeroben zur partiellen anaeroben Energiebereitstellung heißt „Dauerleistungsgrenze für lokale dynamische Muskelausdauer bzw. unterhalb der aerob-anaeroben Schwelle" (44).

Wirkung: Erhöhung der aeroben Leistungsfähigkeit. Das bedeutet Erhöhung der maximalen Sauerstoffaufnahme, der Transportkapazität,

der oxydativen Kapazität der Muskelzelle, Ökonomisierung des Herz-Kreislauf-Systems, des Stoffwechsels, der Atmungsprozesse.
Indikationen: alle Erkrankungen, bei denen ↑ Bewegungstherapie indiziert ist und eine Trainingswirkung erwünscht ist, siehe oben.
Kontraindikationen: ↑ Bewegungstherapie, unangepaßte Herz-Kreislauf- und Stoffwechselsituationen.
Durchführung:
- Intervallmethode (freies Bewegen oder Bewegen gegen Widerstand in intermittierender Dauerform)
  Planmäßiger Wechsel von Belastungs- und Erholungsphasen. Intervalle dienen nicht der völligen Wiederherstellung! Die neue Belastung muß bereits bei einer noch erhöhten Pulsfrequenz einsetzen, die individuell festzulegen ist. Das spezielle Intervalltraining zur Behandlung peripherer arterieller ↑ Durchblutungsstörungen s. S. 159.
- Dauermethode (freies Bewegen oder Bewegen gegen Widerstand in kontinuierlicher Dauerform)
  Längere Belastung, die nicht durch Pausen unterbrochen ist, unter aeroben Bedingungen. Die Geschwindigkeit ist gleichmäßig oder an- und abschwellend (Fahrtspiel).

Als Prophylaxe für Herz-Kreislauf-Erkrankungen im Rahmen eines Gesundheitstrainings empfiehlt STRAUZENBERG (1977) eine gleichmäßige muskuläre Beanspruchung für mindestens 6 min. (Diese Zeit ist notwendig, um einen gewünschten Gleichgewichtszustand, „steady state", zu erreichen.) Allmählich kann dann auf die individuelle Optimaldauer hin trainiert werden. Bei jungen Menschen liegt diese etwa bei 45 min, bei älteren bei 30 min, bei Menschen über 60 Jahre sind 20 min Dauerbelastung eine sehr gute Zeit.
Am Anfang des Trainings Intervallbelastung bei allmählicher Verlängerung der Belastungsphasen und Verkürzung der Pausen. Von 6 min Dauer allmählich auf 20 bis 30 min steigern. Die Intensität am Anfang des Trainings etwa 60 % und allmählich steigern. Tabelle 3 gibt Richtwerte für die Intensität entsprechend zu erreichender Puls-

S

Tabelle 3 Richtwerte für zu erreichende Pulsfrequenzen bei Belastung mit 60, 70 und 80 % der maximalen Leistungsfähigkeit nach STRAUZENBERG (1975)

Alter in Jahren	60 %	70 %	80 %
30–35	130	150	170
36–40	125	145	165
41–45	120	140	160
46–50	115	135	155
51–55	110	130	150
56–60	105	125	145
61–65	100	120	140
66–70	95	115	135
71–75	90	110	130

frequenzen beim Ausdauertraining – gestaffelt nach Lebensjahren – wieder.
Als Trainingsmittel für Ausdauertraining kommen in Frage: rasches Gehen, Laufen, Radfahren, Schwimmen, Rudern, Skilanglauf, sportliches Wandern, Tanzen.
Beim Kreistraining wird dosiert durch:
- die Art der Übungen,
- die Bewegungsfrequenz,
- die Belastungskomponente,
- die Serienlänge (Umfang der Wiederholungen pro Kreisdurchgang) und
- den Gesamtumfang an Bewegungswiederholungen pro Trainingseinheit.

Als kombinierte Trainingsform können auch Sportspiele wegen der komplexen Anforderung eingesetzt werden. Sie erfordern Schnellkraft, aerobe Ausdauer, Beweglichkeit und Gewandtheit.

Krafttraining

Definition: Tainingsformen zur Erhöhung der Muskelkraft.
- *Statische Kraft* ist die Spannung, die ein Muskel in einer Körperposition willkürlich gegen einen fixierten Widerstand ausüben kann.
- *Maximalkraft* ist die höchste Kraft, die das Nerv-Muskel-System bei maximaler willkürlicher statischer Muskelspannung auszuüben vermag.
- *Schnellkraft* ist die Fähigkeit des Nerv-Muskel-Systems, in kürzester Zeit eine hohe Kraft innerhalb eines Bewegungsablaufs zu entwickeln.
- *Kraft-Ausdauer* ist die Ermüdungs-Widerstandsfähigkeit des Organismus bei lang anhaltenden Kraftleistungen.

Wirkung: Funktionssteigerung des Nerv-Muskel-Systems durch Verbesserung des Energie-Umwandlungsvermögens und Bahnung der Steuerungsvorgänge zur optimalen Muskelinnervation, damit die erforderlichen motorischen und speziellen morphologischen, physiologischen und biochemischen Anpassungen ausgelöst werden können.
Indikationen: Muskelatrophien, ungenügende Muskelkraft, zur Erhaltung und Verbesserung der Muskelkraft.
Kontraindikationen: ↑ Bewegungstherapie.
Durchführung: Das Nerv-Muskel-System hat zwei Arbeitsweisen, die auch beim Training zu berücksichtigen sind:
- dynamische Arbeitsweise, dazu gehören die
- überwindende (konzentrischer Widerstand) Arbeitsweise.
  Es werden Körpermasse, Reibungswiderstände und elastische Widerstände überwunden, der Muskel kontrahiert sich, Ursprung und Ansatz nähern sich.

S

– nachgebende (exzentrischer Widerstand) Arbeitsweise. Es entfernen sich Ansatz und Ursprung des Muskels.
– statische Arbeitsweise, dazu gehört die Haltearbeit.
  Hierbei ist zu empfehlen, die funktionelle statische Trainingsweise anzuwenden, d. h. erst Dehnen eines Gummiseils bis in die Haltestellung, danach Halten. Dadurch stellt sich das Nerv-Muskel-System besser auf die erforderliche Muskelspannung ein. Das statische Muskeltraining (isometrische Spannungsübungen) kann ergänzend als Hausaufgabe zum dynamischen Muskeltraining eingesetzt werden, wenn nicht genügend Zeit für das dynamische Muskeltraining besteht, bestimmte Muskelgruppen wegen einer Verletzung nicht beübt werden dürfen oder wenn überhaupt erst das richtige Muskelspannungsgefühl bewußt gemacht werden soll.

Es sollte vom Behandler die Trainingsweise ausgesucht werden, die der vorherrschenden Kontraktionsform des betreffenden Muskelbereichs entspricht (für überwiegend tonische Muskeln statische Trainingsformen, für überwiegend phasische Muskeln dynamische Trainingsformen) oder kombiniertes Training, das der gewünschten Bewegungsentwicklung voranhilft.

Maximalkrafttraining

Maximale Muskelanspannung und lange Anspannungsdauer während der Einzelkontraktion bewirken Einsatz vieler neuromuskulärer Einheiten.

Im therapeutischen Bereich wird mit 60 bis 80 % der Maximalkraft geübt, dafür aber mit häufigen Wiederholungen. Beginnen mit etwa 60 % und 2 bis 3 Wiederholungen, Belastung und Anzahl allmählich steigern. Die Intervalle zwischen den Serien müssen ausreichende lokale Erholung gewähren (Intervall 3 bis 5 min). Maximalkraftübungen bedürfen eines 48-h-Intervalls zur Erholung, also nur jeden 2. Tag in dieser Form trainieren, den Zwischentag für andere Übungsformen nutzen.

S

Nach vorbereitenden Übungen zur Erwärmung und Durchblutung stehen die Maximalkraftübungen am Anfang einer Trainingseinheit. Erst sich steigernde Lasten, dann die ganze Last, dann Erholungsintervalle, die aktiv mit Lockerungs- und Entspannungsübungen zu gestalten sind.

Beachte: Muskeln, die unmittelbar vorher belastet wurden, sollten zur Vermeidung von Verletzungen nicht gedehnt werden. Da der Kraftzuwachs nur in der Winkelstellung, in der die Gelenke trainiert werden, erfolgt, sollten immer mehrere Winkelstellungen geübt werden, in jeder Stellung eine isometrische Anspannung.

Zum statischen Maximalkrafttraining der isometrischen Spannungsübung: 60 % der Maximalkraft 6 s halten!

Soll Schnellkraft entwickelt werden, wird mit 30 bis 50 % der Maximalkraft geübt. Es sind 6 bis 10 Wiederholungen mit maximaler Bewegungsfrequenz anzusetzen.

Kraft-Ausdauer-Training
Die Kraft-Ausdauer Fähigkeit ist von der Maximalkraft abhängig. Die äußeren Bewegungsbedingungen werden durch Widerstände erschwert. Hierfür eignet sich das Kreistraining oder die Einrichtung von 2 bis 3 verschiedenen Stationen. An jeder Station eine Wiederholungsserie von 50 % der maximal möglichen Bewegungswiederholungen. Im therapeutischen Bereich wird aerob trainiert. Gesamtbelastungszeit 10 bis 15 min.
Wirkung: Verbesserung der O_2-Ausnutzung in der Peripherie, Verbesserung der Ruhedynamik und der Fließeigenschaften des Blutes.
Beachte: Bei Kindern und Jugendlichen kein einseitiges Krafttraining durchführen, da es zu Wirbelsäulen- und Knochenüberlastung kommen kann. Bei Krafttraining der Frauen auch die Kräftigung des M. erector spinae und der Bauchmuskeln anstreben.

Beweglichkeitstraining

Definition: Training der Fähigkeit, alle Gelenke physiologisch bis zu Endstellungen zu bewegen. Das erfordert außer Kraft zusätzlich Dehnbarkeit der die Gelenke umgebenden Sehnen und Bänder (Gelenkspiel) sowie normale nervale Steuerung.
Wirkung: Durch Elastiesierung der Muskeln, Sehnen und Bänder sowie Erhöhung der Erregbarkeit der Muskelspindeln bessere Beweglichkeit.
Indikationen: längere Ruhigstellung, Bewegungs- und Dehnbarkeitseinschränkungen in Gelenken, Muskeln und Bändern, Erkankungen des Haltungs- und Bewegungssystems, auch zur Konditionierung und allgemeinen Leistungssteigerung.
Kontraindikationen: ↑ Bewegungstherapie, Gelenke und Areale, die ruhiggestellt sind und nicht bewegt werden dürfen.
Durchführung: Bei der vorangehenden Befundaufnahme werden aktive und passive Gelenkbeweglichkeit geprüft und die Winkeldifferenz zwischen aktiver und passiver Beweglichkeit (sog. A-P-Winkel) zusätzlich zur Neutral-Null-Durchgangsmethode als einheitlichem Verfahren der Gelenkmessungen notiert. Der Manualtherapeut würde hier noch das Gelenkspiel überprüfen und bei Blockierungen manipulieren (↑ Manuelle Therapie).
Die Spezialübungen zur Entwicklung der Beweglichkeit müssen außer Dehnübungen für die Antagonisten auch Kraftübungen für die Agonisten beinhalten. 10 bis 15 Wiederholungen jeder Übung sind vorteilhaft, dann eine Pause mit Lockerungs- und Entspannungsübungen (↑ PIR-Techniken, ↑ PNF-Techniken).
Die Höchstgrenze der Dehnung soll aktiv mehrmals erreicht werden. Günstig ist täglich 1- bis 2maliges Training.
Beim täglichen Trainingsaufbau muß einleitend erst eine gründliche Durchwärmung und Durchblutung stattfinden. Danach kommen die

Beweglichkeitsübungen, bzw. sie werden an das Ende des Hauptteils verlagert.

Gewandtheitstraining

Definition: Training für die Fähigkeit, komplizierte Bewegungskoordinationen zu beherrschen.
Wirkung: Training des sensomotorischen Systems mit Zunahme der zentralen und peripheren Koordinationsfähigkeit.
Indikationen: ↑ Bewegungstherapie, besonders Störungen im sensomotorischen System.
Kontraindikationen: ↑ Bewegungstherapie
Durchführung: Für das Gewandtheitstraining bedarf es eines großen Bewegungsschatzes, dafür müssen viele Bewegungskoordinaten entwickelt werden, z. B.:
- Schulung des Gleichgewichts (Balancieren auf Schwedenbank),
- Sicherheit der Bewegung (Ball fangen usw.),
- rasche Reaktion (z. B. Tischtennis),
- komplizierte Bewegungsabläufe (künstlerische Gymnastik).

Folgende Phasen sind für das Erlernen bestimmter Fertigkeiten zubeachten:
- Gesamtvorstellung von der Bewegungshandlung (mentales Training),
- Aneignung der Bewegung,
- Entwicklung von Grundtechnik und Handlungsrhythmus,
- Präzisierung der Bewegungshandlungen,
- Verbesserung des Bewegungsempfindens durch viele Wiederholungen, zwischendurch Pausen von 2 bis 3 Tagen,
- Festigung und Automatisierung.

S

Stabile Galvanisation

(Gleichstromtherapie)

Lit.: 68, 69, 105, 125, 126, 158, 193

Definition: therapeutische Anwendung eines konstant in einer Richtung fließenden Stromes bei gleichbleibender Intensität und stabiler Elektrodenanlage.
Wirkung: Das ganze Gebiet zwischen Anode und Kathode wird entsprechend der elektrischen Leitfähigkeit erfaßt. Durch Ionenwanderung im Gewebe kommt es zur Änderung des Ionenmilieus: positiv gelandene Ionen (Kationen) wandern zum negativen Pol, negativ geladene Ionen (Anionen) wandern zum postiven Pol. Dies wird bei der Einbringung von Medikamenten (↑ Iontophorese) genutzt. Bei langsamer Intensitätserhöhung des Stromes und niedriger Dosierung

kommt es unter der Anode zur Schmerzlinderung, Herabsetzung der Erregbarkeit und Tonussenkung. Die Kathode hingegen hat erregungssteigernde Wirkung, auch ist die Durchblutung unter der Kathode intensiver. Der fließende Strom verbessert den Zellstoffwechsel und die Trophik, er wirkt resorptionsfördernd und entzündungslindernd. Als neurale Einwirkung wird gedeutet, daß eine absteigende Galvanisation (Anode: kranial, Kathode: kaudal) beruhigend wirkt und eine aufsteigende Galvanisation (Anode: kaudal, Kathode: kranial) erregungsteigernd.
Indikationen: Ausnutzung der Schmerzlinderung und Tonussenkung unter der Anode bei Neuralgien, Neuritiden, Myalgien, Arthralgien, hyperalgetischen Zonen, hypertonen und spastischen Muskeln, rheumatischen Erkrankungen. Ausnutzen der Durchblutungsförderung und Anregung unter der Kathode bei schlaffen Paresen, Atrophien, Durchblutungsstörungen (bes. arteriosklerotische, die auf Impulsströme nicht mehr adäquat reagieren), hyposensiblen Arealen. Querdurchströmung, mit unterschiedlicher Polung wird bei schlecht heilenden Wunden und Ulcera eingesetzt, absteigende Galvanisation bei zentralen Erregungszuständen und Schlafstörungen.
Kontraindikationen: akute und eitrige Prozesse und Entzündungen, fieberhafte Erkrankungen, Infektionserkrankungen, verschiedene Hauterkrankungen, maligne Tumoren, Träger von Herzschrittmachern, Thrombose und Thrombophlebitis (nur Quergalvanisation und immer gleiche Elektrodenanlage erlaubt).
Applikation und Dosierung: Applikation über unterpolsterte Plattenelektroden oder im ↑ hydroelektrischen Teilbad (1-, 2-, 3-, 4-Zellenbad) oder in Vollbädern (Stangerbad). Die Größe der Elektroden, die Lage der Pole, die Art der Durchströmung (längs oder quer), die allmählich ein- und ausschleichende Intensität und die Bahndlungsdauer (10 bis 20 min) sind Dosierungsparameter. Die Intensitätsregelung erfolgt nach Stromempfinden des Patienten: sensibel unterschwellig, eben schwellig, angenehm, Toleranzgrenze. Die Stromstärke soll nach Edel (1991) 0,5 bis 2,0 mA pro 10 cm^2 Elektrodenfläche nicht überschreiten.

↑ Impulsgalvanisation

Stemmführungen

nach Brunkow

Lit.: 21, 30, 127, 128, 214, 249

Definition: Stemmführungen sind eine bestimmte Form der Bewegungstherapie, die durch kraftvolle Dorsalflexion in Hand- und Fußgelenk und Stemmen mit Handwurzel oder Ferse einen Reflexmecha-

S

nismus mit Streckeigenschaften entwickeln, der zur Erleichterung, Bahnung und Sicherheit der Bewegung genutzt werden kann.
Wirkung: Erleichterung des Muskeleinsatzes aller an der Aufrichtung und Stabilisierung des Körpers beteiligten Muskeln. Es werden Beuger und Strecker symmetrisch tonisiert (Kokontraktionen antagonistischer Muskelgruppen) und zur Wirbelsäule weitergeleitet.
Indikationen: Erkrankungen mit Störungen der Wirbelsäulenaufrichtung, auch als Operations- und Verletzungsfolgen, zerebrale oder spinale Ausfälle, Hyperkinesen und extrapyramidale motorische Störungen (zur Auflösung abnormer pathologischer Haltungs- und Bewegungsmuster), Zerebralparese, Migraine cervicale, Rückenbeschwerden, Haltungsschäden und Skoliosen. Besondere Erfahrungen sammelte BRUNKOW bei der Nachbehandlung verschiedener stereotaktisch operierter extrapyramidaler Syndrome (Torticollis spasticus, Torsionsdystonie, Parkinsonsche Erkrankung) und nach Bandscheibenoperationen.
Kontraindikationen: ↑ Bewegungstherapie.
Durchführung: Erst werden schrittweise Fuß- und Handeinstellungen erarbeitet, danach Fuß- und Handstemmführungen.
Korrekte Winkeleinstellung der Gelenke ist für die Weiterleitung zur Wirbelsäule Voraussetzung. Das bedeutet für Hand und Fuß: maximale Dorsalextension, Mittelstellung; für Ellbogen- und Kniegelenk: leichte Beugestellung; für Schulter- und Hüftgelenk: leichte Abduktion, Mittelstellung zwischen Innen- und Außenrotation.
Willkürliche Verstärkungen durch Variationen von Arm- und Beinführungen unter Beibehaltung der Ausgangsposition sind möglich. Langsames Lösen in der Reihenfolge:
Hand, Arm, Schultergürtel, Kopf, Fuß, Bein, Becken, Rumpf. Als manuelle Hilfen werden Hautwischen nach proximal; großflächiges weiches Streichen nach distal; tiefes Streichen nach proximal und Druck-Stauchimpulse genutzt.
Die einzelnen Übungen sollen wegen der maximalen Arbeit der distalen Muskelgruppen höchstens 5mal hintereinander ausgeführt werden. Nach jeder Übung wegen des hohen Sauerstoffverbrauchs genügend Zeit zum Nachatmen lassen. Anfangs 2mal täglich 5 min behandeln, später bis 20 min. Hausübungsprogramm für mehrmals täglich 5 min aufstellen.

Thalassotherapie

↑ **Meeresheilkunde**

Traktionsbehandlung

(Extensionsbehandlung)

Lit.: 48, 81, 99, 212, 214, 264, 271, 319

Definition: Entfernung der Gelenkflächen voneinander durch Zug.
Wirkung: Dehnung und Entspannung kontrahierter und hypertoner Muskeln, wenn die Traktion langsam erfolgt. Bei Traktion der Wirbelsäule kommt es zu Druckverminderung zwischen intradiskalem und extradiskalem Gewebe, Flüssigkeitseinstrom in den Bandscheibenraum. Der Wechsel zwischen Be- und Entlastung (rhythmische Traktionen) wirkt als sog. Ernährungspumpe. Traktion der Wirbelsäule fördert die Erholung der Bandscheibe, erweitert die Zwischenwirbellöcher, vermindert die Knorpelbelastung der kleinen Wirbelgelenke. Traktionswirkung auf Extremitätengelenke entsprechend der anatomischen Verhältnisse und dem Traktionswinkel ↑ Manuelle Therapie.
Indikationen: Bewegungseinschränkungen in Gelenken, myogene, neurogene, besonders radikuläre Beschwerdesyndrome, statisch-mechanische Schmerzursachen, Rückenschmerzen mit Schonhaltungen von der Schmerzseite weg.
Kontraindikationen: wenn keine statisch-mechanische Schmerzursache vorliegt, durch Dehnungsbehandlung sich der Schmerz verstärkt, eine Schonhaltung der Wirbelsäule zur Schmerzseite hin besteht, knochendestruierende Prozesse.
Applikation und Dosierung: Eine Traktion der **Halswirbelsäule**, manuell oder in der Glissonschlinge, wird am besten im Liegen vorgenommen, weil dabei mühelos die Kyphosierung der HWS gelingt, die Muskulatur besser entspannt und ein Gegenzug durch die Arme wegfällt. Manuelle Extension ist als Vorbereitung günstig. 2 bis 4 kg Zugwirkung, anfangs 2mal je 1 min Zug, 2 min Pause dazwischen. Später bis 5 min Zug zu steigern. Dosierungsparameter nach Bekömmlichkeit einregulieren. Nach der Traktion in vorteilhafter Haltung und aktiver Streckung durchspannen lassen und nachruhen. Eine Traktion der **Brust- und Lendenwirbelsäule** sollte nicht vom Kopf her, sondern von den Beinen her vorgenommen werden, im sog. Perlschen Gerät, auf Extensionstischen oder Dauerextension nach Kaganas bei Ischialgien (tags 20 bis 25 kg, nachts 10 bis 12 kg Zug bis zum Nachlassen der Beschwerden).
Ambulant wird etwa 3mal wöchentlich 15 bis 30 min extendiert, beginnend mit 5 kg, dies evtl. steigern. Bei Nachlassen der Schmerzen die Zeit belassen, nur die Zugkraft verringern. Zusätzlich dann Muskelkräftigungsübungen, aktive Rumpfstreckung und Rumpfstabilisation in guter Haltung.

Transkutane elektrische Nervenstimulation (TENS)

Lit.: 68, 137, 158, 290, 326

Definition: Elektroanalgesieverfahren durch niederfrequente Impulsströme, die mit kleinen Batteriegeräten in Heim- und Selbstbehandlung selbst einzuregulieren sind.
Wirkung: Aktivierung körpereigener spinaler Hemmungsmechanismen für die Schmerzfasern über Reizung afferenter rasch leitender A-β-Fasern (Gate-Control-Theorie von MELZACK und WALL, 1965). Die Schmerzleitung wird unterdrückt, jedoch nicht ausgeschaltet. Die Schmerzunterdrückung hält nach der Stimulation längere Zeit an, sog. Nachhalleffekt.
Indikationen: chronische Schmerzsyndrome, die kausal nicht zu beeinflussen sind, z. B. chronische Kopfschmerzsyndrome, Radikulärsyndrome, Pseudoradikulärsyndrome, Arthralgien, Neuralgien, Stumpfschmerzen, postoperative Schmerzsyndrome.
Kontraindikationen: Erkrankungen, die einer Kausaltherapie zugeführt werden könne, Herzschrittmacherträger, psychogene Syndrome, zentrale Schmerzsyndrome (Thalamussyndrom), anästhesierte Gebiete, Analgien. Kontraindiziert ist die Applikation über der Halsschlagader und über Metallimplantaten.
Applikation und Dosierung: Die optimale Elektrodenposition ist zu eruieren – örtlich (Querdurchströmung, Druckpunktbeh.) segmental, neural, vasal, gangliotrop. Niemals quer durch den Rumpf! Die Kathode kommt vorteilhaft auf die Schmerzregion. Der Patient wählt selbst Frequenz, Impulsbreite und Intensität. Behandlungsdauer zwischen 15 min und einigen Stunden am Tag. Auch andere Parameter sind möglich.
Impulsformen: Monophasische Rechteckimpulse t = 0,05 bis 0,5 ms, f = 10 bis 100 Hz, Intensität 0 bis 40 mA. Durch Wechsel der Stimulationsmuster und in der Elektrodenanlage kann evtl. der Therapieerfolg verlängert werden.

T U

Ultrahochfrequenztherapie

↑ **Neunundsechzig-Zentimeter-Wellentherapie**

Ultrareizstrom

nach TRÄBERT (auch **Reizstrommassage** genannt)

Lit.: 42, 68, 120 ,158, 316

Definition: niederfrequenter Impulsstrom von 142 Hz, t = 2 ms, t_p = 5 ms, Rechteckstrom.
Wirkung: Analgesierung (hält anfangs 4 h an, später länger) durch den Verdeckungseffekt und andere nervale Beeinflussungen, Entzündungshemmung.
Indikationen: wirbelsäulenbedingte Schmerzsyndrome einschließlich Bandscheibenschäden, Arthrosen und Arthopathien, Meniskusläsionen, Zustand nach Prellungen, Verstauchungen, Zerrungen, Luxationen, myalgisches Syndrom und Myogelosen, Erkrankungen des rheumatischen Formenkreises, Neuralgien.
Kontraindikationen: fieberhafte Erkrankungen, akute eitrige Prozesse, Träger von Herzschrittmachern, Herzerkrankungen besonders Herzrhythmusstörungen, Thrombose, Thrombophlebitis, Blutungen und Blutungsneigung, Gravidität und Menstruation (örtliche Behandlung), metallische Fremdkörper und Osteosynthesen, wenn sie ins Überlagerungsgebiet des Stromes kommen, spastische Paresen. Ultrareizstrom wird nicht eingesetzt: im Kopfbereich, ventral über dem Herzen und quer durch den Rumpf.
Applikation und Dosierung: bipolare (zwei gleichgroße Elektroden) oder monopolare (eine kleine aktive, eine größere inaktive Elektrode). Applikation entweder quer durch ein Gelenk oder längs mit einem Zwischenabstand von 3 bis 4 cm. Die Kathode wird auf die schmerzende Region gelegt. Die Intensität wird je nach Verträglichkeit 15 min an der Toleranzgrenze bleibend gesteigert. Es darf nicht zu Muskelzuckungen dabei kommen. Nach der Behandlung muß Schmerzlinderung eingetreten sein. Sollte es nicht der Fall sein, müßte eine andere Applikation versucht werden. Die ersten 4 Beh. werden täglich durchgeführt, danach 3mal wöchentlich. 4 bis 8 Beh. sind als Serie zu verordnen. Nach anhaltender Schmerzbefreiung ist die Behandlung abzubrechen.

U

Ultraschalltherapie

Lit.: 8, 31, 32, 35, 57, 68, 71, 140, 179, 185, 204, 205, 209, 219, 293, 305, 330

Definition: Mechanotherapie durch hochfrequente Mikrovibrationsmassage, die durch Übertragung der Longitudinalschwingungen des

Ultraschallapplikators im Gewebe entstehen. Zur Zeit werden bei unseren Apparaten 800 kHz benutzt.
Wirkung: Besonders an den Grenzschichten der Gewebe entsteht durch Umwandlung von mechanischer Energie Wärme. Außerdem kommt es zur Verbesserung der Diffusion an den Zellmembranen. Die Durchblutungs- und Stoffwechselsteigerung ist bei Betrachtung einer gewissen Eindringtiefe (in 4 cm Gewebetiefe wirkt nur noch die Hälfte der eingestrahlten Energie) am Periost am stärksten. Die mechanische Wirkung ähnelt einer Mikrovibration. Sie kann bei Dosierungen über 1 W/cm^2 zu Kavitationen und Gewebeschädigung führen. Es werden deshalb nur darunter liegende Intensitäten eingesetzt. Impulsschall verringert die Wärmebildung.
Die schmerzlindernde Wirkung kleiner Dosierungen (0,1 bis 0,2 W/cm^2) ist wahrscheinlich auf neurale, besonders vegetative Einflußnahme und auf Verschiebung der Wasserstoffionenkonzentration nach der alkalischen Seite hin zurückzuführen. Von allen elektrotherapeutischen Verfahren hat der Ultraschall die größten Erfolge in der Schmerzlinderung. Eine muskeltonussenkende und trophikverbessernde Wirkung des Ultraschalls wird auch therapeutisch genutzt.
Indikationen: nach Knoch/Knauth (1991):
- aus Chirurgie und Orthopädie: Arthrosis deformans, vertebragene Syndrome bei degenerativen Wirbelsäulenerkrankungen, Muskelhartspann, Myogelosen, traumatische Folgezustände (besonders Frakturen mit verzögerter Kallusbildung, Kontrakturen, Narben, Sudecksche Erkrankung im Stadium II und III, Zerrungen und Quetschungen des Weichteilgewebes, Kontusionen, Distorsionen), Schultersteife, Tendopathien, Periostosen, Dupuytrensche Erkrankung, Überlastungsschäden;
- aus der Inneren Medizin: Reflexzonenbehandlung im neuraltherapeutischen Aufbau bei chronischer Bronchitis, Asthma bronchiale, Silikose und Staublungenerkrankungen, bei chronischen funktionellen Erkrankungen des Magens und Zwölffingerdarms, bei chronischer spastischer Obstipation, Dyskinesien der Gallenwege. Zusatzbehandlung am Rücken bei peripheren arteriellen Durchblutungsstörungen im Stadium II nach Fontaine. Erkankungen des Rheumatischen Formenkreises wie Rheumatoid-Arthritis, Bechterewsche Erkrankung, progressive Sklerodermie, Weichteilrheumatismus;
- aus der Neurologie: Neuralgien und Neuritiden, Dystrophia musculorum progressiva (Erb), pyramidal und extrapyramidal bedingte hypertone und spastische Syndrome;
- aus der Hals-, Nasen- und Ohrenheilkunde: allergische und chronisch verlaufende Rhinopathien.

Kontraindikationen: maligne Tumoren, Metastasen, akut entzündliche Prozesse, fieberhafte Erkrankungen, schlechtes Allgemeinbefinden, aktive Lungen- und Knochentuberkulose, akute Phasen der

Rheumatoid-Arthritis, organische Herzerkrankungen, besonders Erkrankungen der Koronargefäße und Herzinfarkt, Herz-Rhythmus-Störungen, Herz-Kreislauf-Dekompensation, fortgeschrittene Arteriosklerose, Thrombose und Thrombophlebitis, Blutungen und Blutungsneigung, zur Perforation neigende Ulcera, Patienten mit Herzschrittmachern, generalisierte Ekzeme, Patienten, die z. Z. Röntgentherapie erhalten.

Örtlich ist Ultraschall kontraindiziert bei Hauterkrankungen, Akne, Pigmentanhäufungen (Nävi), bei funktionellen Herzbeschwerden, Thoraxbehandlung (Herzsegmente links $C_{3,4}$, Th_{1-8}, besonders die Region zwischen den Schulterblättern), Varizen, frischen Hämatomen, Ödemen, Schwangerschaft (untere Rumpfbeschallung), obliterierenden arteriellen Durchblutungsstörungen (nur im Stadium II noch segmentale Beschallung erlaubt), Sudeckscher Dystrophie im Stadium I (nur neuraltherapeutischer Aufbau oder segmentale Beschallung erlaubt).

Organe und Regionen, die *grundsätzlich* von Ultraschalltherapie ausgeschlossen sind: Gehirn, Rückenmark, Keimdrüsen, Herz, Lunge, Leber, Magen, Milz, Ventralseite des Rumpfes, Epiphysenlinien bei Kindern.

Applikation: Da Ultraschall von Luft reflektiert wird, bedarf es zur Einbringung in die Haut eines Mediums wie Öl oder Wasser. Die Einschallung von Medikamenten in die Haut (nur geringe Eindringtiefe) heißt ↑ Phonophorese. Bei statischer Beschallung bilden sich durch Reflexion an Grenzschichten zu dichteren Geweben stehende Wellen, die die eingestrahlte Intensität vervielfachen und dadurch schädigen können. Deshalb wird der Schallkopf stets langsam gleitend oder kreisend bewegt. Bei Beschallung im Wasserbad wird ein Abstand von 1 bis 2 cm zur Haut gehalten.

Zur örtlichen Beschallung gehören Schmerzzonen, Trigger points, Gelenke und umgebende Muskeln, soweit sie verspannt sind. Zusätzlich hat sich der sog. neuraltherapeutische Aufbau in der Ultraschalltherapie bewährt. Er ist **nur** segmentaler Beschallung signifikant überlegen. Beim *neuraltherapeutischen Aufbau kaudal* werden folgende Regionen überstrichen: unterer Kreuzbeinrand, Illosakralgelenk, Beckenkamm, dorsale Trochanterpartie, M. erector spinae im LWS- und unteren BWS-Bereich (bis 8. BW.), zusätzlich Nackenpartie. Beim *neuraltherapeutischen Aufbau kranial*, wenn er allein eingesetzt ist, wird zwischen Beckenkamm und 3. Halswirbel paravertebral beschallt, außerdem Nacken- und Schulterpartie. Ohne Erkrankungen innerer Organe kann der neuraltherapeutische Aufbau von kaudal nach kranial in einer Behandlung durchgeführt werden. Die Region zwischen den Schulterblättern wird nur kurzzeitig überstrichen.

Dosierung: niedrige Intensität (0,05 bis 0,3 W/cm^2), besonders vorteilhaft, wenn nicht örtlich über Hüftgelenken o. ä. größere Eindringtiefe gewünscht ist. Neuraltherapeutischer Aufbau kaudal 0,2 bis 0,3

U

W /cm², kranial nicht über 0,2 W/cm². Gesamtbeschallungszeit pro Sitzung 5 bis 10, nicht länger als 15 min. 1 bis 2 Tage Intervall zwischen den Beschallungen ist vorteilhaft. Bei allen chronischen Erkrankungen sollten mindestens 10 Beschallungen zu einer Serie gehören. Wiederholung ist möglich.

Ultraviolett-(UV-)Therapie

Lit.: 42, 68, 103, 104, 107, 118

Definition: Therapie mit ultravioletter Strahlung (UV-A 400 bis 315 nm, UV-B 315 bis 280 nm, UV-C 280 bis 200 nm). Die natürliche Lichtbehandlung enthält ultraviolette Strahlung ohne UVC.
Wirkung: Erythembildung an der Haut, Pigmentation, Vitamin-D-Bildung, Aktivierung von Fermentsystemen, Denaturierung von Zelleiweiß (abtötende Wirkung auf Bakterien), Anregung des Zentralnervensystems und vegetativen Nervensystems – je nach Dosierung und Reaktionslage.
Indikationen:
Ganzkörperbestrahlung. Infektanfälligkeit 1.°, Rekonvaleszenz 2.°, Rachitits und Disposition dazu 2.°, Osteoporose 1.°, hypochrome Anämien 2.°, Entwicklungsstörungen im Wachstumsalter 2.°, Psoriasis generalisata 1.°, Furunkulose 2.°, Pityriasis rosea 1.°, Pityriasis versicolor 2.°, Pruritus 1.°.
Örtliche Bestrahlung. Verzögerte Kallusbildung 1.°, Asthma bronchiale und Herzerkrankungen (dorsale Reflexzonen, s. Abb. 4a u. 3a) 1.°, Epikondylitis 3.°, Tendoperiostose 3.°, Ischialgie 2.°, Zoster-Neuralgie 2.°, Mastitis 2.°, Perniones 2.°, Acne indurata 3.°, Folliculitis barbae 1.°, schlecht heilende Wunden und torpide Ulcera 1.°, Parapsoriasis en plagues 2.°, Alopecia areata 3.°, Alopecia seborrhoica 1.°.
Kontraindikationen: dekompensierte Herzklappenfehler, schwerer Myokardschaden, Ulcus ventriculi und duodeni, arterieller Hochdruck, Nephritis, aktive Lungentuberkulose, Intoxikationen und Infektionskrankheiten mit Temperaturen oder mit Exanthemen, Störungen des Porphyrinstoffwechsels, Schock- und Erregungszustände, Schlaflosigkeit und aktue Reizzustände, latente und manifeste Spasmophilie (Tetaniegefahr), akute Hautentzündungen, Lichtdermatosen, Lichtsensibilisierung durch Sulfonamide, Sulfanilamide, Chlorpromazin, Chloroquin, Furocumarine, Teerpräparate.
Applikation und Dosierung: Als Dosierungsmaß gilt der gewünschte Hauterythemgrad. Bei einem festgelegten Strahlerabstand von 100 cm (evtl. 75 cm) wird die Bestrahlungszeit gemessen, die zum Erreichen einer Erythemschwelle nötig ist. Je nach Indikation werden verschiedene Hautreaktionen (Erythemgrade) angestrebt.

U

- Niedrigste Dosis: Suberythem
  Sie zeigt keine sichtbare Rötung, wird als „sedative“ Dosis bezeichnet.
- 1. Erythemgrad: Erythemschwelle
  Es kommt zur eben bemerkbaren Rötung. Sie tritt nach einer Latenzzeit von einigen Stunden auf und ist nach 1 bis 2 Tagen wieder verschwunden.
- 2. Erythemgrad : Reizdosis
  Es zeigt sich eine geringe Rötung, die nach etwa 3 Tagen unter leichter Schuppung abklingt.
- 3. Erythemgrad: Entzündungsdosis
  Es zeigt sich intensive Rötung mit Abschilferung der Haut, etwa 1 Woche anhaltend. Diese Entzündungsdosis ist nur für Bestrahlung einzelner Felder geeignet.
- 4. Erythemgrad: Blasendosis
  Es zeigt sich eine sehr intensive, bereits 2 h nach der Bestrahlung auftretende Rötung, die bald in Blasenbildung übergeht. Dieser Erythemgrad entspricht einer Verbrennung 2. Grades und ist nur speziellen dermatologischen Indikationen zur Behandlung kleiner Herde vorbehalten.

Je nach gewünschtem Erythemgrad und Behandlungsgesichtspunkt sind verschiedene Ultraviolett-Therapie-Kuren vorzuschlagen:

Sedative Kur. 6. Beh. insgesamt, täglich oder jeden 2. Tag durchgeführt. Erwünscht ist das Suberythem. Die sehr leichte Reaktion soll nach jeder Bestrahlung wieder eintreten. Es werden ansteigende Dosen bis zum Auftreten des 1. Erythemgrades gegeben.

Tonisierende Kur. 15 Beh. insgesamt, alle 2 bis 3 Tage durchgeführt. Erwünscht ist der 1. Erythemgrad. Er soll nach jeder Bestrahlung erreicht werden, ohne daß Pigmentierung auftritt. Beim Auftreten von Pigmentation 3 bis 4 Wochen aussetzen, danach von vorn beginnen.

Therapeutische Kur. 12 Beh. insgesamt, alle 2 bis 3 Tage durchgeführt. Die Reaktion auf die vorangegangene Bestrahlung muß abgeklungen sein. Als Reaktion ist anfangs der 1., später der 2. Erythemgrad erwünscht. Zur Pigmentierung soll es ab 6. Beh. kommen. Nach jeder Bestrahlung soll ein ausgesprochenes Erythem festgestellt werden können. Nach 12 Beh. 3 bis 4 Wochen Pause.

U

Unterwassergymnastik

(Schwimmtherapie)

Lit.: 48, 104, 252

Definition: gezielte Bewegungsformen unter Wasser mit Ausnutzung von Erleichterung und Erschwernissen zu prophylaktischen, therapeutischen und rehabilitativen Zwecken.

Wirkung: Mobilisierung der Wirbelsäule und Gelenke unter Entlastung, Muskelkräftigung, Herz-Kreislauf-Training, Konditionierung, vorteilhaftes Üben in Bewegungssynergien, bei allen Extremitätenübungen wird immer auch Beteiligung der Rumpfmuskulatur gefordert, Ermöglichung von Bewegungsformen in Teilbelastung, wenn Vollbelastung noch nicht erlaubt ist, Anregung zu vielfältigen Bewegungsformen, dadurch Förderung der Freude an der Bewegung.
Indikationen: Erkrankungen mit Störungen, Schmerzen, Schwächen am Bewegungsapparat, Patienten, die Körperabschnitte nicht voll belasten dürfen, z. B. Osteotomien, Erkrankungen, bei denen spezielle Erleichterungen oder Erschwernisse (auch Extensionen) die Bewegungstherapie effektiver gestalten, z. B. Radikulär- und Pseudoradikulärsyndrome, Arthrosen, Paresen, Durchblutungsstörungen (arterielle und venöse). Alle Erkrankungen, bei denen ↑ Bewegungstherapie indiziert ist und keine Kontraindikationen für Wasserbehandlung vorliegen.
Kontraindikationen: ungenügende Herz-Kreislauf-Belastungsfähigkeit, ältere und kreislauflabile Patienten, akut entzündliche Erkrankungen, akute Infekte, Fieber, akutes Asthma bronchiale, Magen- und Mastdarmstörungen, Epilepsie, Ekzeme und offene Wunden.
Durchführung: Wassertemperatur knapp unter dem Indifferenzpunkt, 33 °C. Nutzung von Auftriebskörpern (Schwimmkragen, Armmanschetten usw.),
Erleichterung der Bewegung durch die Auftriebskraft (Wassertiefe), Auftriebskörper, Größe des übenden Körperteils, Üben mit der Strömung, langsame Bewegungsformen,
Erschwerung der Bewegung durch Bewegungsbeschleunigung, Reibungswiderstände, Üben gegen die Strömung, Üben in großen Muskelketten bzw. mit dem ganzen Körper, der Widerstand leistet. Bleischuhe oder Bleigurte (auch zur Extension bestimmter Gelenke), Tempowechsel und Wechsel der Ausgangsstellungen,
Einteilung der Übungsformen: Gewöhnungsübungen, Auftriebsübungen, Gleitübungen, spezielle therapeutische Übungen (↑ PNF-Techniken, ↑ Schlingengerät-Behandlung),
Einteilung der Trainingsformen: Training der Schwimmtechnik, Training der Grundlagenausdauer (Dauerschwimmen und Intervalltraining), Training der Grundschnelligkeit, Training der Schnelligkeitsdauer (Stehvermögen).

Unterwasserstrahlmassage

Lit.: 42, 106, 164, 197

Definition: Anwendung eines unter Druck stehenden Wasserstrahls unter Wasser zur Massagetherapie.

Wirkung: Zur mechanischen Massagewirkung des Druckstrahls kommt die thermische Wirkung des unterschiedlich warm zu gestaltenden Wasserstrahls und der hydrostatische Druck und Wasserauftrieb im Wannenbad. Tiefgehende Auflockerung und Durchblutungsanregung der Gewebe, Verbesserung der Gewebstrophik und -reaktion.
Indikationen: degenerative Erkrankungen des Stütz- und Halteapparates, posttraumatische Beschwerdebilder, Muskelverspannungen verschiedenster Ursachen, trophische Störungen.
Kontraindikationen: ↑ Massage. Erkrankungen, die einer kleinflächigeren und exakt dosierbaren Massagebehandlung bedürfen, hypermobile Areale, Gewebe über einem Bandscheibenvorfall (auch wenn er lange zurückliegt, weil das Gewebe dort sich festigen soll), Varizen im Behandlungsgebiet, Blutungen und Blutungsneigung, Gravidität, Hypertonie [ab 26,6/13,3 kPa (200/100 mm Hg)], besonders sekundäre Hypertonien bei Organerkrankungen, z. B. Nierenerkrankungen, Zustand nach Herzinfarkt (6 Monate bei unkompliziertem Herzinfarkt, bei kompliziertem Herzinfarkt absolut), Angina pectoris, Herzinsuffizienz mit Zeichen von O_2-Mangel in peripheren Organen und Geweben, Varizen im Behandlungsgebiet, Thrombosen und Phlebitiden, arterielle Durchblutungsstörungen im Stadium III und IV, da Unterwasserstrahlmassage den Gewebsuntergang beschleunigen könnte, nässende und ulzerierende Hauterkrankungen.
Durchführung: Je nach Diagnose und Behandlungsziel kann dosiert werden mit
- dem Strahldruck: zwischen 100 und 300 kPa (1 bis 3 kp/cm^2), meist 200 kPa (2 kp/cm^2) genutzt,
- dem Abstand der Düse vom Körper: zwischen 5 und 15 cm, meist 10 cm,
- dem Auftreffwinkel: 90 bis 30°, meist 60° und
- der Temperatur des Wannenwassers sowie der Temperatur des Druckstrahls.

Die entscheidenden Komponenten sind, wie bei der Massage, die Düsenführung (kreisend, streichend) und der Ort der Ausführung. Kombinationen sind evtl. mit Bewegungsübungen oder Extensionen sinnvoll. Nachruhe unbedingt erforderlich.

V

Ventilationssteigerungstechniken

Lit.: 51, 70, 76, 82, 83, 131, 148, 198, 214

Definition: Anregung zu tieferen Atemzügen, die intermittierend und willkürlich in die Spontanatmung (Ruheatmung) eingeschaltet werden, ohne dabei eine Hyperventilation zu erzeugen.

Wirkung: Vergrößerung des Atemminutenvolumens, z. B. von 9 l /min auf 20 bis 30 l/min, durch vermehrte CO_2-Produktion beim Bewegen oder durch Rückatmung aus dem vorgeschalteten Totraum Beseitigung von Mikroatelektasen, Sekretlösung.
Indikationen: Erkrankungen, Verletzungen und postoperative Zustände mit verminderter Ventilationsleistung.
Kontraindikationen: Herz-Kreislauf-Insuffizienz, die eine Ventilationssteigerung nicht verarbeiten kann.
Maßnahmen und Dosierung:
- Schmalnaseneinstellung, sog. Nasenstenoseübungen mit Einhalten einer Pause auf der Höhe der Einatmung,
- Bewegungsserien mit schnellen Bewegungen von Händen/Armen und Füßen/Beinen und zwischengeschalteten Tiefatemzügen (früher Stoffwechselgymnastik genannt),
- Andrücken von Finger- oder Zehenkuppen anschwellend zur Einatmung, Pause auf der Höhe der Einatmung; abschwellend zur Ausatmung die Spannung lösen,
- scherenförmige Widerstände am Rumpf anschwellend zur Einatmung setzen, um den Zwerchfelleinsatz anzuregen und zu vertiefen,
- tönend geführte verlängerte Ausatmung mit nachfolgender Einatmungsvertiefung,
- Atmung mit dem **künstlichen Totraumvergrößerer** (Giebelrohr). Vorher die Atemfrequenz zählen. Während der Patient durch das Rohr atmet, ebenfalls die Atemfrequenz zählen. Erst nach 3 min ist die Kompensation erfolgt.

Beachte: Die Atemfrequenz muß *unter* 24 Atemzüge/min liegen. Liegt sie darüber, nimmt man 1 Ansatzstück weg; liegt sie darunter, wird 1 Rohr hinzugefügt, wenn es geht. Erwachsene können postoperativ meist einen Totraum von 200 bis 300 ml (= 2 bis 3 Rohre) kompensieren, Kinder weniger.
Zur Verhütung und Beseitigung von Mikroatelektasen können stündlich kurzfristig (unter 10 min) Totraumvergrößerer zur Ventilationssteigerung eingesetzt werden.
Soll ein Hustenreiz ausgelöst werden, genügen meist 5 bis 15 Atemzüge durch einen großen Totraum.
Beachte: ↑ Abhustentechniken! Am Ende des Giebelrohres kann zur Atemanregung eine mit Kampfer o. a. getränkte Kompresse angebracht werden.

V

Vojta-Therapie

Lit.: 87, 324

Definition: Ein von VOJTA (1976) entwickeltes neues Rehabilitationsprinzip bei der Behandlung zerebraler Bewegungsstörungen im Kin-

desalter. Es beinhaltet 2 Arten der Reflexlokomotion: das Reflexkriechen und Reflexumdrehen.
Wirkung: Durch die Aktivierung des Reflexkriechens und Reflexumdrehens kommen neue Koordinationseigenschaften zustande.
Indikationen: zerebrale Bewegungsstörungen im Säuglingsalter. Jede Störung im neuromuskulären Gefüge, wenn eine Verbindung vom Zentralnervensystem zur Peripherie besteht.
Kontraindikationen: ↑ Bewegungstherapie.
Durchführung: Der wichtigste Unterschied zur spontanen Fortbewegung besteht darin, daß diese Art der Reflexlokomotion schon in der Neugeborenenzeit vorhanden ist. Die Reflexfortbewegungen sind die ersten Stadien der automatischen Steuerung der Körperlage, der Aufrichtung und der telekinetischen Motorik. Bei der Behandlung der infantilen Zerebralparesen sollen die Reflexfortbewegungen in den Anfang der pathologischen Motorik eingreifen. VOJTA arbeitet mit zeitlicher und räumlicher Summation propriozeptiver Reize.

Yoga-Therapie

Lit.: 20, 65, 70, 153, 216–218, 231, 236, 338, 339

Definition: Yoga-Therapie nutzt den Einsatz von Übungsformen aus dem klassischen Yoga zu therapeutischen Zwecken. Es ist eine Ordnungs- und Gestaltungstherapie, die jedoch einen neuen Wirkungsbereich einbezieht.
Wirkung: Verbesserung der Entspannungsfähigkeit, der Dehnfähigkeit von Muskeln und Gelenken, nach vorangegangener Gefäßdrosselung in extremen Gelenkstellungen reaktive Durchblutungsförderung; Verbesserung der Ventilation und der Vollatembewegung. Das sog. Einleben in bestimmte Körperbereiche ist ein wichtiger Heilfaktor. Durch Verbesserung der sog. Körpertastarbeit wird der Ist-Zustand in den Muskeln und Geweben erkannt. Durch spezielle Atem- und Vorstellungslenkung kann ein gewünschter Soll-Zustand angebahnt werden. Entscheidend ist dabei, daß solche Maßnahmen, die auch wesentlich das vegative Nervensystem im Sinne der Harmonisierung umstimmen, **nicht aktiv** vollzogen werden, sondern sich in einer großen passiven Kraft, im Geschehenlassen entwickeln. Es gilt für den Übenden nur, gelassen und im positiven Bild zu bleiben, dabei übend das Vertrauen zu den eigenen Regenerationskräften zu bewahren. Hier sind ein geistiges und ein körperliches Prinzip aneinander gejocht. Yoga heißt Joch.
Durchführung: Es sollte täglich, am besten vor dem Frühstück, geübt werden. Die Übungsfolge bestimmt ein Yoga-Lehrer. Sie wird von Woche zu Woche in den Anforderungen gesteigert. Das Kernstück

bilden die Entspannungsübungen mit Körpertastarbeit in den verschiedenen Körperstellungen (Asanas). Sie werden mit Atemführung (Pranayama) verbunden, von symbolischen Gesten (Mudras) und zusammenschließenden Kontraktionen (Bandhas) ergänzt.
Indikation: Das Hauptgebiet ist die Prophylaxe und die Steigerung der Abwehrkräfte. Sind Störungen eingetreten, ist das Gleichgewicht neu zu erarbeiten.
Kontraindikationen: Psychosen.

2.

Behandlungsvorschläge, alphabetisch geordnet nach Diagnosen

Achillodynie (schmerzhafte Achillessehne)

Ziel: Schmerzfreiheit.
Beh. Ges.: Durchblutungsförderung, Beseitigung funktionsbeeinträchtigender Kontrakturen.
Maßnahmen:
- Ultraschallbehandlung im Wasserbad, 0,2 W/cm^2 5 min
- Dehnübungen für M. triceps surae.

Adhäsionsbeschwerden

(Verwachsungsbeschwerden im kleinen Becken, postoperativ oder nach Entzündungen)

Beh. Ges.: Lösung der Adhäsionen, Verbesserung der Durchblutungsverhältnisse, Schmerzlinderung.
Maßnahmen:
- Peloidtherapie ↑ Adnexitis

  Die Moorbadekur beginnt am 4. bis 5. Tag nach der Periode, höchstens 3mal wöchentlich. 1 Tag Intervall ist nötig. Anschließend Nachruhe 45 bis 60 min.
- Sitzbäder mit Rheubalmin-Bad „neu“

  ↑ Bäder mit Medikamentenzusatz
- ↑Kurzwellentherapie, Querdurchflutung des Unterleibs

  EHA aktiv 2 bis 4 cm, passiv 4 bis 6 cm, Dosis II bis III, 3 bis 12 min, 3mal wöchentlich, 8 bis 12 Beh.

Kontraindikationen: Schwangerschaft! Deshalb Behandlungsbeginn 5 Tage nach der Periode, da besondere Gefährdung der Frühschwangerschaft.
- ↑Dehnlagerungen in Verbindung mit Atem- und Entspannungstherapie
- postoperativ Narbenmassage ↑ Narben

Adipositas (Fettsucht)

Ziel: optimales Körpergewicht und Energiegleichgewicht.
Beachte: Die wichtigste kausale Therapie ist Kalorienbeschränkung und entsprechende Ernährungserziehung. Es gilt, das Feingefühl im Körper zu entwickeln, ***was*** er braucht und ***wieviel*** davon.
Beh. Ges.: Bewegung zur Erhöhung des Energieverbrauchs und zur Regulierung des Energiestoffwechsels.

Maßnahmen:

- Herz-Kreislauf-Gymnastik im Rahmen der vorgegebenen Belastungsstufen, ↑ Herzerkrankungen
- Bewegungstherapie, besondere Sportarten, die ein Ausdauertraining ermöglichen wie längere Wanderungen, Lauftraining, Schwimmen ↑ Herz-Kreislauf-Training und ↑ Sporttherapie
- Tanzen, Singen ↑ Ausdrucksgymnastik

  Freude an Bewegungen und am Singen in jeder Weise wecken

- Vermeiden von längerem Stillsitzen, Beweglichmachen statischer Haltungen am Arbeitsplatz; den Arbeitsweg, wenn möglich, zu Fuß oder mit dem Fahrrad zurücklegen
- befundgerechte krankengymnastische Einzel- und Gruppenbehandlung

  Nach vorbereitenden erwärmenden Übungsformen oder -maßnahmen Lokkerung und Dehnung überwiegend tonischer Muskeln (↑ Hypertonus der Muskulatur, ↑ Kontrakturen).
  Kräftigung ungenügend aktiver und kraftgeminderter Muskeln, dabei auf vollen Bewegungsausschlag und Einsatz voller Muskelkraft achten. Besonders in den Endphasen der Bewegungsbahn gut durchspannen lassen, ↑ PNF-Techniken. Wenn möglich, Gebiete mit bevorzugter Fettgewebslokalisation, wie Hüfte, Gesäß, Bauch, Oberschenkel, in durchlaufender Innervation von der Peripherie her, fest anspannen lassen, Spannung 4 s halten. Dies wenigstens 1mal am Tag. Später, wenn möglich, zum Kraft-Ausdauer-Training (↑ Sporttherapie) übergehen. Neben Schulung der Bewegungskoordination gilt es auch, optimale Haltung zur Verminderung von Fehlbelastungen einzuregulieren.

- bei mangelnder aktiver Spannungsfähigkeit einiger Muskeln, z. B. der Unterbauchmuskeln, ↑ Schwellstrombehandlung für einige Male angezeigt.

  Aktive Spannungsübungen von der Peripherie her werden synchron zur elektrischen Kontraktion durchgeführt, damit das verlorengegangene Muskelspannungsgefühl wieder gebahnt wird. Es kann durch Mehrkanalzeizung das richtige Nacheinander der Muskelkette gebahnt werden (↑ Beckenbodeninsuffizienz, ↑ Ptosen).

Beh. Ges.: Verbesserung der Haut-, Gefäß- und Verdauungsfunktion.
Maßnahmen:

- ↑ Unterwasserstrahlmassage mit anschließender Packung
- Wechselwaschung, -bäder, -duschen, -güsse, -blitze ↑ hydrotherapeutisches Programm mit Kneipp-Therapie.

  Auf besondere Anregung der unteren Extremitäten achten!

- Trockenbürsten, Bürstenbäder
- ↑ Bindegewebsmassage in Form der flächigen Technik, ↑ Shiatsu
- ↑ Sauna mit anschließenden Packungen
- Heliotherapie, viel Bewegung an frischer Luft, Freikörperkultur
- Umlagerungen

  Wenn möglich, täglich 1- bis 3mal die „Kerze" ausführen.

A

- aktive Durchblutung des kleinen Beckens und Dehnlagerungen für die dorsale Basisatembewegung zur Anregung der Verdauung und der Ovarialfunktion

  Jazzgymnastik, Päckchenlage, ↑ Ovarialinsuffizienz, ↑ Obstipation.

<u>Beh. Ges.:</u> Beseitigung – wenn möglich – kausaler Faktoren und Behandlung von Begleiterscheinungen und Komplikationen.
<u>*Maßnahmen:*</u>
- ↑ Arteriosklerose, ↑ Diabetes mellitus, ↑ Herzerkrankungen, ↑ Hypertonie. essentielle, ↑ Neurosen, ↑ Obstipation, ↑ Ovarialinsuffizienz, ↑ Vegetative Regulationsstörungen
- ↑ Arthrosis deformans, ↑ Coxarthrose, ↑ Deszensus uteri, ↑ Haltungsfehler, besonders muskulär bedingte Fehlhaltungen der Wirbelsäule, ↑ Knick-, Senk-, Spreißfuß, ↑ Spondylose/Osteochondrose, ↑ Venensystem-Erkrankungen, ↑ Ulcus cruris, ↑ X-Bein.

Adnexitis (Entzündung der Eierstöcke und Eileiter)

Akut
<u>*Beh. Ges.:*</u> Hemmung der lokalen Entzündung.
<u>*Maßnahmen:*</u>
- strengste Bettruhe
- Eisbeutel (trockenes Handtuch unterlegen)
- kalte feuchte Umschläge, T-Wickel (Kältebeeinflussung 4 °C).

<u>*Beachte:*</u> Klingen die akuten Erscheinungen ab, sind Wärmemaßnahmen trozdem für einige Tage kontraindiziert.

Subakut
<u>*Beh. Ges.:*</u> Förderung der Heilungsvorgänge.
<u>*Maßnahmen:*</u>
- strenge Bettruhe
- nach einigen Tagen feucht-lauwarme Umschläge
  später (nach Entfieberung):
- feuchtwarme Umschläge
  werden die warmen Umschläge vertragen:
- ↑ Kurzwellentherapie im Kondensatorfeld, Impuls-Kurzwellentherapie

  EHA aktiv 2 bis 4 cm, passiv 4 bis 6 cm
  Dosis I, 3 bis 5 min jeden 2. Tag

- oder ↑ 69-cm-Welle, Muldenapplikator 3mal wöchentlich, an Zwischentagen:
- ↑ Bäder mit Medikamentenzusatz.

Chronisch
<u>*Beh. Ges.:*</u> Durchblutungsförderung, Verbesserung der Reaktionslage.

A

Maßnahmen: wenn keine erhöhte Temperatur mehr vorliegt:
- ↑ Kurorttherapie – Moorbadekur (3mal wöchentlich, an freien Tagen warme Solbäder)
- ansteigende Sitzbäder – auch mit Zusätzen, z. B. Rheubalmin-Bad „neu" oder Hoevenol®, ↑ Bäder mit Medikamentenzusatz
- abwechselnd mit den Sitzbädern gynäkologische Gymnastik zur aktiven Durchblutung der Organe des kleinen Beckens
- warme bis heiße Umschläge, Sandsäcke, Pelose- oder Fangopakkungen
- ↑ Sauna (1mal wöchentlich)
- ↑ Kurzwellentherapie, siehe subakut oder ↑ 69-cm-Welle, Muldenapplikator
- ↑ Interferenzstromverfahren: rhythmische Frequenz, 0 bis 100 Hz
- Iod-Sole-Scheidentherapie
- ↑ Infrarot- und ↑ UV-Therapie der Reflexzonen (s. Abb. 11a u. b)
- vaginal Moor-Brei-Applikationen in Kombination mit anderen Mooranwendungen

  Sie haben pH-regulierende Wirkung, antibakterielle und antivirale Effekte. Durch langfristige Wärmewirkung kommt es zur Steigerung der Genitaldurchblutung (Stunder, 1987).

  Beachte: Nach Kovarik (1988) beginnt die Balneotherapie nach Normalisierung der Leukozytenzahlen und Rückgang der BKS.
  Er empfiehlt:
- vaginale Moorapplikation 39 bis 40 °C, 30 bis 120 min täglich
- Moorbreihalbbad 39 bis 40 °C, 15 bis 20 min wechselnd mit
- CO_2-Wasservollbad 28 bis 33 °C, 10 bis 15 min bzw.
- Luftsprudelbad als mechanische Vibrationstherapie 37 °C, 15 min.

Kontraindikationen (für Bäder und Resorptionstherapie): akutes und subakutes Stadium und Genitaltuberkulose. Bei Temperatursteigerung und Schmerz werden vorübergehend wieder feuchtkalte Umschläge verabreicht.

Amenorrhoe

(Ausbleiben der Regelblutung) ↑ **Ovarialinsuffiziens**

Amputation (Absetzung)

Amputation der unteren Extremität

Ziel: Wiedererlangung eines einwandfreien Gangbildes mit der Prothese. Bewahrung des Selbstvertrauens.

A

Präoperative Phase (besonders bei Durchblutungsstörungen)
Beh. Ges.: Förderung der arteriellen Durchblutung des gesunden Beines und Aufrechterhaltung der Durchblutung des späteren Stumpfes, Vorbereitung der Maßnahmen nach der Operation.

Maßnahmen:
- Kreislaufgymnastik
- Üben der Hüftstreckung auf der Seite, die amputiert werden soll,
- Massage und Kräftigungsübungen für die gesunde Seite evtl. Intervalltraining, siehe Seite 159,
- Gehen mit 2 Unterarmstützen erlernen, Balanceübungen mit den Stützen.

Postoperative Phase bis zur Wundheilung (10. bis 12. Tag)
Beh. Ges.: Kreislaufbeeinflussung, Verhinderung von Kontrakturen und Atrophien.

Maßnahmen:
- Lagerungen, Umlagerungen

  Bei Unterschenkelamputation Gipsschale zur Streckung des Kniegelenks, bei Oberschenkelamputation Pflasterextension, beides tags stundenweise und während der ganzen Nacht, statt Sandsack 3mal täglich – je nach Verträglichkeit – Umlagerungen von Rücken- zu Bauch- und Seitlage, später kann dies der Patient selbst ausführen. Hüftstreckung betonen!

- Kreislaufgymnastik, Anregung zur Tiefatmung
- Spannungsübungen für Becken, Hüfte und Oberschenkel der amputierten Seite
- Kräftigungsübungen für das gesunde Bein und für die Arm- und Schultergürtelmuskulatur.

Nach Fädenentfernung
Beh. Ges. Durchblutungsförderung und Tonisierung der Muskulatur und der Haut des Stumpfes, Narbenlösung, Formung des Stumpfes, Sicherung der Überstreckungsfähigkeit, Schmerzbekämpfung.
Maßnahmen:
- Narbenlösung, evtl. mit Salbe
- Bürstenmassagen
- abendliche kalte Waschungen mit anschließendem Frottieren sowie Massagehandgriffen, die den Weichteilmantel des Stumpfes nach unten schieben
- isometrische Spannungsübungen des Stumpfes nach allen Bewegungsrichtungen (auch in Verbindung mit Phantomübungen und ↑ PNF-Techniken)
- ↑ Neurom- und Phantomschmerz
- Bandagierung des Stumpfes

  aus Seitenlage und in diagonalen Touren, nicht zirkulär-dachziegelförmig, Bandagierung aller 5 h wechseln.

Beh. Ges.: Beziehung zum Kunstbein schaffen, Belastungsübungen, Erlernen eines guten Gangbildes, Gebrauchsübungen, Konditionsverbesserung.

Maßnahmen:

- täglich mehrmals die Prothese anziehen und damit stehen.

  Festhalten dabei, der Weichteilmantel muß sich erst an die Prothese gewöhnen. Spiegelkontrolle. Erlernen der Kniegelenksperrung in der Senkrechten, Stumpf fest anspannen und nach hinten-außen nachspannen.

- Gewöhnungsübungen auf der Bodenmatte

  Drehbewegungen von Bauch- zu Rückenlage und zurück: Prothesenbein anheben, Kopf anheben und drehen.

- Stabilisations- und Kräftigungsübungen für Rumpf und Stumpf und für gesundes Bein
- Koordinationsübungen für Rumpf, Kopf, Arm- und Beinarbeit

  Einprägen von Bewegungsmustern, die dann beim Prothesengehen automatisch eingehalten werden.

- Korrekturübung für den Stumpf

  Grundübung aus Seitenlage: Extension und Adduktion gegen Widerstand.

- Phantomübungen zur Erhaltung feinmotorischer Regulationen und zur Verhinderung von Phantomschmerzen
- Belastungsübungen

  Erst Standsicherheit auf beiden Beinen, gleichmäßig belastet, dann Seitwärtsgehen, dabei Festhalten an der Sprossenwand; Vorwärtsgehen: nach Verlagerungsübung aus Schrittstellung, erst das Prothesenbein anheben, vorsetzen, Gewichtsverlagerung, Stumpf dabei fest nach hinten drücken. Dies erst mehrmals an der Sprossenwand üben, ehe Unterarmstützen gegeben werden.

- Erklären, wie der Patient sich bei einem Sturz zu verhalten hat.

  Beide Stützen wegwerfen, sich mit beiden Händen vorn abfangen und den Kopf hochnehmen.

- Erlernen von Gebrauchsübungen, Treppengehen und Hindernisse überwinden

  Treppauf: erst gesundes Bein, dann Prothesenbein setzen,
  Treppab: erst Prothesenbein, dann gesundes Bein setzen.

- Versehrtensport, Schwimmen, Herz-Kreislauf-Gymnastik
- Intervalltraining bei Beh. von ↑ Durchblutungsstörungen
- berufliche Ein- und Wiedereingliederung.

Amputation der oberen Extremität

Postoperative Phase bis zur Wundheilung

Beh. Ges.: Vermeidung von Herz-Kreislauf-Komplikationen, Kontrakturenverhütung.

A

Maßnahmen:
- Atem-Kreislauf-Gymnastik
- Lagerung, Umlagerungen.

Nach Abschluß der Wundheilung
Beh. Ges.: Durchblutungsförderung, Pflege, Tonisierung und Formung des Stumpfes.
Maßnahmen:
- Hautpflege mit Vasenolöl zum Erweichen der Krusten, sobald die Hautverhältnisse es erlauben
- Stumpfmassage, Narbenlösung, Stumpfwicklung
- tägliche Waschung mit lauwarmem Wasser und milder Seife, anschließend Stumpfabhärtung durch Frottieren, Bürstenmassage, Einreibung.

Beh. Ges.: Verbesserung der Muskelkoordination und -kraft.
Maßnahmen:
- isometrische Spannungs- und Widerstandsübungen für alle Bewegungsrichtungen im Sinne der rhythmischen Stabilisation und der ↑ PNF-Technik

  gesunde Seite zuerst beüben zur konsensuellen Anregung, Einbeziehung von Phantomübungen zur Verbesserung der feinmotorischen Einstellung
- Kräftigung der Rumpfmuskulatur, Neueinstellung der Statik, Koordinierung von Rumpf- und Armbewegungen
- ↑ Schlingengerät-Behandlung, ↑ Unterwassergymnastik, Übungen am Rollenzug, an der Sprossenwand und anderen Geräten
- Erlernen des Umganges mit der Behelfsprothese

  Technik, Übungen am Rollenzug oder Verwendung in der Gymnastik und in der Werkstatt, Gehmuster als Umkehrbewegung aus Rückenlage üben.

Beh. Ges.: Konditionsverbesserung, berufliche Ein- und Wiedereingliederung.
Maßnahmen:
- allgemeine Gymnastik

  Geschicklichkeits- und Gleichgewichtsübungen, ↑ Herz-Kreislauf-Training
- ↑ Sporttherapie

  Spiele wie Tischtennis, Federball, Basketball, Laufspiele u. a.
- ↑ Hydrotherapeutisches Programm
- Erlernen des Umgangs mit der endgültigen Prothese

  Beratung mit Arzt, Bandagisten und Physiotherapeuten, Gewöhnung an die Prothese, Pflege der Prothese, Greifübungen mit der Prothese in der Werkstatt und im Garten
- funktionelle ↑ Arbeistherapie mit individuellen Variationen der Arbeitstechnik, der Arbeitsmittel und des Materials

  Es sind vorteilhafte Bewegungsabläufe bei optimaler Kraftaufwendung und evtl. notwendige Ausgleichsbewegungen zu regulieren.

- Berufsberatung unter Verwendung von Professiogrammen unter Hinzuziehung der örtlichen Rehabilitationszentren zur Berufsbildung und -vermittlung
- Dispensairebetreuung und psychologische Führung

  Das Aufgenommensein in der Familie und im Arbeitskollektiv, das Betriebsklima und der Wert der geschaffenen Arbeit sollen dem Patienten volles Selbstsbewußtsein wiedergeben und festigen.

A

Amputation der Mamma ↑ Mamma-Amputation

Aphasie (zentrale Störung der Sprache)

Motorische Aphasie (Wortbildungsstörungen)

Ziel: gutes Sprechen.
Beh. Ges.: Wiedererlangen der Koordinaten der Sprachwerkzeuge und der Fähigkeit, sich sprachlich richtig zu äußern.
Maßnahmen:
- krankengymnastische und logopädische Behandlung

  Zuerst Nachsprechen und Singen von Vokalen mit vollem Stimmklang und möglichst bei Tiefstellung des Kehlkopfes (Vorstellen des Lautes noch vor dem Tönen). Erst A und O, dann U, zuletzt E und I, dann Konsonanten üben, indem sie vom Mund abgelesen werden. Es folgt dann das Wörtersprechen und zuletzt das Sätzesprechen.

Sensorische Aphasie (Störung des Verständnisses von gesprochenen Wörtern)

Ziel: Wiedergewinnung des Sprachverständnisses.
Beh. Ges.: Wiedererarbeiten eines Wortverständnisses unter Zuhilfenahme der Wahrnchmung äußerer Vorgänge über intakte Sinnesgebiete (Gesichtssinn, Tastsinn) und bewußtes neues Lernen.
Maßnahmen:
- krankengymnastische, psychotherapeutische und logopädische Behandlung

  Die Wörter als Ganzes erkennen lassen, nicht in Laute zerlegen, Zeigen und Benennen von Teilen des Körpers, von Gegenständen usw.

- funktionelle ↑ Arbeitstherapie

  Es gilt besonders, feinmotorische Fertigkeiten zu üben, um von der Hand her Einfluß auf die zentrale Störung zu nehmen. Bei Rechtshändern sollten besonders die rechte Hand, bei Linkshändern die linke Hand gefördert werden.

Arteriosklerose

Ziel: adäquate Durchblutungsverhältnisse.
Beh. Ges.: Korrektur der Stoffwechselstörung, Beseitigung von Risikofaktoren, adäquate Anforderungen an die Gefäße, Gefäßtraining.
Beachte: „Gewebe, die kein Blut fordern, bekommen auch keins!" (Ratschow)
Maßnahmen:
- ↑ Bewegungstherapie, je nach Möglichkeiten – bis ins hohe Alter: Ausdauertraining
- ↑ Vermeidung von längerer Ruhigstellung, Druckbelastungen, mechanische Stenosierungen der Gefäße, auch durch andauernden ↑ Hypertonus der Muskulatur u. a.
- ↑ Stablie Galvanisation, absteigend von kranial nach kaudal, von proximal nach distal
- stabile Galvanisation im ↑ Hydroelektrischen Zwei- oder Vierzellenbad, auch in Verbindung mit Iontophorese einer 0,05 %igen Kaliumiodidlösung

  Kathode: distal, Anode: im Segment beim Zweizellenbad
  Kathode: Füße, Anode: Hände beim Vierzellenbad.
  Langsames Ein- und Ausschleichen des Stromes ist wichtig. Dosierung sensibel unterschwellig bis eben schwellig. Beh.dauer nicht über 15 bis 20 min, ein Zusatz von ca. 20 ml einer 0,05 %igen Kaliumiodidlösung zum Wasser der negativ geschalteten Zellen kann zweckmäßig sein.

- geregelter Tagesablauf mit täglicher Bewegung an frischer Luft und ausreichende Erholungs- und Ruhepausen, adäquate Lebensführung
- ↑ Diabetes mellitus, ↑ Hypertonie (essentielle), ↑ Herzerkrankungen, ↑ Durchblutungsstörungen (periphere arterielle), ↑ Venensystem-Erkrankungen, ↑ Adipositas u. a.
- Pflege der Haut und Schleimhäute als Ableitung von unangepaßten Reaktionen des Gefäß- und Nervensystems

  ↑ Hydrotherapeutisches Programm.

Zerebrale Arteriosklerose

Beh. Ges.: Verbesserung der Hirndurchblutung, Behandlung der Schlafstörungen, Angehen der Stoffwechselstörung, täglich 30 bis 45 min spazierengehen, Pflege eines Ausdauertrainings.
Maßnahmen:
- komplexe ↑ Kurortherapie, bei Frühstadien ↑ Meeresheilkunde
- Salzbäder

Serie von 12 Wannenbädern von 36,5 °C und mit einem Solegehalt von 0,57 %, Bromgehalt 0,0087 %, Iodgehalt 0,021 %. Es soll sich durch diese Beh. das Gedächtnis, die Merkfähigkeit und die geistige Aktivität steigern.

A

- ↑ Stabile Galvanisation

  Anode: über den Augen, Kathode: am Hinterkopf
  sensibel unterschwellig (0,04 bis 0,5 mA), 10 bis 15 min, täglich oder jeden 2. Tag, 10 Beh. als Serie

- wechselwarme oder ansteigende Fußbäder
- Pflege der Haut und Schleimhäute

  morgens kalte Waschungen, mehrmals täglich Gesichts- bzw. Obergüsse

- für ausreichenden Schlaf sorgen ↑ Schlafstörungen
- bei Blockierung der HWS ↑ Manuelle Therapie
- Nackenmassage und Schultergürtellockerung, langsame – aber bis zu Endstellungen durchgeführte – Kopfbewegungen, aktive Kopfstreckung, dann stabilisieren
- befundgemäße ↑ Atemtherapie, besonders Nasenwegübungen zur Zwerchfellanregung, Auslösung von Tiefatemreflexen (Gähnen u. a.). Umlagerungen, Ausnutzen aller Atemräume
- dosierte ↑ Bewegungstherapie, ↑ Herzerkrankungen, ↑ Hypertonie
- dosierte funktionelle ↑Arbeitstherapie
- adäquate Lebensgestaltung mit ausreichenden Anforderungen an die zerebrale Durchblutung, Schaukelstuhl, Aufgenommensein in einer Gemeinschaft.

Arthritis (Gelenkentzündung)

Ziel: defektlose und rasche Heilung.

Akut

Beh. Ges.: Entzündung zum Abklingen bringen, Schmerzlinderung.

Maßnahmen:

- Ruhigstellung und Lagerung in Schmerzentlastung bzw. Arthrodesenstellung
- ↑ Eisbehandlung (174)
  - kalte Fango-, Pelose-, Heilerde- oder Lehmpackungen
- triefendnasse kalte Wickel, häufig gewechselt (196)
- kalte Abgießungen, wiederholt bis zur Schmerzfreiheit (196)
- ↑ Iontophorese mit Kaliumiodid, Phenylbutazon® , Prednisolon, Natriumsalicylat
- ↑ Hydroelektrische Bäder mit Zusatz von Kaliumiodid
- ↑ Kurzwellentherapie örtlich subthermisch, Impuls-Kurzwellentherapie
- Kondensatorfeldmethode: EHA aktiv 2 bis 4 cm, passiv auch 2 bis 4 cm, Dosis I, 1 bis 3 min, täglich.

A

Subakut

Beh. Ges.: Unterstützung der Heilungsvorgänge, Verhinderung von Kontrakturen und Muskelatrophien, Schmerzlinderung.

Maßnahmen:

- ↑ krankengymnastische Übungsbehandlung im schmerzfreien Raum
- ↑Rheumatoid-Arthritis.

Chronisch

- ↑ Rheumatoid-Arthritis, ↑ Arthrosis deformans, ↑ Coxarthrose, ↑ Kontrakturen, ↑ Gelenkergüsse und Reizgelenke mit Neigung zu Ergüssen, ↑ Periathropathia humeroscapularis, ↑ Kniegelenkschädigungen, traumatische.

Arthritis urica (Gicht; 136)

Ziel: ausgegelichene Stoffwechsellage, Schmerzfreiheit, volle Gelenkfunktionen.

Beh. Ges.: lokale Beeinflussung der Entzündung und des Schmerzes (nicht im akuten Gichtanfall).

Maßnahmen:

- Lagerung in Schmerzentlastung
- ↑ Ultraschalltherapie örtlich und segmental (185)

  örtlich im Wasserbad 0,1 bis 0,2 W/cm^2 5 min, dazu neuraltherapeutischer Aufbau kaudal 0,2 W/cm^2 bis 0,3 W/cm^2 5 min oder kranial 0,1 bis 0,2 W/cm^2 5 min, Beh. jeden 2. Tag, 12 Beh. als Serie

- warme Moor- und Schlammpackungen, örtlich und segmental gleichzeitig
- ansteigende Teilbäder (oder heiße Kompressen) mit anschließendem Wickel
- isometrische Spannungsübungen in optimalen Gelenkstellungen und geführtes Durchbewegen der Gelenke
- weitere Maßnahmen der Bewegungs-, Thermo- und Elektrotherapie ↑ Arthrosis deformans und ↑ Rheumatoid-Arthritis
- 3 bis 5 medizinische Blutegel am Gelenkspalt ansetzen.

Beh. Ges.: Allgemeinbehandlung.

Maßnahmen:

- ↑ UV-Ganzkörperbestrahlung (fördert die Harnsäureausscheidung durch die Niere)
- ↑ Kurorttherapie in Rheumabädern, besonders Radonbäder, auch Trink- und Inhalationskuren
- ↑ Bäder mit Medikamentenzusatz, Moorbäder
- Sorge für ausreichende Bewegung in allen Gelenken
- ↑ Herz-Kreislauf-Training, Wandern, Radfahren, ↑ Sporttherapie, ↑ Unterwassergymnastik.

Arthrosis deformans

(chronisches Gelenkleiden auf degenerativer Grundlage)

Ziel: volle und gesicherte Funktion, Leistungsfähigkeit, Schmerzfreiheit.

Prophylaxe

Beh. Ges.: Vermeidung eines Mißverhältnisses von Last und Belastbarkeit, Vermeidung nichtfunktionsgerechter Beanspruchung.

Maßnahmen:

- ausreichende und adäquate Bewegungsfunktionen, ↑ Sporttherapie

  viel Gehen mit weichen Schuhsohlen, Fußkräftigung, Schwimmen, Radfahren, Lockerungsübungen, Konditionstraining, Vermeidung von Überlastung

- für gute Durchblutungsverhältnisse sorgen, statische Fehl- oder Dauerbelastungen und auch längere Ruhigstellungen vermeiden.

Stadium I und II (Kapselverspannung, Muskelverspannung und -verhärtung)

Ziel: Gleichgewicht der muskulären Kräfte, volle Funktion, Schmerzfreiheit.

Beh. Ges.: Lockerung von Kapsel und Muskulatur, Verbesserung der Durchblutung, Erhaltung der Gleitbahnen des Gelenks, dadurch Verhinderung von Stadium III und IV.

Maßnahmen:

- ↑ Manuelle Therapie

  Nach umfassender Befunderhebung örtliche Wiederherstellung des Gelenkspiels durch Traktions- und Gleitmobilisation und Mobilisations- und Stabilisationstechniken für die kontraktilen Gewebsstrukturen, auch als Selbstübungsprogramm dem Patienten zu lehren. Darüber hinaus muß segmental im zugehörigen Wirbelsäulenabschnitt auf Gelenkstörungen hin untersucht und evtl. behandelt werden.

- ↑ Ultraschalltherapie, örtlich (einschließlich umgebende Muskelgruppen) und im neuraltherapeutischen Aufbau, beste Ergebnisse (185)!

  Vorangehend neuraltherapeutischer Aufbau kaudal mit 0,2 bis 0,3 W/cm² 5 min oder kranial mit 0,1 bis 0,2 W/ cm² 5 min, anschließend verspannte umgebende Muskelgruppen und Trigger points mit 0,1 W/cm 2 min, möglichst in Dehnstellungen, danach das betroffene Gelenk in wechselnden Gelenkstellungen (distale Gelenke am besten im Wasserbad mit 0,2 bis 0,3 W/cm² (Kniegelenk bis 0,5 W/cm², Hüftgelenk bis 0,7 W/cm²) 5 min beschallen. Eine Serie von 12 Beh. ist erforderlich, um eine etwa 1 Jahr anhal-

A

tende Beschwerdefreiheit zu gewähren. Im Anschluß an die Ultraschallbeh. stets passiv-aktiv durchbewegen unter Zug und Stabilisierung des Gelenks in achsengerechter Stellung.

– befundgemäße krankengymnastische Übungsbeh.

Dehnung und Lockerung kontrakter und zur Verkürzung neigender Muskulatur, passiv-aktives Durchbewegen unter Zug, Wiederherstellung des Gelenkspiels und der adäquaten Kapselspannung, isometrische Spannungsübungen unter Zug und Betonung der Entspannung,
↑ PNF-Techniken und ↑ Stemmführungen zur Koordinierung der Bewegungssynergien und Muskelkräftigung der zur Schwäche neigenden Muskulatur. Fehlbelastungen von Nachbargelenken ausgleichen. Nach örtlicher Behandlung die ganze Extremität und dann Rumpf und Kopf in durchlaufenden schwingenden Bewegungen einregulieren.

– ↑ Shiatsu
– tägliches Hausübungsprogramm für mindestens 5 min

Gleichmäßiges Durchbewegen der Gelenke unter Vermeidung von statischer Belastung, z. B. durch Radfahren, Schwimmen, Pendelübungen, lockere Schwünge, Automobilisation und evtl. -stabilisation.

Kontraindikationen: Bewegungsformen, die zu plötzlichen Drucksteigerungen, Scherkräften oder Torsionen im Gelenk führen, wie Hüpfen, Springen, Kniebeugen
– ↑ Kurorttherapie, frühzeitig größte Heilungsquote
– ↑ Sauna, 1mal wöchentlich
– adäquate Gestaltung des Arbeitsplatzes, der Arbeitsbewegungen und der Ausgleichsbewegungen
– weitere therapeutische Möglichkeiten, siehe auch Stadium III und IV

Stadium III und IV

(Abbau von Knorpel- und Knochengewebe, Kontrakturen mit Fehlstellungen)
Ziel: Besserung des Beschwerdebildes, Abklingen von Reizzuständen, bestmögliche Verhaltensformen finden!
Beh. Ges.: Durchblutungsförderung örtlich und segmental, Herabsetzen eines erhöhten Muskeltonus, Schmerzlinderung.
Maßnahmen:
– Übergewicht abbauen
– stabile ↑ Interferenzstrombehandlung (105)

Gesamtbeh. der befallenen Gliedmaßen: 50 bis 100 Hz 5 min sensibel überschwellig, anschließend Lokalbehandlung der einzelnen Gelenke: 1 bis 20 Hz, 15 min motorisch überschwellig; Hüft- und Kniegelenke können auch 20 bis 25 min behandelt werden. Sind mehrere Gelenke betroffen, jedes nicht länger als 10 bis 15 min behandeln.

– kinetische ↑ Interferenzstrombeh. für die gelenknahe Muskulatur, insbes. bei Hüft- und Schultergelenkarthrosen

motorisch überschwellig, um auch die tiefen Muskelschichten zu erfassen

– ↑ Interferenzstrombeh. mit Saugglockenmethode

motorisch überschwellig

Beachte: Beim Auftreten frischer Schübe eine Reizpause einschalten, evtl. auf stabile Interferenzstrombeh. übergehen:

100 Hz, 5 min senbsibel unterschwellig
50 bis 100 Hz, 5 min sensibel unterschwellig

– ↑Ultraschalltherapie siehe Stadium I und II
– Impulsströme im ↑ Hydroelektrischen Zellenbad nach Träbert
– ↑Hydroelektrische Bäder mit Zusatz von Kaliumiodid
– ↑ Iontophorese als Quergalvanisation oder gezielt auf Schmerzpunkt oder schmerzhafte Tendomyosen, Nutzung auch diadynamischer Ströme (DF) zur Iontophorese

3%ige Lösung aus Natriumsalicylat unter der Kathode 10 bis 30 min oder Bienengiftsalbe unter der Anode verreiben, 5 bis 10 min behandeln oder 0,002%ige Histamindihydrochloridlösungen unter der Anode 5 min sensibel angenehm

– ↑ Ultrareizstrom als Querdurchströmung des Gelenks, Triggerpoint-Beh. mit kleinen aktiven Elektroden und auch als segmentale Applikation

Kathode auf Schmerzregion, Anode bei distalen Gelenken gegenüber, am Rumpf und an der Wirbelsäule im Abstand von 3 cm nach kranial (jedoch nie höher als 3. Halswirbel!)

– ↑ Diadynamische Ströme, Applikation wie Ultrareizstrom, siehe oben

nach Einregulierung des Basisstromes 2 min DF, dann 6 min CP oder LP

– Magnetfeldtherapie
– feuchte lokale Wärmeanwendung (evtl. auch segmental)

Pelose-, Fango-, Moor-, Paraffinpackungen, Wickel mit Heublumenabsud oder Schwefellösungen, Dampfduschen, Gußbehandlung

– Kneipp-Therapie (Tab. 4)
– ↑ Ultraviolett-Therapie, Reizserie
– ↑ Unterwasserstrahlmassage
– klassische ↑ Massage oder Segmentmassage.

Beh. Ges.: Beseitigung von Einschränkungen der Gelenkbeweglichkeit der muskulären Dysbalance.

Maßnahmen:

– ↑ Manuelle Therapie, siehe Stadium I und II

bei chronisch rezidivierenden Blockierungen Automobilisations- und evtl. auch Autostabilisationsübungen zeigen

– befundgezielte krankengymnastische Übungsbehandlung nach vorangehender durchblutungsfördernder und die Muskulatur auflockernder Beh., siehe oben, evtl. auch ↑ Eisbehandlung

A

Tabelle 4 Behandlungsplan für die 1. Woche der Kneipp-Therapie bei Arthrosis deformans des Kniegelenks ohne Reizerscheinungen (29)

	Früh	Vormittags	Nachmittags	Abends
Montag	Trockenbürstung Oberkörper	Heusack auf Knie	Armbad mit Rosmarin	
Dienstag	Oberkörperwaschung	Wechselknieguß	Sauna	
Mittwoch	Trockenbürstung Unterkörper	Dampf auf Knie	Wechsel-Brustguß	Wechsel-Fußbad
Donnerstag	Oberkörperwaschung	Dreiviertelbad mit Moor	ansteigendes Fußbad	
Freitag	Unterkörperwaschung	Armguß und Gesichtsguß	Heusack auf Knie	Wassertreten
Samstag	Oberkörperwaschung	Dreiviertelbad mit Heublumen und Bürsten		Wechsel-Fußbad

- Übungen in Entlastung und unter Zug (zur Dehnung des Gelenkspaltes),
- Durchbewegen in vollem Bewegungsausmaß, anschließend 15 weiche Federungen am Bewegungsende durchführen
- isometrische Spannung der Antagonisten in weitmöglichster Dehnstellung
- Dehnung des Antagonisten in der Erschlaffungsphase
- isometrische Spannung der Agonisten in der erreichten Endstellung des Gelenks unter Zug und von der Peripherie her eingeleitet
- ↑ PNF-Techniken zur Kontrakturenbeh., Massagehandgriffe und Schüttelzüge einschalten
- achsengerechte Dehnlagerungen, Pendelübungen, Schwünge
- nach Beseitigung von Muskelkontrakturen und -verspannungen Auftrainieren insuffizienter Muskelgruppen und Einschleifen adäquater Bewegungsstereotype
- Schulung der optimalen Statik und Dynamik in durchlaufenden Muskelketten von den Zehen, Fingern und vom Kopf aus einreguliert, Vierpunktbelastung über den Füßen (Ferse, kleine Zehen, große Zehe und großzehenballen!) und evtl. Besonderheiten zur Einflußnahme auf gestörte Gelenkverhältnisse

– ↑ Unterwassergymnastik, ↑ Schlingengerätbeh.
– Hausübungsprogramm, Sporttherapie, siehe Stadium I und II

Beh. Ges.: befundgerechte Behandlung einer Kniearthrose.

Maßnahmen:

– Kräftigung des M. quadriceps am besten aus etwa erhöhter Sitzstellung heraus: Achsengerecht üben!

Tritt ein retropatellarer Schmerz auf, gilt es unter Längszug auf das Kniegelenk (Physiotherapeutin eine Hand auf Kniegelenk, eine Hand gibt Zug von Fußgelenk aus) aktiv-passive Streckbewegungen durchzuführen und erst in der Endstellung angepaßten Haltewiderstand zur Kräftigung zu geben.

Bei der Gegenbewegung in die Knieflexion muß hingegen zur Entlastung des Patellagleitlagers kräftiger Widerstand gegeben werden. Dadurch wird die Kniebeuge schmerzfrei.
Beim alleinigen Üben zu Hause muß sich der Patient auf statische Mukelarbeit in Streckstellung des Kniegelenks beschränken.

Kontraindiziert ist das Trainieren von Kniebeugen und Treppensteigen, weil die hohen Drücke für Kniegelenk und Patella unvorteilhaft sind.
Jede Überdehnung des Kapsel-Band-Apparates ist zu vermeiden. Bei Beinhochlagerungen die Kniegelenke nicht durchhängen lassen! Beim Sitzen die Beine nicht übereinanderschlagen, sondern Fußgelenk achsengerecht unter dem Kniegelenk mit aktivem Zeheneinsatz am Boden gestalten.
Beh. Ges.: Allgemeinbehandlung, Konditionierung.
Maßnahmen:
- regelmäßiger ↑ Saunabesuch mit nachfolgenden Wickeln
- ↑ Bäder mit Medikamentenzusatz

  Schwefel, Moor, Sole, Heublumen, Rheubalmin-Bad „neu"
- ↑ Kurorttherapie
- Ausschalten von Überlastungen und Fehlbelastungen, evtl. orthopädische Hilfen durch Einlagen, Stock usw.
- adäquate Arbeitsplatzgestaltung und Ausgleichsbewegungen
- individuelles Übungs- oder Trainingsprogramm
  ↑ Krankengymnastische Übungsbeh., ↑ Herz-Kreislauf-Training
- ↑ Coxarthrose

Asbestose

(durch Einatmung von Asbeststaub zunehmende Bindegewebsvermehrung in der Lunge)

↑ Lungenfibrosen, ↑ Ventilationsstörungen, obstruktive und restriktive.

Asthma bronchiale

(Zustand von krampfhafter Atemnot, bei dem die Ausatmung nur mühsam erfolgt)

↑ Ventilationsstörungen (obstruktive) und ↑ Bronchospasmus
Ziel: freie Atemwege, ungehinderte und adäquate Belüftung.

Behandlung im Asthmaanfall
Beh. Ges.: Aufrechterhaltung der notwendigen Ventilation, möglichst kausale Beeinflussung über Brechung des Bronchospasmus, Lösung

A

von Hypersekretion und Dyskrinie, Abschwellen der allergischen oder infektiösen Bronchialwandschwellung oder Weitstellung der großen Luftwege zur Verhinderung eines exspiratorischen Bronchiolenkollaps.

Maßnahmen:

- ↑ Inhalationstherapie
- Einnehmen bestimmter Lagerungen oder Stellungen, die die Belüftung der basalen Lungenabschnitte begünstigen und die nur geringe Atemarbeit erfordern (70, 73, 211)

  Reitsitz auf einem Stuhl, Blick zur Lehne, Kopf und Arme auf der Lehne gelagert, Lendenwirbelsäule kyphosiert
  Fersensitz bei weiter Kniestellung am Boden, Kopf und Arme auf einem Hokker gelagert
  Knie-Ellbogen-Lagen
  Schneidersitz, Oberkörper etwas nach vorn gelagert
  Embryolage (Seitenlage im Bett)

- manuelle Lockerung des Schultergürtels in dieser Stellung
- manuelle Lockerung der Nackenmuskulatur in dieser Stellung, Packegriffe in der Flanke, ↑ Entspannungsbehandlung

  ↑ Bindegewebsmassage nach Dicke, spezielle Strichführungen: unterer Brustkorbrand, Atemwinkel, Interkostalstriche, großer Ausgleichstrich, Pectoralis- und Clavicula-Ausgleichstriche, Zwerchfellstrich (= Leberstrich, rechts und links gezogen)

- spezielle Nasen- und Mundeinstellung, Atemführung

  Bei Bronchospastik mittleren Grades: gähnend einatmen mit geschlossenem Mund, dabei die Rippen spreizen. Kurze Pause auf der Höhe der Einatmung, Ausatmung durch Lippenbremse.
  Beachte: Der gleichmäßige Luftwiderstand beim blasenden (Lippenbremse) Ausatmen kann einen Tracheobronchalkollaps verhindern. Kopfstreckung gegen den Widerstand der Hand der Physiotherapeutin erleichtert das Absinken der Rippen ohne Nachpressen von den Bauchmuskeln her.

- Einwirkung auf den Atemrhythmus (Einatmung zu Ausatmung im Verhältnis 1:2) durch Hineinschwingen des Patienten in den Rhythmus: zur Einatmung Zurückverlagerung, Kyphosierung der Lendengegend, rundum Weitwerden in der Rumpfmitte, zur Ausatmung Vorverlagerung, Streckung der Wirbelsäule, Erleichterung des Absinkens der Rippen durch gute aufgerichtete Brustbeinhaltung
- Anregung der Sekretion und des Abräusperns durch ansteigende Arm- oder Beinbäder; bis zum Dünsten der Haut und Feuchtwerden der Schleimhäute steigern
- Erleichterung der Atemarbeit durch dehnende Streichungen in den Interkostalräumen während der Einatmung zur Verbesserung der Thoraxelastizität
- Versorgung des Wärmehaushaltes.

Kontraindikationen: Ausgangstellungen, die eine Engstellung des Thorax und eine Behinderung der Basis- und Flankenatembewegung herbeiführen, Nachpressen bei der Ausatmung, weil es zum "Airtrapping" führt und die Luft nicht heraus kann.
Beachte: Im Anfall mit schwerer Sauerstoffnot ist die (gepreßte) Ausatmung sofort abzubrechen und die erneute Einatmung mit Weitwerden im Flankengebiet und Rippenausspreizen zu betonen. Danach Ausatemführung mit Lippenbremse auf püh.

Behandlung außerhalb des Asthmaanfalls
Ziel: Anfallsfreiheit durch Ausschaltung kausaler Faktoren.
Beh. Ges.: Analyse der Ursachen (exogen allergisch, infektallergisch, chemisch, physikalisch irritativ, psychogen) und funktioneller Störungen.
Maßnahmen:
- ↑ Atemtherapie nach vorangegangener exakter Atembefundaufnahme

  Ausschalten von Fehlatemformen, besonders von Atemhilfsmuskeln ↑ Ventilationsstörungen, abstruktive

- Herdsuche und -sanierung, besonders ↑ Schleimhautinfekte und ↑ Sinusitis maxillaris behandeln, ↑ Infektanfälligkeit
- Allergenelimination bzw. -karenz, auch Nahrungsmittelallergene ausschalten oder Hyposensibilisierung
- Selbsthilfe im Asthmaanfall erlernen
- ↑ Inhalationstherapie
- Klimatherapie, ↑ Kurorttherapie, ↑ Thalassotherapie
- ↑ Yoga-Therapie
- Verbesserung der Haut- und Schleimhautfunktionen und Beseitigung von Wärmehaushaltstörungen durch adäquates ↑ hydrotherapeutisches Programm und Schleimhautpflege.

Beh. Ges.: Beseitigung von Reflexzonen (s. Abb. 4a u. b), vertebragenen Störungsfeldern, vegetative Umstimmung.
Maßnahmen:
- ↑ Bindegewebsmassage oder Segmentmassage oder Periostbeh., besonders auch Nasenbeh.
- ↑ Shiatsu
- ↑ Manuelle Therapie bei Blockierungen, zugleich Beseitigung einer Dysbalance zwischen tonischer und phasischer Muskulatur
- ↑ Yoga-Therapie
- ↑ Ultraschalltherapie im neuraltherapeutischen Aufbau

  0,2 bis 0,1 W/cm^2 5 min, evtl. in Päckchenlage, 2- bis 3mal wöchentlich, 12 Beh. als Serie. Wenngleich die Ultraschalltherapie keine so umstimmende Wirkung wie z. B. die Bindegewebsmassage ausübt, so verbessert sich doch die Ansprechbarkeit auf die medikamentöse Therapie durch eine Ultraschallserie.

- ansteigende Arm- oder Fußbäder mit anschließendem Brust- oder Kreuzwickel

A

– ↑ Bäder mit Medikamentenzusatz, auch als Inhalationsbäder
– Schöpf-, Plansch-, Halb- bis Dreiviertelbad

36 bis 38 °C, 8 bis 20 min, abschließend kalten Abguß für Rücken und Brust in der Pause nach der Ausatmung als Tiefeinatmungsreiz, auch als Inhalationsbad günstig

– Bürstenmassagen (im Segmentverlauf am Rumpf!) oder Bürstenbäder
– ↑ Sauna, 1- bis 2mal wöchentlich
– ↑ Kurorttherapie, Kilmatherapie, ↑ Thalassotherapie
– Kneipp-Therapie (Tab 5).

Tabelle 5 Behandlungsplan für die 1. Woche der Kneipp-Therapie bei Asthma bronchiale (29)

	Früh	Vormittags	Nachmittags	Abends
Montag	Trockenbürstung Oberkörper	ansteigendes Fußbad	Armbad rechts	
Dienstag	Trockenbürstung Unterkörper	Wechsel-Armguß	Wechsel Fußbad	
Mittwoch	Oberkörperwaschung	Wechsel-Knieguß	Wechsel-Armbad	Wassertreten
Donnerstag	Unterkörperwaschung	Heißblitz Rücken	Armguß	
Freitag	Oberkörperwaschung	Knieguß	Armbad mit Thymian	Wassertreten
Samstag	Unterkörperwaschung	Sauna oder Brustguß		Wechselwaschung/ Essig

Beh. Ges.: Verbesserung der Entspannungsfähigkeit, Rhythmisierung, Einschleifen neuer Atem- und Bewegungsgewohnheiten, Konditionierung, Stabilisierung.
Maßnahmen:
– ↑ Entspannungsbehandlung, ↑ Dehnlagerungen, ↑ Atemtherapie
– Rhythmisierung der Atmung über rhythmische Bewegungen

Das Finden des eigenen Rhythmus ist dabei besonders wichtig.

– ↑ Ausdrucksgymnastik
– Nasenwegs-, Lippen-, Zungenübungen
– Erlernen der peripheren Atemantriebe zur Koordinierung von Atmung und Bewegung
– Haltungsschulung, von den Füßen her aufgebaut, ↑ Stemmführungen

- mangelnde Basisatembewegung, besonders dorsal, und mangelnde Flankenatmung unbedingt korrigieren und optimales Verhalten im Asthmaannfall üben
- Kräftigung des Zwerchfells und der Mm. intercostales über tönende Ausatmung und Singeübungen, auch in Verbindung mit rhythmischem Schreiten und schwingenden Armbewegungen
- Angehen der Sprachstörung

  Beim Sprechen soll alle Luft abgegeben werden können. Befreiende Ausrufe üben! Verse sprechen und schreiten.

- Schwimmtraining, Ausdauertraining, ↑ Sporttherapie, ↑ Herz-Kreislauf-Training
- Psychotherapie ↑ Neurosen, Familien- und Berufsberatung, evtl. Milieuwechsel
- funktionelle ↑ Arbeitstherapie
- ↑ Bronchiektasen, ↑ Bronchitis, ↑ Bronchospasmus, ↑ Dystonie, neurozirkulatorische, ↑ Infektanfälligkeit, ↑ Laryngitis, ↑ Lungenemphysem, chronisches, ↑ Lungenfibrosen, ↑ Schleimhauterkrankungen der Nase und des Rachens, ↑ Ventilationsstörungen, obstruktive, ↑ Vegetative Regulationsstörungen.

Ataxie

(Störung der Koordination, des Zusammenspiels der Muskulatur bei Haltung und Bewegung)

Lit.: 9, 18, 28, 43, 52, 56, 87, 95, 96, 165, 188, 201, 314, 332

Neurale Ataxie (z. B. bei Polyneuritis)

Beh. Ges.: spezielles Angehen der Lähmung und ihrer Ursachen.
Maßnahmen:
- Erlernen der durchlaufenden Innervation von peripher nach zentral in Muskelsynergien
- ↑ PNF-Techniken
- ↑ Paresen, schlaff.

Spinale (Hinterstrang-) Ataxie

Ziel: Regulierung des Muskeltonus, adäquate Dosierung der Muskelspannung in Bezug auf Kraft, Weg und Zeit und Rückmeldung nach zentral.
Beh. Ges.: Umstrukturierung durch verstärkten Gebrauch der Großhirnrinde für die Willkürmotorik.
Beachte: Für jede Bewegung müssen erst die statischen Voraussetzungen geschaffen werden.
Maßnahmen:
- Gleichgewichtstraining

- Übung einfacher Bewegungsabläufe mit Bahnung durch taktile Reize und Führungswiderstände unter optischer Kontrolle
- Kompensierung verminderter somato-sensorischer Meldungen durch bewußte Wahrnehmung; Augen- und Gehörkontrolle der Bewegungen.

Beh. Ges.: Tonusregulierung durch adäquate Widerstände.
Maßnahmen:
- manuelle oder gedachte Widerstände
- elastische Widerstände durch Expander, Elastikseil u. a.
- Widerstände durch Bewegungen unter Wasser oder Reibungen auf der Matte oder im Bett oder gegen Gewichte
- ↑ Stemmführungen
- Stauchung oder Festhalten an einem Gegenstand.

Vestibulare Ataxie
(von den Vorhofbogengängen und dem Gleichgewichtsapparat ausgehend)

Lit.: 23

Beh. Ges: Pysikalisches Lagetraining unter Ausnutzung der Kopfeinstellung und der Augenkontrolle zur Koordinationsverbesserung.
Maßnahmen:
- aktive Kopfbewegungen unter gleichzeitiger Fixation eines stationären Sehzieles (vorgehaltener Finger)
- Balance-, Zielbewegungs- und Gehübungen
- Stabilisationsübungen unter statischen und dynamischen Bedingungen
- aus sitzender Ausgangsstellung auf einer Liege werden Seitenlagerungen mit etwas schräger Kopfstellung nach links und rechts 20 bis 30 s eingenommen, auch wenn Drehschwindel eintritt. Dies 5mal wiederholen und 5- bis 10mal am Tag üben. Der Schwindel verschwindet auf diese Weise meist zwischen 1 bis 3 Wochen.

Zerebellare Ataxie
(durch eine Kleinhirnerkrankung verursachte A.)

Ziel: Koordinationsverbesserung durch Kopensation ausgefallener Gehirnteile durch noch vorhandene gesunde.
Beh. Ges.: Normalisierung des Muskeltonus, Schulung des Gleichgewichts, der Stabilität und der Zielsicherheit.
Maßnahmen:
- Stabilisierung des Rumpfes in verschiedenen Ausgangsstellungen
- ↑ Stemmführungen, wenigstens Dorsalextension der Hände
- langsame Bewegungen gegen Führungswiderstand (auch gedachten Widerstand l), um die Bremswirkung der Antagonisten mit einzusetzen

- Zielübungen mit richtungsweisenden Widerständen, die Endstellungen dann stabilisieren
- Übungen für die Feinmotorik, z. B. Figuren zeichnen lassen
- Gangschule

  Ferse mit dorsalextendiertem Fuß zuerst aufsetzen, das vermeidet ausfahrende Bewegungungen, weiches Abrollen im Fuß, Zehen andrücken und mit den Zehen abdrücken, geführte reziproke Armbewegungen dazu.

Beachte: Durch Augenkontrolle erzielt man meist keine Koordinationsverbesserung. Das langsame und bewußte Üben von Haltungen und Bewegungen sowie deren häufige Wiederholungen schleifen neue Impulsmuster ein.

Zerebrale Ataxie (meist Halbseitenataxie)

Beh. Ges.: Ausnutzung propriozeptiver Hilfen zur Wiedererlangung der Sensibilität.
Maßnahmen: – ↑ Hemiplegie, ↑ Zerebralparese im Kindesalter.
Beh. Ges.: Erlernen von Zielbewegungen in verschiedenen Ausgangsstellungen.
Maßnahmen:
- mit einer Hand oder einem Fuß bestimmte Körperregionen erreichen

  Die Physiotherapeutin gibt starken Widerstand gegen die Bewegungsrichtung, besonders gegen die Rotationskomponente. Steigerung durch geringeren Widerstand, zuletzt gedachten Widerstand, der aber durch kräftige distale Dorsalextension (z. B. der Hand) das Spannungsmoment unterstützt.

- aus Seitlage über eine Wischbewegung mit der Hand Ziele vor dem Körper erreichen (Reibungswiderstand)
- Behandler versucht über Stauchen oder Stabilisieren an verschiedenen Schlüsselpunkten die Seitenlage zu erhalten
- Üben des Drehens von der Rücken- zur Bauchlage
- Stabilisierung der Kopfhaltung im Unterarmstütz, danach Zielübungen mit Arm oder Bein

  Die Physiotherapeutin gibt dabei Stauchungsreize an der Schulter zur Stabilisierung. Widerstand gegen die Bewegung wird durch Schieben auf der Unterlage oder durch Stemmführungen erreicht.

- Verlagerungsübungen im Vierfüßlerstand, dann eine Hand oder ein Bein von der Unterlage lösen, steigern bis zu Kriechformen
- Sitz auf einem Stuhl, Füße werden dabei fest gegen den Boden gestemmt, und eine Hand hält sich an der Tischkante oder an einem Stab fest
- Kniestand vor der Sprossenwand, mit Händen abstützen und so freie Bewegungen entwickeln

- Stand mit leicht gebeugten Knien, die Physiotherapeutin stabilisiert von den Knien, vom Becken und vom Schultergürtel aus
- Stand, mit einem Bein auf dem Boden gleitend verschiedene Ziele erreichen
- Gehübungen

  Die Schritte werden gegen den Widerstand der Physiotherapeutin am Bekkenkamm ausgeführt, oder der Widerstand wird durch Schlürfen der Füße am Boden entwickelt. Als visuelle Hilfe für das richtige Setzen der Füße werden 2 parallele Linien auf den Boden gezeichnet.

- Als Hilfe beim Gehen ist ein Gehgestell nützlicher als ein Gehwagen oder Stockstützen

---

Atelektasen

(Verlust des Luftgehalts kleinerer oder größerer Lungenabschnitte)

Ziel: Einbeziehung in den Gasaustausch.
Beh. Ges.: Beseitigung der Ursachen der Atelektasen, mangelnde Lungenbelüftung durch Zwerchfellhochstand o. a., Nachwirkung der Narkose, Sekrete, Aspiration von Erbrochenem o. a.
Maßnahmen:

- Freihalten der Bronchien von Sekret

  Hilfen zum Abräuspern geben, Vorbereitung evtl. durch Drainagelagerungen, siehe Seite 30, Summübungen, Vibrationen und Klopfungen

- Aerosoltherapie ↑ Inhalationstherapie
- intensive Atemtherapie gleich nach der Operation
  Abklopfen des Thorax, besonders der betroffenen Seite
- häufiger Lagewechsel
- Frühaufstehen nach der Operation
- Regulierung der Peristaltik ↑ Obstipation, ↑ Meteorismus
- Enghalten der Nasenflügel an zu erprobenden Stellen, die eine Atemlenkung in die gewünschten Gebiete fördern
- Einnehmen von Ausgangsstellungen, die atemmechanisch das Weitwerden in den atelektischen Gebieten begünstigen
- Ventilation über einen künstlichen Totraumvergrößerer, ↑ Ventilationssteigerungstechniken.

Athetose

(langsame, wurmförmige, bizarre, unwillkürliche Bewegungen bei Gehirnerkrankung)

Beh. Ges.: allgemeine Beruhigung und Ausschalten der unwillkürlichen Bewegungsunruhe, Befreiung aus athetotischen Haltungen.

Maßnahmen:

- ↑ Hydroelektrisches Vollbad (Stangerbad)

  absteigende Galvanisation, Anode: Kopf, Kathode: Füße, 37 bis 38 °C, 20 min, wirkt beruhigend

- ↑ Ultraschalltherapie paravertebral oder im neuraltherapeutischen Aufbau

  ↑ 0,1 W/cm^2 3 bis 5 min, dabei langsames Herabstreichen von kranial nach kaudal neben der Wirbelsäule zur Beruhigung

- manuelles langsames und rhythmisches Herabstreichen am Rükken zum Gesäß hin 3 min lang vor dem Übungsbeginn, dient der Beruhigung in der gewählten Ausgangsstellung und bahnt den willkürlichen Bewegungsbeginn
- ruhiges Bürsten der kurzen Nackenmuskeln bahnt die Fixierung in einer bestimmten Stellung (aber nicht die Bewegung!)
- Abschwächung des Muskeltonus durch reflexhemmende Stellungen, danach Wiederaufbau der normalen Reflex- und Bewegungsentwicklung, Zusammensetzung der Bewegung aus Halteübungen (16–18)
- ↑ Stemmführungen
- passive große Gelenkbewegungen im Atemrhythmus

  Bewegungssynergien, die den pathologischen Bewegungsmustern entgegengesetzt sind, rasch und kraftvoll durchführen

- Gangschule

  Vorwärtsgehen gegen Widerstand der Physiotherapeutin am Becken verbessert die Gangsicherheit.
  Das innenrotierte und gebeugte Bein von der Ferse aus nach außen-unten stoßen, kann evtl. den Schritt erleichtern.

Beh. Ges.: Herstellung des Gleichgewichts zwischen isotonischer, isometrischer und exzentrischer Funktion.

Maßnahmen:

- Kraftaufbau einer Muskelgruppe:
  - isometrische Kontraktion aus einer Ausgangsstellung im inneren Bewegungsumfang
  - exzentrische Funktion – vom inneren zum mittleren Bewegungsumfang isotonische Kontraktion des Protagonisten zurück zur Ausgangsstellung gegen maximalen Widerstand

Beachte: Hat sich die isotonische Funktion gebessert, kann die isometrische Haltefunktion überflüssig werden. Man läßt dann nur noch die isotonische Funktion durchführen.

- ↑ PNF-Techniken

  Zunächst nur ein Gelenk in spiralig-diagonaler Richtung bewegen; maximaler Widerstand! Dadurch werden Impulse zu den synergistischen Gelenken geleitet.

- Übung der Grundbewegungen auf Matten (Rollen, Kriechen, Knien, Sichaufrichten)

  Leichter Widerstand beim Erlernen einer Bewegung hilft, die unwillkürlichen Bewegungen auszuschalten.
- evtl. freies Experimentieren mit der Bewegung und Sammeln eigener Bewegungserfahrung, anschließend Ausnutzen des Einschleifens der Bewegung durch häufiges Wiederholen
- ↑ Hyperkinetisch-hypotones Syndrom, ↑ Torticollis spasticus.

Bandscheiben-Syndrome

↑ Diskopathien ohne neurologische Ausfälle, ↑ Haltungsfehler, ↑ Hyperalgetische Zonen, ↑ Hypertonus der Muskulatur, ↑ Kompressionssyndrome, ↑ Lumbalgie, ↑ Myofasziales Syndrom, ↑ Neuralgie/Neuritiden, ↑ Parästhesien, ↑ Paresen, schlaffe, ↑ Querschnittslähmung, ↑ Radikulärsyndrom, ↑ Pseudoradikuläre Syndrome im Beckenbereich, ↑ Ischias/Ischialgie, ↑ Skoliose, ↑ Spondylose/Osteochondrose, ↑ Überlastungsschäden, mechanische, ↑ Zervikalsyndrom

---

Bechterewsche Erkrankung

(Spondylitis ankylosans)

Lit.: 19, 32, 112, 249, 275, 331

Ziel: bestmögliche Gelenkbeweglichkeit, Schmerzfreiheit, gute Haltung, Ausheilung.

Behandlung in Phasen hoher Aktivität

Beh. Ges.: Schmerzlinderung.

Maßnahmen:
- kalte Fangopackungen für 20 bis 30 min oder ↑ Eisbehandlung
- mehrmals täglich feucht-kühle Rumpfwickel oder leicht-warme Heublumenwickel zur Schmerzlinderung, Prießnitzwickel.

Beachte: Keine ausgesprochenen Wärmemaßnahmen!

Lagerungen, Umlagerungen und ↑ Entspannungsbehandlung.

Nach Abklingen der akuten Entzündungserscheinungen

Bes. Ges.: allgemeine vegetative Umstimmung.

Maßnahmen:
- ↑ Ultraschalltherapie im neuraltherapeutischen Aufbau

  0,2 W/cm^2 5 bis 10 min, 3mal wöchentlich, 12 bis 20 Beh. als Serie; Nachruhe in optimaler oder in Dehnlagerung bei entspannter Muskulatur

- ↑ Bindegewebsmassage, Segmentmassage, Periostbehandlung, Reflexzonenbeh. am Fuß
- ↑ Sauna, anschließend Packungen, 1- bis 2mal wöchentlich
- ↑ UV-Ganzkörperbestrahlung oder Heliotherapie
- ↑ Kurorttherapie mit Moor-, Radon-, Schwefel-, Solebädern oder Akratothermen.

Beh. Ges.: örtliche Durchblutungsförderung, Schmerzlinderung, Lösung muskulärer Verspannungen, Dehnung kontrakter Muskeln, Mobilisation von stammnahen Gelenken, WS und Thorax.

Beachte: Nach genauer Befundaufnahme sollten die kontrakten Muskeln und Gelenke in eben möglicher Dehnstellung die physikalische Behandlung erhalten.

Maßnahmen:

- ↑ Ultraschalltherapie in Dehnlagerungen, dabei ↑ Phonophorese von Rheumasalben (275)
- ↑ Manuelle Therapie zur Mobilisation bewegungseingeschränkter Gelenke der Wirbelsäule, der Rippengelenke und der Iliosakralgelenke
- Packungen mit Pelose, Fango oder Moor
- ↑ Bäder mit Medikamentenzusatz z. B. Heublumen, Moorextrakt oder Moorlauge, Rheubalmin-Bad „neu“, Schwefel, bei belastungsfähigem Kreislauf Überwärmungsbäder
- ↑ Hydroelektrische Bäder mit Zusatz von Natriumsalicylat
- Dampfdusche, anschließend Ölungen
- ↑ Unterwasserstrahlmassage oder ↑ Massage
- ↑ Stabile Galvanisation längs, auch als ↑ Iontophorese mit Apisarthron-Salbe® oder Natriumsalicylat 2- bis 3%ig
- ↑ Ultrareizstrom (kann auch im akuten Stadium versucht werden

  Kathode: schmerzende Stelle der WS, Anode: 3 cm davon entfernt, möglichst nach kranial (nur niemals höher als 3. Halswirbel!). Soll die ganze Wirbelsäule behandelt werden, sind 4 Applikationen notwendig. Es empfiehlt sich, pro Sitzung nur 2 bis 3 Anlagen vorzunehmen, die anderen an einem anderen Tag.

- ↑ Diadynamische Ströme, auch als ↑ Kombinationstherapie Ultraschall und diadynamische Ströme („Sonodynator®-Therapie“) oder in Verbindung mit ↑ Iontophorese, siehe oben

  Werden nur diadynamische Ströme verabreicht, Applikation wie beim Ultrareizstrom direkt über der Wirbelsäule oder paravertebrale Anlagen und Querdurchflutung von links nach rechts und umgekehrt kaudal beginnend, dann nach kranial aufsteigend. 2 min DF, 3 bis 6 min CP oder LP oder kürzer.
  Als Kombinationstherapie wird nicht direkt über der Wirbelsäule beschallt, nur paravertebral im Sinne des neuraltherapeutischen Aufbaus und unter Einbeziehung verspannter und schmerzender Muskelbereiche.

- stabile ↑ Interferenzstrombehandlung (105)

  Elektrodenapplikation abschnittsweise, Elektrodengröße: 100 bis 200 cm^2 paravertebral.

B

Die befallenen Wirbelsäulenabschnitte sollen im Überlagerungsgebiet der Ströme liegen, 50 bis 100 Hz, sensibel überschwellig. Es kann auch die Saugmassagemethode (Vakuummassage) angewendet werden.
Die Beh.dauer eines Abschnitts soll 10 min nicht überschreiten, Gesamtbeh.dauer nicht mehr als 30 min. Beh. täglich oder 3mal wöchentlich. Bei täglicher Beh. empfiehlt es sich, stabile und kinetische Interferenz abwechselnd durchzuführen. Bei mehr diffusen Beschwerden die ersten 3 bis 4 Beh. im Sinne einer Allgemeinbeh. der WS durchführen.

– kinetische ↑ Interferenzstrombehandlung (Handschuhmethode)

Auflockerung der verspannten Rückenstrecker motorisch überschwellig, Schmerzpunkte und Myogelosen mit Schmerzpunktbeh.

– ↑ 69-cm-Wellentherapie, Muldenapplikator, abschnittsweise

Dosis II, 5 bis 10 min, jeden 2. Tag, 12 Beh. als Serie

– ↑ Kurzwellentherapie im Kondensatorfeld

Längsdurchflutung der WS, EHA aktiv 2 bis 4 cm, passiv 2 bis 4 cm, Dosis II bis III, 10 bis 15 min, jeden 2. Tag, 12 Beh. Die Kurzwelle löst Verspannungen in der Muskulatur und im Bindegewebe, bei Dosis I kann sie für 2 bis 3 min auch im entzündlichen Stadium eingesetzt werden. Spulenfeldmethode und 69-cm-Welle sind zur Wärmebeh. (nicht akut!) noch günstiger, als alleinige Therapie aber unzureichend.

Beh. Ges.: weitmöglichste Erhaltung der Gelenkfunktionen, Kräftigung suffizienter Muskelgruppen zur Erzielung einer optimalen Aufrichtung und Atembewegung (aktive Streckung längs der Körper achse, Einbeziehung der Flanken- und Brustatmung), Verbesserung der Vitalkapazität, Koordinationsschulung, Ausdauertraining.
Maßnahmen:
– vorangehend Befundaufnahme und Aufstellung eines Behandlungsplanes für Einzel- und Gruppengymnastik und für das Hausübungsprogramm, regelmäßige Befundkontrolle
– Vorbereitung der Übungsbehandlung zur Lockerung verspannter Muskelgruppen mit Massagen oder Wärmemaßnahmen

Packegriffe in Dehnlagerung als Atemreizgebung

– krankengymnastische Einzelbehandlung

Sie beginnt im Liegen mit Mobilisation der WS, danach Hüft- und Schultergelenke. ↑ Manuelle Therapie, wenn angezeigt. ↑ PIR-Techniken oder andere Dehnung verspannter Ischiocruralen, Hüftbeuger, Adduktoren, M. pectoralis, M. trapezius – oberer Ast, Mm. intercostales und je nach Befund weitere Muskeln. Langsame rhythmische Bewegungen bis an das Bewegungsende durchführen, evtl. passiv weiterdehnen. Kopfbewegungen von den Augen aus einleiten!
Mit ↑ PNF-Techniken endgradig beüben.
↑ Stemmführungen zur Muskelkräftigung und Sicherung der Aufrichtung bei Entlastung der WS.
Übungen im Bewegungsfluß bis zu Dehnlagerungen, die immer eine rotierende Komponente enthalten sollen, damit die Flankenatmung angeregt wird

(Rollübung, Hockdrehlage, Seitdrehlage, Drehsitz). Korrektur falscher Bewegungsmuster, Eintrainieren vorteilhafter Bewegungssynergien (Streck-Drehmuster vom Kopf und von den Armen aus eingeleitet, zugleich als periphere Atemantriebe), Eintrainieren von Spezialübungen für das Hausübungsprogramm.

B

- Hausübungsprogramm, befundgemäß aufgestellt, täglich 2mal 5 min
- Ausdauertraining
- ↑ Yoga-Therapie (bes. täglich den Drehsitz üben)
- ↑ Unterwassergymnastik, Rückenkraulen, jedoch das Zurückbiegen der HWS dabei vermeiden
- ↑ Schlingengerät-Behandlung
- krankengymnastische Gruppenbildung, in den ersten 10 min der Übungsstunde: allgemeine Lockerung und Mobilisierung, aktive Erwärmung, ansteigende Belastung

  Beginnen im Stand oder Gang mit Schwungübungen für Arme und Beine in Verbindung mit Kopf- und Wirbelsäulendrehungen, langsam beginnen, allmählich steigern, feine Federungen in den Sprung- und Kniegelenken usw.

  Hauptteil 25 min: Schwere Übungen für Wirbelsäule, Hüft- und Schultergelenke, Flanken- und Brustatmung anregend, Statik aufbauend

  Übungen für die WS aus Grätschstellung (Abstemmen mit Zehen und Ferse eines Fußes, diagonale Weiterleitung mit WS-Rotation zur gegenseitigen Hand, die nach hinten oben schwingt, der Kopf schaut zur Hand) Übungen für die WS aus Kniestand und Vierfüßlerstand und zur Überstreckung des Hüftgelenks, Kräftigung der Rückenmuskulatur, über ↑ Stemmführungen, Übungen an Geräten: Hangübung mit aktiver WS-Streckung, Kopfbewegungen, speziell ausgewähltes Spiel.

  in den letzten 10 min der Übungsstunde: Beruhigung und Entspannung

  Entspannungslagerung, evtl. auch Dehnlagerungen und Körpertastarbeit, ↑ Entspannungsbeh., Nasenstenoseübungen zur Aktivierung der Zwerchfellspannung, Pendelübungen, Schwimmen, Gleichgewichtsübungen, Singen zur Kräftigung der Atemmuskulatur, Regulierung der Feineinstellung

- ↑ Sporttherapie, z. B. Skiwandern, Schwimmen, Wasserspielsport, Tanzen, Tanztherapie, ↑ Herz-Kreislauf-Training
- Singegruppe als Atemtherapie.

Mittelphase
Ziel: Die Wirbelsäule soll in *aufrechter* Stellung versteifen.
Beh. Ges.: Dehnung der ischiocruralen Muskulatur, Lordosierung der Lendenwirbelsäule und weitmöglichst auch der Brustwirbelsäule, damit das Gewicht des Brustkorbs beim Einsteifungsprozeß die obere Brustwirbelsäule nicht kyphosiert, sondern die Wirbelsäule in Streckstellung gehalten werden kann.

B

Maßnahmen:
- Die Dehnfähigkeit des Bindegewebes nimmt unter Einfluß von Cortison zu, deshalb sollten während der Gabe von Steroiden Dehnübungen durchgeführt werden.
- ↑ Yoga-Therapie in speziell abgestimmter Form: Rollübungen über periphere Bewegungsansätze, Krokodilübungen, Drehsitz, Hockdrehlage, Bogenstellung mit diagonaler Handfassung, Rutschhalte, Fisch
- ↑ Fingerstrecktechniken bei aufgerichteter Brustwirbelsäule aus Rückenlage, Sitz und Stand
- Schulung des Gefühls für die aufrechte Haltung
- Erarbeitung der aktiven Kopfstreckung
- Erarbeitung der Wahrnehmung für kosto-abdominale Atembewegungen
- Ausdauerübungen zur Konditionsverbesserung, dabei sinnvolle Muskelzüge üben
- Gangschulung mit elastischem Fußabrollen und Mitbewegungen der Arme.

Weitere *Beh. Ges.* siehe vorn.

Spätphase

Ziel: Beschwerdefreiheit, Leistungsfähigkeit.

Beh. Ges.: Entspannung hypertoner Muskeln, Erhaltung der verbliebenen Beweglichkeit und der Atemfunktion, Osteoporoseprophylaxe, Leistungsfähigkeit im Alltag.

Maßnahmen:
- Alltags- und Arbeitsbewegungen in optimaler Koordination üben
- elastische Schuhe, Gummiabsätze, federndes Gehen und
- Arbeitsplatzgestaltung, z. B. mit schrägem Lese- und Schreibpult
- täglich eine Stunde in Bauchlage ausruhen, Kopf auf den Händen
- vorteilhafte nächtliche Lagerungen zeigen
- tägliches Hausübungsprogramm von 20 min

  dabei Ausdauerübungen und isometrische Spannungsübungen in Dehnendstellungen

- warme Bewegungsbäder
- Fango- und Paraffinpackungen
- ↑ Bindegewebsmassage, besonders flächige Technik.

Kontraindiziert sind stauchende Bewegungen und Stoßerschütterungen.

Beckenbodeninsuffizienz

(Schwäche des Beckenbodens)

Ziel: elastischer Beckenboden, ausgewogene Statik durch Gleichgewicht zwischen tonischer und phasischer Muskulatur.

Beh. Ges.: Durchblutungsförderung, Tonisierung, Vermittlung eines Spannungsgefühls, Kräftigung abgeschwächter Muskeln.
Maßnahmen:

B

- Sitzbäder mit anschließendem T-Wickel
- Wechselstrahlduschen auf Becken- und Bauchgebiet
- ↑ Sauna mit anschließenden kalten Strahlduschen auf Becken- und Bauchgebiet
- Beckenbodengymnastik
  - isometrische Spannungsübungen
    Der vordere Beckenboden steht in Verbindung mit den Innenrotatoren und Adduktoren der Hüfte, seine Anspannung kann mit der Vorstellung des Urinverkneifens gebahnt werden. Der hintere Beckenboden steht in Verbindung mit den Außenrotatoren und Abduktoren der Hüfte, seine Anspannung kann mit der Vorstellung des Stuhlanhaltens gebahnt werden.
  - ↑ PNF-Techniken
    vorderer Beckenboden: Flexion, Abduktion, Innenrotation mit Kniebeugung
    hinterer Beckenboden: Flexion, Adduktion, Außenrotation mit Kniebeugung
- Bauchmuskelschulung
  - ventrale Muskelkette bahnen
    Aus Rückenlage über Zehen- und Vorfußheben, Knie anbeugen, Hüfte anbeugen, Kreuz auf den Boden drücken, Kopf über die Weite anbeugen und zu den Zehen schauen in durchlaufender Innervation die Ventralseite anspannen; erst die diagonale Kette, danach die gerade üben.
  - isometrische Spannungsübungen
    Durch Widerstand am Vorfuß gegen Dorsalextension und Supination in Verbindung mit Kopfanbeugen (s. o.) isometrische Anspannung der Bauchmuskeln, auch hier erst diagonal, dann gerade spannen lassen.
  - ↑ PNF-Techniken
  - ↑ Schwellstromtherapie der Bauchmuskeln, dabei die elektrische Kontraktion mit der Willkürkontraktion verstärken
- Gesäßmuskelschulung
  - dorsale Muskelkette bahnen
    Aus Bauchlage über Zehen und Vorfuß in die Weite dehnen, gestrecktes Bein abheben, Kopf schaut dabei über die gegenüberliegende Schulter.
  - isometrische Spannungsübungen
    Durch Widerstand an Zehen, Vorfuß und Ferse in verschiedenen Ausgangsstellungen Gesäßmuskeln anspannen lassen.
  - ↑ PNF-Techniken
  - ↑ Schwellstromtherapie der Gesäßmuskeln, dabei die elektrische Kontraktion mit der Willkürkontraktion verstärken.

Beachte: Bei Ptosen werden die Spannungsübungen in Beckenhochlagerung und am besten am Ende der Ausatmungsphase durchgeführt.
Beh. Ges.: Schulung des Muskelzusammenspiels.
Maßnahmen:
- ↑ Stemmführungen

B

- Bewegungserziehung zur durchlaufenden Muskelinnervation
- Haltungsschulung, Verhaltensschulung
- ↑ Atemtherapie, besonders Ausschaltung einer Preßatmung.

Beh. Ges.: Ausschalten von Störfunktionen und Begleiterscheinungen. ↑ Adipositas, ↑ Adhäsionsbeschwerden, ↑ Arthrosis deformans, ↑ Knick-, Senk-, Spreizfuß, ↑ Obstipation, ↑ Ptosen, ↑ Überlastungsschäden, mechanische, ↑ Venensystem-Erkrankungen, ↑ Pseudoradikuläre Syndrome im Beckenbereich.

Blasenschließmuskellähmung

(nach Operation)

Ziel: Kontinenz der Blase.
Beh. Ges: Durchblutungsförderung.
Maßnahmen:

- ansteigende Unterschenkelbäder, Knie mit überspült
- Sitzbäder mit anschließenden T-Wickel
- heiße Rolle über dem Kreuzbein
- kombinierte ↑ Infrarot- und ↑ UV-Therapie segmental (Reflexzonen der Blase, s. Abb. 10)

Beh. Ges.: indirekte und direkte Anregung der Innervation des Blasenschließmuskels.
Maßnahmen:

- isometrische Spannungsübungen für den vorderen Beckenboden, ↑ Beckenbodeninsuffizienz
- ↑ Schwellstrombehandlung zur Reizung der quergestreiften Muskulatur des Blasenschließmuskels (soweit keine nervale Schädigung vorliegt, dann müßte Exponentialstrombeh. ↑ Paresen, schlaffe, erfolgen oder ↑ Funktionelle elektrische Stimulation)

  Kathode: über der Blase, Anode: über dem Kreuzbein, isometrische Anspannung der Muskulatur des vorderen Beckenbodens mit der Intension des Urinverkneifens synchron zum Elektroreiz, deshalb nicht mehr als 15 Schwellungen/min, 10 min behandeln, evtl. Reizerholungspausen einschalten.
- Exponentialstrombehandlung der glatten Blasenschließmuskulatur

  Elektroden 100 bis 200 cm^2, Kathode: über der Symphyse, Anode (gleichgroß): über dem Kreuzbein, 19 bis 50 Imp/min = 0.37 bis 0,83 Hz, t = 200 ms, t_{an} = 200 ms, t_{ab} etwa 20 ms, Strömstärke bis 15 mA, höchstens 20 mA hochregeln, 10 bis 15 min Beh.
- Reizstromtherapie zur vagotonen Umstimmung bei vegetativen Blasenstörungen

  Anode: über der Blase, Kathode: Kreuzbein
  19 Hz, t = 20 ms, t_{an} = 20 ms, t_{ab} = 20 ms, sensibel unterschwellig, 10 bis 15 min, 6 Beh. als Testserie.

Beachte: Es gibt auch Katheterelektroden.

Bronchiektasen

(irreversible Erweiterung der Bronchien)

B

Ziel (bei konservativer Behandlung): ausreichende Belüftung, gute Expektoration, Infektfreiheit.
Beh. Ges.: Infektprophylaxe, Unterstützung der ausreichenden Expektoration.
Maßnahmen:
- ↑ Infektanfälligkeit
- Unterstützung des Sekrettransportes durch gezielte ↑ Drainagelagerungen, mindestens jeden Morgen zur sog. Bronchialtoilette

  Die Patienten müssen so gelagert werden, daß ein Gefälle von den Bronchiektasen zur Trachea gegeben ist. Schnüffelndes Einatmen ist günstig. Müssen mehrere Lappen drainiert werden, erst die oberen, danach die unteren Segmente lagern.
- Unterstützung der Schleimverdünnung und -lösung durch ↑ Inhalationstherapie, heiße Rolle über den befallenen Brustkorbabschnitten oder Vibrationen und Klopfungen, summende Ausatmung auf stimmhafte Konsonanten m-n-w-l-s
- zur Verbesserung der Expektoration Atemfrequenz kurzfristig erhöhen
- Abräuspern, spezielle ↑ Abhustenschulung!

  Gähnend einatmen mit geschlossenem Mund, dann erst die Hälfte der eingeatmeten Luft wieder ablassen, die Rippen aber weitgestellt lassen, über Anspannung der Unterbauchmuskeln gegen das gespannte Zwerchfell mit lokkeren Lippen und weiter Kehleinstellung abräuspern.

Beachte: Werden statt der Unterbauchmuskeln zur Expektoration erst die Oberbauchmuskeln angespannt, wird das Sekret eher hineingezogen statt herausbefördert!
- ↑ Ventilationsstörungen, obstruktive, ↑ Bronchitis, ↑ Bronchospasmus, ↑ Laryngitis, unspezifische, ↑ Lungenemphysem, ↑ Lungenfibrosen, ↑ Mukoviszidose, ↑ Pleuritis, ↑ Pneumonie, ↑ Schleimhauterkrankungen der Nase und des Rachens, ↑ Sinusitis maxillaris
- ↑ Kurorttherapie.

Beh. Ges.: Infektbekämpfung, Verbesserung der Atmungssituation durch Elastisierung des Brustkorbs, des Zwerchfells und, soweit möglich, auch des Lungengewebes, Verbesserung der Kreislauf- und Stoffwechsellage, vegetative Umstimmung.
Maßnahmen:
- ↑ Inhalationstherapie zur antibiotischen Behandlung nach vorheriger Resistenzbestimmung der Erreger

  Die antibiotische Beh. ist immer erst nach Expektoration im Anschluß an die Drainagelagerung sinnvoll.

B

- gezielte Atemübungen für bronchiektatische Bezirke

  Durch bestimmte Lagerungen, bei denen Gebiete, die vermindert in die Atembewegungen einbezogen sind, gedehnt werden. Mit Hilfe von gezielten Massagehandgriffen, Packegriffen und peripheren Atemantrieben sollen diese Areale sich synchron zur Einatmung mit ausweiten und synchron zur Ausatmung verschmälern. Zur Spannung bei der Ausatmung können ↑ PNF-Techniken genutzt werden, auch manuelle Richtungshilfen am Thorax gegeben werden.
- passive und aktive Brustkorb- und Wirbelsäulenmobilisation

  Handtuchübungen, ↑ Schlingengerät-Behandlung, ↑ Unterwassergymnastik
- ↑ Yoga-Therapie
- Nasenwegsübungen, Tön- und Singeübungen, auch in Verbindung mit lockeren Armschwüngen
- ↑ Hydrotherapeutisches Programm
- ↑ Bindegewebsmassage (s. a. Abb. 4a u. b)
- ↑ Sporttherapie, Haltungsschulung und allgemeines Ausdauertraining, bes. bei Jugendlichen.

Bronchitis (Entzündung der Bronchialschleimhaut)

Ziel: Infektfreiheit, ↑ Ventilationstörungen, obstruktive.

Prophylaxe

Beh. Ges.: Ausschaltung verursachender Noxen, Funktionsverbesserung der Schleimhäute.

Maßnahmen:
- Erziehung zum Nichtrauchen
- Bekämpfung der Luftverseuchung und schädigender Noxen am Arbeitsplatz
- viel körperliche Betätigung an frischer Luft
- Nacktkörperkultur, Training der Kälteadaptation
- tägliche Schleimhautpflege, siehe Seite 344
- ↑ Thalassotherapie, ↑ Sporttherapie
- ↑ Yoga-Therapie.

Einfache chronische Bronchitis

Ziel: rasche Abheilung, Ausschaltung der Ursachen.
Beh. Ges.: Schleimlösung, Erleichterung des Sekrettransportes, Abhustentechniken ohne Schmerzen. Pneumonieprophylaxe.
Maßnahmen:
- Freiluftbehandlung
- ↑ Inhalationstherapie mit Sekretolytika
- ↑ Sauna mit anschließendem Brustwickel

- ansteigende Teilbäder mit Brustwickel
- ansteigendes Halbbad bis zum Dünsten, anschließend Brustwickel mit Dunstpackung, unterstützt durch heiße schleimlösende Tees
- heiße Rolle über dem Brustkorb oder andere örtliche Wärmemaßnahmen
- summende Ausatmung, dabei Vibrationen auf dem Brustkorb, danach Hilfen beim Abhusten geben
- Klimatherapie, ↑ Kurorttherapie bei rezidivierenden Bronchitiden.

B

Eitrige chronische Bronchitis

Ziel: Ausheilung.
Beh. Ges.: Infektionsbekämpfung, Sekretlösung und Abhusten unter Vermeidung exspiratorischer Kompression der Atemwege, Vermeidung einer Bronchopneumonie, Verbesserung der Perfusion durch spezielle Lagerungen und Umlagerungen.
Maßnahmen:
- ↑ Einfache chronische Bronchitis
- ↑ Drainagelagerungen zur Förderung des Sekrettransportes
- ↑ Inhalationstherapie

  antibiotische Beh. erst nach der Expektoration

- tägliche Bronchialtoilette, am besten morgens

  Das Bettende 30 cm hochstellen und 5 min in rechter, 5 min in linker Seitenlage, Beine angebeugt, liegen. Durch Schmalstellen der Nasenflügel während der Einatmung und summende Ausatmung kann der Atemzug vertieft und die Expektoration unterstützt werden.

- Hustenhilfen geben,. ↑ Abhustenschulung

  Verlangsamung der Einatmung durch gähnendes Einatmen mit geschlossenem Mund oder Schmalstellen der Nasenflügel, dann kurze Pause, danach mit kleinen Hustenstößen und lockeren Lippen abhusten unter Anspannung der Unterbauchmuskeln. Letzteres kann durch das Legen der Hand auf den Unterbauch oder Wickelung des Unterbauches unterstützt werden.

- Schleimhautpflege, siehe Seite 344
- ↑ Bäder mit Medikamentenzusatz als Überwärmungsbäder, wenn es die Kreislaufsituation gestattet
- befundgemäß orientierte ↑ Atemtherapie, Abstellen von Fehlatemformen und Erlernen spezieller Atemführungen, ↑ Ventilationsstörungen, obstruktive
- ↑ UV-Reflexzonenbestrahlung (s. Abb. 4 a u. b)
- ↑ Massage zur Schultergürtellockerung, ↑ Bindegewebsmassage
- segmentale Wärmemaßnahmen
- ↑ Kurzwellen- oder ↑ 69-cm-Wellen-Therapie

Querdurchströmung des Thorax, EHA 4 cm ventral und dorsal bei Kondensatorfeldmethode, Muldenapplikator direkt von ventral her anlegen, Dosis I 3 min, solange noch eitriges Sektret vorhanden ist, später Dosis II 5 bis 8 min, in akuter Phase täglich Beh., sonst jeden 2. Tag, 6 Beh. als Serie

- ↑ Bewegungstherapie zur Mobilisierung und Konditionierung
- Klimatherapie, ↑ Kurorttherapie.

Obstruktive chronische Bronchitis

Ziel: Beseitigung der bronchiolären Obstruktion.
Beh. Ges.: Ist die Ursache der Obstruktion Hypersekretion und Dyskrinie, sind Sekretolytika, Sekretmotorika, Sekretdrainage, Expektorations- und Ventilationsförderung angezeigt.
Maßnahmen:

- ↑ Inhalationstherapie
- ↑ Drainagelagerungen und Lagewechsel

  Fußende des Bettes 45 bis 50 cm hochgestellt, Patient verbringt 2- bis 3mal täglich 15 min im Kopftieflage bei rechter oder linker Seitenlage, gut Abräuspern hinterher.

- Vorwärmen des Thorax oder über dem Sternum: heiße Rolle, heiße Kompressen, Senfmehlbrustwickel, Auflage von heißen gepreßten Kartoffeln in Säckchen
- ↑ Kurzwellen- oder ↑ 69-cm-Wellentherapie der Bronchien s. eitrige chronische Bronchitis

  Dosis II, 8 bis 12 min jeden 2. Tag, 12 Beh, ingesamt

- Summübungen, Vibrationen, Klopfungen und Thoraxerschütterungen, synchron zur Ausatmung, Einatmung kann durch periphere Atemantriebe spezifisch gelenkt und vertieft werden
- spezielle Atemführungen gegen die Obstruktion: gähnendes Einatmen mit geschlossenen Lippen, Ausatmung blasend durch die Lippenbremse, nicht nachpressen
- Erlernen guter Hustentechnik, ↑ Abhustenschulung
  - weiches Anhusten mit breiten Lippen – b-b-b
  - 3 tiefe Atemzüge mit Rippenspreizen entweder durch Schmalstellen der Nasenflügel unterstützt oder gähnender Einatmung bei geschlossenen Lippen, blasende Ausatmung.
  - in aufrechter Rumpfhaltung gähnend mit geschlossenem Mund einatmen, dabei auf gute Rippenspreizung achten, dann erst die Hälfte der eingeatmeten Luft ablassen, den Brustkorb aber weitgestellt lassen, durch Anspannung der Unterbauchmuskeln gegen das gespannte Zwerchfell (evtl. mit einer Hand die Unterbuchmuskelspannung verstärken oder Bandagierung des Unterbauchs) mit weichen Lippen abhusten
  - bei unproduktivem Husten kann die Reizung der Hustenrezeptoren vermindert werden durch: gähnendes Einatmen mit geschlossenem Mund, danach die Luft anhalten und oberflächlich langsam weiteratmen; wenn nötig – Anhusten gegen die geschlossenen Lippen
- bei Atemwegskollaps unter Belastung müssen Hilfen gegen die exobronchiale Obstruktion der Atemwege gelehrt werden

- Thoraxmobilisation über periphere Bewegungsansätze, Thoraxstabilisation über scherenförmige Widerstände, bei denen Zwerchfelleinsatz und Zwerchfellkraft geübt werden
- Erlernen von Atemtechniken, bei denen die basalen Lungenabschnitte besonders belüftet werden
- Ventilationsförderung im Rahmen eines Herz-Kreislauf-Trainings (Ausdauertraining mit Lippenbremse 6 bis 10 min mindestens).

Beh. Ges.: Ist die Ursache der Obstruktion Schleimhautschwellung, so sind angezeigt bei infektiöser Genese antibakterielle Therapie, bei allergischer Genese Allergenkarenz, -elimination, spezifische und unspezifische De- bzw. Hyposensibilisierung.

Maßnahmen:

- ↑ Inhalationstherapie
- Schleimhautpflege siehe Seite 344
- ↑ Sauna mit anschließendem Brustwickel
- ansteigendes Halb- oder Teilbad mit anschließendem Brust- oder Rumpfwickel und Dunstpackung für 2 bis 8 h, am Ende der Pakkung Wechselwachung, täglich oder jeden 2. Tag
- ↑ Bäder mit Medikamentenzusatz
- ↑ Freiluftbehandlung, Heliotherapie, Klimatherapie ↑ Kurorttherapie
- befundgemäße ↑ Atemtherapie zur Verbesserung der Atemtechnik, ↑ Ventilationsstörungen, obstruktive
- Abhärtungsmaßnahmen ↑ Infektanfälligkeit.

Beh. Ges.: Ist die Ursache der Obstruktion Bronchospasmus, so sind angezeigt broncholytische Therapie (medikamentöse, inhalativ), sowie entspannende, spasmuslösende, atemweg- und atembewegungsregulierende physiotherapeutische Maßnahmen.

Maßnahmen:

- ↑ Inhalationstherapie

  Beachte: Ein Bronchialspasmus kann mit Schleimhautschwellung und Hypersektretion kombiniert sein, evtl. sind auch Inhalationen mit antiphlogistischen Mitteln und Sekretolytika (kein Mucosolvin® !) zu geben.
- ↑ Entspannungsbehandlung
- befundgemäße ↑ Atemtherapie zur Optimierung der Atembewegung und spezieller Atemwegseinstellung (70, 180)

  Einnehmen von Ausgangsstellungen, die der Basisatembewegung und der Flankenspreizung keinerlei Behinderungen geben

  Erlernen von Entspannungstechniken in diesen Ausgangsstellungen, Massagehandgriffe zur muskulären Lockerung und Atemlenkung (z. B. Packegriffe in der Flanke)

  Schmalhalten der Nasenflügel zur Anregung der Zwerchfellinnervation, gähnend einatmen mit geschlossenen Lippen, blasend auf püh o. a. ausatmen, Rücken dabei strecken.

  Hineinschwingen in den optimalen Atemrhythmus durch Zurückverlagerung und Weitwerden synchron der Einatmung, Vorverlagerung und Streckung synchron der Ausatmung

- ↑ Massagebehandlung des Nackens, viele Vibrationen über dem 7. Halswirbel
- ↑ Bindegewebsmassage
- Ultraschalltherapie im neuraltherapeutischen Aufbau (185)

  0,2 W/cm^2 kaudal, 0,1 W/cm^2 ab 7. BW nach kranial bis 3. HW, 5 bis 10 min, jeden 2. Tag, 12 Beh. als Serie
  Außer muskulärer Lockerung kommt es durch die Ultraschalltherapie zu einem verbesserten Ansprechen auf die medikamentöse Beh.

Haltungsschulung, ↑ Haltungsfehler
- ↑ Bewegungstherapie zur Konditionierung, bes. Ausdauertraining
- Psychotherapie, ↑ Neurosen
- ↑ Kurorttherapie, Klimatherapie, Milieuumstellung
- funktionelle ↑ Arbeitstherapie evtl. zur Findung eines neuen Arbeitsplatzes in Allergenfreiheit.

Bursitis (Schleimbeutelentzündung)

Ziel: normale, reizfreie Funktion.

Akut
Beh. Ges.: Entzündungshemmung, Schmerzlinderung.
Maßnahme:
- milde Wärme mit Wärmestrahlern, z. B. ↑ Blaulichttherapie

  10 bis 15 min mehrmals täglich

- kalte Pelose-, Fango-, Heilerdepackungen
- ↑ Kurzwellentherapie, Kondensatorfeldmethode, Impuls-Kurzwellentherapie

  aktive El. ∅ 2 cm, EHA 1,5 bis 2 cm
  inaktive El. größer, EHA 2,5 bis 3 cm
  Dosis I, 1bis 3 min täglich, 6 bis 8 Beh.

Chronisch
Beh. Ges.: Ausheilung, Ausschalten von chronischen Fehlbelastungen oder Überlastungen.
Maßnahmen:
- Beseitigung einer Dysbalance zwischen tonischer und phasischer Muskulatur, ↑ Hypertonus der Muskulatur
- bei Blockierungen ↑ manuelle Therapie
  - ↑ Ultraschalltherapie

  örtlich: 0,1 bis 0,2 W/cm^2 bewegt, 1 bis 2 min
  segmental: 0,1 bis 0,2 W/cm^2 3 bis 5 min

- ↑ Kurzwellentherapie

El. wie oben, Dosis II bis III, 3 bis 10 min, jeden 2. Tag, insgesamt 8 bis 12 Beh.

- lokale ↑ UV-Bestrahlung, jeden 2. Tag
- warme Pelose-, Fango-, Heilerdeauflage oder -umschlag
- Infrarotbestrahlung 15 bis 20 min, gut warm
- befundgerechte Haltungs- und Bewegungsschulung, die keine unphysiologischen Reize in die Region des Schleimbeutels bringt.

C

Cholelithiasis (Gallensteinleiden)

Ziel: Abgang kleiner Gallensteine, Schmerzfreiheit.

Bei Koliken

Beh. Ges.: Ruhigstellung, Spasmolyse, Schmerzlinderung.

Maßnahmen:

- ansteigendes Fußbad – am Bettrand sitzend – zugleich kleine Dampfkompressen im Gallensegment (s. Abb. 9a u. b)

  Segment $C_{3/4}$ Th_6 - 10, Maximalpunkt Th_8 rechts dicht neben dem 12. Brustwirbel, auch in Th_2 neben dem 2. Brustwirbel, 5 bis 7 min. Die Kompressen reichen von der Wirbelsäule bis zum epigastrischen Winkel.
  Bei Applikation der Kompressen am liegenden Patienten müssen zugleich auch heiße Kompressen an den Füßen aufgelegt werden. Die Wärmezufuhr ist so lange durchzuführen, bis der Patient gut durchwärmt ist. Dünsten ist erwünscht.

- bei Nachlassen der Schmerzen Leibauflage gut zudecken und noch nachdünsten
- Periostbehandlung im Segment (s. Abb. 9a u. b) und siehe Maßnahmen im Intervall auch nach Angaben des Patienten richten
- nach dem Anfall Bettruhe bei gleichmäßiger Durchwärmung.

Im Intervall

Beh. Ges.: Spasmolyse, Ausschalten von disponierenden und schädlichen Faktoren, Beeinflussung über Reflexzonen.

Maßnahmen:

- akute ↑ Cholezystitis
  - Serie von ansteigenden Fußbädern mit anschließendem Leibwickel, ↑ Hydrotherapie
- Kolonbehandlung, die den Punkt 2 an der rechten Flexur ausläßt
- Serie von Periostbehandlungen im Segment

  rechter Rippenbogen, unteres Drittel des rechten Schulterblattes, Querfortsätze der oberen Lendenwirbel

- ↑ Bindegewebsmassage, Vibrationen in hypertonen Muskelgebieten
- ↑ Entspannungsbehandlung, Körpertastarbeit auf Weitwerden in der Rumpfmitte und Aktivierung der Zwerchfellbewegung über Schmalnaseneinstellung

- ↑ Kurzwellentherapie im Kondensatorfeld oder ↑ 69-cm-Wellentherapie mit Muldenapplikator

  Kondensatorfeld: EHA ventral 3 bis 4 cm, dorsal 6 bis 7 cm, Dosis II, 2 bis 5 min täglich oder jeden 2. Tag.

C

Postoperative Beschwerden
Beh. Ges.: je nach Ergebnis der Ursachenanalyse, Durchblutungsförderung, Beseitigung noch vorhandener Reflexzonen und Schonhaltungen.
Maßnahmen:
- ↑ Kurzwellentherapie der Lebergegend oder ↑ 69-cm-Wellentherapie, siehe oben
- ↑ Ultraschalltherapie im neuraltherapeutischen Aufbau

  0,1 bis 0,2 W/cm², 5 min, jeden 2. Tag, 10 bis 12 Beh. als Serie

- ↑ Bindegewebsmassage und Periostbehandlung im Segment
- bei Blockierungen ↑ Manuelle Therapie
- krankengymnastische Beh. zur Optimierung der Atembewegung und Wirbelsäulenmobilisation
- ↑ Gallenwegsdykinesie, ↑ Hepatitis, ↑ Hyperalgetische Zonen, ↑ Meteorismus, ↑ Narben, ↑ Obstipation, ↑ Ptosen.

Cholezystitis (Gallenblasenentzündung)

Ziel: Entzündung zum Abklingen bringen, Spasmolyse.
Akut und subakut
Beh. Ges.: Ruhigstellung, Infektionsbekämpfung, Spasmolyse.
Maßnahmen:
- ↑ Eisbehandlung im akuten Stadium
- kalter Leibumschlag, je nach Fieberhöhe zum Rumpfwickel erweitern, durch Waden- und Oberschenkelwickel ergänzen

  auch nachts die Umschläge erneuern bei schlechtem Schlaf

- auf ausgeglichenen Wärmehaushalt achten: bei kalten Füßen ansteigendes Fußbad oder Fußkompressen als Vorbereitung des Leibumschlags, auch bei Fieber!
- Lagerungs- und ↑ Entspannungsbehandlung.

Chronisch
Beh. Ges.: Therapie über Reflexzonen, Verbesserung der Abwehrlage, Beseitigung der Gallenwegsdyskinesien.
Maßnahmen:
- ↑ Bindegewebsmassage, Periostbehandlung (s. Abb. 9a u. b)
- ↑ Gallenwegsdyskinesien.

Colitis mucosa (Colon irritabile, Reizkolon)

C

Ziel: Beschwerdefreiheit.
Beh. Ges.: Hyposensibilisierung, Dämpfung der parasympathischen Erregungsstörungen, Angehen der neurovegetativen Dysfunktion.
Maßnahme:

- Dampfkompressen über dem verkrampften Darmabschnitt

  meist Colon descendens, gezielte Dampfkompressen sind vorteilhafter als breite Auflagen, Heizkissen und anderes

- Enstpannungslagerung mit Körpertastarbeit auf Basisatembewegung

  regelmäßig nach dem Essen Entspannungslagerung einnehmen, ↑ Gastritis

- Serie von ansteigenden Bädern mit anschließenden ↑ Packungen oder
- warme Sitzbäder mit anschließendem Leibwickel
- ↑ UV-Ganzbestrahlung und Heliotherapie oder Segmentbehandlung
- ↑ Bindegewebsmassage, Periostbehandlung (s. Abb. 7 u. 8)
- Rehabilitatives Training unter Betonung von Spannungsübungen für die untere Körperhälfte
- ↑ Vegetative Regulationsstörungen, ↑ Neurosen.

Commotio cerebri (Gehirnerschütterung)

Nachbehandlungsphase
Ziel: Beschwerdefreiheit.
Beh. Ges.: Beseitigung vasomotorischer und anderer vegetativer Störungen, reflektorische Beeinflussung postkommotioneller Beschwerden.
Maßnahmen:

- zuerst milde ↑ Hydrotherapie mit Teilwickeln bzw.
- später Gefäßtraining mit stärkeren Temperaturreizen

  Wechselwaschung, Wechselbäder

- ↑ Bindegewebsmassage nach Dicke

  von kaudal aufsteigend, nur bis in Höhe des 7. Halswirbels

- Periostbehandlung

  Kreuzbeinränder und Querfortsätze der Lenden- und Brustwirbelsäule, später auch der Halswirbelsäule und des Hinterkopfes (starke Einwirkung auf die zerebrale Durchblutung!)

- bei Blockierungen der HWS ↑ Manuelle Therapie
- ↑ Ultrareizstrombeh. der HWS

Kathode: ab 3. Halswirbeldornfortsatz kaudal, Anode: in 3 cm Abstand davon über der oberen Brustwirbelsäule, 3 bis 5 Beh., die ersten 3 täglich
Beachte: Ultrareizstrom ist auch bei Prellungen und Stauchungen der HWS angezeigt!

C

– ↑ Stabile Galvanisation

Anode: über den Augen oder auf der Stirn, Kathode: im Nacken oder am Kreuzbein, 0,3 bis 0,5 mA (sensibel unterschwellig!), 10 min, 3mal wöchentlich, 6 bis 10 Beh.

– Kreislaufstabilisierung über ein Kreislauftraining mit Übungen in Intervall- und Dauerform
– ↑ Schädel-Hirn-Traumen.

Coxarthrose

(Hüftgelenksleiden auf degenerativer Grundlage)

Lit.: 48, 81, 144, 252

Ziel: Beschwerdefreiheit, bestmögliche Funktion.
Beh. Ges.: Vergrößerung des Gelenkspiels, Dehnung der zur Verkürzung neigenden Muskulatur, Mobilisation eingeschränkter Gelenkbeweglichkeit, Kräftigung der zur Schwäche neigenden Muskulatur, Aufbau vorteilhafter Statik und Bewegungsweisen, Instruktionen über gelenkschützendes Verhalten.
Maßnahmen:
– ↑ Manuelle Therapie zur Vergrößerung des Gelenkspiels (Mobilisation)
Beachte: in schmerzfreien Gelenkstellungen arbeiten.
– täglich selbst Dehnlagerungen einnehmen in schmerzfreien Positionen

Entspannung der Hüft- und Kniebeuger besonders wichtig

– Pendelbewegungen im einbeinigen Stand auf der Fußbank ausführen.

Festhalten an der Wand, das freie Bein gut entspannen und pendeln lassen.

– aktive Dehnung verkürzter Muskeln, ↑ PIR-Techniken

Dehnstellung einnehmen, die gerade noch schmerzfei ist, aus dieser Stellung maximale isometrische Kontraktion der Antagonisten durchführen, 7 bis 12 s halten

– ↑ Schlingengerät-Behandlung

aus Rückenlage Ab- und Adduktionsbewegungen
aus Seitenlage Flexions- und Extensionsbewegungen
Aufhängepunkt über dem Hüftgelenk. Soll jedoch – wie bei den Umkehrbewegungen – die Beckenmuskulatur gekräftigt werden, ist der Aufhängepunkt über den Kniegelenken zu wählen.

Zu Hause kann mit Elastikgurten, die am Türrahmen befestigt werden, geübt werden.

- Standfahrradfahren gegen ganz geringen Widerstand

  Vorher achsengerechte Gelenkführung einüben

- Adäquates Ausdauertraining ist wichtiger als das Krafttraining!
- ↑ PNF-Techniken der wiederholten Kontraktionen

  Flexion-Abduktion-Innenrotation, Extension-Abduktion-Innenrotation
  Beachte: Verkürzt sind meist die Hüftbeuger und Hüftadduktoren, abgeschwächt M. glutaeus maximus und medius, die Bachmuskeln und die ischiocurale Muskulatur.

- ↑ Unterwassergymnastik

  Bei Nutzung von Auftriebskörpern für den oberen Rumpf und von einem oder zwei Bleischuhen gelingt schmerzlose Kapseldehnung. Auftriebstherapie in 30 °C warmem Wasser, in Thermalbädern oder im Schwefelbad besonders günstig.

- Korrektur der gestörten Statik und des fehlenden Muskelgleichgewichts, Gangschule

  Erhöhung des Schuhes bei einer Beinverkürzung bis zum Beckengeradstand, evtl. weicher Pufferabsatz, bei Gang- und Haltungsschulung im Gehbarren erst das Becken aufrichten lassen, dann gibt die Physiotherapeutin Widerstand an der Spina ilica ventralis beim Vorwärtsgehen.

Beh. Ges.: Durchblutungsförderung und Schmerzlingerung durch Maßnahmen der Elektro- und Hydtrotherapie.
Maßnahmen:

- ↑ Ultraschalltherapie (optimale Erfolge, 185)

  Beginn mit neuraltherapeutischem Aufbau in Bauchlage: unterer Kreuzbeinrand, Ileosakralgelenke, Beckenkamm, dorsale Trochanterpartie, neben der LWS mit 0,3 W/cm^2 3 min, danach neben der BWS und HWS (nur bis 3. HW), Nacken- und Deltapartie mit 0,1 W/cm^2 3 min. Trochanter major wird in Seitenlage des Patienten (oberes Bein 90° in der Hüfte angebeugt, mit gebeugtem Knie vor dem Rumpf gelagert) mit 0,5 bis 0,7 W/cm^2 5 min kreisend beschallt; anschließend kann in Rückenlage Adduktorendehnlagerung mit 0,1 W/cm^2 eine Lockerung verspannter Adduktoren versucht werden. Die Beh. wird 3mal wöchentlich durchgeführt. 12 Beh. gehören zu einer Serie. Eine Steigerung des Erfolges kann durch eine vorangehende Serie von 6 bis 12 69-cm-Wellenbeh. oder Kurzwellenbehandlungen, Kondensatorfeldmethode, siehe unten, erreicht werden.

- ↑ Kombinationstherapie Ultraschall und diadynamische Ströme, bei der gezielt die schmerzhaften Muskelreizpunkte in die Behandlung einbezogen werden
- ↑ Interferenzstrombehandlung, ↑ Arthrosis deformans
- ↑ 69-cm-Wellen-Therapie örtlich und segmental, Muldenapplikator

  örtlich: Muldenapplikator in Seitlage des Patienten direkt anlegen, Dosis II bis III, 10 min, 12 Beh., 3mal wöchentlich.

Beachte: An jeder Hüfte einzeln anlegen!
segmental: Muldenapplikator in untergepolsterter Bauchlage des Patienten über Kreuzbein und LWS anlegen, Dosis II, 3 bis 5 min

- ↑ Kurzwellentherapie, örtlich und segmental, Kondensatorfeldmethode

  örtlich: große El. 17 cm ∅, EHA 4 cm dorsal und ventral des Hüftgelenks, jede Hüfte einzeln, Dosis II bis III, 10 bis 15 min, 12 bis 18 Beh., 3mal wöchentlich
  segmental: eine Weichgummielektrode in Höhe der unteren BWS, die andere im Wechsel rechts und links in Höhe der mittleren Gesäßfalte anlegen, Patient in Rückenlage mit Knierollen, Dosis II, jede Seite 3 bis 5 min

- Peloidpackungen
- ↑ Unterwasserstrahlmassage, örtlich und den ganzen Rücken
- Dampfbeh. oder ↑ Saune mit anschließender Packung.

Stadium III und IV

Ziel: Linderung der Beschwerden, Verbesserung des allgemeinen Wohlbefindens.

Beh. Ges.: Abklingen von Reizzuständen, vorsichtige Dosierung der aktivierenden und gelenkfunktionerhaltenden Maßnahmen, Entlastung, Anpassung.

Maßnahmen:

- die im Stadium I und II genannten – solange wie möglich – fortsetzen
- Korrektur der Fehlhaltung und des Gangbildes
- befundgemäße Behandlung der angrenzenden Gelenke und Erarbeitung von Kompensationsmöglichkeiten
- Anpassung eines fixierenden und entlastenden Apparates und Üben im Apparat und mit Hilfsmitteln
- Hilfestellung bei Lagewechsel, Aufstehen und Alltagsbewegungen geben
- Traktionsbehandlung der Hüftgelenke

  Aus Rückenlage des Patienten wird das Bein in der Hüfte 20° gebeugt, 20° abduziert und 20° außenrotiert. Dies ist die entspannteste Haltung für das Hüftgelenk. Der Patient wird mit einem Gurt nach kranial zu an der Liege fixiert. Der Behandler umfaßt mit beiden Händen Fuß- und Sprunggelenke und sichert diesen Griff mit einem Gurt, der nach der Handschlinge über seinen Rücken geführt ist. Alle 10 s wird eine Traktion durchgeführt, 5 bis 10 min. Bei Verträglichkeit wird diese Behandlung 3mal wöchentlich ausgeführt, und es ergibt sich eine funktionelle Verbesserung und Schmerzlinderung daraus.

- funktionelle ↑ Arbeitstherapie an einem Kufenwebstuhl, an dem Ab- und Adduktion, Beugung und Streckung des Hüftgelenks vorteilhaft beeinflußt werden.

Dekubitus (Wundliegen)

Lit.: 76, 214, 265

Prophylaxe

Beh. Ges.: Vermeidung oder Minderung des Auflagedruckes.

- Anleitung des Patienten, mehrmals täglich die Beine anzustellen, Füße und Hände fest auf die Unterlage zu drücken, das Gesäß fest anzuspannen und das Becken von der Unterlage abzuheben
- regelmäßige Umlagerungen
- Spezialmatratzenteil mit Öffnung und Bettschüssel darunter für inkontinente Patienten
- Anti-Dekubitor-Matratze, bei der die querverlaufenden Rippen unterschiedlich aufgepumpt werden können
- Drehbett
- Lagerung auf einem Netz aus Polyethylenschaum.

Beh. Ges.: lokale Anregung der Wundheilung.

Maßnahmen:
- ↑ Eisbehandlung: kurzfristiges Reiben mit Eiswürfeln um die Wunde herum, anschließend trocken fönen
- ↑ Bäder mit Medikamentenzusatz: Kohlensäurebäder
- Stabile Galvanisation

  Applikation und Dosierung ↑ Wunden, chronisch eiternde
- ↑ Bindegewebsstriche nach Dicke bis an den Rand des Dekubitus

  zusätzlich evtl. Grundaufbau
- ↑ UV-Therapie, vorsichtig dosiert
- lokale Aerosoltherapie mit Panthenol, ↑ Inhalationstherapie.

Beh. Ges.: allgemeine Roborierung.

Maßnahmen:
- Atem-Kreislauf-Gymnastik
- kalte oder wechselwarme Waschungen
- ↑ Bindegewebsmassage, Segmentmassage
- ↑ UV-Ganzbestrahlung, Heliotherapie, Freiluftbhandlung.

Dermatosen, chronische

(chronische Hauterkrankungen)

Lit.: 63, 64, 107, 120, 141, 166, 197, 254, 267, 307, 333

Ziel: Optimierung physiologischer Vorgänge durch physiotherapeutische Reizserienbehandlung – zusätzlich zur medikamentösen Beh.

Ekzem, endogenes und vulgäres

Akut (St. mididans)
- Feuchte Umschläge mit Wasser.

Subakut
- Bäder mit Weizenkleie, Bolus alba, Kaliumpermanganat

  ↑ Bäder mit Medikamentenzusatz.

Chronisch
- Bäder mit Steinkohlenteer (Hoepixin©), Kalmus
- Überwärmungsbäder bei endogenem Ekzem
- Güsse, ↑ Hydrotherapie
- ↑ Sauna
- Heliotherapie, Klimabehandlung.

D

Ekzem, seborrhoisches

Akut und subakut (ekzematisiert)
- Bäder mit Kaliumpermanganat, Bolus alba, Weizenkleie

↑ Bäder mit Medikamentenzusatz.

(Sub)chronisch
- Zuweilen Klimabehandlung.

Mykosis fungoides im Stadium I und II

- Heliotherapie
- ↑ UV-Therapie
- PUVA-Therapie (Photochemotherapie).

Parapsoriasis en plaques

- Heliotherapie
- ↑ UV-Therapie
- PUVA-Therapie (Photochemotherapie).

Prurigo chronica

- Güsse, ↑ Hydrotherapie
- Klimabeh.

Psoriasis vulgaris

St. incrementi
- Sanierung, keine Heliotherapie!
- Bäder mit Schmierseife oder Teer
- Bürstenbäder

St. decrementi
- Bäder mit Schmierseife, Teer

- Bürstenbäder
- Heliotherapie
- ↑ UV-Therapie
- PUVA-Therapie (Photochemotherapie).

Psoriasis arthropathica
- ↑ Unterwasserstrahlmassage
- ↑ Hydroelektrisches Vollbad
- Radiumbäder
- ansteigende Teilbäder, anschließend Dreiviertelpackungen
- Heliotherapie je nach Befund
- Kneipp-Therapie (Tab. 6).

D

Urticaria chronica recidivans

- Kalte Güsse ↑ Hydrotherapie
- Klimabeh.

Tabellle 6 Behandlungsplan für die 1. Woche der Kneipp-Therapie bei Psoriasis (29)

	Früh	Vormittags	Nachmittags	Abends
Montag	Oberkörper-waschung	Wechsel-Knieguß	Armbad	Wasser-treten
Dienstag	Unterkörper-waschung	Vollbad mit Weizenkleie	Wechsel-Fußbad	Wasser-treten
Mittwoch	Ganzwaschung	Brustguß	Knieguß	Wasser-treten
Donnerstag	Oberkörper-waschung	Schenkelguß	Armbad	Fußbad mit Weizen-kleie
Freitag	Ganzwaschung	Kurzwickel	Fußbad	Wasser-treten
Samstag	Taulaufen	Vollbad mit Weizenkleie oder Milch/Molke		Wasser-treten

Descensus uteri (Gebärmuttersenkung)

<u>Ziel:</u> normale Lage.
<u>Beh. Ges.:</u> Verhütung einer Gebärmuttersenkung.

Maßnahmen:
- gezielte Wochenbettgymnastik und anschließend
- Beckenboden- und Bauchdeckengymnastik für längere Zeit
- bei Rectusdiastase Kräftigung der schrägen Bauchmuskeln
- evtl. Leibbinde tragen bis zum Erreichen der aktiven Spannungsfähigkeit der Bauchdecken
- Fußgymnastik und Haltungsschulung

  Vierpunktbelastung des Fußes, gut mit der Ferse abstemmen

- Vermeidung statischer Belastungen, schweren Hebens und Tragens und der Preßatmung.

Beh. Ges.: Durchblutungsförderung und Tonisierung der Unterleibsorgane, gezieltes Muskeltraining, Gleichgewicht zwischen tonischer und phasischer Muskulatur.

Maßnahmen:
- ↑ Bäder mit Medikamentenzusatz, z. B. Moorbäder, führen zu verstärkter Durchblutung
- Dehnung verkürzter, Kräftigung geschwächter Muskelgruppen
- Aufbau einer guten Beckenhaltung
- ↑ Unterwassergymnastik
- hydrotherapeutisches Trainingsprogramm in Verbindung mit krankengymnastischer Übungsbehandlung
  - 6 bis 8 Beh. mit ansteigenden Sitzbädern, anschließend T-Wickel, 2- bis 3mal wöchentlich
  - 6 bis 8 Beh. absteigende Bürstenhalbbäder mit kalten Güssen, 2- bis 3mal wöchentlich
  - kalter oder wechselwarmer Blitzstrahl auf Becken- und Bauchregion, 2- bis 3mal wöchentlich.

    An den Zwischentagen krankengymnastische Übungsbeh. zur Spannung des Beckenbodens und der Bauchdecken aus Beckenhochlagerung (↑ Beckenbodeninsuffizienz). Die Anspannungen erfolgen am Ende der Ausatmungsphase. Erlernen von ↑ **Stemmführungen**.
- ↑ Schwellstromgymnastik der Bauchdecken, ↑ Ptosen
- bei Rektusdiastase intensives Training der schrägen und queren Bauchmuskeln
- ↑ Haltungsfehler, ↑ Ptosen, ↑ Ovarialinsuffizienz.

Diabetes mellitus

(Zuckerkrankheit, Zuckerharnruhr)

Ziel: Normalisierung der Stoffwechsellage, Verbesserung der Kondition, Rückgang der schnellen Ermüdbarkeit.
Beh. Ges.: Verbesserung der Sauerstoffausnutzung im Gewebe, Stoffwechselanregung, adäquate Verhaltenseinstellung.

Maßnahmen:
- befundgerechte krankengymnastische Übungsbehandlung

  Dehnung verkürzter, Kräftigung abgeschwächter Muskeln, Ökonomisierung der Bewegung einschließlich der Atembewegung

- ↑ Yoga-Therapie

  Im Rahmen der Allgemeinbehandlung Aufstellen eines Hausübungsprogramms mit Speziallagerungen und -stellungen, die die Bauchspeicheldrüse zusammenpreßt und reaktiv besser durchblutet wie: Langsitz, Kopf auf die Knie, anschließend Rückenlage, danach Kerze, Absinkenlassen der Beine hinter den Kopf, anschließend Rückenlage u. a.

- leichtes Ausdauertraining im aeroben Bereich
- bei ↑ Hypertonie nach submaximalen Dauerbelastungen Entspannung in leichten Dehnlagerungen, ↑ Atemtherapie mit Betonung der Pause nach der Ausatmung
- ↑ Herz-Kreislauf-Training zur Konditionierung
- Intervalltraining bei ↑ Durchblutungsstörungen
- ↑ Arteriosklerose, ↑ Polyneuropathien.

D

Diskopathien ohne neurologische Veränderungen

(Schmerzen auf Grund einer Bandscheibenveränderung)

Lit.: 12, 21, 23–25, 30, 36, 38, 48, 70, 71, 91, 93, 99, 114, 120, 127, 138, 185, 252, 264, 272, 303, 313, 319

Ziel: Schmerzfreiheit, Bewegungsfreiheit.
Beh. Ges.: Schmerzbeseitigung, Ursachenanalyse und -behandlung.
Maßnahmen:
- ↑ Interferenzstromtherapie
- ↑ Eisbehandlung
- Lagerung in Schmerzfreiheit, evtl. Stufenlagerung
- isometrische Spannungsübungen der Rückenmuskulatur in entlastender Stufenlagerung

  Würfel in Rücken- und Bauchlage mit 90° gebeugten Hüften und Knien, scherenförmige Widerstände geben

- ↑ Traktionsbehandlung, wenn sie schmerzlindernd wirkt
- bei Blockierungen ↑ Manuelle Therapie, weiche Mobilisationstechniken
- Behandlung einer Dysbalance zwischen tonischer und phasischer Muskulatur, ↑ Hypertonus der Muskulatur

– befundgemäße krankengymnastische Übungsbehandlung

Dehnlagerungen, z. B. Päckchenlage, besonders die dorsale Basisatembewegung einregulieren, Kyphosierungsübungen im warmen Wasserbassin (↑ Unterwassergymnastik), ↑ PNF-Techniken, Spezialübungen, ↑ Stemmführungen, Aufbau einer besseren Statik und Bewegungsumschulung, wenn nötig

D

– ↑ Ultraschalltherapie im neuraltherapeutischen Aufbau und über ausstrahlenden Schmerzarealen

0,2 W/cm^2 5 bis 10 min, jeden 2. Tag, 10 Beh. als Serie, Beh. kann auch in Päckchenlage ausgeführt werden.

– Wärmetherapie mit Peloiden: Pelose, Fango u. a.
– ↑ Unterwasserstrahlmassage
– ↑ Bäder mit Medikamentenzusatz, z. B. Schwefelbäder
– Histamin- ↑ Iontophorese an den schmerzenden Stellen
– ↑ Massage, ↑ Bindegewebsmassage, Segmentmassage
– ↑ Reizstromtherapie im Nieder- und Mittelfrequenzbereich, ↑ Ischias/Ischialgie, ↑ Zervikalsyndrom
– ↑ Fibrositis, ↑ Haltungsfehler, ↑ Lumbalgie, ↑ Myalgie, ↑ Myofasziales Syndrom, ↑ Neuralgien/Neuritiden, ↑ Osteoporose, ↑ Pseudoradikuläre Syndrome im Beckenbereich, ↑ Skoliose, ↑ Spondylose/Osteochondrose, ↑ Überlastungsschäden, mechanische.
  Bei Drucksymptomatik ↑ Kompressionssyndrome, ↑ Paresen, schlaffe, ↑ Querschnittslähmung.

Distorsion/Luxation

(Gelenkstauchung/Gelenkverrenkung)

Ziel: Festigkeit und Elastizität der Gelenkkapsel und Bänder, volle, gesicherte und schmerzfreie Funktion.
Beh. Ges.: sofortige erste Hilfe bei Distorsionen, Schmerzlinderung, Gelenksicherung.
Maßnahmen:
– ↑ Eisbehandlung

Auflegen von Eispackungen, festwickeln mit elastischer Binde, 30 min liegen lassen, 2- bis 3mal am Tag, zwischendurch:

– Kompressionsverband

Abpolstern von Knochenvorsprüngen mit Schaumstoff, evtl. Verstärkung der Kompression durch Pflasterstreifen

- sofortiges Gehen mit dem Kompressionsverband, dabei Fuß gut von der Ferse über den Außenrand zur kleinen, dann großen Zehe abrollen.

Kontraindikationen: Wärmemaßnahmen in allen akuten Phasen.
Beachte: Luxationen müssen erst eingerenkt und bis zur Kapselheilung ruhiggestellt werden.
Beh. Ges.: Verbesserung der örtlichen Durchblutungsverhältnisse, Wiederherstellung von Funktion und Muskelkräftigung, Schmerzlinderung (ab 2. Tag bei Distorsionen, bei Luxationen später).
Maßnahmen:

- ↑ Ultraschalltherapie örtlich im Wasserbad

  0,2 W/cm^2 5 min, evtl. täglich

- ↑ Eistherapie, kalte Bäder oder Wickel (nach einer Woche bei Distorsionen, bei Luxationen später)
- aktive Bewegungsübungen bis zur Dehnungsgrenze zur Vermeidung von Kontrakturen, danach Widerstandsübungen und isometrische Spannungsübungen zur Gelenksicherung.
  Beachte: Keine passiven Bewegungen und keine extremen Bewegungen! Nach Schultergelenkluxation ist besonders die Kräftigung der Rotatoren zur Vermeidung von Rezidiven erforderlich. Bei Fußgelenkverstauchungen vor Belastung Fuß mit elastischer Binde stützen.
- ↑ Diadynamische Ströme (Querdurchströmung und Schmerzpunkte)
- ↑ Kombinationstherapie Ultraschall und diadynamische Ströme oder Sonodynator®-Therapie
- ↑ Interferenzstromverfahren, ↑ Mittelfrequenz-Reizstromtherapie
- Reizströme im ↑ Hydroelektrischen Zellenbad nach Träbert
- ↑ Iontophorese
- ↑ Ultrareizstrom
- ↑ Diadynamische Ströme

  - Querdurchströmung des Gelenks DF, danach CP
  - Schmerzpunktapplikation (Kathode auf Schmerzpunkt) DF, danach cp.

  Die erste Behandlung möglichst bald nach dem Trauma, evtl. 2mal an einem Tag, die weiteren Behandlungen täglich, nach Schmerzfreiheit (meist 5 bis 6 Beh.) noch 4 Beh. 2tägig. Ältere Fälle kann man folgendermaßen behandeln:
  Basis (1 bis 2 mA) und CP 2 min bis Toleranzgrenze
  Basis (1 bis 2 mA) und LP 2 min bis Toleranzgrenze.
  Bei einer schmerzreflektorischen Atrophie der proximal des Gelenks liegenden Muskulatur:
  bipolare Anlage, RS, motorisch überschwellig
  1 min pro Muskelgruppe.

Kontraindikationen: Frakturen.
Sind nach der 2. bis 3. Behandlung umschriebene Stellen noch besonders schmerzhaft, ist dies stets frakturverdächtig.

– ↑ Kurzwellentherapie im Kondensatorfeld, örtlich

EHA aktiv und passiv 2 bis 4 cm, Dosis II bis III, 5 bis 15 min.

Kontraindikationen: frische Blutergüsse.
– ↑ 69-cm-Welle, örtlich

Muldenapplikator, Dosis II, 5 bis 8 min, Kontraindikation siehe oben

D

– stabile ↑ Interferenzstrombehandlung (105)

Bei tiefem Schmerz:Querdurchströmung des Gelenks mit Flachkissenelektroden (direkt der schmerzenden Stelle gegenüber).
Bei mehr oberflächlichem Schmerz: eine Flachkissenelektrode proximal, eine distal vom Schmerzpunkt oder Plattenelektroden, so daß das Gelenk im Überlagerungsgebiet der Ströme liegt, zuerst
100 Hz 5 min sensibel schwellig bis überschwellig, danach
50 bis 100 Hz 5 min sensibel schwellig bis überschwellig.
Je frischer die Verletzung, um so kürzer die Behandlungszeiten.
Die Stromintensität kann später bis zur Toleranzgrenze gesteigert werden.

– kinetische ↑ Interferenzstrombehandlung

Punktbehandlung mit Handschuhelektroden, die mit den Fingerspitzen in etwa 2 bis 3 cm Abstand so aufgesetzt werden, daß der Schmerzpunkt genau zwischen den Elektroden liegt.
Intensität bis zur Toleranzgrenze steigern, 1 min warten, bis Schmerz abklingt, dann noch 1- bis 2mal weitersteigern und warten, bis Schmerz zuletzt ganz abklingt, anschließend Bewegungsversuche.

Beachte: Bei **Distorsionen** ist die frühzeitige Beseitigung der hypertonen muskulären Spannungen entscheidend für die Abkürzung der Beschwerden, deshalb kann
– ↑ Ultraschall örtlich und segmental vorteilhaft eingesetzt werden

0,2 bis 0,3 W/cm^2 örtlich im Wasserbad und im Segment
5 bis 10 min Behandlung täglich oder jeden 2. Tag.

Beachte: Bei **Luxationen** ist die Wiederherstellung des gestörten Muskelgleichgewichts wichtig.
– Intensive Spannungsübungen! Keine passiven und keine extremen Bewegungen. Rotatoren kräftigen!

Dupuytrensche Kontraktur

(zunehmende Beugekontraktur, vorwiegend des 4. und 5. Fingers durch Schrumpfung der Palmaraponeurose)

Ziel: Aufhalten der Schrumpfung.
Beh. Ges.: Elastisierung und Dehnung der Kontraktur und des Narbengewebes, Kräftigung der Fingerstrecker.

Maßnahmen:
– ↑ Ultraschalltherapie örtlich und segmental, ↑ Phonophorese

Segmental: Die Halswirbelsäule wird paravertebral mit 0,2 W/cm² 3 min beschallt, zusätzlich noch 2 min mit gleicher Dosis die verspannte Nackenmuskulatur.
Örtlich: Anschließend wird die Palmaraponeurose im Wasserbad mit 0,2 bis 0,5 W/cm² beschallt. Es muß darauf geachtet werden, daß die Beh. im Längsverlauf der betroffenen Beugesehnen bei weitmöglichster Streckstelllung der Finger (Nachhilfe durch passive Dehnung) erfolgt. Danach wird die Hohlhand mit Aminosin®-Spiritus eingerieben und darüber mit Ölankopplung und kleinem Schallkopf mit 0,3 bis 0,5 W/cm² 2 min beschallt oder
↑ Phonophorese zur Narbenbeh.

– Stabilisierung der erreichten passiven Dehnung durch isometrische Spannungsübungen der Fingerstrecker in Streckstellung
– örtliche ↑ Massagebehandlung mit Einreiben von Aminosin®-Salbe (auch als Selbstbehandlung), danach Kontrakturbehandlung, tägliches Hausübungsprogramm vermitteln
– ↑ Bäder mit Medikamentenzusatz z. B. Rheubalmin-Bad „neu“, Bewegungsübungen und Selbstmassage im Wasserbad, hinterher einölen der Hand.

Postoperativ
Ziel: baldmöglichste Wiedereingliederung der Hand in das normale Arbeits- und Greifverhalten.
Beh. Ges.: Beseitigung des Ödems und – wenn vorhanden – eines Hämatoms, Verhinderung einer Sudeckschen Krankheit, Entspannung verspannter Beugemuskulatur, Üben der Gleitfähigkeit der Beugesehnen, Kräftigung der Fingerstrecker, erst danach der Fingerbeuger.
Maßnahmen:
– sofort nach Anlegen des Verbandes Bewegungsübungen aller nicht fixierten Gelenke, Arme über den Kopf erheben und Fingerspiel, 50mal am Tag
– nach 4 bis 7 Tagen, wenn die Unterarmschiene entfernt ist, aktives Beüben des Handgelenks
– 14 Tage nach der Operation, wenn die Fäden entfernt sind, freie aktive Bewegungen aller Muskeln und Gelenke.
Beachte: Aktive Durchblutungsförderung durch Bewegung ist am günstigsten; Handbäder, wenn überhaupt, nur lauwarm!
– ↑ Eisbehandlung zur Unterstützung der Übungsbehandlung
– Funktionsschulung.

Durchblutungsstörungen, periphere, arterielle

Lit.: 40, 51, 60, 74–76, 82, 84, 120, 139, 158, 185, 214, 243, 281, 310, 311, 322

D

Chirurgische Eingriffe am arteriellen Gefäßsystem

Präoperative Behandlung

Beh. Ges.: Präoperative Atemtherapie zur Vermeidung einer Sekretretention in den Bronchien, einer Atelektasenbildung, einer Hypostase von Lungenblut in den dorsalen Lungenabschnitten, zur Erlernung schonender und effektiver Hustentechniken.

Maßnahmen:

- Ventilationssteigerung über mehrmals eingeschaltete Tiefatemzüge

  Tiefes Einatmen mit Rundum-Weitwerden in der Rumpfmitte, dann 1 bis 2 s Pause, Ausatmung auf „sch" mit Schnutenbildung, am Ende der Ausatmung erst die Unterbauch-, dann die Oberbauchmuskeln anspannen. Nach 3 bis 5 solcher Tiefatemzüge einige normale Ruheatmungen kommen und gehen lassen. Innerhalb von 10 min sollten 10 bis 20 Tiefatemzüge eingefügt werden.

- Ventilationssteigerung über Ausatmung durch einen weitlumigen Schlauch gegen Wasserdruck (verschiedene Höheneinstellungen) in einer Flasche, dadurch bleiben Alveolen länger entfaltet
- inspiratorische Vergrößerung des Atemzugvolumens durch Einatmen gegen ein Strömungsvolumen („Triflo-Gerät", dabei steigen Bällchen in den Röhren hoch)
- Ventilationssteigerung über Atmen durch den künstlichen Totraumvergrößerer nach Giebel

  Meist 200 bis 300ml (= 2 bis 3 Rohre), nicht mehr als 24 Atemzüge/min, dies 8mal am Tag für 10 min präoperativ üben.

- Erlernen der Abhustentechnik

  Nach tiefer *langsamer* Einatmung mit Rundum-Weitwerden in der Rumpfmitte eine Hand zum Narbenschutz auf das Wundgebiet legen (am Bauch, bei Thoraxeingriffen Unterarm gegen den Brustkorb drücken), die andere Hand stützt – wenn möglich – die Kraft der Unterbauchmuskeln. Erst abhusten, wenn der Schleim als Rasseln im mundnahen Bereich gehört und empfunden wird.

Beh. Ges.: Präoperative Vorbereitung der Patienten mit arteriellen Verschlüssen der unteren Extremität.

Maßnahmen:
- Atemtherapie s. o.
- Fußtretbewegungen in Verbindung mit Atemtherapie

Hockersitz, Beine schräg ausgestreckt: Dorsal- und Plantarflexion der Füße im Tempo 1 bis 2 Bewegungen/s. 20- bis 30mal treten, dann 10 bis 20 s Pause. Tritt Schmerz auf – kürzere Zeiten.

- Zur Erhaltung der allgemeinen Ausdauer und der lokalen Muskelausdauer des erkrankten Beines soll jeder mehrmals am Tag das erlernte Gehtraining im Intervall oder die erlernten gezielten Übungen für das Intervalltraining der Muskeln distal des Verschlusses üben.
- Patienten im Stadium III und IV s. S. 166, evtl. statische Muskelkontraktionen proximal des Verschlusses als Haltübungen mit geringer Kraft von 5 s Dauer, zwischendurch passive und unterstützte Bewegungen. Schmerzen und Abblassen von Hautstellen durch Tieflagerung verhindern.
- Fußtretbewegungen und Halten mehrmals täglich mit dem gesunden Bein üben.

Beh. Ges.: Präoperative Vorbereitung der Patienten mit Durchblutungsstörungen der oberen Extremität.
Maßnahmen:
- Schwerpunkt der Vorbereitung liegt in der Atemtherapie, s. v., da ein thorakaler Eingriff vorgesehen ist.

Beachte: Bis zum Abschluß der Wundheilung keine extremen Bewegungen mit der operierten Extremität ausführen.
- Am Tage nach der Operation möglichst aufstehen und im Intervall gehen – außer Patienten mit Leistenschnitten und peripherem Bypaß. Bei Schmerzen in der Wade bei gewohntem Gehtempo Arzt informieren.
- Bei Thorakotomie vorsichtige Schulterbewegungen ausführen lassen und die Fingergelenke aktiv, wenn nötig auch passiv, bewegen.

D

Funktionelle arterielle Durchblutungsstörungen (M. RRAYNOLD)

Ziel: reguläre Durchblutung, Ausschalten einer Anfallsbereitschaft, vegetative Stabilisierung.
Beh. Ges.: Sympathikusdämpfung, Verbesserung des Blutstromes in den Digitalarterien durch Beeinflussung der Vasomotorenstarre, adäquates Muskeltraining zur Durchblutungsförderung, Ausschaltung von Schädlichkeiten (bes. Kälteeinwirkungen) und Reflexzonen.
Maßnahmen:
- heiße Rolle über der Leberregion, dann Nacken-Schultergegend
- ↑ Massage der verspannten Nackenmuskeln

– Trockenbürstung, vom Pat. selbst durchgeführt
– ganz langsam ansteigendes Unterarmband von indifferent bis 38 °C.

Beachte: Im Alltag gelassen reagieren, nicht aufregen! Im Anfall nur langsam erwärmen (evtl. über ein langsam ansteigendes Unterarmbad s. o.), Hitze wie Kälte vermeiden. Zyanose der Haut ist ein Zeichen von Vasomotorenlähmung, sie sollte vermieden werden. Im Winter Wattehandschuhe tragen. Bei Auskühlung etwas Warmes trinken.

D

– Umlagerung

Arme hochhalten bis zum *Beginn* des Ablassens (nicht bis zum Schmerz), dann Arme locker hängen lassen (auch schmerzfrei!); 3mal im Wechsel

– ↑ Blockade des Ganglion stellatum mit Reizströmen
– ↑ Bindegewebsmassage und Periostbehandlung

genaue Angaben, siehe Seite 165

– ↑ Stabile Galvanisation im Wasserbad (indifferente Temperatur)

Kathode: Wasserbad, Anode: 3. bis 7. Halswirbel, sensibel eben schwellig, 10 bis 20 min, täglich oder 3mal wöchentlich

– ↑ Hydroelektrisches Zellenbad mit vagotonisierenden Impulsströmen

Anode: Wasserbad, Kathode: großflächig und dick unterpolstert 3. bis 7. Halswirbel,
17 Hz, $t = 20$ ms, $t_{an} = 20$ ms, $t_{ab} = 20$ ms, sensibel unterschwellig, 15 min, 3mal wöchentlich, kann auch mit Iontophorese mit Acetylcholin kombiniert werden

– ↑ Iontophorese von Acetylcholin im Wasserbad

1 Ampulle Acetylcholin zu 0,1 g auf 1 l Wasser, dies entspricht einer Lösung von 0,01 %, Anode: Wasserbad, Kathode: Kreuzbein, sensibel unterschwellig bis eben schwellig, 10 bis 15 min, 2mal wöchentlich

– ↑ Bäder mit Medikamentenzusatz: Kohlensäurebäder
– Intervalltraining für Digitalarterien

isometrische Spannungsübungen durch Andrücken der Fingerkuppen gegen die Unterlage – anschwellend zur Einatmung, abschwellend zur Ausatmung; Faustschlußübungen gegen Schaumstoffbällchen im Intervallprinzip (s. S. 162), auch Stemmübungen und Liegestütze einsetzbar

↑ Entspannungsbehandlung und Körpertastarbeit für Basisatembewegung, auch Übungen in Kopftieflagerung
– befundgemäße krankengymnastische Übungsbehandlung
– ↑ Kurorttherapie.

Verschlußkrankheiten, periphere, arterielle
(PAVK)

Stadium II(nach FONTAINE)
Ziel: Verbesserung der Bewegungsleistung.
Beh. Ges.: Wiederherstellung adäquater Durchblutung durch Umverteilung der Blutstrombahn und Funtionsverbesserung des Kollateralkreislaufs. Durch systematische Belastung der hinter dem Strombahnhindernis liegenden Muskulatur in Form des Intervalltrainings, ist eine Mehrdurchblutung der Kollateralen zu erreichen. Nach EHRENBERG (1987) gilt das nur, wenn der Verschluß nicht länger als ein Jahr besteht. Danach geht es um Unterstützung der arteriolären Vasodilatation und um günstigere Blutstromverteilung in der minderdurchbluteten Muskulatur (s. a. S. 165).
Maßnahmen:
- verschlußgezieltes Intervalltraining, das jede Woche neu ausgetestet wird und mit 2/3 der Testleistung bis zu ersten Schmerzvorboten als Trainingseinheit mit vorgegebenen Pausenzeiten 3mal hintereinander täglich 3mal zu trainieren ist.

Tabelle 7 Verschlußlokalisation mit gezieltem Intervalltraining für Lumenzunahme der Kollateralgefäße

Verschlußlokalisation	Gezieltes Intervalltraining
Unterschenkel-, Fuß- und Digitalarterienverschlüsse	Fußübungen, Rollübung (ist für alle Becken-, Beinverschlüsse geeignet)
A.-femoralis-Verschlüsse (sog. Oberschenkeltyp)	Zehenstände, Gehübungen, Sportkreiselübungen
A.-iliaca-Verschlüsse (sog. Beckenverschlüsse)	Kniebeugen, Treppen steigen, Ausfallschritte, Radfahren, aus Rückenlage Gesäß anheben
Schultergürtelartienverschlüsse	Hantel stemmen, Liegestütze
A.-axillaris, A.-brachialis-Verschlüsse	Bällchen drücken, Faustschlüsse mit Gummiblasen-Handtrainingsgerät

Beachte: Die Belastung kann nur im Intervallprinzip durchgeführt werden, da bei Dauerbelastung ein schädliches Mißverhältnis zwischen Blutzufuhr und -bedarf eintritt. Der Reiz für Lumenzunahme der Kollateralgefäße ist die Steigerung der Blutstromgeschwindigkeit. Diese findet in der *Pause* nach der Kontraktion statt.
Techniken und Einsatzvarianten beim Intervalltraining:
- Fußübungen im Intervall für die kleinen Fußmuskeln

  Sitz auf Hocker. Auf weicher Unterlage Zehen einkrallen, strecken, spreizen üben. Pausen einschalten, sobald die Akren an Zehen und Fußrücken abblasen. Gesamtbelastung: 10 min.

Tabelle 8 Formular für Beinteste zum Intervalltraining für 4 Wochen nach Ehrenberg/ v. Ungern-Sternberg (76)

Übung und Woche	Testzahl re/li	1. Röte re/li s s	Venenfüllung re/li s s	vollst. Röte re/li s s	Trainingszahl re/li
Rollübung					
1. Woche					
2. Woche					
3. Woche					
4. Woche					
Zehenstände					
1. Woche					
2. Woche					
3. Woche					
4. Woche					
Kniebeugen					
1. Woche					
2. Woche					
3. Woche					
4. Woche					

– ↑ Ratschow'sche Rollübungen (bei Verschlüssen im Unterschenkelbereich besonders geeignet)

Test: Rückenlage, Beine 90° hochheben oder in 45 bis 60° auf Stuhlkante lagern.
Übung: Fußkreisen (aus Plantarflexion zur Supination und Dorsalextension kreisen) im Tempo 1 Kreis/s oder 1mal auf- und abbewegen/s, bis Schmerz in der Wade auftritt (sog. Schmerzzeit). Dann hinsetzen, Beine herabhängen lassen, Pause von 3 bis 5 min einhalten. Zeit für 1. Rötung, Venenfüllung, vollständige Röte rechts und links in der Tabelle eintragen.
Trainingsprogramm: ⅔ der Übungsanzahl in der Hochhaltezeit werden mit Pausen von 2 bis 3 min bei hängenden Beinen 3mal hintereinander geübt. Gesamtbelastung 10 bis 15 min.

– Intervalltraining für Zehenstände

Es wird am besten aus leichter Schrittstellung heraus geübt (Ferse des vorderen Fußes 5 cm vor dem Längsgewölbe des hinteren Fußes). Der Auftrag lautet: Zehen an den Boden drücken, dann Fersen heben (1 s), Fersen senken, danach Zehen und Vorfuß heben (1 s). Ein aktiver und ein hoher Zehenstand muß erreicht werden. Bei halbhohem Zehenstand kommt es zur Insuffizienz des Quergewölbes. Da der Patient anfangs nicht so viel Fußgefühl hat, empfehlen sich vorbereitende Übungen, z. B. zur Entspannung der kleinen Fußmuskulatur beim Stehen längs auf einer Stange (Gindler-Übung). Isoliertes Üben mit jeder einzelnen Zehe: Streckung in Mittel- und Endgelenk, Beugung im Grundgelenk gegen Widerstand; Erheben in den hohen Zehenstand aus Halbbelastung über Ferse, Außenrand, kleine bis große Zehe, danach

Ferse etwas nach innen drehen, abwärts auch wieder über kleine Zehe Außenrand zur Ferse; stehend Vierpunktbelastung aufspüren: Ferse, kleine, große Zehe und Großzehenballen; Haltungsaufbau von Fußsohlenbelastung, Knie nicht ganz durchgedrückt, Becken aufgerichtet, Schultergürtel locker, Hinterkopf streckt sich in die Höhe.
Zwischendurch auch einmal Dorsalflexion mit Supination und Pronation üben, zur Anregung der tibialen und fibularen Muskulatur.
Auch Übungen für die kleine Fußmuskulatur zur Spannung von Längs- und Quergewölbe zwischenschalten.

D

Variationen:
- Parallelstellung der Füße, wechselseitig üben, mit jedem Fuß das ganze Körpergewicht hochstemmen
- Zehenstand mit Drehung: nach einseitigem Zehenstand die Ferse des erhobenen Fußes zur Spitze des unteren Fußes drehen
- auf dem Sportkreisel balancierend, abwechselnd Druck mit Vorfuß und Ferse geben
- Gehtraining im Intervall
- Gehttest, 120 Schritte/min nach Metronom
  Bei Vorboten von Hypoxieschmerzen stehen bleiben. Von dieser Gangeinheit ⅔ der Schrittzeit (oder Schrittzahl)auswählen, 2 min stehen bleiben, ⅔ gehen, 1 min stehen bleiben, ⅔ gehen.
- täglich 3mal Gehtraining im Intervall nach obiger Einstellung.

Beachte: Übt der Patient stets bis an die Grenze des Hypoxieschmerzes, hat dies schädigenden Einfluß. Wenn nach Leistungsüberprüfung am Wochenende vom Behandler keine Besserung festgestellt wird, liegt es möglicherweise daran, daß der Patient mehr als diese ⅔ Belastung geübt hat. Es ist dies dann eindringlich zu korrigieren.
Die Belastungseinheit kann auch nicht grenzenlos gesteigert werden. Dafür reichen die Energiereserven nicht aus. Beim Erreichen einer angemessenen Leistung sollte die Trainingseinheit in dieser Höhe belassen werden.

Kontraindikationen: ungenügende Durchblutungsreserve, d. h. im Stadium III und IV (Ruheschmerz und/oder Hautläsion), Herzinsuffizienz, schwere Grade der koronaren Herzkrankheit. Vorsicht ist geboten, wenn die Patienten über schmerzhafte Muskelspannung klagen.

- Intervalltraining für Kniebeugen

Ausgangsstellung: Stand, Füße parallel, Rücken gerade, Arme 90° vor hoch erhoben, evtl. Gleichgewichtssicherung an der Wand.

Übung: Zehen zum Boden drücken, Fersen heben, dann beide Knie beugen (nicht zu stark), danach kräftig hochstemmen (das wichtigste beim Intervalltraining ist die Hubarbeit beim Kniestrecken), danach über den Außenrand des Fußes abrollend die Fersen wieder senken. 2 Bewegungen/s. Pausen im Sitzen mit hängenden Beinen oder im Stand 2 bis 3 min.

Trainingsprogramm: ⅔ der Übungsanzahl bis Schmerzbeginn, Gesamtumfang 15 min.

Variation: Kniebeugen aus Schrittstellung, dabei mit dem vor- und zurückstehenden Bein abwechseln. Es kann gestaffelt werden: erst 2 halbe Kniebeugen, dann eine tiefe Kniebeuge, abschließend ein hoher Zustand.

– Ausfallschritt als Intervallarbeit

Wechselweise rechtes und linkes Bein vorn aufsetzen, kraftvoll zurückstoßen. Schmerzfreie Anzahl austesten, ⅔ davon im Intervall üben. Reizumfang nicht über 10 min!

D

– Anheben des Gesäßes aus Rückenlage als Intervalltraining

Ausgangsstellung: Rückenlage mit ausgestellten Beinen.
Übung: Zehen herunter, Fersen heben, dann Gesäß heben, bis Oberschenkel und Becken in einer Ebene stehen, danach Gesäß senken, Fersen senken, Zehen und Vorfuß heben.
Trainingsprogramm: schmerzfreie Anzahl austesten, ⅔ davon zum Intervalltraining nehmen. Reizumfang nicht über 10 min!

– Radfahren auf ebener Strecke oder auf dem Heimtrainer

Nach Ehrenberg (1987) haben sich beim Beckentyp 2 Trainingsformen bewährt. Die Trainingspulsfrequenz wird vom Arzt festgelegt, sie darf meist 120/min nicht überschreiten.

- Radfahren in kontinuierlicher Dauerform mit wechselnden Geschwindigkeiten
  2 min Radfahren auf Belastungsstufe 25 Watt
  1 min Radfahren auf Belastungsstufe 75 Watt
  Diesen Wechsel 2- bis 3mal wiederholen.
- Radfahren in kontinuierlicher Dauerform
  5 min Radfahren auf Belastungsstufe 25 Watt als Trainingsbeginn. Der Reizumfang (Dauer des täglichen Trainings) wird innerhalb von 2 Monaten auf 20 min gesteigert.

– Intervalltraining für Hanteln stemmen

Aus Hockersitz werden Hanteln von 1–1½ kg mit gebeugten Ellbogen gefaßt und schräg hoch gestemmt. Anzahl bis zum Auftreten von Schmerzen testen, ⅔ davon ergibt das Trainingsprogramm. In den Pausen Arme herunterhängen lassen, Gewichte auf den Boden legen. 1. Rötung, Venenfüllung, vollständige Röte eintragen.

– Intervalltraining für Liegestütze

Aus Bauchlage, Beine geschlossen, Füße angestellt, Hände unter den Schultern, wird der Körper nach oben gestemmt, Ellbogen dabei nicht ganz durchgedrückt. Anzahl bis zum Auftreten von Schmerzen testen, ⅔ davon als Trainingszahl nehmen. Wichtig ist, daß nicht über die Schmerzschwelle hinaus geübt wird und daß die Pausen 3 bis 5 min (länger als bei Beinübungen) eingehalten werden, weil beim Stemmen und bei Liegestützen die Energie anaerob bereitgestellt werden muß.

– Intervalltraining für Faustschlüsse bei der Bällchenübung

Hockersitz, Arme schräg hoch gehalten und außenrotierend (bei 180°-Hebung kann A. subclavia gedrückt werden), wechselweise rechts und links ein

Bällchen zusammendrücken, bis Schmerzbeginn beim Test, ⅔ davon beim Training. In den Pausen von 2 bis 4 min Arme herunterhängen lassen und Bällchen weglegen.

– Intervalltraining für Faustschlüsse mit dem Luftblasenhandtrainingsgerät

Zwei luftgefüllte Blasen sind in der Mitte so verbunden, daß die Luft hin- und hergedrückt werden kann.
Test: Hockersitz, das Trainingsgerät wird vor dem Brustkorb gehalten. Abwechselnd von links nach rechts und umgekehrt die Luft drücken, bis zum Auftreten von Schmerzen. Dann Arme herabhängen lassen.
Trainingsprogramm: ⅔ der Testanzahl, Pausen 2 bis 4 min, 3 bis 5 Bewegungsserien als Einheit durchführen.

– Training der peripheren Verschlußtypen an den Händen (Digitalarterienverschlüsse) nach SCHRÖDER (1970).

- In einem warmen Raum (25 °C) einleitend zur allgemeinen Erwärmung eine schnellkräftige Gymnastik durchführen.
- Danach ein Armbad von 38 bis 39 °C für 10 min. Hierbei dürfen die Hände nicht mit eingetaucht werden!
- Anschließend Faustschlußübungen mit erhobenen Armen bis zum Abblassen der Fingerkuppen (Faustschlüsse 5mal wiederholen). In der Pause nach den Faustschlüssen den Oberkörper nach vorn beugen, und die Arme locker herabhängen lassen. Diese Pause wird bis zur Rötung der Fingerspitzen eingehalten. Diese Gesamtbehandlung von Armbad und Faustschlußtraining dauert etwa 20 min und sollte 2mal täglich durchgeführt werden.

– für alle Verschlußtypen gymnastische Zusatzbehandlung
– ↑ Unterwassergymnastik 2mal wöchentlich bei 28 bis 30 °C Wassertemperatur und 1,50 m Wassertiefe

Übungen im Bad auch entsprechend der Verschlußlokalisation.

– Allgemeingymnastik, einschließlich 3mal 2 min Pause
– Gangschule
– Optimierung der Atembewegung und Ausschalten einer Preßatmung.

Kontraindiziert sind Wärmflaschen, Heizkissen, warme Bäder, Wechselbäder, örtliche Massage
Beh. Ges.: Durchblutungsverbesserung durch befundspezifische Maßnahmen der Elektro- und Hydrotherapie.
Maßnahmen:
– ↑ Diadynamische Ströme, modifiziert nach AMOSOW, JENRICH als eine Art Elektrogymnastik (68, 163)

Anode: auf dem Kreuzbein, Kathode: auf der Wadenmuskulatur, großflächige Elektroden.
Basis plus CP, Intensität hochregeln bis in der 50-Hz-Phase die Wadenmuskulatur sich kontrahiert, in der 100-Hz-Phase jedoch wieder locker läßt. Die Intensität darf nicht so hoch geregelt werden, daß in beiden Phasen eine Kon-

D

traktion erfolgt, das schädigt. Es darf auch nicht bei Nachlassen der Kontraktionsintensität in der 50-Hz-Phase die mA-Intensität erhöht werden, sondern muß eine Reizerholungspause wegen Ermüdung eingeschaltet werden.

D

- ↑ Kombinationstherapie: Ultraschall und diadynamische Ströme oder Sonodynator®-Behandlung

  Vor oben aufgezeigter Beh. mit diadynamischen Strömen kann vorteilhaft Ultraschalltherapie im neuraltherpeutischen Aufbau kaudal appliziert werden 0,2 W/cm² 5 min. Sehr gute Ergebnisse (68)!

- ↑ Mittelfrequenz-Reizstromtherapie

  Sie kann auch im Sinne einer Elektrogymnastik eingesetzt werden.

- ↑ Blockade des Ganglion stellatum mit Reizströmen
- stabile ↑ Interferenzstrombehandlung für die untere Extremität (105)

  Längsdurchströmung anfangs in tripolarer Anlage, später tetrapolar nur die erkrankte Seite behandeln, ein Elektrodenpaar liegt in Höhe L_1 bis L_3, das andere am Fuß.
  100 Hz konstante Frequenz, 10 min vorsichtig bis Toleranzgrenze steigern, 50 bis 100 Hz rhythmische Frequenz, 5 min vorsichtig bis Toleranzgrenze steigern.

- stabile ↑ Interferenzstrombehandlung für die obere Extremität

  2 gleichpolige Elektroden der verschiedenen Stromkreise werden zu beiden Seiten der HWS angelegt, die beiden anderen Elektroden an den Handgelenken. Letztere verbindet man mit einem besonderen Kabel, so daß sie zu einer Elektrode werden, die nun mit beiden Stromkreisen an der HWS verbunden ist.
  100 Hz konstante Frequenz, 5 min sensibel überschwellig, 50 bis 100 Hz rhythmische Frequenz, 5 min (oder kürzer) sensibel überschwellig.

- Impulsströme im ↑ Hydroelektrischen Zellenbad nach Träbert auch mit Pausen von 2 min im Sinne eines Intervalltrainings zu gestalten
- ↑ Hydroelektrische Bäder mit Zusatz von Acetylcholin

  Kleinere Zellenbäder, anodisch gepolt, Kathode großflächig über Kreuzbein und LWS, 1 Ampulle Acetylcholin zu 0,1 g auf 1 l Wasser. In diesem Bad evtl. Intervalltraining mit Zehen andrücken oder Fuß supinieren üben.

- ansteigende Fernteilbäder (keine örtlichen Heiß- oder Kaltanwendungen!)

  Bei Erkrankung der Beine können ansteigende Unterarmbäder durchgeführt werden, auch im Liegen zur Minderung des Ruheschmerzes in den Beinen anzuwenden, 35 bis 39 °C in 10 min, Dauer bis 30 min.

- Kohlensäuregasbäder

  18 bis 20 °C, 65 % relative Luftfeuchtigkeit, täglich 30 min, 10 Tage Behandlungsdauer.

Beh. Ges.: vegetative Umstimmung, Ausschalten von Störfaktoren, Durchblutungsförderung durch segmentale Beeinflussung, Ausnutzung Blutbedarf senkender Mechanismen.

Maßnahmen:

– ↑ Bindegewebsmassage, Unterhaut- und Faszientechnik

Bei Erkrankung der unteren Extremität finden sich Spannungserhöhungen meist in den Segmenten Th_{6-12}, L_{1-5}, S_{1-5}. Charakteristische Bindegewebszonen sind am unteren Kreuzbeinrand, am Trochanter major und Tractus iliotibialis, am Beckenkamm und paravertebral.
Bei Erkrankung der oberen Extremität sind die Segmente C_{3-8}, Th_{1-5} besonders wichtig. Die charakteristischen Bindungsgewebszonen sind ausgedehnter, sie befinden sich in allen paravertebralen Gebieten (auch sacral und lum bal), an den lateralen Latissimussepten und in der Umgebung der Achselhöhle. Es wird nur am Rumpf behandelt, zusätzlich Trochanter major und der proximale Anteil des Tractus iliotibialis (nur von distal nach proximal ausziehen, da Ausziehen nach distal Gefäßspasmen auslösen kann!).
Eine Unterhaut- und Faszientechnik ist Methode der Wahl, da sie zugleich eine vegetative Ganzbehandlung darstellt.
Nach der 3. bis 5. Beh. kommt es während der Massage im Sitzen meist zum Erlebnis der Blutdurchströmung nach peripher.
Beachte: Die Bindegewebsmassage ersetzt nicht das verschlußgezielte Intervalltraining, das zusätzlich zu absolvieren ist.

– Kombination Periostbehandlung mit Bindegewebsmassage

Charakteristische Periostzonen befinden sich am Kreuzbein, Beckenkamm, Schulterblatt und besonders an der Schulterblattgräte.

– ↑ Ultraschalltherapie im neuraltherapeutischen Aufbau

0,2 W/cm^2 bis 10 min, 3mal wöchentlich, 12 Beh. als Serie.

Kontraindikationen: Herzerkrankungen oder -beschwerden, fortgeschrittene Arteriosklerose, Nierenerkrankungen.

– ↑ Unterwasserstrahlmassage im bindegewebigen Aufbau nur am Rumpf, keine Extremitäten
  Kontraindikationen: jede örtliche Massage, Heiß- oder Kaltmaßnahme.
– ↑ Ultrareizstrom an der Wirbelsäule im Segment oder Triggerpoint-Beh. mit kleinen Elektroden in der Unterschenkelmuskulatur
– bei Blockierungen ↑ Manuelle Therapie
– Warmhalten der Extremität durch Watteschuhe oder nicht zu enge Socken
– arterielle Drosselungen
– Optimierung der Muskelkoordination durch Einsatz von peripheren Atem- und Bewegungsantrieben, damit der O_2-Bedarf für diese Bewegung sinkt.

Beachte: Nach EHRENBERG (1987) ist auch muskuläre Adaptation durch Änderung im Enzymmuster der Zelle, die zu vermehrter Aus-

schöpfung des verminderten Blutangebots führt, möglich. Dadurch wird die alaktazide anaerobe Kapazität gesteigert.
– ↑ Kurorttherapie.

Stadium III und IV (nach Fointaine)
Ziel: Erhaltung von Gelenk- und Muskelfunktion in der betroffenen Extremität, Senkung eines erhöhten Sympathikotonus.
Beh. Ges.: Schmerzlinderung, Verbesserung der Durchblutungsverhältnisse, Vermeidung von Druckstellen, Muskelatrophie und Gelenkversteifungen, Osteoporose; segmentale Einflußnahme; Gefäßerweiterung mittels Schwerkrafteffekt.
Maßnahmen:
- Lagerung zur Vermeidung von Druckstellen und evtl. 10 bis 15° unter die Horizontale zur vermehrten Durchblutung der Endstrombahn, bei Ödemen zeitweise auch horizontal lagern
- Wattepackungen oder wärmeerhaltender Strumpf (keine heißen Fußbäder!)
- passive und unterstützte Gelenkmobilisation, dabei in verschiedenen Gelenkstellungen für wenige Sekunden leichte Haltephasen einfügen, 1mal am Tag, bei Abblassen der Haut: Tieflagerung
- vorsichtige Druckbelastung (kurzes Hinstellen vor das Bett) gegen Osteoporose, wenn möglich auch täglich ein paar Gehübungen im gepolsterten Schuh
- Ausdauerbelastungen über Armbewegungen
- heiße Rolle über dem Kreuzbein und in der Fossa ischiorektalis zur Dämpfung des Sympathikus
- Weitstellen der Hautgefäße über Trockenbürstung erst des gesunden Beines, danach des kranken, jedoch nur proximal der sichtbaren Hautveränderungen
- ↑ Bindegewebsmassage, Unterhaut- und Faszientechnik

Besteht im Stadium IV eine Nekrose, wird diese nach Vorarbeit am Rumpf und Oberschenkel, bei der 5. bis 6. Beh. strahlenförmig angehakt.

- Kohlensäuregasbäder s. S. 20).

Beachte: Der Sauerstoffbedarf der Muskulatur darf durch die Maßnahmen nicht wesentlich erhöht werden. Treten vermehrte Schmerzen auf, war die Belastung zu groß.
Bei Schmerzen, die nur in Horizontallagerung auftreten, kann bei tiefgelagertem oder herabhängendem Bein mit vorsichtiger Belastung begonnen werden. Treten bei herabhängendem Bein Schmerzen auf, ist diese Therapie nicht anwendbar.
Kontraindikationen: Wechselbäder, Wärmflaschen, Heizkissen, selbst ansteigende Teilbäder örtlich über 37 °C, örtliche muskuläre Massage (außer leichten Lockerungen).

Dysmenorrhoe (schmerzhafte Regelblutung)

Ziel: schmerzfreie Regelblutung.
Bes. Ges.: Allgemeinbehandlung.
Maßnahmen:
- achten auf geregelte Lebensweise, Ordnung gestörter Biorhythmen
- ansteigendes ↑ Hydrotherapeutisches Programm
- ↑ Sauna, 1mal wöchentlich
- ↑ Bindegewebsmassage, Reflexzonenmassage
- krankengymnastische Übungsbehandlung je nach Befund, vor allem Lockerung und Dehnung verspannter tonischer Muskulatur
- ↑ Entspannungsbehandlung
- ↑ Atemtherapie mit viel peripheren Bewegungsantrieben von den Füßen her und Verbesserung der Basisatembewegung
- ↑ Unterwassergymnastik mit viel lockeren Beckenbewegungen
- Sporttherapie, Gesundheitssport ↑ Bewegungstherapie
- Überprüfen von Arbeitshaltungen und -bewegungen auf Behinderungen der Basisatembewegung.

Beh. Ges.: spezielles Einwirken bei Hypoplasia uteri.
Maßnahmen:
- ↑ Bäder mit Medikamentenzusatz: Moorextrakt und Moorlaugenbäder, Schwefelbäder
- ↑ Bindegewebsmassage mit speziellen Reizgriffen
- Gymnastik zur aktiven Durchblutung der Organe des kleinen Beckens, günstig als ↑ Unterwassergymnastik oder Jazzgymnastik, gleichmäßig rhythmische Beckenbewegungen
- ↑ Kurzwellentherapie, Kondensatorfeldmethode oder ↑ 69-cm-Wellentherapie, Muldenapplikator

  Kondensatorfeldmethode: EHA ventral 2 bis 4 cm, dorsal 4 bis 6 cm, Dosis II, 3 bis 10 min, 3mal wöchentlich, 12 Beh. Da besondere Gefährdung bei Frühschwangerschaft vorliegt, beginnt die Beh. immer erst im Anschluß an die Regelblutung.

- ↑ Ovarialinsuffizienz.

Beh. Ges.: spezielles Einwirken bei Dysmenorrhoe auf vegetativspastischer Grundlage
- ↑ Bäder mit Medikamentenzusatz: Solebäder
  Kontraindikation: Moortherapie, auch bei psychogen bedingter Dysmenorrhoe und bei Endometriose.
- lockernde Gymnastik, örtlich und allgemein
- ↑ Entspannungsbehandlung.

D

Dystonie, neurozirkulatorische
(Symptomatik: nervöse Herz-Kreislauf-Beschwerden)

D

Ziel: Homöostase, adäquate Gefäßzirkulationen.
Beh. Ges.: Training der Gefäßregulationen.
Maßnahmen:
- ↑ Hydrotherapeutisches Programm in ansteigenden Reizstufen

  Wechselwaschung, Wechselbäder, Wechselgüsse, Sauna mit Guß

- Bürstenmassagen mit anschließenden kalten Waschungen oder Güssen
- ↑ Yoga Therapie in spezieller Abwandlung

  Beginnen mit 1 bis 3 Dehnlagerungen in der Horizontalen
  - Hockdrehlage, Seitdrehlage, halbmondförmige Lagerung, Bogenstellung, evtl. auch Päckchenlage, jede Übung 3 bis 5 min, anschließend ebenso lange Entspannung in Rücken- oder Bauchlage
  - anschließend 1 bis 3 Stellung in der Senkrechten
    Schneidersitz, Fersensitz, Drehsitz, Baumstellung u. a., jede Übung 3 bis 5 min, anschließend gleichlange Entspannung in Rücken- oder Bauchlage
  - 1 bis 2 Umkehrstellungen (Kopf nach unten)
    Kerze oder Kopfstand, evtl. auch Lagerung auf der schiefen Ebene mit dem Kopf nach unten. Durchführung, solange es angenehm ist – angefangen mit ganz kurzen Zeiten, Nachruhe in Rückenlage – ohne den Kopf zwischendurch zu erheben.

  Kontraindikationen für Umkehrstellungen: Arteriosklerose, Hypertonie, Organerkrankungen, bei denen solche Bewegungsbelastung nicht zugemutet werden kann.
- Laufen, Radfahren und Schwimmen eignen sich am besten als Kreislauftraining. Ohne organische Veränderungen kann ein Training auf 130 Pulsschläge/min durchgeführt werden, siehe Tabelle 3, Seite 84.

Beh. Ges.: vegetative Umstimmung, Reflexzonenbehandlung.
Maßnahmen:
- ↑ Bindegewebsmassage, Segmentmassage, Periostbehandlung
- ↑ UV-Felderbestrahlung, Herzsegment, siehe Abbildung 3
- ↑ Herzerkrankungen, ↑ Vegetative Regulationsstörungen
- jeden Morgen eine kalten Waschung und ohne sich abzutrocknen ½ Stunde nachdünsten im warmen Bett.

Encephalomyelitis disseminata
(Multiple Sklerose)

Lit.: 9, 92, 95, 96, 134, 151

E

Ziel: bestmögliche funktionelle Wiederherstellung, Aktivierung und Erlernen im Rahmen der gegebenen Möglichkeiten, selbständig zu leben.
Beh. Ges.: Verhüten von Muskelkontrakturen und Gelenkeinschränkungen.
Maßnahmen:
– Lagerung auf Schaumstoff verschiedener Formung und regelmäßige Umlagerungen einschließlich Bauchlage.

Lagerungsplan über das Bett hängen. Spastikhemmende Ausgangsstellungen wählen, totale Beuge- und Streckmuster werden dissoziiert, pathologisch angenäherte Muskelketten werden gedehnt. In den Lagerungsplan einbezogen ist außer Kontrakturenverhütung noch Dekubitus-, Thrombose- und Pneumonieprophylaxe.

– Entspannungs- und Lösungsmaßnahmen in ↑ Dehnlagerungen.
Beh. Ges.: Tonusregulierung und Überwinden der spastischen Parese durch Hemmen der spastischen Innervationen und Bahnen koordinierter Haltungs- und Bewegungsmuster.
Maßnahmen:
– ↑ PNF-Techniken und ↑ Bobath-Behandlungsprinzipien

Beginnen mit der Körperpartie, die am wenigsten eingeschränkt ist. Das ist meist der Rumpf. Zunächst Bewegungen versuchen, die aus den vorherrschenden pathologischen Mustern herausführen. Dehnende Ausgangsstellung, Dehnreiz für die gesamte Muskelkette, mit Rotation beginnen, optimaler Widerstand, genaue Bewegungsbahnung, Druck und Zug auf Gelenke, gezielte Hautreize. Unwillkürlich reflektorische Innervation soll möglichst mit Willkürinnervation zusammentreffen. Das hilft, die Spastik zu überwinden. (Es muß in ruhiger Umgebung geübt werden, damit der Patient gut entspannen und sich konzentrieren kann.) Viele Bewegungen in großen Muskelketten, koordiniert, rotierend und dehnend durchgeführt, befreien den durch Spastik eingeengten Patienten. Tempo und Widerstand so, daß er aktiv mitarbeiten kann.

– ↑ Eisbehandlung

Eintauchen in Eis-Wasser-Mischung oder Auflegen eines Eishandtuches auf die spastische Muskelkette.

– indifferentes Bewegungsbad oder Eisbad

Erniedrigung der Körpertemperatur führt zu Verbesserung der neurologischen Symptome.

E

Beachte: Alle Behandlungsmaßnahmen vorsichtig beginnen und die Reaktion abwarten. Dann nachdrängend steigern. Symptomverstärkung oder Auftreten neuer Symptome sind Zeichen eines noch akuten oder neuen Schubes.

Beh. Ges. bei Schädigung des Hinterstrangsystems: Förderung der epikritischen Sensibilität und des Lage- und Stellempfindens, Verbesserung der Koordination.

Maßnahmen:

- Körpertastbarkeit in verschiedenen Lagerungen, auch ↑ Dehnlagerungen
- ↑ PNF-Techniken.

Beh. Ges. bei Störungen am Kleinhirnsystem: Verbesserung der Gleichgewichtsregulation, Tonisierung und Schulung der Koordination.

Maßnahmen:

- Stabilisationsübungen in Stellungen, die noch gehalten werden können, danach
- Gewichtsverlagerungen gegen Widerstand, später ohne Widerstand
- Übungen auf Schwebebalken, Schaukelbrett, Rolle u. a.
- ↑ Reittherapie
- Üben der Bewegungsübergänge vom Liegen bis Stehen, dann Gehen.

Beachte: Zur Tonisierung aktive und besonders statische Muskelarbeit fordern und die Kraftentfaltung durch Reize lenken.

Beh. Ges.: Beseitigung von Störungen im vegetativen Nervensystem, besonders deren Einwirkung auf die Blasenfunktion.

Maßnahmen:

- Elektrostimulation der Blase zur vegetativen Umstimmung

  Anode: großflächig über der Blase, Kathode: gleichgroß auf das Kreuzbein. 10 bis 19 Hz, $t = 20$ ms, $t_{an} = 20$ ms, $t_{ab} = 20$ ms, sensibel unterschwellig, 10 bis 15 min pro Beh., bei günstiger Wirkung längere Behandlungsserie

- Spannungsübungen für den hinteren Beckenboden (Außenrotation und Abduktion in der Hüfte) mit Betonung der Entspannung für vorderen Beckenboden (Innenrotation und Adduktion in Hüfte).

Beh. Ges.: Vermeidung längeren Liegens, baldmöglichst Aufstehen und Selbständigwerden, Kontaktaufnahme in einer Gemeinschaft.

Maßnahmen:

- viele Übungen auf der Bodenmatte oder auf dem Tisch (nicht im Bett)
- Nutzung von Hilfsmitteln wie Kipptisch, Orthesen, Stützen, Rollstuhl
- Üben der Gebrauchsbewegungen

  Nacheinander steigern, wie beim gesunden Säugling die sensomotorische Entwicklung abläuft: Bauchlage, Drehen, Sich-Aufrichten zum Sitz, Vierfüßlerstand, Aufstehen, Gehen.

↑ PNF-Techniken und Hemmen und Bahnen nach ↑ Bobath-Prinzipien

- ↑ Rollstuhltraining
- Arbeitstherapie
- häusliches befundgerechtes Übungsprogramm
- Gruppenbehandlung

Wechselnde Beanspruchung verschiedener Muskelketten. Ausnutzen des Dehnreizes direkt vor Beginn und wiederholt während jeder Muskelaktivität. Noch ehe die Muskelermüdung einsetzt, wird der Dehnreiz gegeben. Häufige kleinere und größere Übungspausen.

E

Epikondylitis

(Reizung der Knochenhaut am Ellenbogen)

Ziel: voll funktionsfähiges, reiz- und schmerzloses Ellbogengelenk.
Beh. Ges.: Ursachenanalyse, Beseitigung des Reizzustandes, Schmerzlinderung, Wiederherstellung eines optimalen Gelenkspiels und schonender Bewegungsführungen.
Maßnahmen:

- befundgerechtes Dehnen verkürzter hypertoner Muskulatur mit PIR-Technik und Periostbehandlung
  Bei Schmerzen am medialen Epikondylus sind meist die Beuger verspannt (Werferellbogen). Bei Schmerzen am lateralen Epikondylus sind meist die Strecker verspannt (Tennisellbogen).
- bei Blockierungen ↑ Manuelle Therapie örtlich und segmental (212, 271)
  Meist ist das laterolaterale Federn im Ellbogengelenk eingeschränkt.
- ↑ Ultraschalltherapie örtlich im Wasserbad und segmental örtlich

  0,1 bis 0,2 W/cm² bis 5 min, zusätzlich auch die hypertonen Muskelgruppen mit beschallen, segmental: paravertebral der HWS und Nackenmuskulatur 0,2 W/cm² 5 min, Beh. 3mal wöchentlich, 10 Beh. als Serie

- ↑ Diadynamische Ströme, auch als ↑ Iontophorese mit Calciumchloridlösung 1- bis 3%ig

  örtlich: Quer- oder Längsdurchströmung des Gelenks, kleinere aktive Elektrode auf den Schmerzpunkt legen, kathodisch polen ohne Iontophorese, siehe oben, anodisch polen mit Iontophorese. Basis plus 2 min DF, 6 min CP oder LP, segmental: Kathode über der HWS, Anode seitlich über dem oberen Trapeziusast, Basis plus 2 min DF und 4 min CP

- ↑ Kombinationstherapie Ultraschall und diadynamische Ströme oder Sonodynator®-Therapie
- ↑ Ultrareizstrom, örtlich und segmental
- ↑ Mittelfrequenz-Reizstromtherapie

- Kontrolle der Arbeitsbewegungen, Ausschalten von Fehl- und Überbelastungen, Einschleifen vorteilhafter Bewegungssynergien und ausreichender Erholungspausen
- abends ↑ Bäder mit Medikamentenzusatz, Teilbäder mit nachfolgendem Wickel
- ↑ Periostitis, ↑ Überlastungsschäden, mechanische, ↑ Zervikalsyndrom.

E

Erfrierungen/Frostschäden, örtliche

Beh. Ges.: allgemeine Wiedererwärmung.
Beachte: Der Sauerstoffzufluß muß bei Wiedererwärmung mit dem gesteigerten Sauerstoffbedarf übereinstimmen. Dazu ist schnellste Beseitigung der Vasokonstriktion erforderlich.
Maßnahmen:
- Übererwärmung des ganzen Körpers (mit Ausnahme des erfrorenen Abschnitts) im Vollbad
- erfrorene Gliedmaße stufenweise zum Auftauen bringen (mit 10 °C beginnen und innerhalb von 30 min auf 40 °C steigern)
- aktive Bewegungen der erfrorenen Extremität
- ↑ Blockade des Ganglion stellatum mit Reizströmen.

Beh. Ges.: Verbesserung der Durchblutung.
Maßnahmen:
- ↑ Iontophorese mit Acetylcholin, besser noch ↑ Hydroelektrische Bäder mit Acetylcholin
- Impulsströme im ↑ Hydroelektrischen Zellenbad nach Träbert
- ↑ Ultraschalltherapie im adäquat warmen Wasserbad

  0,1 bis 0,2 W/cm^2 intermittierend 5 min, auch

- ↑ Phonophorese gefäßerweiternder Mittel
- ↑ Bäder mit Medikamentenzusatz: Eichenrinde – Bäder gegen Frostbeulen
- Diadynamische Ströme auch kombiniert mit ↑ Iontophorese

  Längs- und Querdurchströmung, 2 min DF, 5 min CP

- Stabile Galvanisation

  Anode: proximal der Schadenstelle, Kathode: distal der Schadenstelle, sensibel unterschwellig bis eben schwellig, 5 bis 10 min

- ↑ Kurzwellentherapie im Kondensator- und Spulenfeld

  Kondensatorfeld: EHA aktiv 2 bis 3 cm, passiv 6 cm
  Spulenfeld (Wirbelstromelektrode: anliegend)

Frühbeh.: Dosis I, 5 bis 10 min
Spätbeh.: Dosis I bis II, 5 bis 10 min

- ↑ 69-cm-Wellentherapie, Muldenapplikator (Dosierung wie KW)
- ↑ Mikrowellentherapie

lokal frisch: Rundfeldstrahler, EHA 10 bis 15 cm, Dosis I (20 bis 30 Watt), 3 bis 8 min täglich, insgesamt 3 bis 6 Beh., zusätzlich segmentale Bestrahlung günstig
lokal später: Dosis I bis II, 10 min täglich, 15 Beh.

F

Fazialisparese (Lähmung des N. facialis)

Ziel: volle Regeneration.

Periphere Fazialisparese

Akute Phase

Beh. Ges.: Förderung der Heilungsvorgänge.
Maßnahmen:
- stabile Galvanisation

Anode: gesunde Seite, Kathode: kranke Seite, sensibel eben schwellig, 10 min täglich danach

- ↑ Exponentialstrombehandlung der paretischen Muskeln

0,5 Hz, t_{an} = etwa 100 ms, t = 250 ms, motorisch schwellig, wenn es sensibel vertragen wird.
direkt und indirekt punkten, ↑ Paresen, schlaffe

- passive oder passiv-aktive Bewegungsübungen vor dem Spiegel
- Warmhaltung des Gesichts (vor Abkühlung schützen)
- mit elastischer Binde (nachts) schlaffe Muskulatur hochbinden.

Nach 8 bis 10 Tagen

Beh. Ges.: Bahnung der aktiven Innervation, Verhinderung der Inaktivitätstrophie.
Maßnahmen:
- Vorbehandlung mit Wärme, z. B. Rotlicht 10 bis 15 min
- lockernde Massage der gesunden Seite, anregende Handgriffe auf der paretischen Seite, Stimulation
- evtl. auch Vorbereitung mit stabiler Galvanisation siehe oben
- ↑ Exponentialstrombehandlung der paretischen Muskeln

direkt (s. Abb. 19) punkten mit entsprechenden Anstiegszeiten, ↑ Paresen, schlaffe, bei direkter Reizung Anode am Nervenstamm, bei ASZ > KSZ mit Anode punkten, anschließend

– gezielte mimische Übungen passiv, passiv-aktiv, später aktiv gegen Widerstand vor dem Spiegel.

Beachte: Vorbehandlung, Exponentialstrombehandlung und Bewegungsübungen möglichst täglich durchführen. Bewegungsübungen daheim auch mehrmals am Tag vor dem Spiegel durchführen. Bei Ausbildung von Kontrakturen muß die Elektrotherapie abgesetzt werden.

Beh. Ges.: Allgemeinbehandlung.

Maßnahmen:
– kausale Faktoren eliminieren
– Regelung der Biorhythmen, besonders für ausreichenden Schlaf sorgen
– Ausschalten von Foci und schädigenden Einflüssen.

F

Zentrale Fazialisparese

– Behandlung kausaler Faktoren, siehe dort
– bei schlaffen Paresen Behandlung, siehe Seite 302
– bei spastischen Paresen nur ↑ Stabile Galvanisation

Anode: auf der spastischen Muskulatur, Kathode: im Nacken oder am Kreuz oder an den Füßen
0,5 bis 1 mA, 10 min täglich.

Nachbehandlung nach operativer Behandlung des N. facialis

Phase der völligen Lähmung

– Täglich ↑ Stabile Galvanisation

Kathode: an der kranken, Anode: an der gesunden Seite sensibel eben schwellig, 10 min

– unterstützende Phototherapie, ↑ UV-Bestrahlung oder Rotlicht
– ↑ Kurzwellentherapie, Impuls-Kurzwellentherapie Dosis I bis II, 3 bis 8 min
– evtl. Massage und passive Bewegungsübungen.

Phase der klinischen Erholung

– ↑ Exponentialstrombehandlung direkt und indirekt

2mal täglich 15 min, später 2mal wöchentlich (bis aktive Innervation möglich ist)

– dann aktive mimische Übungen vor dem Spiegel

jede Stunde 5 min gezieltes Training.

Beachte: Bei übermäßiger Tonisierung und bei Kontrakturen müssen Elektrotherapie und forcierte Bewegungstherapie abgesetzt werden!

Fibrositis (Weichteilrheumatismus)

Lit.: 32, 40, 51, 62, 86, 158, 215, 245

Bursitis

(Rheumatismus der Schleimbeutel und Sehnenscheiden)

↑ Bursitis, ↑ Dupuytrensche Kontraktur, ↑ Periarthropathia humeroscapularis, ↑ Rheumatoid-Arthritis, ↑ Tendovaginitis

F

Intramuskuläre Fibrositis

(sog. Muskelrheumatismus, myalgisches Syndrom)

Ziel: rasche Heilung ohne Rezidive.
Beh. Ges.: Entzündungshemmung, Schmerzlinderung, Entspannung.
Maßnahmen:

- entspannende Lagerungen
- ↑ Ultraschalltherapie segmental oder im neuraltherapeutischen Aufbau, nur versuchsweise auch örtlich, wenn nötig

  segmental oder neuraltherapeutischer Aufbau: mit 0,2 W/cm^2 5 min, 3mal wöchentlich, 12 Beh. als Serie
  örtlich: in entspannter Dehnlagerung der schmerzenden Muskeln oder im Wasserbad mit 0,05 W/cm^2 oder Impulsschall 3 min

- ↑ Ultrareizstrom, örtlich

  Kathode: auf die schmerzende Region, Anode: gegenüber oder proximal in 3 cm Entfernung, täglich, 3 Beh. oder mehr bis zur Schmerzfreiheit, wenn die Beh. anschlägt

- ↑ Diadynamische Ströme, Längsdurchströmung des Muskels, auch in Verbindung mit ↑ Iontophorese

  Basis plus 2 min DF und 4 min CP

- ↑ Kombinationstherapie Ultraschall und diadynamische Ströme oder Sonodynator®-Behandlung
- ↑ Interferenzstrombeh., siehe Seiten 240, 263, 288, 337 und 392
- ↑ Manuelle Therapie bei Blockierungen und Ausschalten einer Dysbalance zwischen tonischer und phasischer Muskulatur.

Beh. Ges.: Allgemeinbehandlung, Reaktionstraining, Durchblutungsförderung, Haltungserziehung.
Maßnahmen:

- ↑ Sauna
- ↑ Bäder mit Medikamentenzusatz, z. B. Rheubalmin – Bad „neu“

  adäquate Bewegungsübungen im Bad, anschließend Wickelbehandlung

- ↑ Unterwasserstrahlmassage, kombiniert mit lockernden Bewegungsübungen
- befundgerechte Haltungs- und Bewegungserziehung
- ↑ Kurorttherapie
- ↑ UV-Ganzkörperbestrahlung, Heliotherapie
- ↑ Hypertonus der Muskulatur, ↑ Myalgie, ↑ Myogelosen, ↑ Pseudoradikuläre Syndrome im Beckenbereich, ↑ Myofasziales Syndrom, ↑ Zervikalsyndrom.

F

Periartikuläre Fibrositis

↑ Epikondylitis, ↑ Periarthropathia humeroscapularis, ↑ Rheumatoid-Arthritis

Tendinosen

(Rheumatismus des sehnen- und gelenkumgebenden Bindegewebes)

Ziel: Ausheilung, volle Gelenk- und Muskelfunktion.
Beh. Ges.: Ausschalten von statischen Fehl- und Überbelastungen, Durchblutungsförderung, muskuläre Auflockerung, Schmerzlinderung.
Maßnahmen:
- ↑ Ultraschalltherapie im neuraltherapeutischen Aufbau und örtlich
- ↑ Ultrareizstrom örtlich und segmental
- ↑ Diadynamische Ströme örtlich und segmental
- ↑ Kombinationstherapie Ultraschall und diadynamische Ströme (Sonodynator®-Behandlung) oder Ultraschall und Ultrareizstrom
- ↑ Iontophorese mit Histamin, kombiniert mit vagotonisierenden Impulsfolgen

  Anode: Schmerzregion (Unterlage mit 0,002%iger Histaminlösung getränkt), Kathode: gegenüber, am Rumpf nach distal zu, 17 Hz, t = 20 ms, t_{an} = 20 ms, t_{ab} = 20 ms,
  sensibel eben schwellig, 5 min, Beh. 2- bis 3mal wöchentlich, 6 Beh. insgesamt.

- ↑ Interferenzstromverfahren, siehe Seiten 116, 311 und 337
- ↑ Mittelfrequenz-Reizstromtherapie, örtlich
- ↑ Manuelle Therapie bei Blockierungen und Ausgleich einer Dysbalance zwischen tonischer und phasischer Muskulatur
- ↑ Befundgemäße krankengymnastische Übungsbehandlung und Aufbau von Haltungs- und Bewegungsformen, die Fehl- und Überbelastungen vermeiden
- ↑ Arthrosis deformans, ↑ Arthritis, ↑ Dupuytrensche Kontraktur, ↑ Epikondylitis, ↑ Myofasziales Syndrom, ↑ Periartropathia hu-

meroscapularis, ↑ Periostitis, ↑ Pseudoradikuläre Syndrome im Beckenbereich, ↑ Rheumatoid-Arthritis, ↑ Tendovaginitis, ↑ Überlastungsschäden, mechanische.

Frakturen (Knochenbrüche)

Lit.: 2, 15, 49, 91, 123, 124, 179, 185, 214, 235, 242, 244, 252, 320

Konservative Verfahren

F

Funktionelle Behandlung

Beh. Ges.: Vermeidung von schwer zu behebenden Bewegungseinschränkungen, Frakturheilung auch ohne fixierende Verbände möglich (z. B. subkapitale Oberarmfraktur, Fersenbeinfraktur).

Maßnahmen:

- sachgemäße Lagerung
- nach Abklingen akuter Schmerzsymptome aufbauende Übungsbehandlung unter Muskelmantelspannung.

Behandlung durch Ruhigstellung

Beh. Ges. während Ruhigstellung: Vermeidung von Störungen der Blutzirkulation, Muskel-, Gelenk- und Knochenatrophie; rasche und optimale Frakturheilung ohne Fragmentverschiebung; gutes Allgemeinbefinden.

Maßnahmen:

- frühzeitige und möglichst allseitige Übung aller nicht ruhiggestellten Gelenke, Atem- und Kreislaufgymnastik
- sorgfältige isometrische Spannungsübungen (mit abgestufter Kraft) für die ruhiggestellte Muskulatur zur Verhinderung von Atrophien und Verbesserung der Kallusbildung
- Ultraschallbehandlung

  evtl. 1 Woche nach Frakturierung (Frakturhämatom muß abgeklungen sein) zur Förderung der Kallusbildung 4 Ultraschallbehandlungen genau über der Fraktur (Gips mit Fensterung darüber) 0,1 bis 0,2 W/cm^2, 2 bis 3 min jeden 2. Tag oder 2mal wöchentlich (Knoch, 1991), zusätzliche segmentale Beschallung 0,2 W/cm^2, 5 min ist auch möglich

- funktionserhaltende ↑ Arbeitstherapie mit bedingtem Arbeitstraining (1)

  Stufenprogramm für Arbeitstherapie
  Phase I (= Mitbehandlung) beginnt am 2. Tag nach dem Unfall und endet mit Gipsabnahme.

Beh. Ges. nach Entfernung des Gipsverbandes: rasche, schmerzarme und komplikationslose Wiederherstellung der vollen Bewegungsfunktion.

Maßnahmen:
- sofort Bewegungsbäder bei 36 bis 37 °C
- aktive Übungen im Wasser (anschließend Hautölung)
- isometrische Spannungsübungen mit Betonung der Entspannung zur Verbesserung der Durchblutung, bei Ödemen evtl. Hochlagerung
- oder ↑ Eisbehandlung, kombiniert mit Übungsbehandlung
- Umlagerungen
- aktive und Widerstandsübungen, auch ↑ PNF-Techniken zur Verbesserung der Muskelkraft und Gelenkmobilisierung (Widerstand anfangs nur proximal der Frakturstelle setzen)
- bei Inaktivitätsatrophien und mangelndem Muskelgefühl 2 bis 3 Behandlungen mit ↑ Schwellstrom

  30 Hz, t = 0,4 ms, t_{an} = 0,4 ms, t_{ab} = 0,05 ms
  16 Schwellungen in der Minute mit Intensionsübungen verbinden

- Schulung der Feinmotorik und der Gebrauchsbewegungen, Vermeidung von Überlastungen
- funktionswiederherstellende ↑ Arbeitstherapie (1)

  Stufenprogramm der Arbeitstherapie
  Phase II (= Nachbehandlung) beginnt mit Gipsabnahme und reicht bis zur völligen funktionellen Wiederherstellung.

Kontraindiziert sind Massagen und Dehnlagerungen im Bruchbereich, Lichtkästen, heiße Bäder u. ä., weil sie die Entstehung eines Sudeckschen Syndroms begünstigen.
Beachte: Beim Auftreten von Schmerzen, Schwellungen und vermehrter Durchblutung, Behandlung ändern ↑ Sudecksches Syndrom.
Bei Innervationsschwierigkeiten bestimmter Muskelgruppen ist auch an Lähmungen zu denken, ↑ Paresen, schlaffe.

Operativ versorgte Frakturen ↑ Osteosynthesen

Schlecht heilende Frakturen

Beh. Ges.: Verbesserung der Kallusbildung.
Maßnahmen:
- ↑ Ultraschallbehandlung (179, 185)

  örtlich: 0,2 (0,3) W/cm², 2 min
  segmental-paravertebral: 0,2 W/cm², 2 bis 3 min zusätzlich

- ↑ UV-Bestrahlung, lokal, Tonisierung bis Reizdosis
  (Dies bewirkt zwar keine Verbesserung der Kallusbildung, aber ein schnelleres Festwerden des Kallus.)

– ↑ Kurzwellentherapie im Kondensatorfeld, Impuls-Kurzwellentherapie

örtlich: EHA aktiv 2 cm, passiv 4 cm, Dosis I bis II, 3 bis 5 min (beschleunigt und verstärkt die Kallusbildung).

Beachte: KW nicht bei frischen Blutergüssen, nicht bei Nagelung! Zusätzlich segmentale Applikation Dosis I, 3 min, ist immer vorteilhaft.
– elektrische Knochenstimulation (68, 123, 124).

Wirbelkörperfrakturen

F

Behandlung nach Ehlert und Bayer

Wenn die dorsale Höhe des Wirbelkörpers gleich oder nur gering verkleinert erscheint und keine Osteoporose, Karzinose o. ä. besteht:
- 5 Tage Hartbett und flache Rückenlage
- ab 6. Tag aufstehen, Brustschwimmen, ↑ Unterwasserstrahlmassage und Gymnastik
- 1. bis 4. Woche Kräftigung der Muskulatur in Streckstellung der WS
- ab 5. Woche zusätzliche allgemeine Mobilisation der WS.

Die krankengymnastische Behandlung wird 8 Wochen täglich durchgeführt, danach weitere 4 Wochen 3mal wöchentlich.

Behandlung nach Magnus

- Flachlagerung auf harter Unterlage für 2 Monate
- Beginn der Krankengymnastik erst zwischen 2. und 4. Woche nach der Verletzung. Zunächst darf die WS noch nicht bewegt werden: Kreislaufgymnastik, Atemübungen, Fußübungen, Spannungsübungen für Oberschenkel- und Hüftmuskulatur (M. quadriceps, Mm. glutaei max., med. und min.).
  Kontraindiziert sind Streckdehnungen, Drehdehnungen, weiterlaufende Bewegungen auf die Wirbelsäule (sie sind zu widerlagern).
- Erweiterung der Behandlung zwischen 4. und 6. Woche: Rückenmassage aus Bauchlage, Spannungsübungen für die Rückenmuskulatur, wobei betont Streckung und Überstreckung der WS geübt werden, Bewegungseinleitung über Kopfbewegungen, Atemtherapie.
- zwischen 6. und 8. Woche: Mobilisation der WS aus Rücken- und Bauchlage

  Zunächst unbelastet sowie Vierfüßlerstand: Streckung, Seitbeuge und Drehung, ab 8. Woche auch Beugung der WS mit kleinem Bewegungsausmaß und nur allmählicher Steigerung.

Bei belastbarer Fraktur

Beh. Ges.: Kräftigung der Rückenmuskulatur, bestmögliche Wiederherstellung der Beweglichkeit der einzelnen WS-Abschnitte.

Maßnahmen:
- Übungen im Hockersitz und Stand (Gehwagen), Streckung sowie Seitbeuge der WS üben, zuletzt Beugung
- Alltagsbewegungen üben
- Atemkorrektur nach Atembefund
- Erlernen der Automoibilisationsübung.

Beh. Ges.: Konditionsverbesserung.
Maßnahmen:
- ↑ Ultraschallbehandlung des Rückens

  neuraltherapeutischer Aufbau, 0,2 W/cm^2, 5 bis 10 min, 3mal wöchentlich, 12 Beh.

F

- ↑ Unterwasserstrahlmassage
- Schwimmen
- tägliches Kreislauftraining.

Furunkel (Entzündung eines Haarfollikels)

Beh. Ges.: rasche Heilung.
Maßnahmen:
- ↑ Kurzwellentherapie (Impuls-Kurzwellentherapie) mit Furunkelelektrode, im Anfangsstadium Methode der Wahl, sonst zur Unterstützung der antibiotischen und chirurgischen Therapie

  EHA aktiv mit Furunkelelektrode 1 cm, passiv 4 cm mit größerer Elektrode, Dosis I, 1 min täglich
  Im Anfangsstadium (kleines Blütchen) gelingt es oftmals, mit **einer** Behandlung das Zurückgehen zu erreichen. Im fortgeschrittenen Stadium erfolgt die Einschmelzung in der Richtung, die bei der Applikation gewählt wurde. Dies ist besonders bei Nasenfurunkeln zu nutzen. Tiefsitzende uneröffnete Furunkel evtl. EHA 2 cm, 2 min behandeln.

  Beachte: Höhere und längere Dosierung birgt die Gefahr der Ausbreitung! Bei eröffneten Furunkeln muß die Wunde trocken sein, sonst besteht Verbrennungsgefahr. Chirurgische Indikation beachten!
- ↑ Mikrowelle

  Rundfeldstrahler, EHA 7 bis 10 cm, Dosis I bis II, (20 bis 40 Watt), 1 bis 3 min, täglich, insgesamt 2 bis 5 Beh.

- ↑ UV-Ganzkörperbestrahlung als unspezifische Reizkörpertherapie, besonders bei Furunkulose.

Gehörgangsfurunkel

– ↑ Kurzwellentherapie im Kondensatorfeld, 1 min (Impuls-Kurzwellentherapie)

  EHA krankes Ohr 1,5 cm, Ohrmuschel gut andrücken
  EHA gesundes Ohr oder im Nacken mit etwas größerer Elektrode 3 cm, Dosis I, 1 min täglich
  Im Anfangsstadium genügt oft nur eine Beh.

Gallenwegsdyskinesien

(schmerzhafte Fehlsteuerung im Ablauf von Bewegungsvorgängen der Gallenwege)

G

Ziel: Schmerzfreiheit
Beh. Ges.: bei hypertoner Dyskinesie Entspannung, vegetative Umstimmung, Beseitigung von Reflexzonen und belastender Zusatzfaktoren.
Maßnahmen:
– Dampfkompressen bei Kolik
– Periostbehandlung am rechten Rippenbogen und nach Angaben des Patienten (Umgebung des rechten unteren Schulterblattwinkels), siehe auch Abbildung 9
– Kolonbeh. entspreched den Palpationsbefunden
– ansteigendes Fußbad, anschließend langliegenden Leibwickel
– ↑ Bindegewebsmassage
– ↑ Ultraschalltherapie im neuraltherapeutischen Aufbau

  0,1 bis 0,2 W/cm^2 5 min im Aufbau wie die Bindegewebsmassage

– ↑ Entspannungsbeh., autogenes Training
– auf geregelten Tagesablauf und Ruhe während und nach dem Essen achten
– ↑ Bäder mit Medikamentenzusatz zur Beruhigung
– ↑ Cholezystitis, ↑ Colitis mucosa, ↑ Gastritis, ↑ Hyperalgetische Zonen, ↑ Obstipation, spastisch-hyperkinetische Form, ↑ Neurosen, ↑ Überforderungssyndrom, ↑ Vegetative Regulationsstörungen.

Beh. Ges.: bei hypotoner Dyskinesie vegetativ tonisierende Behandlung, bei Frauen Behebung hormonaler Dysfunktionen.
Maßnahmen:
– ansteigende Sitzbäder mit anschließendem Leibwickel
– ↑ Ovarialinsuffizienz
– ↑ UV-Erythembestrahlung Th_{6-10} rechts oder nur Th_{8-10} rechts unterhalb des rechten Rippenbogens

- Periostbehandlung segmental

  kurmäßig zur Beeinflussung der veränderten Trophik

- ↑ Bewegungstherapie zur Tonisierung

  Schnellkraftübungen, Spannungsübungen, ↑ Sporttherapie mit Läufen und Sprüngen, Schwimmen, ↑ Reittherapie

- ↑ Kurorttherapie
- ↑ Bindegewebsmassage, Unterhaut- und Faszientechnik.

G

Gastritis (Magenschleimhautentzündung)

Ziel: rasches Abklingen der Entzündung, Schmerzfreiheit.

Akute Phase

Beh. Ges.: Entlastung, Beruhigung, Schmerzlinderung.

Maßnahmen:

- Bettruhe und Regulierung eines unausgeglichenen Wärmehaushaltes
- ↑ Entspannungsbehandlung in linker Seitenlage

  Beine angebeugt, rechte Hand schalenförmig auf die Magenregion gelegt, zur Ausatmung die Magenregion wie in die Hand absinken lassen evtl. „ö" dazu tönen. Vermeiden, daß bei der Ausatmung die Oberbauchmuskeln sich anspannen. Das hemmt die reguläre Magenschleimhautdurchblutung. Deshalb ist das Tönen und Kontaktspüren zur Hand wichtig.

- Periostbehandlung am linken Rippenbogen und über dem Sternum
- feuchte Wärme am Oberbauch (Kompressen, Auflagen, Wickel, Heusack u. a.) oder
- kalter Leibwickel oder Rumpfwickel, liegenlassen bis er trocken und warm ist.

Beachte: Lokal applizierte Wärme bewirkt beim normal funktionierenden Magen-Darm-Trakt Anregung der Peristaltik, krankhaft gesteigerte Peristaltik wird dagegen durch Wärme gedämpft. Kälte setzt Tonus und Peristaltik herab (6).

Subakute und chronische Phase

Beh. Ges.: Abklären der Ursachen, Ausschalten von Schädlichkeiten, Reflexzonen- und Neuraltherapie, vegetative Umstimmung, Regulierung der örtlichen Durchblutung.

Maßnahmen:

- morgens Trockenbürstungen oder wechselwarme Waschungen auch abwechselnd,
- ansteigende Fußbäder mit anschließendem kaltem Leibwickel

  Anstatt Fußbad kann auch ein Schenkelbad sinnvoll sein. Der Leibwickel sollte tagsüber 3 h, nachts langliegend appliziert werden.

Tabelle 9 Behandlungsplan für die 1. Woche der Kneipp-Therapie bei Gastritis chronica (29)

	Früh	Vormittags	Nachmittags	Abends
Montag	Trockenbürstung Oberkörper	Heusack auf Rücken Th_{5-9} links, s. Abb. 5a		
Dienstag	Trockenbürstung Unterkörper	Armbad mit Rosmarin	Fußbad mit Fichtennadel	
Mittwoch	Trockenbürstung Oberkörper	Heusack auf Oberbauch	Fußbad mit Kalmus	
Donnerstag	Trockenbürstung Unterkörper	Leibauflage mit Quark	Armbad mit Heublumen	
Freitag	Oberkörperwaschung	Heusack auf Leib	Fußbad mit Rosmarin	
Samstag	Trockenbürstung Unterkörper	Dreiviertelbad mit Heublumen		

G

- Kneipp-Therapie (Tab. 9)
- Lagerungsübungen in Verbindung mit Atem- und Entspannungstherapie nach Engeling

Der Magen wechselt Form und Lage je nach dem Füllungszustand und der Körperstellung. Die Lagerungen sind besonders wichtig nach den Mahlzeiten:

1. linke Seitenlage, Rumpf gebeugt, Knie angebeugt, linker Arm unter dem Kopf, rechte Hand über der Magengegend;
2. stabile Seitenlage links, d. h. oberen Rumpf zur Bauchlage gedreht, linker Arm hinter dem Rücken;
3. stabile Seitenlage links, jedoch beide Arme im Bogen um den Kopf gelegt;
4. Bauchlage, linkes Bein seitlich angebeugt, Kopf und oberer Rumpf nach links geneigt.

Bei Ulcus duodeni dasselbe nach rechts ausführen.

- isometrische Spannungsübungen mit Betonung der Entspannung für die linksseitige Bauch- und Interkostalmuskulatur Th_{5-9}

Sie werden am günstigsten in den angeführten Lagerungen durch Widerstandsgebung an den Füßen oder Händen in durchlaufender Innervation zum Rumpf hin ausgeführt. Die Widerstände gibt sich der Patient selbst durch atemrhytmisches, langsam anschwellendes und abschwellendes Andrücken an das Bett, die Wand oder gegen den Widerstand des anderen Fußes oder der anderen Hand. Dies ist mehrmals am Tag und für längere Zeit durchzuführen. Dadurch wird außer Durchblutungsförderung auch eine Schmerzlinderung in Selbsthilfe erreicht!

- später feine Rollübungen von Rücken- zu Bauchlage und zurück unter Konzentration auf das Nacheinanderabrollen der einzelnen Wirbel

  Die Bewegungen werden vom Kopf oder von den Füßen aus eingeleitet. Es soll damit erreicht werden, daß die Brustwirbelsäule in das Gesamtgefüge der Wirbelsäule richtig mit einbezogen wird. Außerdem bringt die Konzentration auf dorsale Abschnitte eine Befreiung von ventralen Spannungszuständen.

- ↑ Manuelle Therapie bei Blockierungen
- besteht eine Dysbalance zwischen tonischen und phasischen Muskeln, ist diese befundgemäß zu korrigieren
- ↑ Bindegewebsmassage, Segmentmassage, Periostbehandlung siehe Abbildung 5
- Ultraschalltherapie im neuraltherapeutischen Aufbau

  0,1 bis 0,2 W/cm² aufsteigend wie bei Bindegewebsmassage, Nachruhe in Entspannungslagerungen, siehe oben

- ↑ Kurzwellentherapie oder ↑ 69-cm-Wellen-Therapie, Muldenapplikator

  Kondensatorfeldmethode: EHA ventral 2 bis 4 cm, dorsal 6 bis 8 cm, Dosis I bis II, 5 bis 10 min.
  Die Kurzwelle wirkt hyperämisierend, spasmenlösend und schmerzstillend. Akut jedoch keine KW einsetzen, höchstens 1 bis 2 min, Dosis I, Impuls-Kurzwellentherapie

- ↑ Ptosen, ↑ Neurosen, ↑ Vegetative Regulationsstörungen.

Gelenkergüsse und Reizgelenke mit Neigung zu Ergüssen

Ziel: Resorption der Ergüsse, Abklingen des Reizzustandes.
Beh. Ges.: Abklingen des Reizzustandes, Schmerzlinderung, Resorption des Ergusses, Kontrakturenbehandlung.
Maßnahmen:

- Eisbehandlung in entspannter Lagerung und isometrische Spannungsübungen als Frühbehandlung (bes. an Knie- und Ellenbogengelenken, nach Distorsionen, Prellungen, Operationen wegen Meniskusriß, bei Stanzungen wegen Osteochondritis dissecans)

  Eisbeutel aus Plastik (bis 1,5 °C), damit die Wundnarbe vor Feuchtigkeit geschützt wird, und unter Eiswirkung von der Peripherie her gleichmäßig anschwellende isometrische Spannungsübungen der ganzen Muskelkette

durchführen. Beh. sehr kurz, möglichst 2mal am Tage. Ein Erguß klingt durch Eisanwendungen besser ab als durch Wärme.
Ist der Reizerguß zurückgegangen, schließt sich ↑ Kontrakturenbehandlung mit Eis an.
Bei myogenen Kontrakturen Eishandtuch auf die kontrakte Muskulatur; bei kapsulären Kontrakturen Eishandtuch um das Gelenk legen.

Beachte: Eisbehandlung zeigt optimale Erfolge!
- ↑ Kontrakturenbeh. mit PNF-Techniken
- ↑ Manuelle Therapie bei Blockierungen
- befundgemäße Krankengymnastik, Aufbau einer optimalen Statik und Bewegungsführung unter Schonung des Gelenks
- ↑ Athritis, ↑ Arthrosis deformans, ↑ Fibrositis, ↑ Kniegelenksschädigungen, traumatische, ↑ Rheumatoid-Arthritis, ↑ Überlastungsschäden, mechanische.

H

Hallux valgus (X-Stellung der Großzehe)

Ziel bei konservativer Behandlung: Korrektur, Wiederherstellung des Muskelgleichgewichts, Verhinderung einer noch stärkeren Deformation.
Beh. Ges.: Nach vorangehender Durchblutungsförderung Dehnung des verkürzten M. adductor hallucis und evtl. des M. extensor hallucis longus, danach Kräftigung des M. abductor hallucis.
Maßnahmen:
- ↑ Unterwasserstrahlmassage
- Wechselfußbäder, anschließend Massage

  Beim Fuß besonders Quer- und Längsgewölbe durcharbeiten und unter Abduktion und Beugung der großen Zehe deep-friction-Massage quer über die Strecksehne der großen Zehe.

- bei Blockierungen ↑ Manuelle Therapie, Wiederherstellung des Gelenkspiels im Großzehengrundgelenk

  Passive Dehnung des M. adductor hallucis unter geringer Traktion bei außenrotierter Großezehe. Zur Verhinderung der lateralen Kapsel- und Bandschrumpfung können kleine Gleitbewegungen nach lateral ausgeführt werden, wenn keine Subluxation besteht

- bei Schmerzhaftigkeit lokale Eisabreibung
- passive Stellungskorrektur der Großzehe durch Tragen eines Zehenkeils, einer Hallux-Spezialsandale, evtl. Nutzung einer Hallux-Nachtschiene unter Vermeidung von engen Strümpfen und Schuhen
- befundgerechte krankengymnastische Übungsbeh.

Große Zehe (unter Zug in Längsrichtung) abspreizen, beugen und die Beugung im Grundgelenk gegen Widerstand in dieser Korrekturstellung halten lassen.

- Übungen mit Schlingen, mit Geräten, am Hocker
- Übungen gegen ↑ Knick-, Senk-, Spreizfuß
- Tastübungen auf dem Stab bei abgespreizter großer Zehe
- Gangschule unter Beachtung des richtigen Einsatzes der großen Zehe und durchlaufender Innervation von der großen Zehe bis zum M. glutaeus maximus
- tägliche Fußübungen daheim unter besonderer Beachtung des kraftvollen Beugens der großen Zehe im Grundgelenk bei abduzierter Ausgangsstellung
- ↑ Schwellstrombeh. der insuffizienten kleinen Fußmuskulatur, besonders Mm. abductor und flexor hallucis brevis.

Haltungsfehler

Ziel: Verbesserung der Haltungsdisposition und der Wahrnehmungsfähigkeit für den Körper, Haltungs- und Bewegungsgefühl.

Prophylaxe

Beh. Ges.: Vermeidung von schädigenden Einflüssen, Konditionsverbesserung.

Maßnahmen:
- Aufrechterhaltung des Gleichgewichts zwischen tonischer und phasischer Muskulatur
- Verhüten eines Fußverfalls durch häufiges Barfußgehen auf Wiesen und im Sand, Tragen fußgerechten Schuhwerks mit elastischer Sohle, freien Zehen und Fersen.

Beachte: Mit dem Fußverfall beginnt der Haltungsverfall, ihm folgt der Atmungsverfall!
- Koordinationsschulung für optimale Bewegungsabläufe und ökonomisches Verhalten in Statik und Bewegung
- Nutzung der ↑ Stemmführungen für den Streckimpuls und für gesicherte Bewegungen
- ↑ Atemtherapie, ↑ Yogatherapie
- ausreichend körperliche Betätigung, wenn möglich tägliche Turnstunde und 1mal wöchentlich Schwimmen
- physiologisch angepaßte Schulsitzmöbel mit Rückenlehne, schräg gestaltete Schreibtischplatte, variationsreiches Sitzen mit peripheren Atemantrieben und Stemmführungen von den Füßen her lehren, zu Hause viel in Bauchlage lesen und lernen
- Gestaltung des Tagesablaufes in der Schule mit ausreichenden Phasen der Bewegung und Aufrichtung

- Schutz vor sympathikotoner Reizüberflutung und Überanspruchung
- ausreichend Schlaf.

Haltungsfehler im Kindes- und Jugendalter

Ziel: gute Haltung und Haltungsgefühl, Leistungsfähigkeit, Bahnung der richtigen Entwicklung und der Freude am Sich-Bewegen.
Beachte: Es muß stets befundgerecht behandelt werden, und im Prinzip ist zwischen hypermobilen und hypomobilen Konstitutionen zu unterscheiden. Außer Aufnahme des Gelenkstatus sind tonische Muskeln auf Verkürzung und phasische auf Abschwächung zu prüfen. Die Analyse der Haltungs- und Bewegungsgewohnheiten gibt weitere Behandlungshinweise.
Beh. Ges.: allgemeine Tonisierung, Dehnung verkürzter Muskeln, Kräftigung insuffizienter Muskeln, Erlernen optimaler Bewegungskoordination bei Grundbewegungen, Schaffung eines guten Haltungsgefühls, Stabilisierung der guten Haltung, Herz-Kreislauf-Training.
Maßnahmen:
- ↑ Hydrotherapie (Kneippgüsse, Wassertreten u. ä.) zur allgemeinen Tonisierung
- zweckgerichtete Haltungsgymnastik
  - Muskelerwärmung
    einfache Ganzkörperübungen, Lockerungsformen und Vorbereitung von speziellen Übungen
  - Muskeldehnung (erst nach Erwärmung)
    behutsame Dehnübungen, nur bis zur Schmerzgrenze, anfangs nicht zu intensiv, 10 bis 15 Wiederholungen, niemals ruckhaft üben, nach Dehnübungen unbedingt die Muskulatur lockern
  - Muskellockerung
    freies Ausschütteln und Schwingen der Extremitäten, später auch nach jeder Belastung eine Muskellockerung durchführen, fördert die rasche Wiederherstellung
  - Beweglichmachung (nach guter Vorwärmung!)
    Dehn- und Schwungübungen mit großer Schwingungsbreite
  - Muskelkräftigung, dynamisch und statisch (s. a. S. 85)
    Wiederholte Spannung und Entspanung der Muskulatur in wechselnden Gelenkstellungen führt zur Elastizitätsverbesserung (Längenveränderungen).
    Statische Halteübungen erhöhen die innere Spannung des Muskels. (Die Muskellänge verändert sich dabei nicht, nur die Spannung. Der Kraftzuwachs kommt besonders durch Spannungszuwachs!)
    Spiegelkontrolle für gute aufrechte Haltung. Diese dann mit scherenförmigen Widerständen stabilisieren.
  - Koordinationsverbesserung
    Erarbeitung der Grundbewegungen in neurophysiologischer Bahnung:

H

Rollen, Kriechen, Sich-Aufrichten aus Rückenlage oder Sitz, Gehen, Laufen, Federn, Hüpfen, Springen, Schwingen, Alltagsbewegungen, Arbeitsbewegungen usw.
Augen-Hand-Koordination (Greifbewegungen, Anpassung an Partner und Geräte, statische und dynamische Balance, Reaktionsschulung), Schulung der Anpassung (Handgeräte wie Bälle, Reifen, Stäbe), Zielübungen, Gleichgewichtsübungen.
Durch häufiges Wiederholen der Bewegungen verbessert sich die Koordination, deshalb:
Üben in weiterlaufenden Bewegungen, Einleitung der Bewegung von den Zehen, dem Kopf, den Fingern koordiniert Atmung und Bewegung,
Üben aktiver Widerlagerungen mit vertiefter Zwerchfellatmung,
Üben gegengelagerter Gesamtabläufe, Ausnutzen der ↑ Stemmführungen zur Sicherung der Bewegung,
Schulen und Automatisieren von Gesamtabläufen im Sinne der Grundbewegungen.

H

- allgemeine Konditionsverbesserung
  - Ausdauertraining
    Die Übungsauswahl sollte im korrigierenden Sinn getroffen werden. Die vorher auf Spannung und Kraft geschulten Muskeln werden jetzt in optimaler Koordination eingesetzt.
    Fast pausenloses Aneinanderreihen einfacher Übungen mit großer Wiederholungszahl und abwechselnder Muskelbeanspruchung (auch als Kreistraining). Dadurch verbessert sich die Widerstandsfähigkeit gegen Ermüdung und die allgemeine und lokale Muskelausdauer.
  - orthopädisches Schwimmen ↑ Unterwassergymnastik
  - orthopädisches Reiten ↑ Reittherapie.

Flachrücken
Beh. Ges.: spezielle Einstellung auf einen Flachrücken, bei dem die gesamte Rumpfmuskulatur hypoton insuffizient ist, besonders die Bauchmuskeln, M. glutaeus maximus und die Rückenstrecker.
Maßnahmen:
- Mobilisation der LWS
- Kräftigung der gesamten Rumpfmuskulatur
- Üben der lumbosakralen Verankerung
- Stabilisation der BWS.

Hohl- und Rundrücken
Beh. Ges.: spezielle Einstellung auf einen Hohl-Rundrücken, bei dem meist die Hüftbeuger, die Extensoren der LWS und HWS, M. quadratus lumborum und M. pectoralis major verspannt und hyperton, dagegen die Bauchmuskeln, M. erector spinae im BWS-Bereich und die unteren Schulterblattfixatoren kraftgemindert sind.
Maßnahmen:
- Dehnung der kontrakten Muskulatur
- Mobilisation des Beckens, der LWS und HWS, evtl. auch Thoraxmobilisation
- Korrektur der Beckenstellung

- Kräftigung der Bauchmuskeln, M. erector spinae im BWS-Bereich und der unteren Schulterblattfixatoren
- Stabilisation der BWS in guter Haltung (vom Kopf aus!)

Totaler Rundrücken
Beh. Ges.: spezielle Einstellung auf einen totalen Rundrücken, bei dem meist die Hüftbeuger, M. pectoralis major und die HWS-Extensoren hyperton und verspannt sind, dagegen die Bauchmuskulatur, M. glutaeus maximus, M. quadriceps, vastus medialis und lateralis, M. erector spinae im LWS- und BWS-Bereich und die unteren Schulterblattfixatoren, evtl. auch die tiefen Halsbeuger kraftgemindert sind.
Maßnahmen:
- Dehnung kontrakter Muskeln, Lockerung verspannter Muskeln
- Mobilisation von LWS, BWS, evtl. auch HWS und Thorax, Korrektur der Beckenstellung
- Kräftigung der insuffizienten Muskeln
- Stabilisierung der guten Haltung vom Kopf aus.

H

Haltungsfehler bei Erwachsenen, die durch Dysbalance zwischen tonischen und phasischen Muskeln bedingt sind

Lumbale Hyperlordose
Beh. Ges.: Lockerung und Dehnung der verkürzten Hüftbeuger und Rückenstrecker im Lumbalbereich, Kräftigung der geschwächten Bauch- und Gesäßmuskulatur, Entlastung der überlasteten Lumbalsegmente.
Maßnahmen:
- nach vorbereitenden Wärmemaßnahmen und Massagen in Dehnlagerungen aktive Dehntechniken (↑ PNF-Techniken) für die Hüftbeuger und M. erector spinae im Lumbalbereich
- nach Bahnung der adäquaten Bewegungskoordination Kräftigung der Bauch- und Gesäßmuskulatur, ↑ PNF-Techniken, ↑ Stemmführungen
- Haltungs- und Bewegungsschulung bzw. -umschulung.

Lateralverschiebung des Beckens
Beh. Ges.: Entlastung des überlasteten lumbosakralen Überganges durch Kräftigung der Hüftabduktoren.
Maßnahmen:
- nach Vorwärmung und Bahnung richtiger Bewegungskoordination, Kräftigung der Hüftabduktoren mit ↑ PNF-Techniken
- Haltungs- und Bewegungsschulung bzw. -umschulung

Beachte: Bei vertebragenen Beschwerden keine schnellkräftige Frühgymnastik, weil das Gammasystem im Schlaf gehemmt ist und erst eine Anlaufzeit braucht.

Zervikale Hyperlordose ↑ Zervikalsyndrom

Sonstige muskulär bedingte Fehlhaltungen der Wirbelsäule
Ziel: Gleichgewicht zwischen tonischem und phasischen System, Schmerzfreiheit, Leistungsfähigkeit.
Beachte: Die funktionelle Befundaufnahme muß die Überprüfung der tonischen Muskeln auf Verkürzung, der phasischen Muskeln auf Abschwächung, der Gelenke auf Beweglichkeit, der Haltung, der Bewegungsgewohnheiten (Reihenfolge der Aktivität der Muskelfunktion, Stützreaktionen, Schwerpunktverlagerungen, Ausweichbewegungen, Gehen) enthalten.
Beh. Ges.: Beseitigung der passiven Insuffizienz.
Maßnahmen:
- Dehnung der verkürzten Weichteilstrukturen (Muskel, Sehne, Faszie)
- Vorbereitung mit Wärmemaßnahmen (bei akuten Syndromen ↑ Eisbeh.) und Massagetechniken.

Beh. Ges.: Beseitigung der aktiven Insuffizienz.
Maßnahmen:
- Aktivierung der geschwächten Nerv-Muskel-Einheit mit ↑ Stemmführungen, ↑ PNF-Techniken, evtl. ↑ Schwellstromstimulierung.

Beh. Ges.: Beseitigung falscher Bewegungsmuster.
Maßnahmen:
- Korrektur der muskulären Fehlsteuerung
- Nutzung peripherer Atem- und Bewegungsansätze
- Verbesserung der Feinmotorik.

Hypermobilität (nach Brokmeier, 1980)
Beh. Ges.: Erkennen der reflektorischen Zusammenhänge im Arthron (Hemmung, Hartspann, Schmerzirradiation ↑ Tendomyosen, ↑ pseudoradikuläre Syndrome) und befundspezifisches Angehen.
Maßnahmen:
- funktionelle Verbände, die nur die Bewegung in Richtung des Schadens bremsen, alle anderen Gelenkfunktionen zulassen
- ↑ Eisbehandlung bei akuten Beschwerden
- direkte gezielte Druckeinwirkungen auf die Trigger points
- ↑ Kombinationsbehandlung Ultraschall und Reizströme.

Beh. Ges.: Detonisieren und Dehnen der hartverspannten Muskeln. Stoffwechselsteigerung durch aktive Hyperämisierung.
Maßnahmen:
- Muskel maximal anspannen lassen, Spannung 7 s halten, danach gut entspannen (Sherrington 1)
- aktive wiederholte Bewegungen langsam und gegen Widerstand entspannen den Antagonisten durch reziproke Hemmung (Sherrington 2)

- aus bestmöglicher passiver Dehnung maximal anspannen lassen, 7 s halten, langsam entspannen und passiv weiterdehnen, 5mal hintereinander (postisometrische Relaxation)
- aus Dehnstellung heraus ↑ Massagebehandlung
- aus Dehnstellung Quermassage nach Cyriax am Übergang von Muskel zur Sehne, an der Sehne und am Übergang der Sehne zum Periost, langsam und rhythmisch arbeiten
- Periostbehandlung ↑ Massage.

Beh. Ges.: Kräftigung der Gesamtheit der Muskeln, so daß sie die Hypermobilität des Gelenks stabilisieren und kompensieren können.

Maßnahmen:
- statisches Krafttraining: nach Entspannen der Agonisten, Kräftigung der Antagonisten
- sind Agonisten und Antagonisten gleich stark, werden beide Gruppen mit einem dynamischen Krafttraining zur Sollstärke entwickelt
- Koordinationsschulung mit ↑ PNF-Techniken unter Beachtung der gelenksichernden Funktion
- ↑ Stemmführungen.

Beachte: Nicht über die Ermüdungsschwelle hinaus arbeiten. Täglich wenigstens 5 min üben ist vorteilhaft.

Hämophilie (Bluterkrankheit)

Lit.: nach Schimpf und Eberspächer in 51, 214

Ziel: Verhinderung von Blutungen durch Substitutionstherapie und adäquates Verhalten, Erreichen und Erhalten optimaler Gelenk- und Muskelfunktionen.

Beh. Ges.: Anleitung für adäquates Verhalten.

Maßnahmen:
- Besprechen und Üben der Selbstwahrnehmung beginnender Gelenk- und Muskelblutungen, der Frühbehandlung durch Selbstinjektion zur Substitution, das Führen von Kontrollbögen darüber in Absprache und mit Kontakt zum behandelnden Arzt und einem Hämophiliezentrum.

  Regelmäßige sichtbare, tastbare, meßbare Kontrolle (Umfangmessungen) im Seitenvergleich. Kniegelenk auf tanzende Patella hin überprüfen. Tonuserhöhungen und Druckempfindlichkeiten im M. iliopsoas können durch eine Hüftgelenk- der Psoasblutung ausgelöst sein. Bei größeren Blutungen kann durch Kompression von Nerven auch eine Lähmung entstehen.

- Erarbeiten eines guten Körper- und Bewegungsgefühls, dabei alle Bewegungen wie gegen gedachten oder gegen realen Widerstand ausführen.

Das gibt Gelenksicherung. Beuger und Strecker sind gleichzeitig innnerviert. Gefährdete Gelenke mit Verbänden sichern, auch nachts.

Kontraindikationen: Den Widerstand nicht plötzlich wegnehmen, keine ruckhaften Bewegungen ausführen. In durchlaufenden Muskelketten üben mit innerer Beteiligung. Die Gelenke achsengerecht belasten, Rotations-, Scher- und Zugbelastungen ausschalten. Keinen Vierfüßlerstand, keinen Kniestand ausführen.
Kein Hüpfen, Springen, Stoßen, Schlagen, Ziehen.
Keine Partnerübungen oder Ringkämpfe.
Keine Wärmeanwendungen, keine Massagen, keine harten Unterlagen.
Keine Ausdauerbelastungen (nicht länger als 4 km Wandern), viele kleine Pausen mit Hochlagerungen.
Beh. Ges.: Schmerzlinderung, Resorptionsförderung, Kontrakturverhütung und Rehabilitation nach **Blutungen ins Kniegelenk.**
Maßnahmen:
– Lagerung des Kniegelenks in 25° Flexion ist schmerzlindernd und am besten entspannend für die bindegewebigen Gelenkanteile. Sobald der Schmerz es zuläßt, sollte aber in Streckstellung gelagert werden.

H

– Nach Substitutionstherapie ist in 2 bis 3 Tagen isometrische Anspannung des M. quadriceps günstig.

Kontraindiziert ist 2 bis 3 Wochen 25° Beugestellung im Kniegelenk, weil danach die Streckfähigkeit nicht wieder erreicht wird.

– ↑ Eisbehandlung

Die isometrische Anspannung des M. quadriceps wird vorteilhaft durch druckfreies Längsstreichen mit einem Eiswürfel stimuliert. In Gelenknähe wird mit dem Eiswürfel gestrichen, bis eine Analgesie (nur kurz andauernd!) eingetreten ist. Gleich danach üben, aktiv!

Kontraindiziert sind Eispackungen oder Eisbeutel, da die reaktive Hyperämie zu intensiv ist.

– Nach 3 bis 4 Tagen wird ein Schaumstoffpolster mit einer elastischen Binde um das Knie gewickelt so fest, daß nur achsengerechtes Bewegen möglich ist, Rotations- und Seitbewegungen ausgeschlossen sind.
– In dieser Sicherung vorsichtig und aktiv strecken (bes. Vastus medialis des M. quadriceps) und noch vorsichtiger beugen üben. Eventuell mit der Gegenseite vorher üben!
– ↑ PNF-Technik nur achsengerecht in der Sagittalebene durchführen.

Kontraindiziert sind Kniebeugungs- und Rotationskomponenten; Traktion, Approximation und Stretch (Anwendung des Dehnungsreflexes) auch nicht einsetzen!

– Bei Streckhemmung in Knie- und Hüftgelenk zur Vermeidung von Fehlbelastung der Wirbelsäule den Schuh so weit erhöhen, daß mit der ganzen Sohle aufgetreten werden kann.

- Bei Spitzfuß Absatzerhöhung, orthopädische Schuhe.
- Bei instabilen und fehlgestellten Gelenken evtl. Schienen zum Anschnallen anfertigen.
- Schulung der Gesäßmuskulatur auf dem Therapieball und in ↑ Schlingengerätbehandlung bei gesicherten Gelenken.

Beh. Ges.: Schmerzlinderung, Resorptionsförderung, Kontrakturverhütung und Rehabilitation nach **Blutungen ins obere Sprunggelenk**.

Maßnahmen:

- Hochlagerung, exakte Null-Stellung im oberen Sprunggelenk

  (90° Dorsalextension), kleines Polster unter der Achillessehne, Rolle unter Kniegelenk (leichte Knieflexion entspannt den M. triceps surae), Spitzfußkasten.

- als Kreislauftraining Sohlenkontakt spüren (nicht belasten)
- mit Eiswürfeln das Gelenk umstreichen, danach im Tape-Verband gesichert aktiv vorsichtig bewegen
- zur Stabilisierung aktives Üben gegen dosierten Widerstand

  Die Physiotherapeutin fixiert die Ferse in Dorsalextension des Fußes (90°) und gibt den Auftrag zur aktiven Kniebeugung. So spannt sich der M. gastrocnemius an.

- Kräftigung der Fußheber durch Widerstand an der Dorsalseite des Fußes, Steigerung durch zusätzliche Anspannung des M. quadriceps (durchlaufende Innervation vom M. tibialis anterior zum M. quadriceps)
- Üben der Plantarflexion des Fußes

  Eine Hand gibt Gelenksicherung, eine Hand umfaßt die Ferse. Der Unterarm der Physiotherapeutin liegt an der Fußsohle.

- bei Mobilisation ↑ PIR-Techniken.

Beh. Ges.: Schmerzlinderung, Resorptionsförderung, Kontrakturverhütung und Rehabilitation nach **Blutungen ins Hüftgelenk**.

Maßnahmen:

- schmerzlindernde Beugehaltung in der Hüfte sollte baldmöglichst aufgegeben werden

  Kontraindiziert sind passive Dehnungen aus Bauch- und Rückenlage!

- aktives Üben der Hüftstreckung und Abduktion aus Seitlage auf der gesunden Seite

  Die Physiotherapeutin nimmt einen Teil der Schwere des Beines ab und gibt Widerstand gegen aktive Abduktion und Hüftstreckung.

  Beachte: Schwäche oder Ausfall des M. quadriceps weist auf eine Druckschädigung des N. femoralis bei einer Iliopsoasblutung hin!

- ↑ Unterwassergymnastik sehr günstig

H

– ↑ Schlingengerät-Behandlung

Knie- und Sprunggelenke mit Schaumstoff und Bandagen gesichert in den Schlingen, so beidseitig-wechselseitig Gehübungen durchführen, dabei darf der Widerstand nur gegen Hüft- und Kniestreckung gegeben werden.

Beh. Ges.: Schmerzlinderung, Resorptionsförderung, Kontrakturverhütung und Rehabilitation nach **Blutungen ins Ellbogengelenk**.
Maßnahmen:
- richtige Lagerung am wichtigsten, sobald wie möglich volle Ellbogenstreckung anstreben! Wechsel zwischen Supination und Pronation bei gestrecktem Ellbogengelenk im Sitzen, Stehen und Liegen.
  Kontraindiziert sind Biceps-Dehnungen (wie Tasche tragen usw.), weil M. biceps gegen die Dehnung arbeitet und dies Blutungen begünstigt.
- Kräftigung der Ellbogenstrecker Methode der Wahl, evtl. unterstützt durch ↑ Fingerstrecktechniken bei möglichst gestrecktem Ellbogengelenk
- Üben der Gebrauchsbewegungen.

Beh. Ges.: Allgemeinbehandlung, Konditionierung.
Maßnahmen:
- milde ↑ Hydrotherapeutische Reize, jedoch keine Wärmemaßnahmen und keine größeren Eisbehandlungen als Bestreichen mit Eiswürfeln
- Radfahren im Intervallprinzip
- ↑ Unterwassergymnastik mit gesicherten Gelenken
  Beachte: Kein Brustschwimmen mit Beinschlag, nur Rückenschwimmen und dabei mit den Beinen kraulen.

Hämorrhoiden

(Erweiterung des Gefäßknäuels der Rektum-Analregion)

Ziel: Beschwerdefreiheit.
Beh. Ges.: lokale Entstauung, Vermeidung von schädigenden Einflüssen, Hautpflege.
Maßnahmen:
- nachts Fußende des Bettes etwas erhöhen oder Becken-Bein-Hochlagerung
- Spannungsübungen für den hinteren Beckenboden (s. ↑ Beckenbodeninsuffizienz) in Becken-Bein-Hochlagerung
- Tiefatemübungen unter Weitstellung des Basis- und Flankengebietes in Becken-Bein-Hochlagerung oder Kopf-Tieflagerung, am besten in Kerzenstellung, wirken sehr entstauend. Vermeidung von

Nachpressen bei der Ausatmung, weil dadurch die Strömungsgeschwindigkeit in den kaudalen Venen sinkt.
- Angehen einer statischen Insuffizienz wie ↑ Knick-, Senk-, Spreizfuß, ↑ X-Bein, ↑ Haltungsfehler
- Vermeiden von langem Stehen und Sitzen und ungenügenden Bewegungsreizen
- viel Schwimmen
- kalte Waschungen stets nach dem Stuhlgang, kalte Tauchsitzbäder, auch mit Eichenrindezusatz, danach After ölen
- Heilerdeauflage (kühl) auf die Analgegend und Maßnahmen gegen den Juckreiz ↑ Bäder mit Medikamentenzusatz
- nachts mit T-Wickel schlafen
- für weichen Stuhlgang sorgen
- ↑ Beckenbodeninsuffizienz, ↑ Obstipation, ↑ Ptosen, ↑ Venensystem-Erkrankungen.

H

Handchirurgische Eingriffe

Lit.: 50, 62, 81, 90, 91, 119, 123, 130, 206, 214, 221, 235, 245, 291, 305, 312, 340

Ziel: Wiederherstellung der bestmöglichen Funktion der Hand.

Vor der Operation
- Vorstellung bei der Physiotherapeutin, damit sie die Ausgangssituation für die Nachbehandlung kennt.

Nach der Operation
Beh. Ges.: Herstellung regulärer Durchblutungsverhältnisse, Entspannung der Hand- und Fingermuskulatur.
Maßnahmen:
- Lagerung in Mittelstellung als Ausgangsstellung zum Üben

  Fingergelenke in mittlerer Beugestellung, Handgelenk in leichter Dorsalflexion, Arm in leichter Abduktion im Schultergelenk und Außenrotation (Hand hochgelagert)

- Hochheben des Armes mit gestrecktem Ellbogen

  mindestens 50mal am Tag, dabei mit den vom Verband freigelassenen Gelenken Fingerspiel ausführen.

  Beachte: Keine Armtragetücher anlegen, weil die Blutzufuhr dadurch beeinträchtigt wird und es leicht zu Kapselschrumpfung im Schultergelenk kommt!
- ↑ Eisbehandlung im Wechsel mit isometrischen Spannungsübungen

von proximal nach distal mit einem Eisbeutel abtupfen, danach isometrisches Anspannen von Unterarm- und Handmuskeln (Anfangs gibt die Physiotherapeutin, später der Patient sich selbst Haltewiderstand), längere Entspannungsphasen einhalten, nie Schmerzgrenze überschreiten.

Nach Abschluß der Wundheilung
Beh. Ges.: Spannungsaufbau.
Maßnahmen:
- ↑ PNF-Techniken

erst kräftigere proximale Muskelgruppe spannen lassen und durch „overflow" die schwächere fördern

- in der Übungspause evtl. ↑ Eisbehandlung
- alle Gelenke einzeln und auch koordiniert im Zusammenspiel bewegen, dabei Handgeräte nutzen

H

Ausdrücken von Bällen und Schwämmen, Arbeiten mit Gummibändern, Plastikmasse, Springkitt u. a.

- funktionelle ↑ Arbeitstherapie

Beh. Ges.: aktive Mobilisation.
Maßnahmen:
- ↑ PNF-Techniken

- Mobilisationstechnik „langsame Umkehr" (halten, entspannen, aktiv weiterziehen), rhythmische Stabilisation als Entspannungstechnik zwischendurch nutzen.

Beachte: Schmerz, Schwellung, Temperaturerhöhung zeigen an, daß die Dosierung zu hoch war!
Beh. Ges.: Vermeidung von Atrophien, Kräftigung, Schulung der Geschicklichkeit und Sensibilität.
Maßnahmen: Einzelbewegungen, besonders Greifformen und Muskelkettenbewegungen auf Ausdauer und Kraft üben

Haltewiderstand z. B. am Ober- oder Unterarm geben und dabei die Finger dynamisch bewegen lassen oder konzentrischen Widerstand für wiederholte Kontraktionen geben. Bei der Fingerbeugung wird das Handgelenk in Dorsalflexion stabilisiert. Bei der Fingerstreckung wird evtl. am Tischrand die Mittelhand fixiert.
Nach Bandverletzungen muß achsengerechte Gelenkführung gesichert sein.

Beachte: Größte Vorsicht mit passiven Dehnungen! Nicht die Schmerzgrenze dabei überschreiten. Passive Bewegungen sind nur erlaubt nach Sehnendurchtrennung, die nicht primär versorgt wurde und evtl. nach Rheuma-Operationen.

- funktionelle ↑ Arbeitstherapie (1, 2).

Kontraindikationen: Wärmenanwendungen wie heiße Bäder, Heißluft, Kurzwelle, da sie die Entstehung des Sudeckschen Syndroms begünstigen.

Nach Muskel- oder Sehnentranspostion
Beh. Ges.: Einschleifen der Bewegungs- und Zugrichtung.
Maßnahmen:
- einige Behandlungen mit ↑ Schwellstrom oder ↑ Exponentialstrom
- Bandagenversorgung wie z. B nachts Faustverband, Quengelhandschuh mit Radialisschiene
- bei Läsionen peripherer Nerven ↑ Lähmungen, schlaffe
- Bewegungsbehandlung mit dem Ziel aktiver Durchblutungsförderung, Dehnung und Entspannung verspannter und verhafteter Gewebsteile, aktive Mobilisation, danach funktionsgerechte Kräftigungs- und Koordinationsübungen, Funktionsschulung.

Nach Sehnennaht
Ziel: Volle Funktion der Hand als Greif- und Tastorgan.
Beh. Ges.: Lösung von Verhaftungen zwischen Sehnen und Umgebung und Erhaltung der Gleitfähigkeit.
Maßnahmen:
- ↑ Eisbehandlung, Kurzzeitapplikationen oder Paraffinkneten
- Entlastung der Nahtstelle durch Annäherung von Ursprung und Ansatz des Muskels
- nach Abheilung Einreiben mit Narbensalbe
- Verschieben der Gewebsschichten gegeneinander
- Mobilisieren der Karpo-Metakarpalgelenke
- Zug der Sehne an der Narbe durch isometrisches Anspannen.

Beachte: Die Zugbeanspruchung ist der physiologische Reiz für die Narbenreifung. Nach Sehnennähten ist Narben-Verschiebetechnik gleichzeitig mit aktivem Zug der Sehne (isometrische Anspannung) der wichtigste Teil der Nachbehandlung. (Lanz u. a., 1980).
- jede Stunde 10- bis 20mal Muskel in Annäherung anspannen und lösen.

Beh. Ges.: Entstauung.
Maßnahmen:
- Hochlagerung
- mehrmals stündlich z. B. Arme über den Kopf erheben und die freien Finger bewegen
- tief einatmen mit Weitwerden in der Rumpfmitte.

Beh. Ges.: Kontrakturenbehandlung.
Maßnahmen: ↑ PNF-Techniken wie Gegenspannen – Entspannen, rhythmische Stabilisation an der Bewegungsgrenze, passiv weiterziehen – aktiv halten, ↑ PIR-Techniken

Nach Nervennaht
Ziel: volle Wiederherstellung der Nervenfunktion.
Beh. Ges.: Erhaltung der Gelenkbeweglichkeit.
Maßnahmen: vorsichtiges passives Durchbewegen der Gelenke unter totaler Entlastung der Nahtstelle.

Beh. Ges.: Erhaltung der kontraktilen Substanz und des Bewegungsgefühls.
Maßnahmen:
- selektive ↑ Exponentialstrombehandlung

  Man nimmt vorteilhaft Dreiecksimpulse mit t_{an} = 200 bis 300 ms, damit keine zu plötzliche Zuckung erfolgt. Die Elektroreizung muß unter isometrischen Bedingungen zustandekommen, jeder Bewegungsausschlag muß durch Haltewiderstand ausgeschlossen sein. Die kleinen Handmuskeln sind einzeln mit Punktelektrode (Reizpunkte s. Abb. 21 a u. b) zu stimulieren. Täglich bis zu 30 satischen Kontraktionen pro Muskel, der ab Nervennaht (s. Abb. 12–14) ausgefallen ist, reizen.

- als Vorbereitung zur Exponentialstrombehandlung und zur Förderung der Gewebsregenerierung im Nerven ↑ Stabile Galvanisation im Wasserbad

  Anode: an der Nervenwurzel, Kathode: im Wasserbad (37 °C), sensibel angenehm, 10 bis 15 min

- sensorisches Training

  Nach Bewußtmachen der sensorischen Einschränkungen, Gegenstände oder plastische Zeichnungen erst anschauen lassen, dann tastend wiedererkennen lassen.

- Intensionsübungen, verbunden mit aktiven, passiv-aktiven oder passiven Bewegungen (gesunde und kranke Seite zugleich) und dem Versuch der Bahnung der Innervation.

Beachte: PNF-Techniken und Bewegungskomplexe sind ebenso wichtig wie das mentale Training der Bewegungsabläufe.

Hemiplegie (Halbseitenlähmung nach Schlaganfall)

Lit.: 9, 16, 18, 21, 56, 63, 78, 80, 150, 151, 158, 164, 165, 186, 188, 191, 201, 237, 253, 259, 262, 314, 315, 317, 329

Ziel: Lähmungsrückbildung, Verhinderung von Kontrakturen und Atrophien.

Phase I (Dauer etwa 6 Wochen)
Ziel: Sicherung vitaler Funktionen.
Beh. Ges.: Verhinderung von Komplikationen und Sekudärschädigungen, Förderung der vollen Regeneration.
Maßnahmen:
- Lagerungen, die der Entwicklung zu spastischem Haltungsmuster entgegengesetzt sind, sofort – noch im schlaffen Stadium – durchführen und einen Umlagerungsplan zur Vermeidung von Wundliegen über das Bett hängen.

H

Seitlage auf der gesunden Seite: Beine angebeugt (oder unteres gestreckt), oberes Bein mit Kissen unterlagert, aber nicht in Außenrotation. Fuß rechtwinklig angebeugt, kranker Arm im Ellbogengelenk gestreckt, in Supination, Außenrotation und Abduktion (mit der Stellung im Schultergelenk muß zur Vermeidung von Kontrakturen abgewechselt werden), die Stellung der Hand in Dorsalflexion, gestreckte Finger und abduzierter Daumen müssen evtl. durch Schienung gesichert werden. Gegen den pathologischen Faustschlußreflex der Hand ist ein Schwamm mit Fingeröffnungen individuell anzufertigen.
Seitlage auf der kranken Seite: Die kranke Schulter muß dabei gut nach vorn gebracht werden, sonst siehe oben, unteres Bein angebeugt, oberes evtl. gestreckt.
Rückenlage: Der Kopf wird zur gesunden Seite geneigt gelagert, Arm, siehe oben, das Bein wird im Kniegelenk leicht angebeugt und in Mittelstellung gelagert (Außenrotation in der Hüfte muß durch Sandsäcke an der Außenseite verhindert werden). Der Fuß wird in Dorsalflexion mit etwas angehobenem äußeren Fußrand auf einer Schiene gelagert oder durch die gepolsterte Bettkiste und Unterlagerung der Achillessehne entsprechend gestützt.

H

<u>Beachte:</u> Nie längere Zeit in der gleichen Lage verweilen lassen! Vermeiden der typischen Fehlhaltungen!

- krankengymnastische Frühbehandlung als Kreislauf- und Atembehandlung, 2- bis 3mal täglich 10 min

große Gelenkbewegungen (konsensuell beginnend), Anregung der Lungenatmung, besonders der paretischen Seite (auch durch Schmalnaseneinstellung dieser Seite) von der Peripherie her, Becken anheben zur Glutaenkräftigung

- krankengymnastische Übungsbehandlung aus reflexhemmenden Ausgangsstellungen

oftmals am Tag den Patienten auf die gesunde Seite legen. Schulter und Arm der kranken Seite etwas nach vorn legen (Rückenlage verstärkt das Streckmuster, in Seitlage treten seltener pathologische Reflexmuster auf), auch aus Seitlage auf der kranken Seiten üben, siehe Seite

- Rollen aus Rückenlage in die Seitlage exakt üben

- mit gesundem Bein abstoßen, Rumpfdrehung entspannt die Extremitäten; außerdem wird die erkrankte Seite bewußter wahrgenommen

- möglichst zeitig die Körpermitte und die Taille stabilisieren

Gewichtsverlagerungen im Liegen, Sitzen, Stehen; wird das beherrscht, dann

- Beinübungen aus allen Ausgangsstellungen, danach
- Stabilisierung der Schulter gegen den Rumpf

Stützübungen aus den verschiedensten Lagen, erst danach

- Extremitätenübungen im Sinne von ↑ PNF-Techniken mit Ausnutzung von Massensynergien

nicht den gesunden Arm zum Üben mit dem kranken nutzen, sondern symmetrisch üben (TODD)!

- ↑ Stemmführungen
- Schultergürtellockerung (stets vor den Armbewegungen)

  täglich alle Rotationsformen im Schultergelenk üben, beidseitig mit Stab oder Tuch üben, auch die Ellbogenstreckung üben!

- große Koordinationsübungen von Arm und Bein im Liegen und Sitzen zur Vorbereitung des Ganges, erst später
- Feinarbeit für Hand und Fuß, durch ein kurzes Tauchbad in Eiswassermischung (↑ Eisbehandlung) vorbereitet
- aus Sitzstellung rhythmische Gewichtsverlagerungen, dabei das Bein der Gegenseite vom Boden lösen
- spezielle Massagebehandlung

  Es werden nur feine bis große Schüttelungen zur Lockerung und Entspannung der Muskeln durchgeführt, auch Pinselungen bzw. feine Fingerspitzenstreichungen oder Eisbestreichungen zur Muskelstimulierung, jedoch nicht an Handflächen und Fußsohlen!

H

↑ Aphasien, ↑ Arteriosklerose, ↑ Ataxie, ↑ Blasenschließmuskellähmung, ↑ Dekubitus, ↑ Hypertonie, essentielle, ↑ Paresen, schlaffe, ↑ Pneumonie, ↑ Thrombophlebitis/Phlebothrombose, ↑ Zerebralparese im Kindesalter.

Phase II (Dauer etwa 8 Wochen)
Ziel: Erlangen der Selbständigkeit, Gehen ohne fremde Hilfe.
Beh. Ges.: Minderung der Spastizität, Verbesserung der Sensorik.
Maßnahmen:
- Lagerung in spastikhemmender Stellung in Druckmanschetten nach Johnstone (1980). Der Druck der Luftkissen, die sich der Extremität anformen, mindert vorübergehend die Spastik.
- ↑ PNF-Techniken und ↑ Bobath-Methode mit anliegenden Manschetten oder kurz danach.
  Durch die eng anliegenden Druckmanschetten wird das sensorische Unterscheidungsvermögen verbessert.

Beh. Ges.: Bahnung eines neuen Gleichgewichtssinnes.
Maßnahmen:
- Übungen auf dem Hocker, dabei Bewegungen in die entgegengesetzte Diagonale ausführen lassen.

Beh. Ges.: Bei Verlust der Sensibilität, besonders der Tiefensensibilität: Ausnutzung propriozeptiver Hilfen zum Wiedererlangen der Sensibilität (17).
Maßnahmen:
- Gewichtsverlagerungen auf das befallene Bein üben bzw. die Belastungsreaktion auslösen

  Beachte: Keine Übungen ausführen lassen, die das Schwergewicht auf die gesunde Seite legen!

- Einleitung der Bewegung von proximal

  Zur Erleichterung der Arm-Hand-Fingerbewegung ist die Mobilisation des Schultergelenks ausschlaggebend. Zur Erleichterung der Bein-Fuß-Bewegungen sind Beckengürtelbewegungen notwendig.

- Wahl der optimalen Ausgangsstellungen für die Bewegung

  Der Patient hat die Fähigkeit verloren, sein sensomotorisches System zu dirigieren, deshalb sind optimale Ausgangsstellungen, die die distalen Bewegungen erleichtern und nicht blockieren, notwendig. Dies entspricht auch der ökonomischen Bewegungsbahnung.

- kreative Beschäftigungen wie Malen, Formen üben.
  Beachte: Hemiplegiker nie überlasten, auf Ermüdungserscheinungen achten!
- Elektrotherapie der Spastik, siehe Seite 390.

Beh. Ges.: Einschleifen neuer Bewegungsmuster
Maßnahmen:
- Aktivierung von Arm und Bein aus
- Rollübung
- Üben des Beckenanhebens
- Üben von Hüftflexion und Rotation
- Bauchlage mit Ellenbogenstütz
- Knie-Ellbogenstütz
- Vierfüßlerstand, Kniestand, Aufstehen vom Stuhl.

H

Phase III
Ziel: Bekämpfung der Risikofaktoren der zerebrovaskulären Insuffizienz, allgemeine Konditionierung, Fortführung der funktionellen bzw. adaptativen Rehabilitation und damit Erreichung einer optimalen sozialen Integration (Müller, 1987).
Beh. Ges.: gute symmetrische Haltung in allen Lebenslagen, bestmögliche Rehabilitation, wenn möglich Erlangung der Erwerbsfähigkeit.
Maßnahmen:
- beim Aufstehen vom Sitzen soll das kranke Bein führen und das Körpergewicht zuerst auf dieses Bein verlagert werden. Becken gut nach vorn bringen!
- beim Hinsetzen soll sich die kranke Hand zuerst abstützen
- beim Gehen die Spina ilica ventralis der kranken Seite nach vorn bringen, dies lockert das Knie für die Schwungphase, und es kann zum Anheben das Bein flektiert werden
- täglich Treppensteigen und eine bestimmte Strecke gehen, dabei auf regelmäßige Ausatmung achten
- täglich 2mal 6 verschiedene Übungen (befundgemäß aufgestellt) je 7- bis 10mal hintereinander ausführen als Konditionstraining
- ↑ Unterwassergymnastik, Schwimmtherapie, besonders in Form eines Intervalltrainings

- ↑ Sauna, abschließend Duschen
- funktionelle ↑ Arbeitstherapie
- ↑ Rollstuhl-Training
- Einsatz der Physiotherapie entsprechend dem vorhandenen Rehabilitationspotential.

Hepatitis (Leberentzündung)

H

Ziel: Ausheilung.

Nach Abklingen des akuten Stadiums
Beh. Ges.: Verbesserung der Leberdurchblutung und des Allgemeinbefindens.
Maßnahmen:
- Periostbehandlung am rechten Rippenbogen zur Schmerzlinderung und bei ↑ Gallenwegsdyskinesien
- langliegende, häufig wiederholte Leib- und Rumpfwickel, bei unausgeglichenem Wärmehaushalt als Vorbereitung vom Bett aus ansteigende Arm- und Fußbäder
  Wickel 2- bis 3mal pro Tag für 2 bis 3 h (oder bis sie trocken sind) anlegen, evtl. die ganze Nacht angelegt lassen oder
- heiße Rolle über der Leber

  vorsichtig abrollen von kaudal nach kranial zu am rechten Rippenbogen, Erschütterungen der Leber dabei vermeiden

- feuchte Wärme über dem rechten Oberbauch, wenn als angenehm empfunden
- ↑ Kurzwellentherapie der Leber, Kondensatorfeldmethode oder ↑ 69-cm-Wellentherapie, Muldenapplikator

  Kondensatorfeldmethode: EHA ventral 2 bis 4 cm, dorsal 6 cm, Dosis I bis II, 5 bis 10 min, jeden 2. Tag, insgesamt 12 Beh.

- Bürstenmassage zur Förderung der peripheren Durchblutung.

Beachte: In horizontaler Lage ist die Leber besser durchblutet als in der senkrechten.
Kontraindikationen: warme Vollbäder (signifikante Abnahme der Leberdurchblutung).

Chronisch
Beh. Ges.: langfristige Einstellung spezieller Lebensgewohnheiten, kurmäßig durchgeführte Umstimmungen, Reflexzonenbehandlung.
Maßnahmen:
- feuchte Wärme und Wickelbehandlung nach dem Essen
- zirkulär angelegte Peloid-Packungen, besonders bei Meteorismus

- segmentale Kataplasmen mit Fango, Leinsamen
- ansteigende Arm- oder Fußbäder, anschließend langliegende Wikkel oder Packungsserien
- ↑ UV-Ganzkörperbestrahlung oder Reflexzonenbestrahlung (s. Abb. 9a u. b)
- ↑ Kurorttherapie
- ↑ Gallenwegsdyskinesie, ↑ Hyperalgetische Zonen, ↑ Meteorismus, ↑ Obstipation, ↑ Ptosen, ↑ Schlafstörungen, ↑ Venensystem-Erkrankungen.

Herpes zoster (Gürtelrose) ↑ Zoster

H

Herzbeschwerden, funktionelle

Mit vegetativ bedingten Stenokardien, Tachykardien, Herzklopfen, ↑ Dystonie, neurozirkulatorische.
Ziel: Beschwerdefreiheit, Leistungsfähigkeit.
Beh. Ges.: Regulierung des vegetativen Gleichgewichts, vegetative Umstimmung und psychische Beruhigung.
Maßnahmen:
- ↑ Bindegewebsmassage, Periostbehandlung und Vibrationen in verspannten muskulären Arealen, siehe Abbildung 3a–c und ↑ Angina Pectoris
- ↑ Entspannungsbehandlung, ↑ Dehnlagerungen
- Yoga-Therapie in spezieller Abwandlung, siehe Seite 168
- ↑ Stellatum-Blockaden mit Reizströmen bei erhöhtem Sympathikotonus
- ↑ Hydrotherapeutisches Programm in ansteigender Dosierung
- täglich Trockenbürstungen
- Regelung der Biorhythmen und der Lebensweise
- Psychotherapie, ↑ Neurosen
- ↑ Sauna, 1mal wöchentlich
- problemlose Betätigung in der Natur, Gartenarbeit, besonders als Ausgleich bei geistig Arbeitenden
- Kneipp-Therapie (Tab. 10)
- Gymnastik oder Sport, wobei eine rhythmische Betätigung mit den Füßen bei Lockerlassen des Schultergürtels günstig ist, Gehen, Laufen, zunächst als Intervalltraining.

Beachte: Nach Wiederherstellung der allgemeinen und muskulären Entspannungsfähigkeit sowie der guten Koordination von Atmung und Bewegung gilt es, den Funktionskreis der Haut und der Muskulatur systematisch aufzutrainieren. Dies entlastet das Nervensystem und bewahrt das Gefäßsystem vor unangepaßten Reaktionen.

Tabelle 10 Behandlungsplan für die 1. Woche der Kneipp-Therapie bei Angina pectoris vasomotorica (29)

	Früh	Vormittags	Nachmittags	Abends
Montag	Trockenbürstung Oberkörper	Fußbad mit Rosmarin	Armbad mit Fichtennadelextrakt, rechter Arm	
Dienstag	Unterkörperwaschung	kalte Herzkompresse	Wechsel-Fußbad	
Mittwoch	Oberkörperwaschung	Wechsel-Knieguß	Armbad mit Rosmarin	
Donnerstag	Unterkörperwaschung	Wechsel-Armguß	Fußbad mit Heublumen	Wassertreten
Freitag	Trockenbürstung Oberkörper	Knieguß	Wechsel-Armguß und Gesichtsguß	Wadenwickel
Samstag	Unterkörper waschung	Dreiviertelbad mit Rosmarin u. Bürsten		Wassertreten

H

Herzerkrankungen

Lit.: 13, 29, 36, 40, 51, 70, 72, 74–76, 82–85, 94, 108, 111, 131, 148, 180, 183, 184, 231, 247, 257, 259, 292, 294, 295, 300, 335

↑ Herzbeschwerden, funktionelle, Herzinsuffizienz, Herzklappenfehler, Herzkrankheiten, ischämische, Herz-Kreislauf-Beschwerden im Alter, Herzschrittmacherbehandlung

Herzinsuffizienz

Beispiel für phasengerechte Behandlung bei globaler Herzinsuffizienz

Ziel: kompensierter und leistungsfähiger Kreislauf.

Entlastungsphase
Beh. Ges.: allgemeine Entlastung.
Maßnahmen:
- Lagerung

  Entspannung der Haltemuskulatur, keinerlei Behinderungen für Basis- und Flankenatembewegung, siehe auch Cor pulmonale Seite 209

- leichte Bewegungen der Extremitäten, leichte Knetungen der Beine

  absolute Bettruhe ist nicht Optimum für den Kreislauf

- auf ausgeglichenen Wärmehaushalt achten

  Hände und Füße warmhalten

- Bürstungen oder Reibungen, gliedmaßenweise heiße oder wechselwarme Waschungen zur Verminderung der Arteriolenspannung und damit der peripheren Widerstände.

Beachte: Es besteht verminderte Belastbarkeit. Keine Eisanwendungen, keine Klopfungen, kein Stretch.
Geh. Ges.: Anregung des pulmonalen Kreislaufs unter Ausnutzung segmentaler Hautreize.
Maßnahmen:
- Abreibung mit Senfbrei oder Senfauflage im Rücken in Höhe der Lungenbasis

  Messerrückendick aufstreichen, mit Folie bedecken, liegenlassen, solange wie der Patient es aushält, intensive Rötung ist erwünscht, jedoch keine Blasenbildung, Rötung bleibt 20 bis 24 h bestehen

- feuchte, wechselwarme Bürstung am Rücken
- feuchte Frottierung oder Abklatschung im Rücken, heiß
- ↑ UV-Erythembestrahlung im dorsalen Herzsegment, siehe Abbildung 3a.

Phase der dosierten Belastung
Beh. Ges.: Wiedergewöhnung an Belastung und Förderung adäquater Kreislaufregulationen.

Maßnahmen:
- dosierte Muskelarbeit ↑ Herz-Kreislauf-Training Belastungsstufe I und II

  Übungstherapie im Liegen: beginnend an den Extremitäten, dann aufsteigen bis zum Rumpf.
  Erst aktive Übungen, dann isometrische Spannungsübungen, danach Übungen gegen Führungswiderstand, später Führungs- und Haltewiderstand. Die Übungen sind langsam an- und abschwellend im Atemrhythmus einzusetzen. Zuerst wird die Streckmuskulatur angesprochen, weil von ihr stärkere Atemimpulse ausgehen.
  Bei den Beinen wird mehr auf Standfestigkeit geachtet. Die Bauchmuskeln werden angespannt. Von den Armen aus werden Dehn- und Rekelbewegungen durchgeführt und auf Elastizität des Brustkorbs hingewirkt.
  Zur besseren Muskelkapillarisierung bedarf es des Ausdauertrainings: mehrmalige Wiederholungen jeder Übung mit zwischengeschalteten Pausen nach dem Intervallprinzip.
  Allmähliches Training von Umlagerungen bis zum Sitz im Bett und an der Bettkante. Füße aufstellen, nicht baumeln lassen!

- Korrektur von Fehlatemformen und Vermeidung von Preßatmung

  Die Bewegungen in den kleinen Gelenken sollen als periphere Atemantriebe genutzt und gezielt zum Einsatz gebracht werden.

- Übung der Wärmeregulation durch vorsichtige Maßnahmen der kleinen ↑ Hydrotherapie.

Beachte: Heiße oder kalte Luft, Wasser und besonders der hydrostatische Druck stellen große Anforderungen an die Kreislaufregulation, die das kranke Herz u. U. nicht aufbringen kann.

Stabilisierungsphase
Sie beginnt, wenn der Patient das erste Mal aufsteht.
Beh. Ges.: Stabilisierung einer guten Kreislaufregulation, Optimierung der Bewegungsführung.
Maßnahmen:
- Bürstenbäder
- wechselwarme Duschen
- krankengymnastische Übungsbehandlung, s. v. ↑ Herz-Kreislauf-Training Belastungsstufe II und III

  auch Gymnastik (sog. orthostatische Kreislaufübung als Üben in verschiedenen Ausgangstellungen für Herzkranke mit zusätzlicher erheblicher Kreislauflabilität).

  Beachte: Bei kreislauflabilen Herzkranken Beine wickeln und ruhiges Sitzen und Stehen zunächst vermeiden. Durch eingeschaltete Beinmuskelübungen kann beim Stehen und durch eingeschaltete Armmuskelübungen beim Sitzen ein präkollaptischer Zustand gemildert oder behoben werden.
- Gehtraining, Rekonvaleszentengymnastik

Linksherzinsuffizienz

Stauungen im kleinen Kreislauf

Ziel: Verteilung des Blutes in die Peripherie.
Beh. Ges.: Herabsetzung des peripheren Widerstandes durch Weitstellung der Kapillaren (zur Erleichterung der Arbeit des Herzmuskels).
Maßnahmen:
- Hautreizgriffe, Trockenbürstungen, Waschungen mit Frottierung
- leichte Erwärmungen der Körperoberfläche
- isometrische Spannungsübungen mit Betonung der Entspannung für periphere Muskeln

  Senkung des Muskeltonus erniedrigt auch die Spannung der Gefäßwände. Die Übungen werden anschwellend zur Einatmung, langsam abschwellend zur Ausatmung durchgeführt, dann 2 bis 3 Atemzüge nur der Entspannung nachspüren.

- aktive Bewegungen in den peripheren Gelenken.

Beachte: Vergrößerung des peripheren Widerstandes bedeutet vermehrte Herzarbeit. Jede Muskelarbeit wirkt auf den arteriellen Schenkel. Damit ist auch ein veränderter Strömungswiderstand gegeben. Die isometrischen Spannungsübungen wirken nur auf den arteriellen Schenkel. Die freien aktiven Bewegungen fördern die arterielle Durchblutung bei gleichzeitiger venöser Rückstromförderung.
Kontraindikationen: ausgesprochen rückstromfördernde Maßnahmen.

Nach Abklingen der Stauungen im kleinen Kreislauf

Ziel: ökonomische und ausgewogene Hämodynamik.
Beachte: Sind keine erheblichen Stauungen im kleinen Kreislauf, darf der Rückstrom begrenzt gefördert werden, weil dadurch das linke Herz entlastet wird und mit der größeren Kammerfüllung ein größeres Schlagvolumen entsteht, dessen Bewältigung für den Herzmuskel auf die Dauer ökonomischer ist als die hohe Schlagfrequenz.
Beh. Ges.: Steigerung des venösen Angebots in den Kammern (Rückstromanregung).
Maßnahmen:
- herzwärts gerichtete Massage (Streichungen, Drückungen)

  mit der Einatmung unter leichtem Druck herzwärts streichen, während der Ausatmung drucklos zurückgehen
  während der Einatmung mit anschwellender Kraft drücken, während der Ausatmung langsam lösen

- ↑ Herz-Kreislauf-Training
- vertiefte Atmung unter guter Zwerchfellbeteiligung, bei der eine Sogwirkung auf die Venen entsteht.

Kontraindikation: Stauungen im kleinen Kreislauf und Stenosen an Herzklappen.

H

Beh. Ges.: Erhöhung der Effektivität der Herzleistung durch Ökonomisierung der Bewegung und Verbesserung der Atembewegung im Basis- und Flankenbereich.

- Einnehmen von Lagerungen und Stellungen, die besonders die Atembewegung im dorsalen Basisgebiet und die Flankenatmung begünstigen
- Korrektur einer brustbein-schlüsselbeinwärts gerichteten Hochatmung bei ungenügender oder fehlender Basis- und Flankenatembewegung
- lockernde Nackenmassage zur Ausschaltung von Atemhilfsmuskeln
- Korrektur einer Preßatmung, befundgerecht!

  verpreßte Mundeinstellung, Nachdrücken von den Oberbauchmuskeln her bei der Ausatmung abgewöhnen

H

- Einregulierung eines optimalen Atemrhythmus

  Die Ruheatmung sollte Einatmung, Ausatmung und Pause im Verhältnis etwa 3 : 3 : 2 aufweisen. Bei Herzpatienten ist oftmals die Einatmungsphase länger als die Ausatmung, und die Pause fehlt. Bei der Therapie wird zunächst versucht, die Ausatmungsphase über Massagehandgriffe oder tönendes Ausatmen etwas zu verlängern. Der Einatmungsbeginn muß jedoch immer autonom bleiben. Er darf weder kommandiert noch vom Patienten durch Überaktivität willkürlich reguliert werden. Das gilt auf jeden Fall in der Entspannungsbehandlung.

- Nasenstenoseübungen zur Zwerchfellanregung, jedoch nur, wenn dabei kein Einsatz von Atemhilfsmuskeln erfolgt
- geführte und tönende Ausatmungsübungen zur Kräftigung von Zwerchfell und Mm. intercostales: Strömungslaute, Summen, Vokale
- Korrektur einer erhöhten Atemfrequenz (20 bis 25 Atemzüge/min sind zu hoch) über atemrhythmische Massage in der Peripherie oder atemrhythmische aktiv-passive Bewegungen in peripheren Gelenken. Dabei wird zunächst nur die Ausatmungsphase etwas verlängert.
- Dosiert ansteigende Bewegungsbelastung (Atemminutenvolumen soll durch Atemzugvertiefung und nicht durch Frequenzsteigerung erhöht werden!):

  1. atemregulierende isometrische Spannungsübungen von den Füßen her, synchron zur Einatmung dosiert anschwellenden Widerstand geben, synchron zur Ausatmung langsam die Muskeln entspannen. Thorax und Bauchdecken sollen dabei bei der Ausatmung absinken. Nach jeder Übung 1 bis 2 unwillkürliche Atemzüge als Nachatmung vergehen lassen.
  Beachte: Die Widerstände an den Zehen und Füßen so setzen, daß es dabei nicht zum Atemanhalten kommt.
  2. ↑ Entspannungsmaßnahmen und Körpertastarbeit durch Schwerwerden des Körpers, Tastarbeit für die aufliegenden Körperflächen, Füße oder

Hände hinausdehnen bis zu Dehnlagerungen, dabei lösende Massagehandgriffe, dem Luftweg in der Nase nachspüren, Schultergürtel entspannen.

Beh. Ges.: allmähliche Verbesserung der Belastbarkeit im Bett.
Maßnahmen:
- aktive Bewegungen, zuerst in kleinen peripheren Gelenken, allmählich mehr Gelenke und Muskelgruppen einbeziehen, ↑ Herz-Kreislauf-Training
- als Steigerung aktive Bewegungen und Widerstandsübungen

  Die für die aufrechte Haltung so wichtigen Streckergruppen an den Beinen und am Rumpf betont beüben.

  Beachte: Zur Erzielung eines Ausdauereffektes ist mehrmaliges Wiederholen einer Übung mit zwischengeschalteten Pausen notwendig (Intervallprinzip).
- Aufrichteübungen vom Liegen zum Sitzen und Sitz an der Bettkante unter Vermeidung von Preßatmung

  bei Preßatmung Aufrichtehilfen geben, insuffiziente Bauch- und Rückenmuskeln von der Peripherie her kräftigen,
  beim Sitz an der Bettkante Füße auf eine Bank setzen, nicht baumeln lassen, Beine vorher wickeln

  Beachte: Die Verbesserung der Koordination des Bewegungsablaufs bedeutet eine Verringerung des Sauerstoffverbrauchs während der Übung, ist somit eine indirekte Herzentlastung.
- Übungen im Bett, Bettkantensitz, Stand vor dem Bett, anschließend wieder hinlegen

Steigerungsmöglichkeiten:
- Übungen im Sitz, auch kombiniert mit Gehen im Zimmer, Hinlegen
- Gehen mit Pausen im Sitzen
- Gehen mit Pausen im Stehen
- Gehen, Treppensteigen mit Pausen im Sitzen oder Stehen
- Gehübungen 60 bis 100 bis 120 Schritte/min und Dauer von 10 bis 30 min, evtl. im Intervall schneller und langsamer gehen
- Geh- und Steigeübungen (Oertelsche Terrainkur)
- Alltagsbewegungen unter vorteilhafter Verbindung von Atmung und Bewegung, Vermeidung von Atemanhalten und Preßatmung: Hinlegen, Aufstehen, Bücken, Wiederaufrichten, Tragen usw.

Rechtsherzinsuffizienz (Cor pulmonale chronicum)

(Herzveränderung durch chronische Widerstandserhöhung im Lungenkreislauf)

Ziel: Verbesserung der Ventilation.

Dekompensiert

Beh. Ges.: Entlastung des Kreislaufs, Verbesserung der Atmungsfunktion, Ausschalten von schädigenden Einflüssen.

Maßnahmen:

- Optimale Lagerung

  Rückenlage im Bett, Oberkörper schräg erhöht, Knie weit auseinander auf einer Rolle gelagert, kleines Kissen unter das Steißbein zur Rundung des Rückens (verbessert die Einbeziehung des hinteren Zwerchfellschenkels in die Atembewegung), Kopf aus Streckstellung zur Seite gedreht, Schultergürtel entspannt, Arme gelagert, Schaumgummipolster am Fußende für Fußtretbewegungen und Sohlendruck.

- Lösung verspannter Muskelgruppen, besonders in der Nackengegend, durch leichte Massagehandgriffe
- Anregung der Zwerchfelltätigkeit über Nasenübungen; Mundatmung unbedingt abstellen
- Ausschaltung der Preßatmung (s. a. ↑ Ventilationsstörungen, obstruktive), Erlernen vorteilhafter Atemführung.

  evtl. gähnend einatmen mit geschlossenen Lippen, blasend auf „pöh, püh" ausatmen

- evtl. Unterleib mit elatischen Binde wickeln

  Bei zu geringer Lungenelastizität wird etwas Bauchmuskelkraft zur Ausatmung gebraucht. Es müssen erst die Unterbauchmuskeln und danach die Oberbauchmuskeln anspannen, sonst erfolgt Atempressung mit der Gefahr des „air trapping". Über die ventrale Muskelkette von den Füßen her während der Ausatmung eingesetzt, kann das Nacheinander der Bauchmuskelspannung vorteilhaft gebahnt werden.

- ↑ Inhalationstherapie
- Massage der Hände, Füße und Waden, auch Bürstenmassagen
- Anregungen für leichte aktive Bewegungen mit Händen und Füßen geben.
- ↑ siehe auch Seite 205 Entlastungsphase

Kompensiert

Beh. Ges.: Erwerb von adäquaten Lebensgewohnheiten, befundgemäße krankengymnastische Behandlung.

Maßnahmen:

- befundgemäße ↑ Atemtherapie und Abstellen von Fehlatemformen, Ökonomisierung der Atmung
- ↑ Asthma bronchiale, ↑ Bronchitis, chronische, ↑ Lungenemphysem
- vorsichtig einschleichende Bewegungstherapie, die körperliche Belastbarkeit ist relativ gering.

H

Herzklappenfehler

Beachte: Es muß den jeweils vorliegenden hämodynamischen Verhältnissen entsprochen werden.

Mitralinsuffizienz

Ziel: ausgeglichene hämodynamische Verhältnisse.
Beh. Ges.: bessere Kreislaufregulationen, Erprobung der Belastungsgrenze, Abbau von Fehlatemformen und Ökonomisierung der Bewegung.
Maßnahmen:
- siehe Behandlungsaufbau bei Linksherzinsuffizienz, Seite 207.

H

Mitralstenose

Ziel: Beschwerdefreiheit.
Beh. Ges.: bei bettlägerigen Patienten zu Beginn der Behandlung hämodynamische Entlastung.
Maßnahmen:
- Massagen, die die peripheren Gefäße weitstellen, z. B. Bürstenmassagen
- isometrische Spannungsübungen mit mittlerer Kraft für die Peripherie
- ↑ Bindegewebsmassage, Reflexzonenmassage, siehe Abbildung 3a–c
- ↑ Entspannungsbehandlung, befundgerechte ↑ Atemtherapie
- auf warme Füße und Hände achten, evtl. kleinste ↑ Hydrotherapie
- leichte Schulter-Nacken-Massage und -Lockerung.

Kontraindikationen: alle rückstromfördernden Maßnahmen!
Beh. Ges. **_der weiteren Behandlung:_** optimale Einstellung der Kreislaufregulationen im Rahmen der möglichen Belastbarkeit.
- Dosierte krankengymnastische Behandlung unter allmählicher Hinzunahme von aktiven dynamischen Übungen im Bett, später Gehübungen, ↑ Herz-Kreislauf-Training
- geringe Atemvertiefung, Abbau von Fehlatemformen
- Verhaltensschulung für das tägliche Leben.

Operierte Herzklappenfehler

Vor der Operation

Beh. Ges.: Vorbereitung des Patienten auf die postoperative Situation, Erleichterung der Übungsausführung.

Maßnahmen:

- ↑ Abhustenschulung ohne hohe intrathorakale Drücke, Wundschutz
- Erlernen der peripheren Atemantriebe, ↑ Dehnlagerungen und ↑ Entspannungsbehandlung zum Wahrnehmen der Atembewegungen in allen Thoraxabschnitten
- leichte Bewegungen in kontinuierlicher Dauerform (↑ Herz-Kreislauf-Training) zur Erhaltung der Muskelkraft.

Nach der Operation mit prothetischem Klappenersatz

H

Beh. Ges.: Beruhigung, Optimierung der Atembewegung, Pneumonie- und Thromboseprophylaxe, Erhaltung der Thoraxbeweglichkeit und Pleuraverschieblichkeit, Narbenbehandlung, Kontrakturverhütung, allgemeine Konditionierung.

Maßnahmen:

- ↑ Herz-Kreislauf-Training Stufe I, später II

  aktive Bewegungen in intermittierender und kontinuierlicher Dauerform kleinerer und mittlerer Muskelgruppen im Liegen und Sitzen

- ↑ Entspannungsbehandlung mit Wahrnehmen der Atembewegung in allen Thoraxabschnitten, einfühlsames Vergrößern der kostoabdominalen Atembewegung
- Abhustenhilfen mit Nahtschutz geben.

Kontraindiziert sind in den ersten Wochen Übungen mit starker Extension und Rotation der Wirbelsäule, da das Sternum nur mit einer Draht-Cerclage zusammengehalten wird; anstrengende und Widerstandsübungen, wegen Gefahr des Pressens; Dehnlagerungen, Schüttelungen und Erschütterungen.

- Sprechübungen mit ruhiger Ausatmungsführung
- später Übungen auf dem Hocker, Gehen ebener Strecken
- siehe Behandlung nach Schrittmacherimplantation S. 219.

Nach Entlassung aus der chirurgischen Klinik

Ziel: Wiedererlangen adäquater Kreislaufregulationen.

Beh. Ges.: Verhinderung von Narbenzügen und Kontrakturen.

Maßnahmen:

- Atemübungen gegen evtl. Restriktion zur Erhaltung des vollen Atemvolumens
- Bewegungsübungen gegen Behinderung im linken Schultergelenk.

Beh. Ges.: Beseitigung der Kreislauflabilität und Verbesserung der Kreislaufregulation.

Maßnahmen:
- Extremitätenmassage und Bürstenmassage
- krankengymnastische Bewegungsbehandlung in ansteigender Dosierung
- ↑ Kurorttherapie.

Nach aortokoronarem Bypass
Beh. Ges.: langsame Steigerung der Belastung, Vermeiden von plötzlicher Steigerung des Herzminutenvolumens, ökonomisches Bewegungsverhalten mit adäquater Atmung ohne Pressen.
Maßnahmen:
- ↑ Entspannungsbehandlung, ↑ Atemtherapie
- ↑ Herz-Kreislauf-Training Stufe I, dann II
- ↑ Herzinfarkt, es kann jedoch schneller gesteigert werden.

H

Herzkrankheiten, ischämische

Angina pectoris

(anfallsweise auftretende Herzschmerzen infolge Sauerstoffmangel des Herzmuskels)

Ziel nach Reinhold (1986):
- Verminderung des myokardialen O_2-Verbrauchs (Herabsetzung der Druck-Volumen-Arbeit des Herzens)
- Verbesserung des myokardialen O_2-Angebots (Vergrößerung des koronaren Blutangebots)
- Stabilisierung der vegetativen Funktionen, Abbau der Ergotropie
- Verminderung von Risikofaktoren.

Beh. Ges.: Verbesserung der koronaren Durchblutung durch Beseitigung von Störimpulsen aus Reflexzonen.
Maßnahmen:
- befundgerechtes Eingehen auf Reflexzonen des Herzens, siehe Abbildung 3a – c

Reflexzonen des Herzens sind $C_{3/4}$, C_8, Th_{1-8}, besonders Th_{3-6} auf der linken Seite.

Bindegewebige Spannungserhöhungen (nach Teirich-Leube, 1968):
Dorsalseite links: Übergang vom Hals zum Nacken, dicht unterhalb der Spina scapulae, medialer Schulterblattrand, das Gewebe zwischen dem 2. und 4. Brustwirbeldornfortsatz nach lateral über das Schulterblatt zur Achselhöhle hin verlaufend, unterer Brustkorbrand.

Ventralseite links: Fossa jugularis, Ursprünge des M. sternocleidomastoideus, das Gewebe nahe der Klavikula, Mohrenheimsche Grube, das Gewebe über dem Sternum an den Rippenansatzstellen, das Gewebe über dem M. pectoralis major, die vorderen Flankenpartien in der Medioklavikularlinie, unterer Brustkorbrand.

Periostzonen nach VOGLER/KRAUS (1980):
Dorsal am unteren Teil der Skapula und an den Rippen, ventral zum Herzsegment gehörige Rippen und Rippenansatzstellen am Sternum, alles links.

– Periostbehandlung

Hat sich bei Angina pectoris besonders bewährt. Zur Anfallskupierung und auch im Intervall zur Reduzierung der Anfallshäufigkeit läßt sie sich vorteilhaft einsetzen.

– ↑ Bindegewebsmassage

Hat zugleich eine Wirkung auf das gesamte Vegetativum.

– Segmentmassage

Geht reflektorische Veränderungen in allen Geweben an. Die kardiale Belastungsfähigkeit ist dabei zu beachten.

H

– lockernde ↑ Massage in der Nackengegend und Vibrationen in den Interkostalräumen
– ↑ UV-Erythemdosis in den Reflexzonen am Rücken, siehe Abbildung 3a – c.

8 bis 15 Bestrahlungen vermindern die Anfallshäufigkeit, auch als Infarktprophylaxe.

– ↑ Dehnlagerungen, besonders Hockdrehlage mit Dehnung der linken Flanke

Entspannungstraining und Körpertastarbeit in dieser Lagerung sollte jeden Abend 5 min lang vor dem Einschlafen durchgeführt werden, auch zur Vermeidung von Anfällen. Wahrscheinlich ist die Hämodynamik besonders günstig in dieser Ausgangsstellung. Periostbehandlung ist auch vorteilhaft in Hockdrehlage durchzuführen.

Beh. Ges.: reflektorische Steigerung der koronaren Durchblutung ohne Steigerung des Herzminutenvolumens.
Maßnahmen:
– Periostbehandlung in Hockdrehlage
– ansteigende Unterarmbäder von 36 auf 39 °C (höher hat keine größere Wirkung, evtl. sogar Gefahren) innerhalb von 15 bis 30 min.

Eventuell rechts beginnen (Ausnutzung der konsensuellen Reaktion), bei Verträglichkeit links durchführen, beidseitig ungünstig. Statt ansteigenden Armbädern können heiße Armwaschungen, heiße Senf-Armwickel (erst kurz rechts angelegt, später links), zur Ableitung bei Hypertonie auch ansteigendes Fußbad u. ä. angewendet werden.

Beachte: Bei Koronarsklerose und bei vasospastischer Komponente nicht mit einer Kaltmaßnahme abschließen!
– ↑ Stabile Galvanisation des Herzens

Elektroden 10 ×10 cm, Anode: ventral auf die Fläche der relativen Herzdämpfung, Kathode: dorsal gegenüberliegend. Elektroden gut unterpolstern.

Dosierungsschema wie von Agirbiceau bei Hypertonikern angegeben: 1. Beh. 5 min, 0,5 mA; 2. Beh. 6 min, 0,8 mA; 3. Beh. 6 min, 0,8 mA; 4. Beh. 6 min, 1 mA; 5. Beh. 7 min, 1 mA; 6. Beh. 7 min, 1 mA; 7. Beh. 7 min, 1,5 mA; 8. Beh. 7 min, 1,5 mA; 9. Beh. 7 min, 1,5 mA; 10. Beh. 8 min, 1,5 mA; 11. Beh. 8 min, 1,5 mA; 12. Beh. 8 min, 1,5 mA; 13. Beh. 9 min, 1,5 mA; 14. Beh. 9 min, 1,5 mA; 15. Beh. 9 min, 1,5 mA; 16. Beh. 10 min, 1,5 mA; 17. Beh. 10 min, 1,5 mA; 18. Beh. 10 min, 2 mA; 19. Beh. 10 min, 2 mA; 20. Beh. 10 min, 2 mA;
Behandlung täglich 2mal (früh und mittags) oder 3mal wöchentlich.

- ↑ Manuelle Therapie bei Blockierungen
- Bürstenmassage, besonders der Arme und Beine, am Rumpf nur im Segmentverlauf

  Entlastung des Herzens durch Weitstellung der Hautgefäße!

- befundgerechte ↑ Atemtherapie

  Entspannung erarbeiten, Atemhilfsmuskeln ausschalten, Basisatembewegung und Flankenatmung regulieren, Ausschalten einer Preßatmung, Nasenstenoseübungen zur Verbesserung der Zwerchfellinnervation, Einwirkung auf den optimalen Ruheatemrhythmus mit der Pause nach der Ausatmung, Wirbelsäulen- und Brustkorbmobilisierung zur Verringerung der Atemarbeit usw.

H

Beh. Ges.: systematisch ansteigende Belastung von Herz und Kreislauf durch vorsichtige Erhöhung des Herzminutenvolumens je nach Leistungsfähigkeit des Herzens (Kontrolle durch Ergospirometrie).
Maßnahmen:
- Spaziergänge, evtl. im Intervallprinzip
- ↑ Ergometertraining
- leichte Gymnastik.

Beachte: Bei Stenokardien auf der Grundlage einer Koronarsklerose stehen entlastende Maßnahmen, entspannende Atemtherapie, Einwirkung über Reflexzonen im Vordergrund.
Beh. Ges.: adäquate Lebensgestaltung.
Maßnahmen:
- Gleichmäßige und geordnete Tagesgestaltung, am Wochenende Erholung und Freizeithobby
- Ausschalten von Reizüberflutung, besonders von Lärm und Hast
- Erlernen des Autogenen Trainings und ↑ Entspannungsbehandlung
- Klärung und Lösung von Konfliktsituationen, ↑ Neurosen
- ausreichende Bewegungsantriebe möglichst im Freien
- Aufgenommensein in einer Gemeinschaft.

Herzinfarkt

(Nekrose eines Herzmuskelbezirks durch eine Strombahnbehinderung in den Herzkranzgefäßen)

Phase I: Akutphase

Ziel: Frühmobilisation als wesentlicher Bestandteil der Frührehabilitation.

Beh. Ges.: Entlastung des Herzens, Ableitung in die Peripherie, adäquat dosiert ansteigende Bewegungsbelastung.

Beachte: Der Beginn der aktiven Mobilisation nach dem akuten Geschehen richtet sich nach dem Krankheitsverlauf der ersten Tage. Die Hämodynamik muß konsolidiert, das EKG stabilisiert sein. In Anlehnung an Empfehlungen der WHO werden 2 verschiedene Programme vorgeschlagen.

Programm I für Patienten mit intramuralem oder unkompliziertem transmularen Infarkt:

Stufe A (ab 2. Tag bei unkompliziertem Infarkt) leichte Übungen in kleinen Gelenken aus liegender Ausgangsstellung 6 bis 15 min, Sitzen mit Rückenlehne im Bett beim Essen, Waschen, mit Unterstützung evtl. Nachtstuhl benutzen.

Stufe B (3. bis 4. Tag nach Infarkt) leichte Übungen liegend und am Bettrand sitzend

Stufe C (5. bis 10. Tag nach Infarkt) leichte Übungen auf dem Hocker sitzend 15 min, Gehen 2 bis 10 min

Stufe D (11. bis 18. Tag nach Infarkt) leichte Übungen sitzend 15 min, Gehen 10 min, Treppe steigen 2 bis 8 min.

Programm II für Patienten mit kompliziertem transmuralem Infarkt oder Reinfarkt:

Stufe A (2. bis 9. Tag nach Infarkt) Übungen im Sinne der Entlastungsphase bei globaler Herzinsuffizienz (S. 205) aus liegender Ausgangsstellung 5 bis 10 min am Tag oder nur Bettruhe

Stufe B (10. bis 13. Tag nach Infarkt) Übungen wie Stufe A, 15 bis 25 min pro Tag, ab 10. Tag passives Sitzen

Stufe C (14. bis 22. Tag nach Infarkt) leichte Übungen liegend und am Bettrand sitzend 25 bis 30 min am Tag (am Bettrand ab 18. Tag), aktives Sitzen; am 22. Tag ein Gang ums Bett

Stufe D (23. bis 29. Tag nach Infarkt) täglich 1 h im Lehnstuhl sitzen, 30 bis 40 min leichte Übungen im Bett und auf dem Hocker, ab 28. Tag ein paar Treppen steigen

Stufe E (30. bis 33. Tag) täglich 2 h im Lehnstuhl sitzen, 30 min leichte Bewegungen im Sitzen, 10 bis 30 min Stehen und Gehen am Tag.

Beachte: Wichtig ist das schrittweise Vorgehen. Steigerungen nur vornehmen, wenn die vorangegangene Stufe gut vertragen wurde.

Kontraindikationen: Abbruchkriterien für Bewegungstherapie in Phase I sind Pulsanstieg um mehr als 30 Schläge/min, Abfall um mehr als 10 Schläge/min; Herzrhythmusstörungen; systolischer Blutdruckanstieg um mehr als 50 Torr; subjektive Angaben des Patienten über Luftnot, Stenokardien, Schwindel, starke Ermüdungserscheinungen und andere klinische Erscheinungen wie Blässe, kalter Schweiß, Zyanose, Ohnmacht; Temperaturerhöhung über 38 °C.

Phase II und III: Konvaleszenz- und Rehabilitationsphase
(etwa 5. bis 12. Woche nach Infarkt)
Sie umfassen die Zeit von der Entlassung aus der Klinik bis zur Wiedereingliederung in das Berufsleben, sofern dafür keine Gegenindikationen bestehen.
Beh. Ges.: Stabilisierung von Herz und Kreislauf und Konditionierung.
Maßnahmen:
- ↑ Kurorttherapie
- Zusammenstellung eines kleinen Hausübungsprogramms nach Austestung der Leistungsfähigkeit

  Das Hausübungsprogramm sollte enthalten: Entspannungsbehandlung und Dehnlagerungen für 10 min, rhythmische Arm- und Beinbewegungen 5 bis 7 min, Aufrichteübungen, durchlaufende Spannungsübungen von den Füßen bis zum Kopf 3 min, Kopfbewegungen 1 min.

  Kontraindikationen zur ergometrischen Leistungsüberprüfung sind: manifeste Herzinsuffiziens, frischer Herzinfarkt bis mindestens 3 Wochen, floride Karditis, Angina pectoris in Ruhe, frische Infektionskrankheiten, Fieber, aktive oder floride Thrombophlebitis, frische Embolie im großen oder kleinen Kreislauf, dekompensierte Stoffwechselerkrankungen, Aneurysma dissecans, Aortenstenose, Herzrhythmusstörungen, Hypertonie mit Ruhe-RR-Werten von über 160 / 100 mmHg (≙ 21,3 / 13,3, kPa)
- Maßnahmen der kleinen ↑ Hydrotherapie
- ↑ Herz-Kreislauf-Training möglichst im Freien

  Nach Empfehlungen der WHO in den ersten 2 Wochen nach Klinikentlassung: 2 bis 3 Spaziergänge täglich von jeweils ½ km sind angebracht, diese Strecke dann jede Woche etwas vergrößern. Am Ende der Konvaleszenzphase auch einmal eine kurze Strecke rennen. Wurde einige Zeite das Gehen auf ebener Strecke vertragen, können Steigungen hinzugenommen werden. Das Gehtraining zunächst nicht bei Regenwetter, Wind und Temperaturen unter −10 °C durchführen, später nur mit passender Kleidung.
  Bei schlechtem Wetter kann Treppensteigtraining durchgeführt werden. Treppenhöhe von 25 cm ist vorteilhaft.
  Beispiel von WHO
  1. 15 Stufen / min für 5 min (Bei einer Stufe im Zimmer immer wieder den gleichen Fuß zum Ersteigen nehmen).
  2. Nach 5 min Stufensteigen ruhig im Zimmer umhergehen, tief atmen und lockere Armbewegungen dabei ausführen für 5 min.

H

3. 5 min Stufensteigen mit dem anderen Fuß wie 1
Diese Folge (1. bis 3.) 2mal am Tage duchführen.
Nach 3 bis 4 Tagen kann das Programm auf 20 Stufen / min gesteigert werden.
Am Ende der Konvaleszenzphase und vor Arbeitsbeginn sollten 30 Stufen / min, und dies 2mal innerhalb von 2 min, geschafft werden.

- ambulante Gruppengymnastik

Der Puls muß nach Belastung binnen 3 bis 5 min zum Ruhepuls zurückkehren.

- ↑ Herz-Kreislauf-Training im Kurort, ↑ Sporttherapie.

Phase IV: Postkonvaleszenz
Sie umfaßt die gesamte weitere Lebensdauer.
Beh. Ges.: Erhaltung der Kondition, Vermeidung eines Reinfarktes.
Maßnahmen:

H

- ambulante Langzeitrehabilitation
- adäquate Lebens- und Arbeitsgestaltung mit genügend Bewegung im Freien und Vermeidung von Überlastung und Hast
- tägliches Konditionstraining, besonders Gehtraining, siehe auch ↑ Herz-Kreislauf-Training
- Klimatherapie und ↑ Kurorttherapie
- Einbeziehung eines ↑ Hydrotherapeutischen Programms in die Lebensgewohnheiten

↑ Sauna ist erlaubt, wenn 75 Watt Ergometerbelastung ohne pathologische EKG-Veränderungen vertragen werden können und die Pulsfrequenz in der Sauna nicht höher als bei einer Ergometerbelastung von 50 bis 75 Watt liegt.

- Einhaltung der Biorhythmen, Vermeidung von Adipositas.

Herz-Kreislauf-Beschwerden im Alter

Ziel: Beschwerdefreiheit, Leistungsfähigkeit.
Beh. Ges.: dosierte Herz-Kreislauf-Beanspruchung.
Maßnahmen:

- vorteilhafte Lagerungen und häufige Umlagerungen
- Hautpflege, kleine ↑ Hydrotherapie
- kapillarisierende Maßnahmen: Bürstungen, Massagen
- sobald als möglich – heraus aus dem Bett!
- Bewegungstherapie in ansteigender Dosierung

natürliche Bewegungsimpulse wie Rekeln, Strecken, Gähnen, die Atmung erleben lassen in den 3 Phasen: Ausatmung, Pause nach der Ausatmung, Einatmung von allein kommen lassen,

Nasenübungen, periphere Atemantriebe durch Abstemmen von Zehen und Füßen her in verschiedenen Ausgangstellungen nutzen,
isometrische Spannungsübungen, nicht nur als Gefäßtraining und gegen Muskelatrophie, sondern auch, um das Entspannen deutlich zu machen,
aktive, empfundene und rhythmische Bewegungen in den peripheren Gelenken und in verschiedenen Ausgangstellungen, ↑ Herz-Kreislauf-Training,
Zweck- und Arbeitsbewegungen müssen sinnvoll in das Kreislauftraining eingebaut werden,
viel Gehen und Wandern
(Die Mindest-Trainingspuls-Frequenz liegt bei 170 minus Lebensalter in Jahren. Täglich 10 min Übung können schon ausreichend sein, s. a. Tab. 3, S. 84).

Herzschrittmacherbehandlung

(nach Ehrenberg, 1984)

H

Am Tage nach der Operation

Beh. Ges.: Pneumonie- und Thromboseprophylaxe.
- Bewegungsserien kleiner und mittlerer Muskelgruppen in intermittierender Dauerform
- Abhustenhilfen durch Vibrationen auf dem Thorax, jedoch nicht über dem Schrittmacher, d. i. entweder M. pectoralis major oder unterhalb des linken Rippenbogens
- Körpertastarbeit auf Atembewegungen in allen Thoraxabschnitten, unterstützt durch Ausstreichungen in den Interkostalräumen während der Ausatmung.

2.–7. Tag nach der Operation

Beh. Ges.: s. o., zusätzlich Verhinderung einer Pleuraschwarte und einer Schulterkontraktur, Hilfestellungen für Wiederfinden des normalen Alltags, Haltungskorrektur.
Vorbereitung des Aufstehens am 2.–4. Tag mit Bewegungsserien kleinerer, mittlerer bis größerer Muskelgruppen in intermittierender und kontinuierlicher Dauerform. Die Dosierung entspricht der Belastungsstufe II nach Herzinfarkt.
Beachte: Bei Implantation über dem M. pectoralis major wird als Schonhaltung die Schulter nach vorn gezogen. Solange die Fäden noch liegen, keine Abduktion über 90° ausführen lassen, Armbewegungen zunächst mit gebeugtem Ellbogen durchführen. Später vorsichtig endgradig durchbewegen lassen.
Bei Implantation unterhalb des linken Rippenbogens kommt es zu nach ventral gebeugter Schonhaltung und zur Vermeidung von Rotationsbewegungen. Die linke untere Flankenatmung ist stark eingeschränkt, die Bauchmuskulatur kann insuffizient sein. Nach dem Fädenziehen muß das sorfältig korrigiert werden.

Kontraindiziert sind Widerstandsübungen, wegen der Kreislaufbelastung und Gefahr des Pressens; Dehnlagerungen, weil sie den Sitz der Elektroden gefährden können; Schüttelungen, Schwünge, Erschütterungen, Schwerarbeit. Elektromotoren, elektromagnetische Detektoren und Kurzwellen können die Technik sehr stören, ihnen ist auszuweichen.

Hohlfuß

Ziel: Verbesserung der Gehfähigkeit, Schmerzfreiheit.
Beh. Ges.: Lockerung und Dehnung kontrakter Muskulatur.
Maßnahmen:

– Dehnung der Fußsohlenmuskulatur

  Spezialmassage: eine Hand gibt Zug am Vorfuß, die andere knetet dehnend das Längsgewölbe durch

– Dehnung der Spanner des Längsgewölbes

  M. flexor hallucis longus und M. flexor digitorum longus spannen in Längsrichtung, M. peroneus longus und Mm. tibialis anterior posterior spannen in quer verlaufender Richtung

– Dehnung der verkürzten Strecksehen der Zehen (bei Krallenstellung der Zehen).

Beh. Ges.: Funktionsverbesserung des Hohlfußes durch Lösung von Verhaftungen und Schrumpfungen im Sehnengewebe mit Spezialmassage (sog. deep friction nach Cyriax).
Maßnahmen:

– je nach Befundaufnahme deep-friction-Massage unter Dehnung der betr. Sehne

  Reibende Massage quer zum Faserverlauf aus maximaler Dehnstellung z. B. unter dem Längsgewölbe: Sehnen der langen Zehenflexoren und Lig. plantare longus;
  über dem oberen Sprunggelenk: Sehne des M. tibialis anterior und M. extensor digitorum longus;
  über den Zehengrundgelenken: an den Sehnenteilen des M. extensor digitorum longus;
  an der Achillessehne; evtl. über dem äußeren Fußknöchel an den Sehnen der Mm. fibulares. Anfangs jede Sehne 5 bis 10 min behandeln. Die Wirkung ist erstaunlich.

Beh. Ges.: Beüben und Kräftigen insuffizienter Muskulatur aus Korrekturstellungen.
Maßnahmen:

– Spezialübung zur Dorsalflexion des Fußes und Streckung der Zehen in Längsrichtung

Die eine Hand faßt an der Ferse, die andere am Vorfuß (Rückfuß gegen Vorfuß pronieren, bzw. Vorfuß gegen Rückfuß supinieren), Zug geben und den Auftrag: Fuß dorsal flektieren! In dieser Stellung soll der Patient dann noch versuchen, die Zehen in Längsrichtung zu strecken, evtl. gegen Widerstand an den Zehenkuppen.
- halbhoher Zehengang (dabei Bemühung, daß sich das Längsgewölbe abflacht)
- eine schräge Ebene nach oben gehen lassen
- Zehenübungen gegen den Spreizfuß aus Dorsalflexion des Fußes. Besonders ist die Beugung im Grundgelenk, die Streckung im Mittel- und Endgelenk der Zehen zu üben.

Beachte: Nicht geübt werden starke Plantarflexion, hoher Zehenstand und hoher Zehengang.

H

Hüftgelenkerkrankungen, -verletzungen und -operationen

Ziel: volle und gesicherte Beweglichkeit im Hüftgelenk, Schmerzfreiheit, gutes Gangbild.
Beachte: Da nicht alle Krankheitsbilder aufgeführt werden können, sind folgende **allgemeinen Grundsätze** dem jeweiligen Patientenbefund anzupassen:
- Bewegungsfreiheit und muskuläre Sicherung der anliegenden Gelenke schaffen.
- Vermeiden von Bewegungen in die vorherige Fehlstellung oder Kontrakturneigung. Alle Bewegungsrichtungen dürfen erst geübt werden, wenn die Gegenrichtung gelenkmäßig frei und muskulär gesichert ist.
- Die Hüft- und Gesäßmuskulatur ist stets unter Berücksichtigung des Krankheitsbildes und -stadiums und unter Beachtung des Operationszieles zu schulen.
- Die von der Peripherie her geschulten Hüftbewegungen sind dann in große Körperbewegungen einzubeziehen.
- Die Gangschule ist dem jeweiligen Krankheitsbild anzupassen.

Beh. Ges: Arthroseprophylaxe.
Maßnahmen unmittelbar nach der Verletzung oder Operation:
- Muskelmantelspannungsübungen der betroffenen Seite
  Beachte: Keine Übungen mit langem Hebelarm und distalen Widerständen durchführen, da sie das Gelenk zu sehr belasten.
- Training der Muskulatur der gesunden Seite und Rumpfmuskeltraining vom Arm und Kopf her
- nach Absprache mit dem Arzt – vorsichtig geführte aktive Bewegungen des betroffenen Gelenks, evtl. unter Traktion
- Fußgymnastik bei guter Fixation der proximalen Gelenke.

Maßnahmen, wenn Belastung erlaubt ist:
- zuerst das kranke Bein beistellen, ohne es zu belasten, später teilbelasten, die erlaubte Belastung aber erst auf der Belastungswaage prüfen, je nach Angabe des Arztes zunehmende Belastung
- evtl. Einlagenversorgung und Beinlängenausgleich.

Endoprothese des Hüftgelenks

(Tum Suden 1979; Maronna 1979) Lit.: 7, 41, 48, 214, 220, 302

Ziel: Wiederherstellung einer bestmöglichen Funktion des Hüftgelenks, einer gesicherten funktionellen Einheit des Beines, eines guten Bewegungsgefühls und ausbalancierter Gesamtstatik.

H

Präoperative Phase

Beh. Ges.: Üben des entlastenden 3-Punkte-Ganges; Beüben des Beines im schmerzfreien Raum, dabei Vermittlung des Gefühls für Spannung und Entspannung, Üben von Bewegungen, die nach OP wichtig sind.

Maßnahmen:
- krankengymnastische Übungsbehandlung
  - Gelenkbeweglichkeit im schmerzfreien Raum
  - Muskelschulung auf Kraft, Koordination, Spannung und Entspannung
  - Bewegungsabläufe nach OP üben, besonders Aufrichten im Bett, Gesäß spannen und anheben, optimale Form des Aufstehens.

Postoperative Phase

Beh. Ges.: ↑ Pneumonie- und ↑ Thromboseprophylaxe, Kontrolle der Lagerung, Üben der Funktionseinheit Bein, Vergrößerung der Bewegungsausschläge im Hüftgelenk.
Bei Total-Endoprothese ab 2.–3. Tag postoperativ.
- kräftige Fußbewegung
- isometrische Spannungsübungen für Oberschenkel- und Hüftmuskulatur
- Schulung der Beweglichkeit des Hüftgelenks. Geschult werden Flexion, Extension, Abduktion und Innenrotation.
  Kontraindikationen: Verboten ist Üben von Abbduktion und Außenrotation, da bei diesen Bewegungen Luxationsgefahr besteht.

  Bei der OP wird die Kapsel reseziert, und die kleinen Glutäen können wegen ihrer Insuffizienz keinen Gegenhalt gewähren.

- 1. Aufstehversuch am 2. bis 3. Tag

  Beine gewickelt! Patient dreht sich in Rückenlage quer zum Bett und sichert dabei das Bein in Abduktionsstellung, kommt dann auf dem gesunden Bein zum Stand. Er kann ein paar Schritte im 3-Punkt-Gang gehen, sofern es ihn nicht belastet.

– (Später:) Steigerung der Hüftbewegungen durch weniger Unterstützung, durch Widerstand und lange Hebelarme. Baldmöglichst in durchlaufender Innervation von den Füßen her Beuge- und Streckmuster üben.

Beachte: Bei Endoprothese liegt nach der OP das Bein in geringer Hüftflexion (zur Rückflußförderung), außerdem in Abduktion und Tendenz zur Innenrotation. Letztere kann durch einen Querstab mit Gipsstiefel gestaltet sein. Zusätzlich ist ein Sandsack lateral am Oberschenkel erforderlich.

Nach OP mit der Wagner-Kappe

– Es besteht anfangs keine Kraft in der Abduktions- und Flexionsmuskulatur des Hüftgelenks. Diese Bewegungsformen müssen von der Physiotherapeutin mit Unterstützung geübt werden.
– Bei der Hüftstreckung ist Vorsicht geboten, weil die Kapsel im ventralen Anteil reseziert wurde.
– Bei Thrombosegefährdung mit leicht gebeugtem Bein vor dem Bett stehen.
– Gangschulung auf kurze Schritte ist erforderlich, erst nach 1 Woche aufstehen und im 3-Punkt-Gang üben.
– Zum Auftrainieren der kleinen Glutäen, für die kein Bewegungs- und Spannungsgefühl mehr existiert, empfehlen sich ↑ Exponentialstrombehandlungen.

(t_{an} = 150 ms, t = 150 ms, 25 Imp / min) anfangs motorisch unterschwellig, weil nicht mehr Strom vertragen wird. Nach 6 bis 8 Beh. sind die kleinen Glutäen bei der gleichen Stromintensität schwellig. Später kann zum ↑ Schwellstrom übergegangen werden. Sobald die aktive Bewegung Kraftstufe 3 bis 4 hat, kann aktiv weitergeübt werden.

H

Kongenitale Hüftluxation

Ziel: Widerherstellung des Kontaktes zwischen Hüftkopf und Gelenkpfanne und Sicherung des Gelenkschlusses.

Beh. Ges.: nach Reposition und Fixierung in „Lorenz-Stellung" oder entsprechender Abwandlung.

Maßnahmen:

– Strampelbewegungen in die Streckung, Innenrotation und Adduktion – aber nur bis zur Mittelstellung
– muskuläre Schulung der Hüftstrecker und Adduktoren aus Bauchlage oder Bauchlage mit Beinüberhang.
  Beachte: Das Üben vermehrter Innen- und Außenrotation darf nur nach Rücksprache mit dem Arzt erfolgen!
– Robben aus Bauchlage
– Schede-Radfahren, nur mit Vorfußbelastung!

Perthes-Erkrankung

Ziel: Verbesserung der Hüftkopfdurchblutung, reguläre Stoffwechselvorgänge und Bewegungsmöglichkeiten.
Beh. Ges.: Verbesserung der Restitutionsvorgänge, Durchblutungsförderung, Vermeidung von Muskelatrophien und Kontrakturen.
Maßnahmen:
- Extensionsbehandlung und Bewegungsübungen im Wasser
- vorwiegend isometrische Spannungsübungen für das ganze Bein, Fuß und Knie auch isotonisch beüben
- isotonisches Üben für die Hüfte unter Abnahme der Schwere
- Schulung der Gesäßmuskulatur über die Rumpfspannung.

Varisierungsosteotomie

H

Ziel: Schmerzbeseitigung, Wiedererlangung eines guten Ganges.

Vorbereitung
Beh. Ges.: Vermeidung von Komplikationen nach der Operation, Verständnis für Ent- und Belastung.
Maßnahmen:
- Massage und manuelle Lockerung von Muskeln, die in erhöhtem Spannungszustand sind
- Dehnung kontrakter Muskeln aktiv, aktiv-passiv, ↑ PNF-Techniken
- Beweglichmachung kontrakter Gelenke, soweit möglich

  ↑ PNF-Techniken, aktiv-passive Entspannungstechniken, ↑ Schlingengerät-Behandlung, Bewegungsbad

- Führung und Sicherung neuer Gelenkbewegungsmöglichkeiten

  geführte Bewegungen und aktive Umkehr üben

- ↑ Pneumonieprophylaxe
- Lagewechsel
- isometrische Spannungsübungen in durchlaufender Innervation
- Gehen mit Gehhilfen unter Entlastung des zu operierenden Beines üben.

Nach der Operation
Beh. Ges.: Es ist zunächst eine übungsstabile Osteosynthese anzustreben.
Maßnahmen:
1. Tag
- Kontrolle der Lagerung
- Atem-Kreislauf-Gymnastik und ↑ Pneumonieprophylaxe
- aktives Üben auf der gesunden Seite

  aktive Umkehrbewegungen in allen Gelenken

– aktive Zehen- und Sprunggelenkübungen auf der kranken Seite

2. Tag

– isometrische Spannungsübungen für den Rumpf, für Arme und für das operierte Bein
– komplexe Bewegungsmuster für die gesunde Seite

Technik der wiederholten Kontraktionen, auch durch eingestellte Expanderzüge.

Etwa ab 5. Tag:

Beh. Ges.: Kräftigung der insuffizienten Hüftmuskeln.

Maßnahmen:

– aktive Bewegungsübungen (nicht Widerstandsbewegungen) des operierten Beines

Unter Abnahme der Schwere aktiv in Abduktion, Flexion und Extension bewegen, danach unter Abnahme der Schwere die aktive Bewegungsmöglichkeit des M. glutaeus maximums, Mm. glutaei medius und minimus, Mm. ischiocrurales, M. iliopsoas und M. tensor fasciae latae prüfen

H

– Kräftigung der geschwächten Hüftmuskeln aus vorteilhaften Ausgangsstellungen mit aktiven achsengerechten Bewegungen unter Abnahme der Schwere, jedoch mit Führungskontakt und Verstärkungsmaßnahmen, z. B. durch Haltewiderstände auf der Gegenseite, dabei Rotationsmittelstellung anstreben, aber nicht forcieren.
– Konditionstraining der Schultergürtel- und Armmuskulatur mit Seil- oder Expanderzügen (wiederholte Kontraktionen)
– im Hüftgelenk allmählich den vollen Bewegungsweg achsengerecht aktiv gegen die Schwerkraft allein ausführen (keine anderen Widerstände!)
– Anleitung zum selbständigen Lagewechsel im Bett.

Etwa ab 8. Tag:

Beh. Ges.: Aufstehen und Gehen ohne Belastung des operierten Beines, Kreislaufanregung.

Maßnahmen:

– Das Aufstehen wird durch eine Kreislaufgymnastik im Bett vorbereitet, danach Wickeln der Beine mit elastischen Binden und Anziehen fester Schuhe.
– Stehen und Gehen im Gehwagen ohne Belastung des operierten Beines (später Kirschnerstöcke als Stütze).
– Übungsformen zur Muskelkräftigung in Entlastung fortsetzen.

Wenn Teilbelastung erlaubt ist

Beh. Ges.: Erarbeitung der Standsicherheit auf dem gesunden Bein und der Teilbelastung auf dem operierten Bein, Gang vorbereiten.

Maßnahmen:

– Stand mit Kirschnerstöcken und Teilbelastung des operierten Beines, Verlagerungsübungen unter Belastung der Gehhilfen
– zum Ausgleich der Beinlängen evtl. provisorische Schuherhöhung.

Etwa ab 4.– 6. Woche:
- physiologischen Kreuzgang mit Teilbelastung üben

  Teilbelastung muß vorher auf der doppelten Waage geübt sein

- Übungen zur Muskelkräftigung der Hüftmuskeln in Entlastung

  Widerstände am kurzen Hebelarm ansetzen

- Beseitigung von Bewegungseinschränkungen mit aktiven Techniken.
  Beachte: Innen- und Außenrotation dürfen nur aktiv und auch frühestens 6 Wochen nach der Operation geübt werden.
- ↑ PNF-Techniken mit wiederholten Kontraktionen zum Kraft- und Ausdauertraining, nur geringe Widerstände!
- Aufstellen eines Hausübungsprogrammes.

Nach 10 bis 12 Wochen:
Beh. Ges.: Vollbelastung, optimale Funktion in der Fortbewegung.
Maßnahmen:
- Beseitigung von Bewegungseinschränkungen
- ↑ PNF-Techniken mit submaximalen Widerständen
- Wechsel von statischen, dynamisch-konzentrischen und dynamisch-exzentrischen Übungen mit nachfolgender Entspannung (größter Effekt nach Hirsch, 1977)
- Übungen im Kniestand und Halbkniestand zur Vorbereitung des freien Gehens

  Knieunterlagerung bis gerader Beckenstand vorliegt. Die operierte Seite als Standbein nutzen. Rumpf- und Extremitätenkräftigung, ↑ Stemmführungen.

- Stand mit Beinlängenausgleich, Spannungsaufbau von kaudal nach kranial erarbeiten
- Gewichtsverlagerungen in Schluß- und Schrittstellung
- Gangschule

  Standbeinphase: Beginn mit Fersenkontakt, sich verstärkend bei Mittelstand, erst nach Zehenablösung nachlassend
  Schwungbeinphase: ein Bein als Pendel nach vorn schwingen bis zum Fersenkontakt.

Beh. Ges.: Gruppenbehandlung für Hüftoperierte.
Maßnahmen:
- einleitender Teil der Übungsstunde zur Erwärmung

  schnelle und kräftige Übungen im Langsitz

- längerer Hauptteil zur Kräftigung der Hüftabduktoren und Hüftextensoren

  Jede Muskelgruppe zunächst in Entlastung statische, dynamisch-konzentrische und dynamisch-exzentrische Muskelarbeit gegen die Schwerkraft verrichten lassen, danach Entspannung.

Wer belasten darf, übt mit dem Körpergewicht als Widerstand auf Kraft und Ausdauer im Halbkniestand oder Stand. Er hält sich dabei an einer Langbank oder Sprossenwand fest.
Noch nicht belastungsfähige Osteosynthesen versuchen, die Kraftstufe 3 zu erreichen und damit ein Ausdauertraining durchzuführen.

- abschließender kurzer Teil zum Training der Bauch- und Rückenmuskeln, Arm- und Schultergürtelmuskeln

Geräteübungen und Spiele.

Hyperalgetische Zonen

(Zonen gesteigerter Schmerzempfindlichkeit)

H

Ziel der Primärbehandlung: Ausschaltung der primären Irritation.
- ↑ Ultrareizstrom
- ↑ TENS
- ↑ Diadynamische Ströme
- ↑ Manuelle Therapie bei Blockierungen
- segmentale Wärmemaßnahmen

Beachte: Je nach der Ursache, die örtlich (peripher), segmental (Dermatom, Myotom, Sklerotom, Osteotom, Enteron), zentral, durch Allgemeinerkrankung oder durch Kopfzonen bedingt sein kann, bringt oftmals in akuten Fällen die spezifische Behandlung der primären Irritation sofortige Heilung.
In chronischen Fällen genügt die Behandlung der primären Irritation jedoch nicht, denn die Stabilisierung viszeraler Funktionen hängt von der Beseitigung aller segmentalen Störungen und Auffälligkeiten ab. Die Funktionseinheit eines Körpersegments ist unbedingt zu beachten.
Beh. Ges. bei chronischen Erkrankungen: Ausschalten aller Irritationen, möglichst im neuraltherapeutischen Aufbau.
Maßnahmen:
- ↑ Bindegewebsmassage, Segmentmassage, Periostbehandlung
- ↑ Ultraschalltherapie
- ↑ Bewegungstherapie
- ↑ Vegetative Regulationsstörungen, siehe auch entsprechende Organerkrankungen
- Abbildungen zu Reflexzonen- und Neuraltherapie, s. S. 399.
  Beachte: Tabelle 11 dient der Verbesserung der Diagnostik und der gezielten Therapie.

Tabelle 11 Hyperalgetische Zonen bei Erkrankungen innerer Organe nach Hansen und Schliack (132)

Organ	Seitenlage	Segment	
Herz, Perikard	links	C_{3-4}	C_8Th_{1-8}
Lunge, Bronchien	re/li	C_{3-4}	Th_{3-9}
Pleura	re/li	C_{3-4}	$Th_{(2)3-10(11-12)}$
Ösophagus	?	?	Th_{5-6}
Magen (Corpus, Fundus)	links	C_{3-4}	Th_{5-9}
Pylorus	re od. li	C_{3-4}	Th_{5-9}
Duodenum	rechts	$C_{3(4)}$	Th_{6-10}
Jejunum	links	C_{3-4}	Th_{8-11}
Ileum	rechts?	?	$Th_{(8-9)10-11}$
Pankreas	links	C_{3-4}	Th_{7-9}bes.$_8$
Leber, Gallenblase	rechts	C_{3-4}	$Th_{6-10(11)}$ bes. Th_8
Milz	links	C_{3-4}	$Th_{7-9(10)}$
Zökum, Apendix	rechts	C_{3-4}	$Th_{9-12}(L_1)$
Colon ascendens u. Colon transversum/ proximaler Teil	rechts	C_{3-4}	$Th_{(9)10-12}L_1$ bes. Th_{11}
Colon transversum/ distaler Teil, Colon desc., Sigma, Rektum	links	C_{3-4}	$TH_{(9-10)}$ Th_{11-12}, L_1
Niere	re/li	C_{3-4}	Th_{9-12}, $L_{(1-3)}$
Ureter	re/li	C_{3-4}	Th_{9-12}, $L_{1-2(3)}$
Genitalorgane	re/li		Th_{10}–S_4
Peritoneum	?	C_{3-4}	Th_{5-12}

H

Hyperkinetisch-hypotones Syndrom (Chorea)

Ziel: normaler Tonus, Fähigkeit, die gewünschten Bewegungen ruhig und exakt ausführen zu können.
Beh. Ges.: allgemeine Beruhigung und Beeinflussung des Hypotonus und der ausfahrenden Bewegungen, Bahnung geordneter Willkürbewegungen.
Maßnahmen:
- Einnehmen reflexhemmender Ausgangsstellungen und Festhalten in diesen Stellungen, um die choreatische Bewegungsunruhe zu durchbrechen
- ↑ Stemmführungen aus diesen Stellungen
- ruhiges und gleichmäßiges Herabstreichen am Rücken in einer reflexhemmenden Ausgangsstellung

- Beklopfungen mit der flachen Hand an sog. Schlüsselpunkten (Schultern und Hüften für die distal davon gelegenen Muskelgruppen)
- aktive Übungen der proximalen Gliedmaßengelenke gegen richtungsweisenden Widerstand oder Kontaktwiderstand

Die Bewegungsunruhe betrifft vor allem die proximalen Gliedmaßenabschnitte. Der Widerstand muß so stark sein, daß ausfahrende Bewegungen verhindert werden.
Als Steigerung dann freie Bewegung ohne Bewegungswiderstand üben, evtl. vorangehend isometrische Spannungsübungen ausführen und unter Beibehaltung der Spannung die Bewegungsrichtung selbst wählen lassen.

- Stabilisierung des Rumpfes in verschiedenen Ausgangsstellungen
- Gangschule
- Musiktherapie und Übungen zur Musik
- Übungen mit Geräten und Spiele zur Ablenkung
- ↑ Ataxie, ↑ Athetose, ↑ Torticollis spasticus.

H

Hyperthyreose (Schilddrüsenüberfunktion)

Ziel: normale Schilddrüsentätigkeit.
Beh. Ges.: Dämpfung der erhöhten vegetativen Ausgangslage.
Maßnahmen:

- ↑ Hydrotherapie: kalte feuchte Waden-, Unterarm-, Stammwickel, kalte Ganzwaschung, Wechselwaschung, kalte Armbäder
- kalte Lehmaufschläge auf den Hals (subjektiv angenehm)

regelmäßig jeden Abend

- ↑ Entspannungsbehandlung
- ↑ Atemtherapie

Einregulierung des Ruheatemrhythmus mit der Pause nach der Ausatmungsphase, Hinführen zur ausgiebigen Basisatembewegung, Abbau einer Hochatmung mit ungenügender Zwerchfellbeteiligung

- ↑ Bindegewebsmassage nach Dicke, lange Zeit nur den Grundaufbau
- Periostbehandlung

dorsal an den 4 obersten Rippen und an den Gelenkfortsätzen der Halswirbelsäule, ventral an den 2 obersten Rippen und am Manubrium sterni (200)

- beruhigende ↑ Bäder mit Medikamentenzusatz evtl. absteigend ab 34 °C, Wärme wird schlecht vertragen
- Bewegungstherapie: ruhige gleichförmige und geführte Bewegungen, viel Spaziergänge an frischer Luft in Waldgegend

- Klimabehandlung, Mittelgebirge
- ↑ Vegetative Regulationsstörungen.

Beh. Ges.: Beruhigung der kardialen Symptomatik.

Maßnahmen:

- Periostbehandlung der Herzsegmente (Th_{1-8} am linken Thorax), siehe auch Abbildung 3

  Periostpunkte werden an den Rippen, den Rippenansatzstellen am Sternum und am unteren Teil der Scapula gesetzt.
  Bei paroxysmaler Tachykardie wird (zusätzlich zur medikamentösen Therapie) die Periostbehandlung nur vom Rücken her links nahe der Wirbelsäule in Form eines Periostblocks durchgeführt.

- ↑ Herzerkrankungen, Angina pectoris Seite

Beh. Ges.: Behebung der Schlafstörungen.

Maßnahmen:

- Schlafen in gut gelüftetem Zimmer, am besten bei offenem Fenster
- Abendessen zeitig einnehmen, danach nichts mehr trinken
- Spazierengehen vor dem Schlafengehen

  Sympathikusanregende Unterhaltungen und Beschäftigungen unmittelbar vor der Nachtruhe sind unangebracht.

- ↑ Entspannungsbehandlung und einige Techniken davon vor dem Zubettgehen praktizieren, z. B. ↑ Dehnlagerungen
- Förderung des Einschlafens über bedingte Reflexe, z. B. anfangs jeden Abend kühle Unterarmbäder und Schlafmittel nehmen, später nur noch kühle Unterarmbäder
- feuchte Wadenwickel
- kühle Herz- und Leibauflagen
- nicht zu warm zudecken
- bei Durchschlafstörungen kontrollieren, ob das Aufwecken durch zu stark ausgetrocknete Schleimhäute bedingt ist, dann Luft anfeuchten, Schleimhautpflege, siehe Seite 344
- zum Wiedereinschlafen Wadenwickel erneuern oder erst eine kalte Unterkörperwaschung durchführen, evtl. bei Hungergefühl etwas essen.

Beachte: Keine übermäßige Hydrotherapie, keine Duschen, Blitzgüsse usw., Überbeanspruchung wirkt sich ungünstig auf die Schilddrüse aus.

Hypertonie, essentielle

(Hochdruckkrankheit ohne erkennbare Ursache)

Ziel: stabiler und normaler Blutdruck.

Beh. Ges.: Senkung des peripheren Gefäßwiderstandes durch allgemeine Entlastung und Entspannung.
Maßnahmen:
– 1 bis 2 h liegende Leibwickel, auch während der Nacht (196)
– Regelung der Stuhlgangsfunktion, ↑ Obstipation
– ↑ Entspannungsbehandlung
– ↑ Atemtherapie

Befundgerechtes Ausschalten von Fehlatemformen, besonders der Hochatmung mit ungenügendem Zwerchfelleinsatz, der Preßatmung und eines Atemrhythmus mit verlängerter Einatmung und Pause auf der Höhe der Einatmung. Gute Ausatmungsführung üben!

Beachte: Gestaute Atmung steigert den Blutdruck!
– Muskuläre Lockerung und Entspannung des Schultergürtels mit Massage und Lockerungsübungen, ↑ Shiatsu
– tägliche Spaziergänge in ruhiger Umgebung
– Erziehung zu einer gelassenen, gleichmäßigen und ruhigen Lebensführung, Ausschalten von Hetze, Lärm, geistigen und psychischen Überforderungen
– Klimatherapie: Mittel- und Hochgebirge bis 800 m.

Beh. Ges.: Ausschalten von Reflexzonen.
Maßnahmen:
– ↑ Bindegewebsmassage oder Segmentmassage oder Periostbeh.
– Extension in der Glissonschlinge, ↑ Traktionsbehandlung

6 bis 9 kg Zug, 5 min, 3mal wöchentlich über 4 Wochen

– ↑ Manuelle Therapie bei Blockierungen.

Beh. Ges.: Training der Kreislaufregulationen mit dem Ziel der Senkung des peripheren Gefäßwiderstandes.
Maßnahmen:
– Serie von ansteigenden Fuß- und Unterschenkelbädern, systematisch täglich oder jeden 2. Tag, lange Zeit hindurch ausgeführt, kann als die wichtigste Maßnahme angesehen werden.

Temperatur in 15 min ansteigend von 36 auf 39 bis 40 °C. Ein anschließend angelegter zirkulärer Wickel (für ½ h oder länger) unterstützt noch die Wirkung.

– Sauerstoff-Luftsprudelbäder ↑ Bäder mit Medikamentenzusatz
– Wechselwaschungen
– Kohlensäurebadekur, 2- bis 3mal wöchentlich ↑ Bäder mit Medikamentenzusatz
Beachte: Die Kohlensäurebadekur ist vor allem für jugendliche oder im mittleren Lebensalter befindliche Hypertoniker geeignet. Durch eine Serie von ansteigenden Fußbädern wird die Kohlensäurebadekur vorteilhaft vorbereitet.
Kontraindikationen: Arteriosklerose, Apoplexie, Hypotonie.

H

- Sauna mit anschließenden Wickeln oder Packungen einmal wöchentlich.
  Beachte: nur bei labilem Hochdruck, wenn der periphere Kreislauf gut reguliert ist. Die Abkühlung zwischen den einzelnen Saunagängen durch langsam absteigende Duschen oder Flachgüsse durchführen. Verboten sind kalte Tauchbäder!
- Vierzellenbad (besonders bei Arteriosklerose) ↑ Hydroelektrische Bäder

  Langsames Ein- und Ausschleichen des Stromes beachten!
  Anode: beide Arme, Kathode: beide Beine, nicht über 10 mA und nicht länger als 15 bis 20 min. Ein Zusatz von wenigen Tropfen 0,05 %iger Kaliumiodidlösung zum Wasser der negativ geschalteten Zellen kann nach Grober (117) zweckmäßig sein.

- Serie von ansteigenden Unterarmbädern

H

  Einseitig durchgeführt, in 20 min von 34 auf 39 °C steigern vermeidet evtl. subjektive Mißempfindungen. Der arterielle Mitteldruck sinkt dabei durchschnittlich um 10 mm Hg (≙ 1,3 kPa).

- kalte Fuß- oder Armbäder von 10 bis 60 s Dauer
- kalte Knie-, Schenkel- und Untergüsse
- kühler Wadenwickel oder Salzwasser-Kurzwickel
- Wechselfuß- oder -armbäder (warm nicht über 38 °C)
- Bürstenmassagen

  langsam und nach peripher zu ausgeführt

- kühle Bürstenbäder, Luftperlbäder
- spezielle krankengymnastische Behandlung

  Isometrische Spannungsübungen – von den Füßen her eingesetzt, diagonale Muskelkette mit Anregung zur Weitstellung der Flanken und Zwerchfellinnervation (Tiefatmung), anschließend Betonung der Entspannung durch blasendes Ausatmen, Absinkenlassen des Brustkorbes, **Pause nach der Ausatmung** und evtl. kombiniert mit Schüttelung beider Beine von den Fußgelenken her. Tiefatmung mit rhythmischem Wechsel zwischen gespanntem und entspanntem Zwerchfell wird auch als Aortengymnastik bezeichnet.
  Unbedingt auf entspannten und lockeren Schultergürtel achten oder ihn einregulieren. Nasenstenoseübungen mit lockerem Schultergürtel.
  Entspannung und Rhythmisierung der Atmung über passiv-aktive atemrhythmische Bewegungen in peripheren Gelenken, dabei der Einatmung nicht vorgreifen, sie abwarten, die Ausatmung evtl. etwas verlängern.

- Ausdauerübungen in leichter Form
- Gehtraining mit zwischengeschaltetem Lauf nach dem Intervallprinzip

  Gehen mit weichen Schuhsohlen, Abrollen von der Ferse zu den Zehen über den Außenrand, guter Fußtastarbeit und lockerem Schultergürtel!

- täglich Fahrrad- oder ↑ Ergometertraining

Dabei auf lockeren Schultergürtel, lockere oder gespitzte Lippenstellung (unbedingt Preßatmung vermeiden!) achten und wenn möglich Pedale mit Zehenkontakt treten.

Beachte: Die Herz-Kreislauf-Belastungsfähigkeit muß erst ausgetestet werden!
Kontraindikationen: rasche und plötzliche Bewegungen, Kopf-Tief-Stellungen, Schwimmen in relativ kaltem Wasser, Leistungssport, Preßatmung.
Beh. Ges.: zentrale Beeinflussung.
Maßnahmen:
- Sorge für ausreichenden Schlaf und für die tägliche Mittagsruhe, beides evtl. mit einem Heusack in der Lendengegend unterstützen
- Erlernen des Autogenen Trainings, ↑ Entspannungsbehandlung
- Exponentialstrombehandlung nach Henssge

  Anode: auf die Augen, Kathode: im Nacken
  17 Hz, t = 20 ms, t_{an} = 20 ms, t_{ab} = 20 ms,
  0,2 bis 0,5 mA, 10 bis 15 min, 2- bis 3mal wöchentlich, Serie von 10 bis 20 Beh.

- sedierende ↑ Bäder mit Medikamentenzusatz

  Vollbäder nie heiß, nur 34 bis 36°C.

Hypertonus der Muskulatur

(erhöhte Muskelspannung)

Ziel: adäquate mittlere Tonuslagen in Ruhestellungen.
Beh. Ges.: Herausfinden der Ursache des Hypertonus und diese, soweit möglich, ausschalten.
Maßnahmen:
- bei Blockierungen ↑ Manuelle Therapie
- bei reflektorischen Veränderungen, ausgelöst durch Funktionsstörungen innerer Organe ↑ Bindegewebsmassage, Segmentmassage, Periostbehandlung, ↑ Ultraschalltherapie im neuraltherapeutischen Aufbau

Beachte: Keine akuten reflektorischen Veränderungen behandeln, nur chronische!
- bei ↑ Kontrakturen ↑ Eisbehandlung und ↑ PNF-Techniken
- bei Überlastung Entspannung und Durchblutungsförderung (s. u.), Aufbau neuer Statik, ↑ Überlastungsschäden, mechanische
- bei allgemeiner erhöhter Spannungslage zentrale Beeinflussung und Umstimmung ↑ Vegetative Regulationsstörungen
- bei Dysbalance zwischen tonischem und phasischem Muskelsystem Wiederherstellung des Gleichgewichts zwischen beiden

H

Beachte: JANDA (1976) unterscheidet bei der quergestreiften Muskulatur phasische und tonische Systeme. Zu den überwiegend tonischen (posturalen) Muskeln, die zu Hypertonus, Verkürzung und Kontrakturen neigen, zählt er: M. triceps surae, M. rectus femoris, M. iliopsoas, M. tensor fasciae latae, die Kniebeuger, den phylogenetisch älteren Anteil der Hüftadduktoren, die Rückenstrecker, den sternalen Anteil des M pectoralis major, die Pars descendens des M. trapezius, M. levator scapulae, die Beugemuskulatur der oberen Extremität.
Die übrigen Muskeln (überwiegend phasischen) reagieren eher umgekehrt, zeigen eine Tendenz zur Abschwächung, Muskeltest Stufe 3 bis 4.

1. Nach Testung der tonischen Muskeln auf Verkürzung werden speziell verspannte und kontrakte Muskeln nach Durchblutungsförderung und Lockerung durch klassische Massage gedehnt und entspannt mit ↑ Entspannungsbehandlung, ↑ Dehnlagerungen, ↑ PNF-Techniken, siehe auch unten.
2. Nach erfolgter Dehnung Einregulierung des adäquaten Gelenkspiels ↑ Manuelle Therapie.
3. Nach Testung der phasischen Muskeln auf ihre Kraft werden Muskeln mit Kraftstufe unter 5 isoliert und in ihrer adäquaten Muskelkette auftrainiert (von peripher nach zentral, von distal nach proximal in sinnvoller Koordination einschleifen).
4. Aufbau ökonomischer motorischer Verhaltensweisen, sog. Bewegungsstereotypumschulung.
5. Gruppengymnastik nach folgender Einteilung: a) hypermobile Typen, sie sind mehr zu stabilisieren, keinesfalls zu mobilisieren, b) Typen, die mehr zur Muskelverkürzung neigen, sie sind in oben genanntem Sinne zu beüben.

Beh. Ges.: örtliche Durchblutungsförderung und Beseitigung der erhöhten Ausgangsspannung der Muskelspindeln.

Maßnahmen:

- ↑ Eisbehandlung und ↑ PNF-Techniken
- ↑ Ultraschalltherapie, möglichst in Dehnlagerung der betroffenen Muskelkette

  0,1 W/cm^2 3 bis 5 min, je nach Größe des Feldes, auch Beh. im Wasserbad sehr günstig, zusätzlich segmentale Beschallung oder im neuraltherapeutischen Aufbau sinnvoll, Myogelosen mit kleinem Schallkopf und 0,2 W/cm^2 je 1 min umkreisen, danach gut mit der Hand ausstreichen

- Dehnungen als Antagonistenfunktion, um Entspannungsreize für das Gammasystem zu geben

  Die Wirkung langdauernder Dehnung läßt sich mit der Adaptionsfähigkeit der Muskelspindeln erklären (BAUMANN).

- langsame, gleichförmige passive Dehnungen und Schüttelungen
- feuchte Wärme, ↑ Unterwassergymnastik im warmen Bassin

- ↑ Unterwasserstrahlmassage
- ↑ Kurzwellentherapie im Spulenfeld (Wirbelstromelektrode)

  Dosis II bis III, 3 bis 8 min, zusätzlich segmentale Beh. mit Dosis I bis II für 3 min, 3mal wöchentlich, 8 Beh. insgesamt

- ↑ Diadynamische Ströme, Längsapplikation der Muskulatur

  Basis plus 2 min DF, danach 4 min CP

- ↑ Diskopathien ohne neurologische Ausfälle, ↑ Lumbalgie, ↑ Ischias / Ischialgie, ↑ Pseudoradikuläre Syndrome, ↑ Zervikalsyndrom, ↑ Fibrositis, ↑ Haltungsfehler, ↑ Hyperalgetische Zonen, ↑ Kontrakturen, ↑ Myalgie, ↑ Spondylose / Osteochondrose, ↑ Überlastungsschäden, mechanische.

H

Hypotone Regulationsstörungen

Ziel: volle Funktion der Regulationsmechanismen, die den normalen Blutdruck aufrechterhalten.
Beh. Ges.: Unterstützung der Kreislaufregulationsmechanismen.
Maßnahmen:

- aus der Hydrotherapie
  - kalte Teilgüsse in ansteigender Dosierung
  - Unterarmtauchbäder, kalt
  - Taulaufen, Wassertreten
  - absteigende Bürstenhalbbäder mit anschließendem kalten Rückenguß
  - Schwimmen (1 × wöchentlich)
  - ↑ Sauna unter Betonung der Kaltanwendung, evtl. kalter Rückenblitz zum Abschluß
  - Solebäder, Bäder mit leicht hautreizenden Zusätzen ↑ Bäder mit Medikamentenzusatz
- aus der Massagetherapie
  - tonisierende ↑ Massage des Rückens und der Beine
  - intensive Bürstenmassagen mit anschließenden kalten Waschungen. Kreisungen am Rücken und an den Extremitäten (speziell quer zu den Benninghoffschen Spaltlinien der Haut, erhöht den Tonus der Gewebe)
  - Periostbehandlung am Kreuzbein, an den Wirbelquerfortsätzen, am Schulterblatt und evtl. auch nur an der Tibia
- aus der Bewegungs- und Atemtherapie
  - intensive Spannungsübungen, zunächst im Liegen. Stabilisationsübungen, rhythmische Stabilisation
  - Auslösung von Tiefatemreflexen mit Einhalten einer Pause auf der Höhe der Einatmung

- schnelle Gymnastik mit Händen und Füßen aus gespannten Streckstellungen heraus
- Einschleifen eines Durchspannungsreflexes – zuerst in Rückenlage Strekken, Dehnen, Gähnen, Spannen und Verweilen auf der Höhe der Einatmung, bei der Ausatmung zum mittleren Tonus zurückkehren, nicht erschlaffen
  Einschleifen der Kreislaufregulation bei langsamen Umlagerungen. Abstemmübungen in Rückenlage, dann unter Spannung über die Seitenlage zum Sitz kommen.

Beachte: Plötzlicher Lagewechsel verboten!

- ↑ Stemmführungen tonisieren Beuger und Strecker
- ↑ Herz-Kreislauf-Training, ↑ Sporttherapie, tonisierende Sportarten wie Schwimmen, Reiten
- lautes und volltönendes Singen zur Spannung und Kräftigung von Zwerchfell und Mm. intercostales.

I

Infektanfälligkeit

Ziel: Abhärtung, Widerstandsfähigkeit gegen Infekte.
Beh. Ges.: Herausfinden und Beseitigen spezieller schädigender Einflüsse und Behandeln ungenügend entwickelter oder überlasteter Funktionskreise.
Maßnahmen:
- Ausschalten von Foci ↑ Schleimhauterkrankungen der Nase und des Rachens, ↑ Sinusitis
- ↑ Inhalationstherapie, z. B. mit 2 %iger $CaCl_2$-Lösung, auch als Rauminhalation
- tägliche Schleimhautpflege, siehe Seite 344 mit anschließenden Gesichtsgüssen
- Regelung und Verbesserung der Hautfunktion mit ↑ Sauna, Bürstenmassagen, Heliotherapie, Ölungen u. a.
- Einregulierung eines ausgeglichenen Wärmehaushalts, unbedingt chronisch kalte Hände oder Füße therapieren

  Immer wenn die Hände oder Füße kalt sind, werden sie ansteigend oder direkt in warmes Wasser getaucht, nach 5 bis 10 min mit kaltem Abgießen beschließen. Der Patient muß erzogen werden, mehrmals täglich Hände und Füße auf ihre Temperatur hin zu überprüfen. Bei Kälteempfinden Hände und Füße in warmes Wasser tauchen, damit sich ein kontinuierliches Warmsein entwickelt. Nach 3 bis 4 Wochen reguliert sich der Wärmehaushalt ein.
  Kontraindikationen: Durchblutungsstörungen, arterielle periphere, im Stadium II bis IV (Im Stadium II und III darf nur indifferentes Wasser genutzt werden, im Stadium IV absolute Kontraindikation).

- Überwärmungsbäder, Dampfbäder

– ↑ Bäder mit Medikamentenzusatz, z. B. Sole, Schwefel
– Regulierung der ↑ Schlafstörungen; der Verdauung ↑ Obstipation; der Biorhythmen ↑ Überforderungssyndrom; ↑ Ovarialsuffizienz u. a.
– Regulierung falscher oder ungenügender Bewegungsforderungen ↑ Bewegungstherapie
– ↑ Kurorttherapie, Klimatherapie, ↑ Thalassotherapie.

Beh. Ges.: allgemeine Konditionierung, Training der Kälteadaptation.

Maßnahmen:
– tägliche kalte Waschungen oder kalte Abreibungen
– Kneipp-Therapie (Tab. 12)
– viel Aufenthalt an frischer Luft, Freikörperkultur, kalte Tauchbäder und Wiedererwärmung durch Bewegung
– Taulaufen, Wassertreten
– regelmäßig ↑ Sauna mit anschließenden Kaltreizen
– regelmäßige gymnastische Übungen, befundgerecht als tägliches Konditionstraining zusammengestellt. Die tonische Muskulatur muß voll dehnfähig, die phasische Muskulatur voll spannungsfähig sein. Die Muskelketten sollen koordiniert von den Füßen zum Kopf

I

Tabelle 12 Behandlungsplan für die 1. Woche der Kneipp-Therapie bei Abhärtung (29)

	Früh	Vormittags	Nachmittags	Abends
Montag	Trocken-bürstung Oberkörper	Wechsel-Knieguß	Wechsel-Armbad	Wasser-treten
Dienstag	Unterkörper-waschung	Wechsel-Armguß	Fußbad mit Rosmarin	Wasser-treten
Mittwoch	Ganzwaschung	Knieguß	Armguß	Waden-wickel bei kalten Füßen Fuß-bad mit Fichten-nadel-extrakt
Donnerstag	Trocken-bürstung	Armguß und Gesichtsguß	Fußbad	Wasser treten
Freitag	Oberkörper-waschung	Schenkel-guß	Armbad	Wasser-treten
Samstag	Ganzwaschung	Dreiviertel-bad mit Rosmarin	Armguß	Wasser-treter
Sonntag	Ganzwaschung		Brustguß	Wasser-treten

durchlaufen. Herz-Kreislauf und Stoffwechsel werden durch ein ausreichendes Ausdauertraining, siehe Seite 83 gefordert. Danach herrschen gute Druchblutungsverhältnisse, und es sind Abwehrkräfte da.

– ↑ Sporttherapie.

Beachte: Kaltmaßnahmen dürfen nur auf einen ausgeglichenen warmen Körper appliziert werden, die nachfolgende reaktive Hyperämie entscheidet, ob die Dosierung adäquat war! ↑ Hydrotherapie.

Inkontinenz

(Unwillkürlicher Abgang von Urin und/oder Stuhl)

I

Ziel: Kontinenz

Beh. Ges.: Stimulierung des Blasen- und Afterschließmuskels.

Maßnahmen:

- ↑ Blasenschließmuskellähmung
- Elektrostimulation des Afterschließmuskels

  Kathode als Reizelektrode kleinflächig auf den Afterschließmuskel plazieren, darüber Polsterung und Festbinden oder Verwendung einer speziellen Analelektrode, Anode auf das Kreuzbein

  ↑ Schwellstrombehandlung oder Exponentialstrom mit 16 Imp / min, t_{an} = 200 ms, t = 200 ms, t_{ab} etwa 20 ms, Stromstärke bis zur empfundenen Kontraktion hochregeln

- anschließend isometrische Spannungsübungen für den hinteren Beckenboden (Flexion, Abduktion, Außenrotation mit Kniebeugung) und Intension des Stuhlverkneifens
- ↑ Funktionelle elektrische Stimulation (FES) des Schließmuskels über implantierte Elektroden.

Ischias / Ischialgie

Ziel: Schmerzfreiheit, volle Bewegungsfunktion.

Beh. Ges.: gezielte Therapie entsprechend der Ursache.

Maßnahmen:

- bei Blockierungen ↑ Manuelle Therapie
- bei Diskopathien ohne neurologische Ausfälle ↑ Diskopathien
- bei neurologischen Ausfällen ↑ Kompressionssyndrome

- ↑ Pseudoradikuläre Syndrome im Beckenbereich
- bei Dysbalance zwischen tonischer und phasischer Muskulatur ↑ Hypertonus der Muskulatur, ↑ Haltungsfehler, Erwachsene
- bei Reflexzonen ↑ Hyperalgetische Zonen und s. Organerkrankungen
- ↑ Neuralgien / Neuritiden, ↑ Polyneuropathien, ↑ Spondylose / Osteochondrose, ↑ Lumbalgie, ↑ Überlastungsschäden, mechanische u. a.

Beh. Ges.: manualtherapeutische Differentialdiagnostik und -therapie.

Maßnahmen:

- Beseitigung einer Blockierung der Iliosakralgelenke
- Beseitigung einer Blockierung im Hüftgelenk (Coxalgie) und damit verbundener gestörter Statik
- Beseitigung einer funktionellen Beckenverwringung (Blockierung in der LWS und in den Iliosakralgelenken) und einer muskulären Dysbalance
- 2mal täglich (morgens und abends) 20 min im Intervallprinzip ↑ Eisbehandlung der Lendenwirbelsäule, anschließend
- gezielte Bewegungsübungen über Kyphosierungsübungen für die LWS oder komplexe Bewegungsübungen
- anschließend Stufenlagerung im Bett.

Beachte: anstatt Eisbehandlung kann, wenn es vertragen wird, auch Wärmebehandlung mit Moor, Fango, Heilerde o. a. durchgeführt werden.

Beh. Ges.: Beseitigung einer mechanischen Bedrängung der Nervenwurzel.

Maßnahmen:

- ↑ Extensionsbehandlung im Perlschen Gerät oder manualtherapeutisch
- Lagerungsübungen auf Keilen, Stufenlagerung, Päckchenlagerung

  Es müssen schmerzfreie Lagerungen gesucht werden.

- ↑ Ultrareizstrom in extendierter oder schmerzfreier Lagerung

  Kathode, kleine Elektrode: auf die verursachende Bandscheibe, Anode, großflächig: 3 cm nach kranial über der WS
  Nach der Beh. muß der Schmerz weitgehend ausgeschaltet sein. Ist dies nicht der Fall, wurde an der falschen Stelle die Kathode appliziert, oder die Diagnose ist nicht zutreffend. Eventuell zusätzlich auf ausstrahlenden Schmerzregionen noch behandeln.

- Kyphosierungsübungen in Verbindung mit ↑ Unterwassergymnastik, evtl. einen Bleigurt um das Becken und Auftriebskörper um Hals und Arme
- ↑ PNF-Techniken zur Spannung der Bauchmuskeln und reflektorischen Entspannung der Lendengegend.

I

Beh. Ges.: Schmerzlinderung, Tonusherabsetzung, Durchblutungsförderung.
Maßnahmen:
- ↑ Bindegewebsmassage, ↑ Shiatsu
- ↑ Ultraschalltherapie in Dehnlagerung

  neuraltherapeutischer Aufbau kaudal und ausstrahlende Muskelverspannungen mit 0,2 W / cm^2 5 bis 10 min jeden 2. Tag, 12 Beh. als Serie, Nachruhe in Entspannungslagerung

  Beachte: Direkt über einem Bandscheibenprolaps wird nicht beschallt und nicht massiert, das Gewebe soll dort Festigkeit bekommen.
- ↑ Ultrareizstrom, siehe oben
- ↑ Diadynamische Ströme
  - paravertebrale Applikation von S_3 bis zur unteren BWS aufsteigend (besonders bei vertebragener Bedingtheit der Schmerzen) Basis plus DF 1 bis 2 min, danach Basis plus CP 2 bis 4 min.
  - Schmerzpunktapplikation
    evtl. Valleixsche Punkte im Verlauf des N. ischiadicus, Patient schmerzentlastet in Bauch- oder Seitlage, jeden Punkt Basis plus DF 2 min und Basis plus CP oder LP 2 min, sensibel angenehm, nicht motorische schwellig behandeln, 6 bis 8 Beh., die ersten 3 täglich, dann jeden 2. Tag
- ↑ Kombinationstherapie Ultraschall und diadynamische Ströme oder „Sonodynator"-Beh.
- ↑ Mittelfrequenz-Reizstromhterapie
- ↑ Interferenzstrombehandlung (105)
  - paravertebrale Applikation
    Saugschalenmethode oder Plattenelektroden, 100 Hz konstante Freuqenz bis 7 min unterschwellig, bei Verträglichkeit kommt dazu 50 bis 100 Hz rhythmische Frequenz 5 min, kann bis sensibel schwellig und überschwellig gesteigert werden
  - kinetische Interferenz bei Ischiasskoliose oder bei harten Muskelverspannungen
    in ruhigem Zeitmaß Kontraktion und Distraktion der verspannten Lendenmuskulatur herbeiführen
  - stabile Interferenz im Längsverlauf des Nerven
    Elektroden in $L_{4/5}$ (Generalstreifen) anlegen oder auf Rückseite des Beines 100 Hz konstante Frequenz sensibel unterschwellig 5 bis 10 min bei Verträglichkeit sensibel schwellig, später dazu 50 bis 100 Hz rhythmische Frequenz 5 min bis sensibel schwellig
  - hartnäckige Restbeschwerden mit Handschuhelektrodenmethode
    1 Elektrode im Wurzelbereich, 1 Elektrode an den Schmerzpunkt, 1 bis 2 min, bis deutliches Vibrieren im Nervenverlauf zu spüren ist
- ↑ Stabile Galvanisation, auch in Verbindung mit ↑ Iontophorese

  Anode: großflächig auf die Schmerzregion, gut unterpolstert
  Kathode: nach kranial oder distal in ein nicht schmerzendes Gebiet verlagert,

sensibel unterschwellig, ein- und ausschleichend, 10 bis 15 min täglich oder jeden 2. Tag

- ↑ Hydroelektrisches Zweizellenbad, Anode segmental, Wassertemperatur 38 °C
  - stabile Galvanisation 5 bis 10 min, 3 bis 6 mA = sensibel schwellig
  - 24 Hz, Rechteckstrom, t = 2 ms, geschwellt (30 Schwellungen / min) 5 min, Intensität hochregeln, bis in der Muskulatur rhythmische Kontraktionen ausgelöst werden
- ↑ Hydroelektrisches Vollbad (besonders zur Tonusherabsetzung).

Beh. Ges.: aktive Übungsbehandlung zur Sicherung der Schmerzfreiheit und Vermeidung von Rezidiven.
Maßnahmen:
- ↑ Unterwassergymnastik, anschließend Stabilisierungsübungen
- regelmäßiges Schwimmen
- befundgerechte Wirbelsäulengymnastik in Rücken-, Seit- und Bauchlage
- rhythmische Stabilisation aus vorteilhaften Ausgangstellungen
- ↑ PNF-Techniken und ↑ Stemmführungen
- Gangschule, Üben der Arbeitsbewegungen unter Ausschalten von statischen Belastungen und Fehlbelastungen ↑ Überlastungsschäden, mechanische
- Ausgleichsgymnastik und Ruhehaltung zur Erholung zeigen, Schlaflage kontrollieren.

K

Kausalgie

(heftig brennende Schmerzen nach Verletzung peripherer Nerven)

Ziel: Schmerzfreiheit.
Beh. Ges.: Dämpfung des Sympathikus und der über ihn geleiteten Schmerzen und symptomatische Lokalbehandlung.
Maßnahmen:
- ↑ Transkutane elektrische Nervenstimulation (TENS)
- ↑ Stellatum-Blockade mit Reizströmen
- Anregung des Parasympathikus mit folgender Stromform nach Henssge

  9 Hz, t = 10 ms, (t_p = 100 ms), t_{an} = 10 ms, t_{ab} = 50 ms
  Anode: an Schmerzstelle, wenn sie distal liegt, auch im kühlen Wasserbad
  Kathode: gegenüber oder segmental oder distal, 0,1 bis 3 mA bis 3 mA, 15 min – wenn es wohltut täglich
- ↑ Hydroelektrisches Zellenbad indifferenter oder absteigender Temperatur

Anode: im Zellenbad, wenn die Schmerzen distal sind, sonst umgekehrt. Kathode: segmental, sensibel unterschwellig oder so, wie es als angenehm empfunden wird, 15 min, evtl. täglich

- temperaturabsteigende Teilbäder

  von 35 auf 25 °C innerhalb von 20 min

- kühle Begießungen
- örtlich kühle, feuchte Umschläge und Wickel, feuchte Stoffhandschuhe oder Strümpfe tragen, oder ein kühles, feuchtes Tuch in die Hohlhand legen, vorheriges Einfetten der Gliedmaßen!

Kontraindikationen: Wärmeanwendungen, kräftige Massage- oder Bewegungsreize, starke elektrische, besonders schmerzhafte Reize.
Beh. Ges.: Allgemeinbehandlung
Maßnahmen:
- Aufenthalt in kühler Umgebung
- Vermeidung von starken Reizen optischer, mechanischer, akustischer, taktiler und psychischer Art
- ↑ Entspannungsbehandlung
- langliegende Wickel.

K

Klimakterische Beschwerden

(Beschwerden in den Wechseljahren)

Ziel: Beschwerdefreiheit.
Beh. Ges.: vegetative Entspannung, positive Unterstützung der Umstimmung.
Maßnahmen:
- morgens Wassertreten, abends kurzdauernde lauwarme Bäder
- regelmäßig Schwimmen
- ↑ Bäder mit Medikamentenzusatz, z. B. 2- bis 4 %ige Solebäder, einmal wöchentlich oder Luftperlbäder, Kohlensäurebäder
- ↑ Sauna, 2mal wöchentlich
- ↑ Unterwasserstrahlmassage
- Regelung der Hautfunktion, des Wärmehaushalts und des Schlafs
- ↑ Entspannungsbehandlung, ↑ Atemtherapie
- bei Hitzewallungen bis in die Finger- und Zehenspitzen durchspannen, tief einatmen und einige Zeit auf der Höhe der Einatmung verweilen, dabei die Vorstellung der Ableitung des Blutes aus dem Kopf in die Finger und Zehen, **sie** sollen warm werden
- ↑ Ausdrucksgymnastik, Musiktherapie, kreative Beschäftigungen
- ↑ Sporttherapie, ↑ Herz-Kreislauf-Training
- ↑ Kurorrtherapie, Klimatherapie.

Knick-, Senk-, Spreizfuß

Lit.: 41, 48, 70, 88, 206, 223, 289

Ziel: volle Funktion, elastische Federungen, gutes Abrollen beim Gehen

Prophylaxe

Beh. Ges.: Verhütung eines Funktionsverlustes, Konditionierung.

Maßnahmen in der Kindheit:

- Ein Kind soll solange krabbeln und kriechen, bis es mit eigener Fußkraft aufstehen kann! Zu frühes Stehen und Hochziehen im Ställchen verhindern
- frühzeitiges Einschleifen von Bewegungsmustern, die beim Aufstehen und Gehen den aktiven Einsatz aller Zehen fordern
- Sitzen stets mit aktivem Zeheneinsatz, bei zu hohen Stühlen brauchen Kinder eine Fußbank
- viel Barfußgehen auf Wiesen und Waldboden
- richtiges Schuhwerk: elastische Sohle, freie Zehen und Fersen
- frühzeitig Tast-, Greif- und Balanceübungen mit den Füßen
- Vermeidung von statischen Belastungen, die ein Mißverhältnis zwischen Last und Belastbarkeit darstellen!

Maßnahmen im Jugend- und Erwachsenenalter:

- Fußpflege, Fußölungen, Selbstmassage der Füße
- täglich Wechselfußbäder und Fußübungen im Wasser oder ähnliches
- elastische Schuhsohlen, Zehenspiel aktiv einsetzen
- elastisches Gehen: die Zehen greifen den Boden, das rückwärtige Bein drückt mit den Zehen ab
- Vermeidung von langem Stehen und auch von mangelnden aktiven Fußbewegungen mit aktivem Zeheneinsatz.

Knick-, Senk-, Spreizfuß im Kindes- und Jugendalter

Beh. Ges.: Vorbereitung der gezielten Bewegungstherapie mit durchblutungsfördernden Maßnahmen.

- Bürstenmassage der Beine mit anschließendem kalten Guß
- allgemeine Laufschule und Kräftigung der Rumpfmuskulatur aus verschiedenen Ausgangsstellungen

Die kindliche Bewegungsentwicklung geht mehr von kranial nach kaudal, von zentral nach peripher. Deshalb kann es notwendig sein, erst die Rumpfmuskulatur zu kräftigen und danach den richtigen Fußeinsatz zu üben.

Beachte: Lockerungen und Dehnungen entfallen beim kindlichen Fuß, solange keine ausgesprochenen Kontrakturen vorliegen.
Beh. Ges.: Spezialkorrektur zur Schaffung des richtigen Spannungs- und Belastungsverhältnisses, Kräftigung der aufrichtenden Fußmuskeln, Einübung der richtigen Fußfunktion.
Maßnahmen:

- Die Korrektur des kindlichen Knick-, Senk-, Spreizfußes beginnt bei der Fersenkorrektur: die Ferse (oder Rückfuß) ist in Supination zu bringen, der Vorfuß gleichzeitig in Pronation.
- Stabilisierung der guten Vierpunktbelastung des Fußes: Ferse, Endglied der kleinen Zehe, Endglied der großen Zehe, Großzehenballen sollen Fußstützpunkte sein, keiner darf fehlen.

  Von der kleinen Zehe aus wird die Ferse in Supinationsstellung gebracht, durch die große Zehe und den Großzehenballen kommt die Vorfußpronation zustande.

- Allgemeine Kräftigung der gesamten Fuß- und Beinmuskulatur unter Beachtung der Spezialkorrektur.

  Viel unter Belastung üben, die Beanspruchung der Muskelgruppen abwechseln. Zur Entlastung zwischendurch haltungsverbessernde Übungen, Greif- und Geschicklichkeitsübungen mit vielen Geräten unter Einschleifen neuer und richtiger Bewegungsmuster zur durchlaufenden Innervation von den Zehen zum Rumpf und bis zum Kopf. Atemantriebe von den Zehen her üben, ↑ X-Bein-Korrektur und -Prophylaxe.

Beachte: Wenn sich bei Formfehlern die Verordnung von Einlagen notwendig macht, ist ein tägliches Übungsprogramm zur Kräftigung der aufrichtenden Fußmuskulatur obligatorisch, sonst nimmt die Insuffizienz der Fußmuskulatur zu.
Mit dem Fußverfall beginnt der Haltungsverfall, ihm folgt der Atmungsverfall!

K

Knick-, Senk- Spreizfuß des Erwachsenen und muskuläre Überlastungssyndrome am Fuß

Beh. Ges.: Beseitigung der gestörten Zirkulation durch Entstauung, danach Zirkulationsanregung, Beseitigung trophischer Störungen.
Maßnahmen:

- ↑ Unterwasserstrahlmassage mit wenig Druck und einer speziellen Düse
- ↑ Massage
  Ausstreichungen, Friktionen der kleinen Fußmuskeln, besonders an der großen Zehe
- bindegewebige Striche an der Fußsohle und Achillessehne (Technik nach DICKE)

- niederfrequente Impulsströme im ↑ Hydroelektrischen Zellenbad nach Träbert gegen zirkulatorische und trophische Störungen
- feuchte Wärme oder Wickelbehandlung
- Wechselgüsse, Wechselbäder, ↑ Bäder mit Medikamentenzusatz
- ↑ Varizen, ↑ Lymphödem.

Beh. Ges.: Isoliertes Eingehen auf den Spreizfuß mit seiner Flexionseinschränkung in den Zehengrundgelenken und der Muskelschwäche und evtl. Überdehnung der Großzehenbeuger und der Mm. lumbricales

Maßnahmen:
- Vorbereitung mit Wechsel-Fußbad, Zehen darin ausgiebig bewegen
- Fußmassage mit Durchbewegen der Metatarsalen, Formen des Quergewölbes, Längsdehnen und Beugen jeder Zehe, dabei Deep-friction-Massage an den verkürzten Strecksehnen über den Zehengrundgelenken
- Kräftigung der Mm. lumbricales und des M. flexor hallucis brevis

  Beugen der Zehen in den Grundgelenken bei gestreckten Mittel- und Endgelenken gegen Widerstand üben oder Zehenkuppen bleiben am Boden, Quergewölbe hebt sich!

- Querstehen mit Quergewölbe über dem Stab, dabei Strecksehnen dehnen, aus der Dehnstellung zum hohen Zehenstand kommen (dabei Festhalten an der Wand), Fersen supinieren, Herabsenken über den Außenrand unter Spannung des Längsgewölbes und dadurch Fußverkürzung.

Beh. Ges.: Beseitigung von muskulären Überbelastungssyndromen (meist bestehen Tendomyosen und lokaler Hypertonus in folgenden Muskeln: Mm. interossei, Mm. lumbricales, M. flexor hallucis longus und brevis, die kleinen Zehenbeugemuskeln, M. gastrocnemius, M. tibialis anterior, seltener M. tibialis posterior und Mm. peronei).

Maßnahmen:
- Massage, Lockerung und Dehnung dieser Muskeln (je nach Befund)
- ↑ Unterwasserstrahlmassage, siehe oben
- ↑ Ultraschalltherapie im Wasserbad
  0,2 W / cm^2 3 bis 5 min jeden Fuß
- ↑ Entspannungsbehandlung durch Stehen auf einem Stab, dabei Entspannung der kleinen Fußmuskulatur und Verbesserung der Tonuslage und Tastfähigkeit des Fußes
- Deep-friction-Massage an verkürzten Strecksehen.

Beh. Ges.: Mobilisation des Fußes.

Maßnahmen:
- anfangs aktive Mobilisation und in Entlastung
- vorsichtige manuelle Mobilisation in Verbindung mit aktivem Üben

K

- passive Mobilisation der Fußstrahlen, der Zehen- und Fußgelenke mit nur geringem Massagedruck, vorsichtiges Üben des Gelenkspiels
- nach vorangehender aktiver und passiver Mobilisation evtl. Dauerzug, z. B. Supinationszug bei einer Kontraktur des unteren Sprunggelenks.

Beh. Ges. (sobald das notwendige Gelenkspiel hergestellt ist): Kräftigung der insuffizienten Fußmuskulatur (nicht statisch, sondern dynamisch), Förderung eines dynamischen Abrollens beim Gehen und bei guter Bodenanpassung.

Maßnahmen:

- Erlernen des richtigen Fußabrollens

  Ferse-Außenrand, kleine und große Zehe, Zehenabdruck

- Tastarbeit mit der Fußsohle, Greifen mit den Zehen
- Aufspüren der Vierpunktbelastung, s. v.
- Erlernen der durchlaufenden Innervation von den Zehen

  von der großen Zehe zum M. glutaes maximus, von der kleinen Zehe zum M. glutaes medius und minimus

K

- Belastung wird dann stufenweise gesteigert
- evtl. zeitweise mechanische Entlastungshilfen geben wie Einlagen, höheren Absatz usw.
- Gangschule mit Armschwingen und guter Kopfstreckung.

Kontraindikation: langes Stehen.

Kniegelenksschädigungen, traumatische

(außer Frakturen)

Lit.: 55, 67, 170, 174, 175, 202, 213, 214, 220, 235, 284, 301, 302, 316

Bandverletzungen, postoperative Behandlung

Lit.: 170

Ziel: muskuläres Auftrainieren und Koordinieren zur aktiven dynamischen Stabilisierung des Kniegelenks.

Beh. Ges.: Ruhigstellung des Kniegelenks im Oberschenkelliegegips für 6 Wochen in einer Beugestellung, die größmögliche Entspannung der jeweils verletzten Bandstrukturen sichert.

- Neutralrotation des Unterschenkels bei 60° Beugung bringt Banderschlaffung für das vordere Kreuzband (Aus Sorge um spätere Beweglichkeit wird jedoch nur in 20 bis 40° eingegipst.)

– für das hintere Kreuzband bei 10 bis 40° Beugung
– für das Innenband bei 20 bis 40° Beugung
– für das hintere Schrägband bei mehr als 20° Beugung
– für das Außenband 40 bis 50° Beugung.

Beachte: Während der postoperativen Immobilisation isometrische Spannungsübungen für M. quadriceps und für die Ischiocruralmuskulatur und Patellamobilisation über ein Gipsfenster ausführen. In Einzelfällen ist auch Elektrostimulation notwendig.

Beh. Ges.: gezieltes Muskeltraining unter besonderer Berücksichtigung der Muskelgruppen, die als dynamische Stabilisatoren für die jeweils verletzte Bandstruktur dienen oder diese unterstützen bzw. entlasten.

Maßnahmen:

– Das tibiale Seitenband, die dorso-mediale Kapselecke sowie das Innenmeniskushinterhorn werden gesichert und entlastet durch die Muskeln der Pes-anserinus-Gruppe und den M. semimembranosus. Letzterer strahlt mit Fasern in das hintere Schrägband, in die mediale dorsale Kapsel und das Innenmeniskushinterhorn ein.
– Das hinter Kreuzband und das mediale sowie laterale Seitenband werden von der Streckmuskulatur entlastet.
– Die lateralen und medialen dorsalen Kapselecken sowie das hintere Kreuzband werden vom M. gastrocnemius unterstützt.
– Das laterale Seitenband wird von M. biceps femoris und M. tensor fasciae latae unterstützt.
– Die dorso-laterale Kapselecke wird vom M. popliteus, zusammen mit M. biceps femoris und M. tensor fascia latae, gestützt.
– Das vordere Kreuzband wird durch den Synergismus der Kniebeuge- und -Rotatorenmuskulatur gesichert.

Daraus ergeben sich je nach Verletzung bestimmte Muskelgruppen, die aufzutrainieren sind.

– Bei antero-medialen Instabilitäten werden die Muskeln der Pes-anserinus-Gruppe und die ischiocruralen Muskeln verstärkt geübt.
– Bei hinteren Instabilitäten wird besonders die Streckmuskulatur beübt.

Beh. Ges.: Umwandlung des Narbengewebes in zugfestes kollagenes Bindegewebe durch vorsichtige Reizgebung.

Beachte: Langsame Zunahme der Gelenkbeweglichkeit zur Vermeidung sekundärer Bandlockerungen bzw. von Überdehnung des Narbengewebes.

Maßnahmen:

– isometrische Spannungsübungen im Gips
– nach Gipsabnahme nur langsame Wiedererlangung der Beweglichkeit, besonders der Streckfähigkeit. Aktiv und assistiert üben!

Kontraindiziert ist eine rasche Zunahme der Streckfähigkeit, da sie zu irreparablen Überdehnungen des Narbengewebes führt. Jede passive Überdehnung ist zu vermeiden.

Beh. Ges.: Vermeidung einer zu frühen statischen Belastung. Die volle Belastung bedarf vorher ausreichender muskulärer dynamischer Stabilisierung des Kniegelenks.
Maßnahmen:
- adäquates Muskeltraining und besonders der zuständigen Muskelgruppen, siehe oben, damit das Kniegelenk muskulär gesichert ist
  durchlaufende Kette von den Zehen her und durch Abstemmen mit der Ferse bahnen und einüben
- Hinzunahme von ↑ Schwellstrombeh. für abgeschwächte Muskelgruppen.

Beh. Ges.: Wiedererlangung propriozeptiver ligamentär-muskulärer Steuerungsmechanismen durch ↑ PNF-Techniken (bes. bei veralteten Instabilitäten).
Maßnahmen: Bei isolierter vorderer Kreuzbandinsuffizienz besteht eine reduzierte Aktivität des M. vastus medialis. Dieser ist über ↑ Schwellstrombehandlung (s. a. S. 250) besonders zu stimulieren. Danach ↑ PNF-Techniken zur Wiedererlangung des Muskelsynergismus.
Kontraindiziert sind verstärkte Rotationsbewegungen im Kniegelenk und Streckstellung des Kniegelenks bei der Anfangsbehand.
Beh. Ges.: Zusatzprogramme und Unterschiede in der Beh.
Maßnahmen:
- Nach Gipsabnahme ist Wickeln der Beine oder Tragen eines Gummistrumpfes obligatorisch.
- ↑ Eisbehandlung ist während der ganzen Behandlungsdauer notwendig.
- Treten Reizerscheinungen auf, ist die Belastung zu reduzieren.
- Bei Auftreten eines Ergusses ist ein Schaumgummikompressionsverband anzulegen.

1. Mobilisationsphase
(7. bis 9. Woche post operationem, 3 Wochen stationär (der Gips ist geschalt, Fußteil abgesägt))
Beh. Ges.: langsame Steigerung der Gelenkmobilisation, muskuläres Auftrainieren und Koordinationsschulung.
Maßnahmen:
- Lagerung, Unterschenkel horizontal
- Absatzerhöhung 2 bis 3 cm für 3 Wochen zur Vermeidung von Gangfehlern bei bestehender Streckhemmung
- isometrische und isotonische Muskelarbeit, bei vorderer Instabilität Betonung der Ischiocruralmuskulatur, bei hinterer der Streckmuskulatur.

1. Woche:
- Gehen nur mit Bodenkontakt, Schienen sind angewinkelt
- nur assistiert üben: bei der vorderen Instabilität unterstützt die Hand der Physiotherapeutin den distalen Femur, bei der hinteren Instabilität entlastet die Hand den Tibiakopf.

K

Beachte: bei ↑ PNF-Techniken zu starke Streckung und Rotationsbewegung vermeiden.
2.Woche:
- tags zunehmend ohne Gipsschale
- Belastung steigern bis zur Hälfte des Körpergewichts.

3. Woche:
- Gipsschale nur nachts anlegen
- ↑ Unterwassergymnastik mit Belastung
- Belastung steigern bis zum 2-Punkte-Gang an 2 Unterarmstützen.

2. Mobilisationsphase
(10. bis 12. Woche post operationem, 3 Wochen ambulante Physiotherapeuten-Beh.)
Beh. Ges.: Muskelkräftigung, Verbesserung der neuromuskulären Koordination.
Maßnahmen:
- keine Gipsschale mehr anlegen
- volle Belastung im 2-Punkt-Gang an Gehstützen
- verstärkte Muskelarbeit, zunehmende aktive Gelenkmobilisation
- Erlernen der 4-Punkt-Belastung und der durchlaufenden Innervation: Mitte der Ferse – Außenrand, Ende der kleinen und Ende der großen Zehe, Großzehenballen.
- Ende der 3. Woche Gehen ohne Stützen.

K

3. Mobilisationsphase (13. bis 15. Woche post operationem)
Beh. Ges.: selbständiges Weiterüben
Maßnahmen:
- isometrische Muskelarbeit
- ↑ Unterwassergymnastik, besonders vertikaler Beinschlag, Hände dabei am Beckenrand
- Standfahrradfahren mit langsam zunehmendem Widerstand und wechselnden Sitzhöhen, ab 15. Woche sind kleine Gewichte an den Knöcheln erlaubt
- ab 16. Woche Beginn mit leichtem Lauftraining
  Beachte: Bei aktiven Sportlern sollte die sportliche Betätigung nicht vor Ablauf von 9 Monaten aufgenommen werden
- bei Bandplastiken in Einzelfällen Anlegen einer Derotationsbandage oder einer temporären Orthese für einige Zeit sinnvoll.

Leichtere Meniskus- und Sehnenschädigungen, konservative Behandlung

Ziel: volle und gesicherte Funktion, Belastungsfähigkeit, Schmerzfreiheit.
Beh. Ges.: Schmerzlinderung, Durchblutungsförderung.

Maßnahmen:

– ↑ Ultrareizstrom quer durch das Kniegelenk, Knie gestreckt dabei

Kathode etwas kleiner und an der schmerzhafteren Seite

Beachte: Durch Ultrareizstrom konnten von den Verfassern ofmals Meniskusbeschwerden behoben werden. Ein Versuch damit sollte jedem operativen Eingriff vorangestellt werden.

Beh. Ges.: Beseitigung einer nicht exakten Quadrizepskontraktion und Erlernen der achsengerechten Kniegelenksführung und Vierpunktbelastung über dem Fuß.

Maßnahmen:

– ↑ Schwellstromtherapie des M. vastus medialis und anschließend des M. rectus femoris

Der M. vastus medialis kontrahiert sich später und unvollkommen im Vergleich zum M. rectus femoris, auch ist dem Patienten meist das Gefühl für die richtige Anspannung verlorengegangen. Über propriozeptive Schulung soll die Bewegung neu gebahnt werden. Pat. Langsitz, 1. Reizkreis Anode: großflächig über M. biceps femoris, Kathode: auf motorischem Reizpunkt des M. vastus medialis (s. Abb. 22 a u. b), 2. Reizkreis Anode: großflächig über M. semimembranosus und M. semitendinosus, Kathode: kleinflächig auf dem motorischen Reizpunkt des M. rectus femoris oder M. vastus lateralis. Pat. soll die 1. Zuckung des M. vastus medialis aktiv unterstützen durch Dorsalflexion und Supination des Fußes im Sinne der Innenzügelübung.

– Erlernen der achsengerechten Kniegelenksführung und -belastung

Kniegelenk exakt über Fußgelenk belasten. Fuß zuerst von den Zehen her aufsetzen, über Außenrand zur Ferse abrollen, dann Vierpunktbelastung: Ferse, kleine Zehe, große Zehe, Großzehenballen. Keine Rotationsübungen bei gebeugtem Kniegelenk!

Beh. Ges.: Ausgleich einer Dysbalance zwischen überwiegend tonischen und phasischen Muskeln.

– ↑ Dehnlagerungen für M. rectus femoris und M. iliopsoas, Mm. adductores, evtl. auch M. triceps surae, M. quadratus lumborum und M. erector spinae im LWS-Bereich, soweit sie verkürzt sind
– ↑ Ultraschallbehandlung in Dehnlagerungen der verkürzten Muskeln

jeden Muskel 0,1 W /cm^2 1 min im Faserverlauf überstreichen

– Kräftigung insuffizienter Muskeln, besonders M. vatus medialis

Innenzügelübungen, ↑ PNF-Techniken

– Einschleifen optimaler Spannungsvorgänge auch über ↑ Stemmführungen von der Ferse aus.

K

Meniskusschäden

(Verletzungen der Zwischenknorpel am Kniegelenk)

Lit.: 48, 174, 214, 235, 301–303, 316

1. Konservative Behandlung

Ziel: Wiedererlangung voller Beweglichkeit, Schmerzfreiheit und Sicherheit, auch bei Belastungen durch Ausheilung.

Beh. Ges.: Vermeidung von Reizzuständen im Kniegelenk, Überdehnung des Kapsel-Band-Apparates, Atrophieverhinderung, Förderung des venösen Rückstromes als Thromboseprophylaxe.

Maßnahmen:

- Ruhigstellung des Kniegelenks in 170° in Gipshülse für 3 bis 4 Wochen (nach Reposition)
- mehrmals täglich maximale isometrische Anspannung des M. quadriceps (M. vastus medialis, M. vastus lateralis und M. rectus femoris) vom Fuß her in durchlaufender Innervation Spannung 3 bis 4 s halten, danach gut entspannen
- ↑ Schwellstrombehandlung, s. u.
- unter Anspannung der Oberschenkelmuskulatur das eingegipste Bein im Hüftgelenk von der Unterlage heben
- Durchbewegen aller nicht ruhiggestellten Gelenke
- Kreislauf-Gymnastik und Anregung zum Tiefatmen.

K

Nach Gipsentfernung

Beh. Ges.: Schulung des M. quadriceps in Kraft, Koordination und Ausdauer, Wiederherstellung der Beweglichkeit im Kniegelenk, Vermeidung von Reizerscheinungen.

- Bandagieren des Kniegelenks mit elastischer Binde
- in den ersten Tagen Unterarmgehstützen zur Entlastung des Kniegelenks benutzen
- Iontophorese mit 3- bis 5 %iger Kaliumiodidlösung

  Unter die Kathode 3–5 % Kaliumiodidlösung, unter die Anode 2 %ige Novocainlösung gleichzeitig einsetzen, Querdurchströmung, 30 min, 6 Beh.

- aufbauendes Quadrizepstraining

  ↑ PNF-Techniken hinzuziehen bei gestrecktem Kniegelenk, z. B. Fuß supinieren, M. vastus medialis anspannen und das gestreckte Bein zur Gegenseite adduzierend schräg hochführen.

- vorsichtiges Kniebeugen (Heranschleifen auf Unterlage, anschließend langsam maximal durchstrecken)
- später Übungen mit Gewichten oder im ↑ Schlingengerät mit Expanderzügen
- zusätzlich ↑ Schwellstrombehandlung des M. quadriceps, evtl. kurz nacheinander M. vastus medialis und M. rectus femoris, damit sich diese Anspannungssynergie einschleift, siehe Seite 250
- Gehübungen, Kniebeugen, Treppensteigen, Geräteübungen

– bei Auftreten eines ↑ Reizknies Behandlung reduzieren.

2. Postoperative Behandlung
Beh. Ges.: Wiederherstellung einer leistungsfähigen Quadrizepsmuskulatur, gute Gelenkfunktion, Sicherung der Gelenkstabilität.
Maßnahmen:
1. Tag nach der Operation
– Isometrische Anspannung des M. quadriceps im Kompressionsverband.

3. bis 5. Tag nach der Operation
– Anheben des gestreckten Beines von der Unterlage
– unter Abnahme der Schwere Heranziehen des Unterschenkels auf der Unterlage mit anschließend langsamer und kräftiger Ausstrekkung.

Nach Verbandsabnahme (8. bis 9. Tag)
– Kniegelenksstreckung intensivieren, einschließlich Innen- und Außenzügelübungen (↑ PNF-Techniken)

Durch den Meniskusverlust ist der seitliche Bandapparat relativ insuffizient, deshalb sind M. vastus medialis und lateralis in durchlaufender Kette vom Fuß her besonders zu kräftigen.

K

– ↑ Schwellstrombehandlung des M. quadriceps unter besonderer Kräftigung (durch entsprechende Anlage) des M. vastus medialis und lateralis

Die Schwellstrombehandlung kann mit Intensionsübungen und mit Widerstandsübungen gegen Supination oder Pronation am Fuß verbunden werden.

– vor dem Aufstehen Kniegelenk mit elastischer Binde sichern, dann mit Unterarmstützen unbelastet gehen.
– bei ↑ Reizknie Eisumschläge
– nach 12 bis 14 Tagen darf das Knie nur mit 15 bis 20 kg belastet werden, dann bei reizloser Kräftigung 10 kg / Woche Belastung steigern.

Beachte: Vor und nach der Behandlung Kniegelenksumfang messen. Ein Leistungstraining kann erst ½ bis ¾ Jahr nach der Operation wieder aufgenommen werden.
Kontraindikationen: lokale Massagen, Wärmemaßnahmen, forcierte passive Bewegungen, Frühbelastung bei ungenügender Quadrizepskräftigung, Weiterüben (außer isometrische Spannungsübungen) bei Reizerscheinungen und Gelenkergüssen.

Reizknie

Lit.: 49, 50, 174, 213, 214, 235, 301–303, 316

Ziel: Abklingen des Reizzustandes, Vermeidung von Rezidiven.

Beh. Ges.: Resorptionsförderung, Gelenksicherung durch muskuläre Kräftigung und optimale Funktionsabläufe.
Maßnahmen:
- ↑ Eisbehandlung in entspannter Lagerung: Eiswasserumschläge, Eiskompressen oder Eisbeutel, 10 bis 15 min
- Rückstromförderung durch Fußbewegung gegen Widerstand

  Eisumschläge mehrmals erneuern, nach Herabsetzung der Schmerzwelle isometrische Spannungsübungen in durchlaufender Innervation von den Füßen aus, danach Kontrastentspannung

- Druckverband mit Schaumstoffeinlage zur Entlastung der Patella
- isometrische Spannungsübungen in Streckstellung des Kniegelenks, auch im Kompressionsverband, Quadrizepstraining über ventrale Muskelkette.

Kontraindikationen: örtliche Wärmeanwendungen wie Heißluft, Kurzwelle, warme Bäder. Auch Kniegelenksmassage und mobilisierende Bewegungen schädigen.
Beachte: Bei rezidivierendem Erguß keine Kniebewegungen mehr ausführen, nur noch isometrische Spannungsübungen, Eisbehandlung und Hochstellen des Bettendes oder des Beinteils zur Entstauung.
- ↑ Ultrareizstrom quer durch das Kniegelenk in 170° Streckung
- Gangschule

  aktiver Einsatz aller 5 Zehen, Abstemmen von der Ferse, Kniegelenk achsengerecht über dem Fußgelenk belasten, Kniegelenksbeugung und -streckung dem Scharniergelenk entsprechend; Kontrolle, ob der Innenzügel richtig arbeitet, bei mangelnder Aufrichtung in der Hüfte nach kontrakten Muskelgruppen suchen.

K

Kokzygodynie (Steißbeinschmerz)

Beh. Ges.: Schmerzlinderung und Rezidivverhinderung.
Maßnahmen:
- ↑ Ultraschallbehandlung in Päckchenlage

  neuraltherapeutischer Aufbau kaudal, dabei besonders Iliosakralgelenke, Kreuzbeinrand und Analfalte mit 0,2 W / cm^2 5 min

- heiße Rolle auf die Leber (aus Rückenlage) und anschließend auf Kreuz- und Steißbein (aus Seitlage)
- krankengymnastische Übungen gegen die lumbale Hyperlordose ↑ Haltungsfehler
- bei Blockierungen ↑ Manuelle Therapie

  Nach GUTMANN (1980) muß man bei Kokzygodynie stets an eine Mitbeteiligung des Lig. sacrospinale und des Lig. sacrotuberale denken.

– Serie von ↑ Bädern mit Medikamentenzusatz.

Kompressionssyndrom

Lit.: 9, 23, 36, 41, 48, 50, 78, 99, 106, 107, 122, 127, 132, 159, 160, 187, 235, 239, 252, 262, 264, 272, 303, 312, 313, 321

Ziel: Aufhebung der Kompression, Schmerzfreiheit, volle Funktion.

Akuter Schmerzanfall
Beh. Ges.: Schmerzlinderung.
Maßnahmen:
- geeignete, kompressionsfreie Lagerung finden, evtl. harte Lagerung, Stufenlagerung

  Würfel in Rücken- und Bauchlage mit 90° gebeugten Hüften und Knien, isometrische Spannungsübungen über scherenförmige Widerstände

- ↑ Eisbehandlung
- Prießnitzwickel, alle 2 bis 3 h wechseln.

K

Nach Abklingen der akut schmerzhaften Phase bei konservativer Behandlung:
- exakte befundgerechte Einstellung, bei Blockierung – wenn möglich – ↑ Manuelle Therapie, Beseitigung der muskulären Dysbalance
- ↑ Extensionsbehandlung oder Dauerzug in adäquater Lagerung
- ↑ Ultrareizstrom in Dehnlagerung, direkt über der Bandscheibe, ↑ Ischias / Ischialgie
- ↑ Iontophorese mit Histamin an schmerzhaften Muskelansatzstellen
- ↑ Ultraschalltherapie in Dehnlagerung

  0,1 W /cm^2 im neuraltherapeutischen Aufbau 5 min. Direkt über dem Bandscheibenvorfall nicht schallen!

- Erlernen der ↑ Stemmführungen
- viel Schwimmen gehen
- Kontrolle der Schlaflage, Brett unter die Matraze
- bei Alltagsbewegungen:
  - nicht mit vorgeneigtem Rücken bücken, sondern mit geradem, dafür die Knie beugen
  - nicht einseitig tragen
  - nicht vorbeugen und drehen
  - keine plötzlichen und schwunghaften Bewegungen, sondern durch Stemmführungen von Füßen und Händen in Verbindung mit Kopfstreckung die Bewegung sichern

– ↑ Diskopathie ohne neurologische Ausfälle, ↑ Lumbalgie, ↑ Ischias / Ischialgie, ↑ Pseudoradikuläre Syndrome im Beckenbereich, ↑ Kokzygodynie, ↑ Zervikalsyndrom.

Beachte: Tabelle 13 und Abbildungen 12–18 dienen der exakten Diagnostik des Nervenwurzelsyndroms, damit die elektrotherapeutischen Maßnahmen gezielt appliziert werden können. Patienten mit akuten neurologischen Ausfällen (Paresen) sind sofort dem Neurochirurgen vorzustellen.

Tabelle 13 Nervenwurzelsyndrome mit ihren Kennmuskeln nach Hansen und Schliak abgewandelt (132)
Sensibilitätsstörungen (Schmerz bzw. Hypalgesie) im Bereich der entsprechenden segmentalen Hautinnervation (Dermatom, s. Abb. 2a–c) in Übereinstimmung mit Parese oder Schwäche des Kennmuskels (aus dem Myotom) sind kennzeichnend für Nervenwurzelsyndrome – im Gegensatz zu Schädigungen des peripheren Nervs aus anderer als vertebragener Ursache.

Segment	Kennmuskel	Muskeleigenreflex	Bemerkungen
C_4	Zwerchfellparese, partiell oder total	keine typischen Reflexstörungen	partielle Zwerchfellparesen können auch von C_3, seltener von C_5 verursacht sein – mit entsprechender Verschiebung der Dermatome
C_6	M. biceps brachii u. M. brachioradialis sind geschwächt, nie ganz gelähmt	Ausfall des Bizepsreflexes	
C_7	M. abductor pollicis bevis, oft M. opponens pollicis, zuweilen M. pronator teres (Daumenballenatrophie)	Ausfall oder Abschächung des Tripzepsreflexes	
C_8	M. abductor digiti minimi (Kleinfingerballenatrophie), oft auch M. adductor pollicis, zuweilen überwiegend	Ausfall oder Abschwächung des Trizepsreflexes	Differentialdiagnose gegenüber Ulnarislähmung kann schwer sein; übrige Handmuskeln beachten, Trizepsreflex!
L_3	Parese des M. quadriceps femoris (meist rectus fem.)	Ausfall des Patellarsehnenreflexes	unvollständige Atrophie

Fortsetzung Tabelle 13

Segment	Kennmuskel	Muskeleigenreflex	Bemerkungen
L_4	Parese des M. quadriceps femoris (meist vastus med.); meist auch Schwäche und Hypotonie des M. tibialis ant.	Störung des Patellarsehnenreflexes	schwere Atrophie nur bei L_4-L_5-Syndrom beim M. tibialis anterior
L_5	M. extensor hallucis longus – Parese und Atrophie, oft Beteiligung M. extensor digitorum brevis	Ausfall des Tibialis-posterior-Reflexes; nur verwertbar, wenn dieser an der Gegenseite vorhanden ist	L_5-Syndrom wird meist hervorgerufen durch Bandscheibe L_5/S_1
Kombination L_4-L_5	Parese aller Strecker des Unterschenkels mit Ausnahme der Mm. fibulares	Abschächung des Patellarsehnenreflexes, Ausfall des Tibialis-posterior-Reflexes	im Gegensatz zur Fibularislähmung bleiben die Mm. fibulares intakt
S_1	Parese M. fibularis brevis, zuweilen medialer Gastrokremius kopf/atypisch Parese M. triceps surae	Ausfall des Achilles. sehnenreflexes	S_1-Syndrom wird meist hervorgerufen durch Bandscheibe L_4/L_5
Kombination L_5-S_1	Parese aller vom N. fibularis versorgten Muskeln mit Ausnahme von M. tibialis anterior	Ausfall des Tibialis-posterior-Reflexes und des Achillessehnenreflexes	im Gegensatz zur Fibularislähmung bleibt M. tibialis anterior erhalten, ASR beachten, schützt vor Fehldiagnose

Kontrakturen (dauernde Verkürzung von Weichteilen)

Ziel: physiologische Gelenkbeweglichkeit und Muskellänge.
Beh. Ges.: örtliche Behandlung mit passiven Maßnahmen zur Hyperämisierung, Tonussenkung, Entspannung, Herabsetzung der Schmerzgrenze als Vorbereitung zur aktiven und passiven Dehnung.

Maßnahmen:

– ↑ Eisbehandlung

Aufschläge mit einem in Eiswasser getauchten Handtuch (+ 4,5 °C) auf die kontrakte Muskulatur oder um das kontrakte Gelenk bzw. Auflage eines eisgekühlten Handtuchs (– 2,5 °C) oder Eisbeutel (Plastik), besonders bei Narben (– 1,5 °C).

Beachte: Eis setzt die Schmerzgrenze herauf, und die nachfolgende Hyperämie (ohne Aufquellen des Gewebes) entspannt die verkürzte Muskulatur. Auflagen immer wieder erneuern, sobald sie Körpertemperatur annehmen.

Kontraindikationen: Besteht bei Rheumatoid-Arthritis Abneigung gegen Kälte, soll die Eisbehandlung nicht durchgeführt werden (statt dessen Wärmemaßnahmen). Besteht keine Abneigung gegen Kälte, kann die Eisbehandlung durchgeführt werden, jedoch nur kurzfristig und sofort anschließend üben. Danach einen Watteverband anlegen.

Eisbehandlung im Segment C_4 (Nacken) ist absolut kontraindiziert, sie kann Atemstillstand auslösen.

Bei Herzerkrankungen ist Eisbehandlung der linken Schulter kontraindiziert.

Bei Kindern bis zu 6 Jahren ist Kontrakturenbehandlung mit Eis nicht indiziert.

K

– ↑ Diadynamische Ströme, Gelenkdurchströmung, Muskellängsdurchströmung
  - Querdurchströmung des Gelenks
    Basis plus DF 2 min, danach Basis plus CP 6 min, evtl. nach 3 min umpolen, anschließend
  - Längsdurchströmung des kontrakten Muskels aus größter Dehnstellung heraus
    Basis plus DF 2 min, Basis plus CP 4 bis 6 min, sensibel angenehm, jedoch nicht motorisch schwellig!

  Beachte: Außer Durchblutungsförderung ist auch Senkung der Schmerzempfindlichkeit durch diese Behandlung gegeben.

– ↑ Ultraschalltherapie aus wechselnden Ausgangsstellungen des Gelenks und in ↑ Dehnlagerungen der kontrakten Muskulatur (an der Schmerzgrenze, nicht darüber hinaus), auch in Verbindung mit ↑ Phonophorese

örtlich: 0,2 bis 0,5 W/cm^2, beim Hüftgelenk bis 0,7 W/cm^2, bei distalen Gelenken und Muskeln ist Beh. im warmen Wasserbad besonders günstig. Auch wird durch vorherige Beschallung das Einbringen von Medikamenten mittels Ultraschall erleichtert. Phonophorese mit Spezialankopplungsmitteln, siehe Seite 72, oder die Muskulatur mit Aminosin®-Spiritus einreiben, darüber mit Ölankopplung schallen.

– lockernde ↑ Massagen, am besten aus Dehnstellung heraus

– ↑ Unterwasserstrahlmassage

- ↑ Entspannungsbehandlung und ↑ Dehnlagerungen, auch in Verbindung mit Eisbehandlung
- ↑ Manuelle Therapie bei Blockierungen, Wiederherstellung des Gelenkspiels.

Beh. Ges.: aktive Kontrakturendehnung über Kräftigung der Antagonisten.

Maßnahmen:

- krankengymnastische Übungsbehandlung = wichtigste Maßnahme, ↑ PNF-Techniken
  - rhythmische Stabilisation an der Bewegungsgrenze zur Durchblutungsförderung
  - Technik der langsamen Umkehr: halten, entspannen, aktiv weiterziehen! ↑ PIR-Techniken

Beachte: Bei Gelenkkontrakturen vor dem aktiven Übungsauftrag Zug in Längsrichtung ausüben!

Beh. Ges.: Behandlung einer arthrogenen Kontraktur z. B. des Kniegelenks.

Beachte: Die Mobilisation des Kniegelenks umfaßt:

- die Gleitbewegung der Patella
- die Roll-Gleit-Bewegung zwischen Femur und Tibia. Vorrangig wird die Streckung mobilisiert.

K

Maßnahmen:

- Kinetik-Schiene (CPM-Schiene)
- aktiv-passive Techniken und ↑ Manuelle Therapie. Testen der Endgefühle! Bei weich-elastischem Endgefühl *aktive* Mobilisationstechnik, dabei Eisumschlag um das Kniegelenk (Traktion, translatorisches Gleiten). Bei Schmerz Zug verstärken!

Kontrainidiziert sind Wärmeanwendungen (auch feuchte) und Üben bei Schmerzen.

Beachte: Beim Auftreten von Reizergüssen Mobilisation sofort abbrechen. Nach jeder Mobilisation aktive Kräftigung der Antagonisten.

Beh. Ges.: Behandlung einer muskulären Kontraktur z. B. des M. quadriceps.

Maßnahmen:

- bei Dehnung Eiskompresse über den Muskel legen
- bewußtes An- und Entspannen des Muskels üben, dabei intermittierenden Längszug am Unterschenkel ausführen.

Kontraindiziert sind ruckhaftes Arbeiten, passives Nachfedern.

Kontusion (Quetschung, Verletzung durch stumpfe Gewalt)

Ziel: volle Wiederherstellung der Gewebe.

Beh. Ges.: Schmerzbeseitigung, Vermeidung bzw. Rückbildung von Blutungen und ödematösen Schwellungen, rasche Regeneration.
Sofortmaßnahmen:
- Auflegen einer Eispackung, Festwickeln mit einer elastischen Binde und mindestens 30 min aufliegen lassen, dies 2- bis 3mal am Tag
- nach Entfernung der Eisauflage Festbinden eines Schaumgummikissens auf die verletzte Stelle

Durch diesen leichten Druck wird das Auftreten von Blutungen und ödematösen Schwellungen verhindert.

Maßnahmen nach 24 Stunden: Isometrische Spannungsübungen.
Beachte: Keinerlei Wärmeanwendungen. Bei lauwarmem Reinigungsduschen die verletzte Region mit einer Eispackung abdecken.
Maßnahmen nach 3 Tagen:
- Dynamische Übungen gegen leichten Widerstand
- aktive Bewegungen im schmerzfreien Raum

Zum Schutz der verletzten Region ein Gummi- oder Plastepolster darüber befestigen.

Kontraindikationen: passive und forcierte Bewegungen.
Beachte: Wenn sich der Bluterguß erhärtet, dauert es noch 3 bis 7 Tage, ehe er sich auflöst. Die Eisbehandlung ist fortzusetzen, bis alle Symptome der Quetschung verschwunden sind.

K

- ↑ Ultrareizstrom, wenn Eis nicht vertragen wird

Querdurchströmung an Extremitäten, Längsapplikation am Rumpf, Kathode auf die Schmerzregion

- oder ↑ Diadynamische Ströme

Querdurchströmung an den Extremitäten, zusätzlich Schmerzpunktbehandlung und/oder

- ↑ Ultraschalltherapie

örtlich im Wasserbad 0,2 W/cm^2 5 min jeden 2. Tag

- oder ↑ Kurzwellentherapie

Kondensatorfeld: EHA aktiv 2 cm, passiv 4 cm, Dosis II bis III, anfangs 3 min täglich, später bis 10 min steigern, dann alle 2 Tage behandeln.
Spulenfeld (Wirbelstromelektrode): EHA 0 cm, Dosierung, siehe oben.

Weitere Maßnahmen:
- nach 5 Tagen evtl. lockere Massage, am besten in 37 bis 38 °C temperiertem Wasser
- nach 7 Tagen Verklebungen evtl. mit bindegewebigen Strichen lösen. Danach kann mit einem Training wieder begonnen werden.

Kopfschmerz

Ziel: Schmerzfreiheit.

Beh. Ges.: nach Funktionsüberprüfung, soweit möglich, kausale Therapie.

Maßnahmen bei statischer und dynamischer Insuffizienz des Bewegungsapparates:

- ↑ Manuelle Therapie bei Blockierungen nach vorangehender muskulären Lockerung
- ↑ Massage des Nacken-, Schulter-, Kopf- und Gesichtsbereichs am besten aus Rückenlage mit anschließendem Durchbewegen der Halswirbelsäule unter Zug, dabei die verspannten Muskeln aus Dehnstellung heraus massieren, abschließend in optimaler Kopfhaltung durchspannen lassen
- ↑ Traktionsbehandlung bei mechanischen Bedrängungen

  Glissonschlinge, am besten aus Rückenlage, vorbereiten mit manueller Muskellockerung oder Erwärmung, auch mit Ultraschall, abschließend Stabilisierung der guten Kopfhaltung

K

- Haltungs- und Bewegungsschulung, Verhaltensschulung

  Gewebe mit erhöhtem Tonus entspannen und lockern. Der Patient muß selbst herausfinden, wann er anspannt und wie er entspannen kann. Er sollte mehrmals am Tag kontrollieren, ob er die Nackenregion entspannt hat.
  Kräftigung der unteren Schulterblattfixatoren und der tiefen Halsbeuger
  Korrektur einer falschen Kopfhaltung
  Kontrolle des Schultergürtels (angespannt, weil die Füße nicht aktiv das Gleichgewicht halten!)
  Aufbau ausgewogener Haltung von den Füßen aus über die Beckenstellung, lockerem Schultergürtel, aktiver Kopfstreckung

- ↑ Hypertonus der Muskulatur, ↑ Zervikalsyndrom, ↑ Spondylose/Osteochondrose, ↑ Haltungsfehler.

Maßnahmen bei Reflexzonen (bei allen inneren Organerkrankungen ist Segment $C_{3/4}$ wahrscheinlich durch Zwerchfellbeteiligung reflektorisch im Tonus erhöht):

- ↑ Bindegewebsmassage, Segmentmassage, Periostbehandlung

  Bindegewebszonen 1. Ordnung (Einziehungen), die mit Kopfschmerzen in Verbindung stehen können, befinden sich am unteren Teil des Kreuzbeins, im Winkel zwischen LWS und unterem Brustkorbrand, zwischen den Schulterblättern (wichtigste Kopfzone!) und über dem 7. Halswirbel

- ↑ Ultraschalltherapie im neuraltherapeutischen Aufbau

  0,2 W/cm² 5 bis 10 min, bei Organerkrankungen allmählich von kaudal nach kranial aufsteigend, 3mal wöchentlich, 10 bis 12 Beh. insgesamt

– ↑ Gallenwegsdyskinesie, ↑ Gastritis, ↑ Hepatitis, ↑ Herzerkrankungen, ↑ Hyperalgetische Zonen, ↑ Klimakterische Beschwerden, ↑ Lungenfibrosen, ↑ Obstipation, ↑ Ovarialinsuffizienz, ↑ Prostatitis und Spermatozystitis, ↑ Schlafstörungen.

Maßnahmen bei erhöhtem Sympathikotonus und vegetativer und vasomotorischer Labilität:

– ↑ Blockade des Ganglion stellatum mit Reizströmen
– ↑ Hydrotherapeutisches Trainingsprogramm, vor allem regelmäßig jeden Abend ansteigende Fußbäder mit abschließendem kaltem Abgießen
– ↑ Entspannungsbehandlung
– ↑ Atemtherapie mit Verbesserung der Basisatembewegung und Einregulierung des Ruheatemrhythmus mit der Pause nach der Ausatmung
– ↑ Migräne, ↑ Schlafstörungen, ↑ Vegetative Regulationsstörungen, ↑ Hypertonie

Maßnahmen bei chronischer Hypoxämie und toxischer Schädigung:

– ↑ Inhalationstherapie, Sauerstoff- und Frischluftzufuhr u. a.
– ↑ Atemtherapie mit Anregung zu Tiefatemübungen
– ausreichend Bewegung an frischer Luft, Sporttherapie
– Wandern und Singen
– Lagerung auf der schiefen Ebene mit dem Kopf nach unten, Fußende 30 cm erhöht, 10 bis 20 min täglich
– ↑ Überforderungssyndrom, Schlafen bei chronischer Übermüdung
– ↑ Kurorttherapie, Klimatherapie.

Laryngitis, unspezifische

(Kehlkopfentzündung ohne spezifische Erreger)

Ziel: Beschwerdefreiheit, klare Stimme.

Akut

Beh. Ges.: Verbesserung der örtlichen Durchblutung, Entzündungshemmung.

Maßnahmen:

– ↑ Inhalationstherapie: Ultraschall-Aerosol-Therapie oder warme Grobvernebelung von Kochsalzlösungen bis zu 2 % mit Zusatz von Kamillan®
– feucht-warmer Halswickel bzw. heiße Ölleinsamenwickel
– bei starken Schmerzen oder Ödembildung ist ↑ Eisbehandlung günstiger: Eiskrawatte

- heiße Rolle auf die Leber- und Halsregion
- ↑ Kurzwellentherapie im Kondensatorfeld, Impuls-Kurzwellentherapie

  EHA 2 cm rechts und links vom Kehlkopf, Dosis I,1 bis 2 min, täglich, insgesamt 6 Beh.

Beachte: absolute Stimmschonung, auch keine Flüstersprache.
Beh. Ges.: Allgemeinbehandlung.
Maßnahmen:
- ansteigendes Halbbad mit anschließender Dunstpackung
- ansteigendes Fußbad bis zum leichten Dünsten
- ↑ Sauna mit anschließendem Halswickel

Chronisch
Beh. Ges.: Verbesserung der Schleimhautfunktion und der Abwehrkräfte des ganzen Organismus.
Maßnahmen:
- systematische ↑ Inhalationstherapie, siehe oben
- Schleimhautpflege ↑ Schleimhauterkrankungen der Nase und des Rachens
- Verbesserung der Atmungsfunktion ↑ Atemtherapie
- Regulierung des Wärmehaushalts, besonders auf immer warme Füße achten
- ↑ systematisches ↑ Hydrotherapeutisches Programm gegen kalte Füße

mehrmals täglich warme oder ansteigende Fußbäder, dann Wechselfußbäder, zuletzt Kaltmaßnahmen

- ↑ Bäder mit Medikamentenzusatz: Solebäder, Schwefelbäder
- ↑ UV-Ganzkörperbestrahlungen
- regelmäßiger ↑ Saunabesuch
- ↑ Kurorttherapie, Klimatherapie: mildes Reizklima im Mittelgebirge.

Zustand nach Laryngektomie
Beh. Ges.: Vermeidung von Reizzuständen, Erlernen der Ösophagussprache.
Maßnahmen:
- ↑ Inhalationstherapie: Grobvernebelungen, evtl. mit Zusatz von Panthenol.
  Beachte: Die Operationsnarben im Kehlkopfbereich möglichst mit Vaseline abdecken!
- Solebäder (37 bis 39 °C) mit anschließendem Brustwickel

  ↑ Bäder mit Medikamentenzusatz

- Sprachtherapie: Erlernen der Ösophagussprache.

Lumbalgie

(Muskelschmerz in der Lendengegend)

Ziel: Schmerzfreiheit, volle Bewegungsfunktion der Wirbelsäule.
Beh. Ges.: Beseitigung der schmerzhaften Muskelverspannung.
Maßnahmen:

- ↑ Ultraschalltherapie in Entspannungslagerung

  wenn möglich in Päckchenlage, sonst entsprechend abgewandelt, neuraltherapeutischer Aufbau mit 0,1 bis 0,2 W/cm², zusätzlich verspannte Muskelgruppen, 7 bis 10 min, 3mal wöchentlich, 10 Beh. als Serie

- heiße Rolle auf die Leber und anschließend auf Kreuzbein und Lendengegend
- Fangopackungen, heiße Kompressen auf Kreuzbein und Lendengegend
- muskuläre Lockerung der Bauchmuskulatur, wenn sie verspannt ist, anschließend Segmentmassage

  3 bis 6 Beh. täglich, anschließend evtl. heiße Rolle siehe oben

- bei Blockierungen ↑ Manuelle Therapie, vorher muskuläre Lockerung
- Reflexzonenbehandlung am Fuß ↑ Massage
- Haltungs- und Belastungsübungen in durchlaufender Innervation von den Füßen aus in allen physiologischen Ausgangsstellungen
- ↑ PNF-Techniken von den Armen und Beinen her aus Bauch- und Rückenlage zur intensiven Beübung der Bauch- und Rückenmuskulatur
- ↑ Unterwassergymnastik im temperierten Bad
- ↑ Dehnlagerungen und ↑ Entspannungsbehandlung
- ↑ Interferenzstrombehandlung (105)
  - stabile Interferenz
    Plattenelektroden 100 bis 200 cm² so anlegen, daß die Lendengegend im Überlagerungsgebiet der Ströme liegt.
    100 Hz konstante Frequenz 5 min sensibel überschwellig, günstig ist die Behandlung mit Saugschalen, die gekreuzt oder linear (bei einseitigem Schmerz) neben der LWS angelegt werden. Das schmerzhafteste Gebiet muß im Überlagerungsfeld beider Stromkreise liegen.
    100 Hz konstante Frequenz 5 min sensibel überschwellig bis motorisch schwellig, dann
    50 bis 100 Hz rhythmische Frequenz 5 bis 10 min sensibel überschwellig bis motorisch schwellig. Es muß angenehm sein.
  - kinetische Interferenz
    Mit Handschuhelektroden zur Auflockerung verspannter Muskulatur, motorisch überschwellig, rhythmische Frequenz (50 bis 100 Hz), es darf jedoch keine Dauerkontraktion entstehen.

L

– ↑ Kombinationstherapie Ultraschall und diadynamische Ströme oder ↑ Sonodynator®-Behandlung
– ↑ diadynamische Ströme

  – paravertebral in 3 bis 4 Etagen vom 1. Sakralwirbel bis 10. Brustwirbel
    Basis plus DF1 min sensibel überschwellig, danach
    Basis plus CP 1 bis 5 min sensibel überschwellig (nach 2 min evtl. Polwechsel)
  – Behandlung der schmerzenden Muskelverspannung
    Kathode: großflächig auf die Muskulatur, Anode: ebensogroß nach proximal auf die Wirbelsäule oder nach distal oder auf die gesunde Seite
    Basis plus DF 2 min, dann Basis plus CP (oder LP) 4 bis 10 min sensibel bis zur Toleranzgrenze, evtl. auch motorisch schwellig in der 50-Hz-Phase, Lockerklassen in der 100-Hz-Phase

– ↑ 69-cm-Welle, Muldenapplikator

  in unterlagerter Bauchlage Dosis II, 5 bis 10 min jeden 2. Tag

– ↑ Kurzwellentherapie, Kondensator- und Spulenfeldmethode

  Monode oder Diplode direkt auflegen, Dosierung siehe 69-cm-Welle Kondensatorfeldmethode: bei Längsdurchflutung EHA aktiv 2 cm in Höhe des 8. bis 10. Brustwirbels, EHA passiv 3 cm in der Mitte der querverlaufenden Gesäßfalte erst der gesunden, dann der kranken Seite, Dosis II, 3 bis 5 min jede Seite, zusätzlich Querdurchströmung, EHA aktiv 2 cm über der Lendengegend, EHA passiv 5 cm Ventralseite, Dosis II, 5 bis 10 min, Beh. jeden 2. Tag, mindestens 6 Beh. als Serie.

L

Beachte: Eine diagnostische Klärung ist spätestens erforderlich, wenn sich nach den ersten Behandlungen keine Besserung zeigt.
↑ Bechterewsche Erkrankung, ↑ Diskopathien ohne neurologische Ausfälle, ↑ Fibrositis, ↑ Haltungsfehler, ↑ Hyperalgetische Zonen, ↑ Hypertonus der Muskulatur, ↑ Kompressionssyndrome, ↑ Kontrakturen, ↑ Myalgie, ↑ Myofasziales Syndrom, ↑ Myogelose, ↑ Pseudoradikuläre Syndrome im Beckenbereich, ↑ Skoliose, ↑ Spondylose/Osteochondrose, ↑ Überlastungsschäden, mechanische, ↑ Urolithiasis.

Lungenabszeß

Lit.: 51, 70, 76

Ziel: Ausheilung.
Beh. Ges.: Entleerung des Abszesses, wenn er Bronchialanschluß hat (befindet sich meistens im posterioren Segment des rechten Oberlappens oder im apikalen Segment des Unterlappens), Ventilations- und Perfusionsverbesserung.

Maßnahmen:
- ↑ Inhalationstherapie
- gezielte Drainagelagerung, mindestens 30 bis 45 min täglich
- ↑ Abhustenschulung, dabei Abhustenhilfen geben
- Verlangsamung und Vertiefung der Einatmung (über Nasenwegsstenoseübungen oder gähnendes Einatmen)
- vorsichtige Vibrationen zur Ausatmungsunterstützung, wenn keine Pleurabeteiligung besteht.

Kontraindiziert sind grobe Erschütterungen (Klatschen, Klopfen) wegen Blutungsgefahr!
- Kreislaufunterstützung mit kleiner ↑ Hydrotherapie
- bei Begleitpleuritis Verhinderung von Pleuraschwarten ↑ Pleuritis

---

Lungenembolie und Lungeninfarkt

(Verschleppung eines Thrombus in das Pulmonalarteriensystem und hämorrhagische Infarzierung des Lungengewebes)

Lit.: 51

L

Akutphase

Beh. Ges.: Thrombose- und Pneumonieprophylaxe, Verbesserung der Ventilation, Verhinderung weiterer Embolien und Verhinderung von Pleuraschwarten.

Maßnahmen:
- beide Beine bis zur Hüfte wickeln (dabei die Schwere des Beines abnehmen!)
- Oberkörper hoch lagern, Beine flach legen, Schaumstoff an den Fußsohlen für Sohlendruck
- bei Pleuraschmerzen die schmerzhafte Thoraxseite bei der Einatmung fixieren
- Abhustenhilfen geben, evtl. die Unterbauchmuskeln wickeln
- Packegriffe an der Thoraxseite, wenn sie als erleichternd empfunden werden
- zeitweise Lagerung in Seitlage zur Pneumonieprophylaxe
- weiche Hals-Nacken-Massage.

Kontraindiziert sind Klatschungen, Klopfungen und große Gelenkbewegungen wegen Gefahr der Phlebothrombose.

Beachte. Bei Angina-pectoris-Beschwerden Arzt herbeirufen!

Nachbehandlungesphase

Beh. Ges.: Mobilisation, Thromboseprophylaxe, Embolieschutz, Vermeidung orthostatischer Beschwerden.

Maßnahmen:
- nur langsam ansteigende Belastung
- vor dem Aufstand mit einer 2. übergewickelten Binde die Beine gut komprimieren.

Beachte: Stete Kontrolle der Pulsfrequenz und -qualität, der Atemfrequenz (keine Steigerungen!), der Rechtsherzinsuffizienzsymptome!

Lungenemphysem, chronisch obstruktives

(Lungenblähung)

Ziel: Beseitigung der obstruktiven Ventilationsstörung.

Typ A, sog. emphysematischer bzw. dyspnoisch-pulmonaler Typ

L

Beh. Ges.: Verbesserung der Atmungssituation zur Verminderung der Dyspnoe, Konditionierung, Beseitigung von Begleiterkrankungen.

Maßnahmen:
- Massage, passive und aktive Brustkorb- und Wirbelsäulenmobilisation zur Verringerung atemhemmender Widerstände
- Erlernen spezieller Atemführung zur Vermeidung der Preßatmung, siehe Seite 379
- Verbesserung der Zwerchfellbeweglichkeit
  Das Zwerchfell steht meist tief, ist dabei flach und ungenügend beweglich. Durch Verbesserung der kosto-abdominalen Atembewegung in Verbindung mit schmaler Nasenflügeleinstellung wird es zur Einatmung gespannt. Wichtig ist die darauffolgende geführte Ausatmung über gespitzte Lippen, bei der in der letzten Phase die Unterbauch- und danach die Oberbauchmuskeln anspannen dürfen, damit das Zwerchfell in die Höhe steigt und die Luft – bei mangelnder Lungenretraktionskraft – auch herauskommt. Durch Bandagierung des Unterbauchs kann dieser Vorgang unterstützt werden.

  Die reflektorischen Zwerchfellbewegungen können auch durch Umlagerungen, wie z. B. beim Schaukelstuhl, gefördert werden: Zurückverlagern mit Einatmung, Vorverlagern mit Ausatmung.
  Es kann auch durch Kopf-Tief-Lagerungen für 15 bis 30 min (Bettende 30 cm erhöht) und Konzentration auf gute Ausatmungsführung des Höhertreten des Zwerchfells zur Ausatmung gefördert werden.

- Verkleinerung des funktionellen Residualvolumens, siehe Seite 380
- befundgerechte ↑ Atemtherapie zum Abbau von Fehlatemformen
- Koordinierung von Atmung und Bewegung über periphere Atemantriebe und Ökonomisierung der Atembewegung
- Behandlung einer chronischen ↑ Bronchitis
- ↑ Inhalationsbehandlung, bei Vorliegen einer Hypoxämie auch zeitweise mit Sauerstoff
- Behandlung eines chronischen Cor pulmonale, siehe Seite 209, und einer Kreislauf-Dekompensation, siehe Seite 205
- Konditionierung durch Bewegung in frischer Luft, sportliches Wandern, Laufen, Radfahren
- ↑ Kurorttherapie Klimatherapie
- ↑ Ventilationsstörungen, obstruktive.

Typ B, sog. bronchitischer bzw. zyanotisch-bronchialer Typ

Beh. Ges.: Verbesserung der Atmungssituation zur Verminderung der Zyanose, Erlernen spezieller Atemführung, Behandlung der Hypersekretion und Dyskrinie, einer Bronchialschleimhautschwellung und evtl. einer spastischen Komponente. Behandlung von Begleiterkrankungen, Verhinderung von Komplikationen.

L

Maßnahmen:
- befundgerechte ↑ Atemtherapie zur Verbesserung der alveolären Hypoventilation ↑ Ventilationsstörungen, obstruktive und restriktive
- Ausschalten exogener Komponenten für eine chronische Bronchitis
- Beh. der chronischen ↑ Bronchitis
- ↑ Inhalationstherapie mit Sekretolytika, Sekretmotorika und bei bronchospastischer Komponente mit Bronchospasmolytika
- ↑ Drainagelagerungen zur Unterstützung des Sekrettransports und ↑ Abhustenschulung, tägliche Bronchialtoilette
- Schleimhautpflege, Beh. von ↑ Schleimhauterkrankungen der Nase und des Rachens und evtl. einer ↑ Sinusitis maxillaris
- Pflege der Haut mit ↑ Hydrotherapie in ansteigender Dosierung
- Beh. einer ↑ Adipositas, ↑ Arteriosklerose, ↑ Hypertonie, ↑ Herzerkrankung, wenn nötig
- langsam ansteigendes Ausdauertraining im Intervallprinzip, anfangs nur Gehen o. ä. zur Verbesserung der O_2-Ausnutzung in den Geweben, ↑ Herz-Kreislauf-Training
- ↑ Kurorttherapie, Frühbehandlung wichtig! Klimatherapie
- evtl. Respiratorbehandlung, auch assistierte Beatmung
- Konditionsförderung evtl. noch unter Sauerstofftherapie

– Dispensairebetreuung und tägliches befundgerechtes Hausübungsprogramm besonders zur Beweglicherhaltung von Wirbelsäule und Brustkorb, Anregung zu Tiefatemübungen, Sekretlösung, Atemführung ohne Preßatmung.

Lungenfibrosen

(Lungengerüstverstärkung durch neugebildetes Bindegewebe)

Lit.: 51, 70, 82, 84, 166, 180, 183–185, 198, 337

Ziel: ausreichende Ventilation, Infektfreiheit.
Beh. Ges.: Verbesserung der Ventilation, der Atemführung und der Atembewegung, vegetative Beeinflussung, Behandlung disponierender und begleitender Störungen.
Maßnahmen:

- ↑ Befundgerechte Atemtherapie ↑ Ventilationsstörungen, restriktive und obstruktive
- Behandlung der begleitenden ↑ Bronchitis und eines evtl. ↑ Lungenemphysems oder ↑ Asthma bronchiale, Cor pulmonale, siehe Seite 209, ↑ Zervikalsyndrom
- ↑ Ultraschalltherpaie im neuraltherapeutischen Aufbau nimmt schon nach den ersten Behandlungen das Umklammerungsgefühl

  0,2 W/cm^2 5 bis 10 min jeden 2. Tag, besonders neben der BWS schallen

- ↑ Bindegewebsmassage, Segmentmassage, Periostbehandlung
- ↑ Inhalationstherapie
- Ausschaltung exogener Noxen
- ↑ Kurorttherapie, Klimatherapie
- handelt es sich um eine Berufserkrankung, rechtzeitige Umstellung auf Arbeit ohne Schadstoffe
- regelmäßiges ↑ Hydrotherapeutisches Programm, je nach Reaktionslage
- regelmäßig ↑ Sauna mit anschließendem Brustwickel, 2mal wöchentlich
- Konditionierung durch Bewegungen im Freien
- Dehnlagerungen 5 bis 20 min aushalten, dabei nur so weit dehnen, wie es schmerzfrei gelingt, manuelle Hilfen, bes. Packegriffe, dabei geben.

Lungentuberkulose

Lit.: 51, 70, 74, 82, 84, 94, 108, 111, 125, 180, 184, 274, 337

Beh. Ges.: Anregung der natürlichen Abwehrkräfte des Körpers durch Beeinflussung des Vegetativums und des Kreislaufs.

Zu Beginn der Erkrankung

Beachte: Keine speziellen Atemübungen! Nur Korrektur von groben Fehlatmungen im Rahmen der Ruheatmung ohne Atemvertiefung. Alle Maßnahmen, die eine stärkere Reaktion hervorrufen könnten, sind zu Beginn der Erkrankung zu vermeiden!

Maßnahmen:

- Bürstenmassagen

  einen Tag Beine und Hüften, am anderen Tag Arme und Rumpf

- wechselwarme Waschungen
- ↑ Inhalationstherapie mit INH oder anderen Tuberkulostatika
- Lagerungs- und Entspannungstherapie und Hinführen zur natürlichen Ruheatmung, möglichst Freiluft- und Klimabehandlung
- isometrische Spannungsübungen peripherer Muskulatur

  ohne Steigerung der Atem- und Pulsfrequenz, Dauer 3 bis 8 min, Patient soll diese Übungen morgens und abends selbst ausführen.

Nach einigen Wochen

- kraftvolle Bewegungsübungen der Arme und Beine
  ansteigende Dosierung, lange Übungspausen zwischen den Übungen.

Bei guter Verträglichkeit der bisherigen Maßnahmen

- Hinzunahme von isometrischen Spannungsübungen von der Peripherie bis zum Rumpf
- freie, leicht schwingende Bewegungsübungen (52 bis 56 Bewegungen/min) im Liegen und Sitzen als Dauerübung für 5 bis 30 min auszuführen
- täglich 10 min leichte Schwunggymnastik zu Walzermusik in der Gruppe, verbessert die Stimmung.

Nach Ausheilung

Beh. Ges.: Beseitigung von Reflexzonen, Verbesserung der Thoraxbeweglichkeit, Dehnung von Pleuraschwarten, Kräftigung der Atmungsmuskulatur, Ökonomisierung der Atembewegung.

Maßnahmen:

- ↑ Bindegewebsmassage, Reflexzonenmassage
- ↑ Atemtherapie nach Atembefund

- Schwunggymnastik zur Musik – täglich 10 min – lockert auch die starre Brustkorbhaltung auf
- ↑ Lungenfibrosen, ↑ Ventilationsstörungen, restriktive.

Luxation ↑ Distorsion / Luxation

Lymphödem

Lit.: 28, 34, 51, 63, 75, 76, 106, 120, 158, 197, 204, 214, 310

Ziel: Verringerung oder Beseitigung des Ödems.
Beh. Ges.: Erhöhung des Gewebsdruckes zur Reabsorption der Ödemflüssikeit.
Maßnahmen:

- ↑ Entstauungstherapie unter Beachtung von
- Wickeltechnik mit Kurzzugbinden bis Leistengegend
- täglich rhythmisch apparative Kompression in aufblasbaren Manschetten. Bei Vorfußödem wird Schaumstoff zwischengelagert. Erst wenn der Fußrücken abgeschwollen ist, können Kompressionsstrümpfe Klasse 3 und 4 angelegt werden, evtl. auch nachts tragen.
- täglich Entstauungsgymnastik mit Kompressionstrümpfen und in Hochlagerung durchführen, mit Tiefatemübungen verbinden

  Zur Einatmung über periphere Atemantriebe der durchlaufenden Spannung nachspüren, bei der geführten Ausatmung die Entspannung wahrnehmen.

- Gehübungen im Intervallprinzip im Kompressionstrumpf

  Dabei den Fuß von der Ferse über den Außenrand bis zu allen 5 Zehen gut abrollen. Die Belastungszeiten und Pausenintervalle sind vorher auszutesten. Die Beanspruchung soll unter der Dauergrenze für lokale aerobe Muskelausdauer liegen. Umfangmaße eintragen!

- Schwimmen und Gehen im stehtiefen Wasser
- ↑ Hydrotherapie: Wassertreten, kalte Güsse
- Beine viel hochlagern, auch im Sitzen
- manuelle Lymphdrainagemassage ↑ Massage.

Kontraindiziert sind grobe Hautreize und Bewegungsbelastungen, da die Lymphkapillarenfunktion leicht gestört wird und dadurch die Ödeminduration verstärkt werden kann.
Beachte: Bei Lymphödem der Arme ist der Kompressionsverband mit Langzugbinden anzuwickeln, oder es ist ein Armstrumpf zu tragen. Pumpbewegungen in Hochlagerung der Arme ausführen.

Mamma-Amputation

(Absetzung der Brustdrüse)

Ziel: komplikationslose und gute Abheilung.

1. bis 3. Tag nach der Operation
Beh. Ges.: Vermeidung von Schwellungen, Ödemen, Kontrakturen oder Muskelatrophien.
Maßnahmen:
- Lagerung des Armes der betroffenen Seite in Abduktion und Innerotation auf einem Schaumgummikeil im Bett

  Sobald die Patientin allein den Arm abduzieren und elevieren kann, wird der Lagerungskeil entfernt.

- aktive Finger-, Hand-, Ellbogen- und Schulterbewegungen erst der gesunden, danach der kranken Seite. Beim Schultergelenk nur bis an die Schmerzgrenze gehen und Retroversion vermeiden.

Beh. Ges.: Atmungs- und Kreislaufanregung, Thrombose- und Pneumonieprophylaxe, Vergrößerung der Atembewegung der Rippen der operierten Seite.
Maßnahmen:
- ↑ Dehnlagerungen des Brustkorbs mit Dehnung der kranken Seite
- ↑ PNF-Techniken

  aktiv in Abduktion, Außenrotation und Elevation gehen mit gebeugtem, später auch mit gestrecktem Ellbogen

- Atemvertiefung über Nasenstenose- und Phonationsübungen
- sekretlösende Vibrationen auf der gesunden Thoraxseite mit anschließendem Abräuspern
- selbständiges Hochführen des Armes der kranken Seite mit Hilfe des Armes der gesunden Seite
- Erlernen von Gebrauchsbewegungen.

Beachte: Bei postoperativen Blutungen oder Kreislaufbeschwerden muß die Beh. unterbrochen werden.

Etwa ab 4. Tag nach der Operation
Beh. Ges.: Haltungserziehung, Muskelkräftigung, Vermeidung von Stauungen.
Maßnahmen:
- Haltungsübungen auf dem Stuhl gegen die hochgezogene Schulter
- ↑ PNF-Techniken am besten bilateral Elevation, Abduktion, Außenrotation mit gestrecktem Ellbogen
- Übungsmuster mit Stab oder anderen Geräten, am besten vor dem Spiegel,

M

Nach 14 Tagen

- Schwungübungen mit Handgeräten

  Das Halten der Geräte fördert die Spannung in den distalen Muskelgruppen und unterstützt so die Rückstromförderung beim Schwingen.

- Kontrollbehandlung bei und nach der Bestrahlungserie.

Mastitis

(Brustdrüsenentzündung)

<u>*Beh. Ges.:*</u> Abklingen der Entzüngung.

<u>*Maßnahmen:*</u>

- ↑ Kurzwellentherapie im Kondensator- oder Spulenfeld, Impuls-Kurzwellentherapie

  Wirbelstromelektrode EHA 0 cm
  Kondensatorfeld: EHA aktiv 3 bis 5 cm, passiv 4 bis 6 cm
  zur Resorption von frischen Infiltraten: Dosis I, 1 bis 2 min täglich, zur Förderung der Einschmelzung von chronischen Prozessen: Dosis II, 2 bis 8 min.

M

Menière-Syndrom

<u>*Beh. Ges.:*</u> Linderung der Beschwerden durch Ausschalten von reflektorischen Verspannungen.

<u>*Maßnahmen:*</u>

- feine Vibration der ventralen Mastoidfläche bis zur Detonisierung dieser Reflexzone

  Der dritte Finger beider Hände wird in den Winkel zwischen Mastoid und Angulis mandibulae geschoben. Die Vibration erfolgt in schräg kranialer Richtung bis zur Detonisierung des Gewebes. Es kann anschließend noch 2 bis 3 cm abwärts am M. sternocleidomastoideus vibriert werden.
  Der Hypertonus am ventralen Mastoidpunkt hat evtl. direkte Beziehung zum Schwindel.

- zusätzliche Behandlung eines ↑ Zervikalsyndroms
- ↑ Ultraschallbehandlung der Nackenmuskulatur, paravertebral der HWS und hinter dem Kieferwinkel

  0,1 W/cm^2, 5 min, jeden 2. Tag, 12 Beh.

<u>*Beh. Ges.:*</u> Versuch einer zentralen Beinflussung.

<u>*Maßnahmen:*</u>

- Kurzwellendurchflutung des Gehirns im Kondensatorfeld EHA aktiv 4 cm, passiv 6 cm, Dosis I bis II, 2 bis 5 min

– siehe Elektroschlaftherapie Seite 343
– ↑ Kopfschmerz, ↑ Migräne.

Meteorismus

(vermehrte Gasansammlung im Darm)

Ziel: Beschwerdefreiheit.
Beh. Ges.: reflektorische und atmungsregulatorische Beeinflussung zum Abgang von Blähungen.
Maßnahmen:
– zirkulär angelegte heiße Peloidwickel (Pelose, Moor, Fango)
– heiße Rolle in der Leberregion, anschließend auf Darmreflexzonen auf dem Rücken, siehe Abbildungen 7a und 8a
– Kolonbehandlung ↑ Massagen
– Entspannungslagerungen, in denen die Bauchmuskeln in Annäherung sind, die dorsale Flanken- und Basisatembewegung erleichtert ist

Durch Nasenstenoseübungen in dieser Lagerung die Zwerchfellinnervation anregen, durch tönende Ausatmung auf „mö" oder „mo" Vibration und Entspannung der Bauchregion, zugleich Rhythmisierung und Vertiefung der Atmung.

Beachte: Lockerlassen des Beckenbodens und des Afterschließmuskel!

M

Migräne

(anfallsweise, oft einseitige Kopfschmerzen)

Ziel: Schmerzfreiheit, Anfallsfreiheit.
Beh. Ges.: Dämpfung des Sympathikus, reflektorische Beeinflussung zur Schmerzlinderung.
Maßnahmen:
– ↑ Diadynamische Ströme, bringen oft analgetischen Soforteffekt bei Migräne, die mit Gesichtsblässe einhergeht

– Blockade des Ganglion cervicale superior
kleine Schalenelektroden am dorsalen Rand des M. sternocleidomastoideus, dabei die Kathode 2 bis 3 cm hinter dem Kieferwinkel, die Anode 5 cm davon nach kaudal,
Basis plus DF, 3 min an der Toleranzgrenze höherregeln. Danach sollte ein Wärmegefühl in der behandelten Gesichtshälfte vorhanden sein. Anschließend sofort

– Einwirkung auf die Arteria temporalis superficialis
kleine Schalenelektroden, Kathode: dicht oberhalb der Augenbraue in der Schläfengegend, Anode: 2 cm oberhalb des Kieferwinkels, Basis plus DF, 2 min an der Toleranzgrenze höherregeln.

– bei Migraine cervicale ohne Gesichtsblässe

kleine Schalenelektroden im Abstand von etwa 4 cm auf dem Nackenband oder neben der Halswirbelsäule, jeweils an der befallenen Seite,
Basis plus DF, 2 min an der Toleranzgrenze höherregeln, danach Basis plus CP, 3 bis 4 min an der Toleranzgrenze höherregeln. Auf entspannte Nacken-Hals-Muskulatur dabei achten: Kinn anbeugen, danach Kopf maximal vorbeugen und die Stirn unterlagern.

– Periostbehandlung an der Schulterblattgräte, an den Querfortsätzen der HWS, evtl. auch am Hinterhaupt, sonst unterer Kreuzbeinrand
– ↑ Stabile Galvanisation

Anode: schmerzende Region, Hinterkopf oder Schläfenpartie, Augen
Kathode: Kreuzbein oder Fußsohlen oder Nacken,
sensibel unterschwellig (über den Augen nur 0,2 mA), 5 bis 15 min, 3mal wöchentlich oder bei Bedarf, 6 bis 12 Beh.

– ↑ Kurzwellentherapie im Kondensatorfeld

Elektroden schräggestellt über Schläfen und Scheitelbein, EHA beiderseits 4 cm, Dosis I, 2 bis 5 min, 3mal wöchentlich, 6 Beh. als Serie

M

– ansteigende Fußbäder zur Ableitung, regelmäßig jeden Abend und bei Schmerzbeginn.

Beh. Ges.: Allgemeinbehandlung.

Maßnahmen:
– Regelung der Biorhythmen und der Lebensweise
– ↑ Bindegewebsmassage, ↑ Shiatsu
– ↑ Hydrotherapie in ansteigender Dosierung
– ↑ Entspannungsbehandlung
– ↑ Ausdrucksgymnastik, rhythmische Gymnastik, Tanztherapie
– regelmäßig ↑ Sauna
– Konditionierung über ein gleichmäßig ansteigendes Ausdauertraining, wie sportliches Wandern, Laufen, Schwimmen, Radfahren, ↑ Herz-Kreislauf-Training, ↑ Sporttherapie

Beachte: Spannungen des täglichen Lebens auf die Haut und das Muskelsystem ableiten, aber nicht auf das Gefäß- und Nervensystem!
– ↑ Kurorttherapie, Klimatherapie
– ↑ Diskopathien ohne neurologische Veränderungen, ↑ Durchblutungsstörungen, periphere, arterielle, ↑ Haltungsfehler, ↑ Kopfschmerz, ↑ Neuralgien/Neuritiden, ↑ Ovarialinsuffizienz, ↑ Neurosen, ↑ Überforderungssyndrom, ↑ Vegetative Regulationsstörungen, ↑ Zervikalsyndrom.

Milchstauungen ohne Entzündungserscheinungen

Beh. Ges.: Entstauung.
Maßnahmen:
- ↑ Bindegewebsmassage, besonders der große Ausgleichstrich
- ↑ Kurzwellentherapie im Kondensator- oder Spulenfeld

  EHA aktiv 3 bis 5 cm, passiv 4 bis 6 cm, Dosis I bis II, 1 bis 3 min täglich, zusätzliche oder alleinige segmentale KW-Applikation günstig, Dosis I, 3 min

- Rotlichtbestrahlung
- ↑ Mikrowellentherapie.

Mukoviszidose

(angeborene generalisierte Sekretionsstörung)

Lit.: 20, 51, 54, 70, 114, 166, 167, 327, 328, 337

M

Ziel: Geringhalten der Organschädigung, Abwehrkräfte gegen Infektionen.
Beh. Ges.: Bekämpfung der bronchialen Obstruktion durch Sekretverflüssigung, Verbesserung der Sekretlösung, des Sekrettransportes und des Abhustens.
Maßnahmen:
- ↑ Inhalationstherapie mit mukolytischen Medikamenten

  Die Kinderklinik der Medizinischen Akademie Dresden (Dietzsch, Gottschalk) verwendet zur Schleimverflüssigung N-Acetylcystein in 10%iger Lösung, kombiniert mit 0,1 ml einer 1%igen Novodrin®-Lösung, 1 bis 3 Beh. täglich.

- bei vorliegenden Infektionen Im Bedarfsfall Aerosol-Inhalation mit Antibiotika in mindestens 3 stündigen Abstand von Mucosolvin®-Inhalationen. Die antibakteriellen Substanzen werden durch Acetylcystein teilweise inaktiviert.
  Beachte: Getrennt inhalieren!
  Kontraindikation: Asthma bronchiale, da mit Bronchokonstriktion zu rechnen ist.
- gezielte Drainagelagerungen für jedes Segment, dazu gezielte periphere Atemantriebe zur örtlichen Atemvertiefung, während der summenden Ausatmung gezielte Vibrationen zur Verbesserung der Sekretlösung und des Sekrettransportes (s. Tab. 1, S. 31).

Jedes Segment eines Lobus muß mindestens einmal innerhalb von 24 h drainiert werden, besser: jeweils 4 Segmente nacheinander je 5 min, 2mal täglich, während Infektionsperioden öfter. Säuglinge und Kleinkinder vor dem Laufalter müssen vor allem die apikalen Segmente und Oberlappen drainiert bekommen.
↑ Drainagelagerungen, ↑ Abhustenschulung
Es genügen nicht nur, periphere Atemantriebe zur Einatmung und summendes Ausatmen mit Vibrationen, sondern es müssen auch Reize für das Abhusten gegeben werden (Anhusten mit breiten Lippen aub b-b-b oder Zwerchfelllockerung durch Lachen).

– notwendige Atemübungen, nicht zu viel

Nasenstenoseübungen zur Anregung der Zwerchfellinnervation, Hockdrehlage und Seitlage auf der gesunden Seite zur Anregung der kosto-abdominalen Atembewegung,
spezielle Anregung für Atembewegungen im Bereich der betroffenen Segmente,
Erlernen vorteilhafter Atemführung wie gähnend einzuatmen mit geschlossenem Mund, durch Lippenblasen („püh", „pöh") auszuatmen ↑ Lungenemphysem, ↑ Ventilationsstörungen, obstruktive.

<u>*Kontraindikationen:*</u> Bei Lungenabszeß sind bis zur Ausheilung alle Atemübungen abzusetzen.
– Anleitung der Eltern für Heimbehandlung mit ↑ Inhalationstherapie in Verbindung mit gezielten Drainagelagerungen und Abhusten in jeder Lagerung
– Dispensairebetreuung, intensive Dauerbehandlung
– Säuglingsgymnastik, leichte Bewegungsübungen vor den Lagerungen.

<u>*Beh. Ges.:*</u> Bekämpfung der bronchopulmonalen Infektion, Verbesserung der Abwehrkräfte, Allgemeinbehandlung, Konditionierung.

<u>*Maßnahmen:*</u>
– ↑ Inhalationstherapie, siehe oben
– Sauberhalten der oberen Luftwege: beim Naseputzen ein Nasenloch und den Mund zuhalten
– Schleimhautpflege ↑ Schleimhauterkrankungen der Nase und des Rachens
– ↑ Infektanfälligkeit, ↑ Bronchitis, ↑ Bronchiektasen, ↑ Herzerkrankungen, ↑ Pneumonie, ↑ Pleuritis, ↑ Ventilationsstörungen, obstruktive
– ↑ Hydrotherapeutisches Programm, kleine Hydrotherapie
– ↑ Bäder mit Medikamentenzusatz, anschließend Brustwickel
– ↑ Sauna mit nachfolgendem Brustwickel 2mal wöchentlich
– Kinder zur Aktivität anregen, auch in späterem Alter geeignete sportliche Betätigung
– befundgezielte Atemtherapie zum Abbau von Fehlatemformen, Erschließung aller Atemräume, Verbesserung der Atemführung, Ökonomisierung der Atembewegung

- Bewegungs- und Haltungserziehung und ein angemessenes Ausdauertraining zur Konditionierung ↑ Herz-Kreislauf-Training.

Muskelatrophie

(Muskelschwund)

Inaktivitätsatrophie

(nach längerer Ruhigstellung im Gipsverband o. ä.) ohne Parese

Ziel: volle Muskelfunktion in Kraft, Ausdauer und Koordination.
Beh. Ges.: nach Befundaufnahme zielgerichtetes Training, das die volle Muskelfunktion wieder herstellt, vorbereitend Durchblutungsförderung und Lockerung.
Maßnahmen:

- aktives Muskeltraining ↑ Krankengymnastische Übungsbehandlung

  Beginnen mit isometrischen Spannungsübungen in der inneren Bewegungsbahn, 2 bis 4 s maximal gegen einen Widerstand anspannen, gut entspannen; dies 3- bis 5mal am Tag, besser noch dynamische Arbeitsweise: aus Dehnung des Muskels zur Verkürzung hin, dann halten, ↑ PNF-Techniken.
  Beim Training auf Maximalkraft sind nur 5 Wiederholungen einer Bewegung mit 5 bis 10 s Haltewiderstand angebracht.
  Zur Verbesserung des Muskelstoffwechsels ist unbedingt ein Ausdauertraining notwendig mit geringerer Belastung und unter Pulskontrolle, ↑ Sporttherapie, es kann mit Intervalltraining begonnen werden.

- Nach Wiederherstellung der Funktion des atrophierten Muskels ist dieser in der Bewegungssynergie zum Rumpf hin zu üben und danach seine Einbeziehung in ganzkörperliche Bewegungsabläufe.
- ↑ Schwellstrombehandlung des atrophierten Muskels zur Bahnung der richtigen Kontraktion und des Spannungsgefühls, Elektroden am Ursprung und Ansatz des Muskelbauchs anlegen.

  Kathode: distal, anfangs aus Annäherung, später auch aus Dehnstellung heraus behandeln, motorisch schwellig in Verbindung mit Intensionsübungen, evtl. sogar mit manuellem Widerstand. Beh. ist nur solange notwendig bis gute aktive Spannungsfähigkeit einreguliert ist.

  Kontraindikationen: Paresen, die selektive Reizung mit Exponentialstrom benötigen.
- Impulsstrombehandlung im ↑ Hydroelektrischen Zweizellenbad nach Träbert.

M

Muskelatrophie bei schlaffer Parese

Beh. Ges.: selektive Reizung des gelähmten Muskels zur Funktionserhaltung der kontraktilen Substanz und Verzögerung der Atrophie, Aufrechterhaltung des Bewegungsgefühls, damit beim Wiedereinsprossen des Nerven raschere und vollkommene Regeneration möglich ist.

Maßnahmen:

- Vorbereitend ↑ Stabile Galvanisation, am besten im ↑ Hydroelektrischen Einzellenbad.

  Kathode: im Zellenbad, wenn KSZ > ASZ, sonst umgekehrt, Anode: im Segment, sensibel angenehm, 15 min jeweils vor der Exponentialstrombeh.

- selektive ↑ Exponentialstrombehandlung im Längsverlauf des Muskels; wenn diese Applikation nicht möglich ist, kleine aktive Elektrode am motorischen Reizpunkt anlegen, siehe auch Abbildungen 19–23

  Die günstigste Impulsform wird vom tiefsten Punkt der Dreiecksimpuls-Charakteristik (DIC) abgelesen, die Intensität wird so hoch geregelt, daß kräftige Muskelzuckungen entstehen. Aktives Nachempfinden jeder Zukkung, am besten konsensuelles Mitüben sind vorteilhaft. Wenn der Muskel nicht früher ermüdet, kann man 5 min Elektrogymnastik täglich oder 3mal wöchentlich pro Muskel einplanen.

M

Kontraindikationen: Lähmungen entzündlicher Genese im entzündlichen Stadium. Exponentialstrombehandlung kann erst nach Abklingen des entzündlichen Stadiums begonnen werden.

Beachte: Wenn es nicht gelingt, den gelähmten Muskel isoliert zu reizen (erkenntlich am dazugehörigen Bewegungsausschlag), sondern die Stromschleife zu Antagonisten „durchschlägt“, kann die Exponentialstrombehandlung direkt schädigen, denn es wird der Antagonist noch mehr gekräftigt!

- bei Muskel- und Gelenkkontrakturen diese ↑ Kontrakturen vor der Muskelstimulierung beseitigen
- befundgerechte krankengymnastische Übungsbehandlung, ↑ PNF-Techniken, ↑ Unterwassergymnastik, ↑ Schlingengerät-Behandlung u. a.
- ↑ Paresen, schlaff.
- Solange eine Denervation besteht, ist die Lagerung des Muskels in Annäherung zur Regeneration unbedingt erforderlich; das wird oft vergessen. Es sind unbedingt entsprechende Nachtschienen anzufertigen und tags passende Lagerungen und Umlagerungen einzufügen. Davon kann erst abgegangen werden, wenn der Muskel Kraftstufe 3+ hat.

Muskelriß/Muskelzerrung

Ziel: volle Funktion, Schmerzfreiheit.

Prophylaxe

Beh. Ges.: Vermeiden ursächlicher Dispositionen.

Maßnahmen:

- Muskeln einer Muskelschlinge in harmonischem Verhältnis zueinander kräftigen
- gute Einarbeitung vor intensiven Übungen, Vermeiden von mangelhafter Durchblutung
- keine maximalen Kraftleistungen von stark ermüdeten Muskeln fordern (zu kurzes Erholungsintervall)
- jede neue Kraftübung vorsichtig dosieren
- vor jedem Training sich aufwärmen, im Training warmhalten
- Dehnübungen nur am ermüdungsfreien Muskel
- treten Schmerzen beim Üben in der Muskulatur auf – sofort pausieren
- vor Schnelligkeitsbelastungen gut vorbelasten
- zwischen Kraftübungen Entspannungsübungen und evtl. Massagen.

Unmittelbar nach Traumatisierung

Maßnahmen:

- ↑ Eistherapie

  Auflegen von Eis, festwickln mit einer elastischen Binde, 30 min liegen lassen, 2- bis 3mal am Tag

- Lagerung in Annäherung, Sicherung vor Beanspruchung
- ↑ Iontophorese mit Codeinlösung

  Unter die Anode 0,5 %ige Codeinlösung, Kathode gegenüber oder Längsdurchströmung des Muskels, 0,1 mA/cm^2, tägliche Beh., 10 min, 10 bis 15 Beh. insgesamt.

Nach etwa 5 Tagen

- ↑ Bäder mit Medikamentenzusatz

  35 bis 38 °C, 10 bis 15 min

- Paraffinpackungen

  55 °C, 1 h, taglich, 6 Beh.

- ↑ Diadynamische Ströme, CP und LP, auch in Kombination mit ↑ Iontophorese mit Bienengiftsalbe

  je 2 min, Längsapplikation, die ersten 3 Beh. täglich, dann jeden 2. Tag, 6 Beh.

M

– ↑ Interferenzstrombehandlung

Muskel soll in der Mitte von 4 Plattenelektroden liegen, rhythmische Frequenz 0 bis 100 Hz 10 bis 15 min, tägliche Beh., 6 bis 10 Beh. als Serie

– ↑ Ultraschalltherapie örtlich und segmental
– ↑ Kurzwellentherapie, Spulenfeldmethode oder ↑ 69-cm-Wellentherapie, Muldenapplikator

Dosis I bis III, 3 bis 10 min, anfangs kurzzeitig und täglich, später 10 min und jeden 2. Tag

Wenn Übungsbehandlung erlaubt wird
Beh. Ges.: Muskelkräftigung, Koordinationsschulung, Aufbau der Statik, adäquate Verhaltensweisen.
Maßnahmen:
– nach vorbereitenden Wärmemaßnahmen isometrische Spannungsübungen mit Betonung der Entspannung
– als Steigerung aktive und langsame Widerstandsübungen in Muskelsynergien, auch ↑ PNF-Techniken
– Massage nur proximal und distal der Verletzungsstelle 30 min nach der Übungsbeh.

M

Myalgie (Muskelschmerz)

Ziel: Schmerzfreiheit, volle Muskelfunktion.
Beh. Ges.: Schmerzlinderung, Entspannung, Durchblutungsförderung, wenn möglich, Ausschalten der Ursache.
Maßnahmen:
– ↑ Ultraschalltherapie, am besten im Wasserbad oder in schmerzfreien Lagerungen, wenn möglich Dehnlagerungen

Im Längsverlauf des Muskels schallen mit 0,1 bis 0,2 W/cm^2, 5 min, zusätzlich neuraltherapeutischer Aufbau ist günstig, 3mal wöchentlich, 10 Beh. als Serie.

– ↑ Bäder mit Medikamentenzusatz
– Paraffin- oder Moorpackungen
– ↑ Diadynamische Ströme

Kathode: auf die schmerzende Muskelregion, Anode: 4 cm davon entfernt oder im Segment,
Basis plus DF 2 min, danach Basis plus CP 6 min, sensibel angenehm bis motorisch schwellig, aber nicht in der 100-Hz-Phase, Beh. täglich; 6 Beh. insgesamt, wenn die ersten gut anschlagen

– ↑ Kombinationstherapie Ultraschall und diadynamische Ströme oder Sonodynator®-Behandlung

- Ultrareizstrom, Elektrodenanlage wie bei diadynamischen Strömen, nur nicht weiter als 10 cm auseinander

  Bei Myogelosen kann auch eine kleine Elektrode auf diese gelegt werden, die Kathode ist aktiv!

- ↑ Interferenzstrombehandlung

  Vakuummethode, stabile Interferenz mit Plattenelektroden oder Kinetische Interferenz ↑ **Lumbalgie**

- Iontophorese mit Acetylcholin, Bienengiftsalbe oder Sol. Histamin. dihydrochlorid.
- ↑ Dehnlagerungen und Körpertastarbeit zur Einbeziehung des schmerzenden Gebietes in gleichmäßige Durchblutung
- isometrische Spannungsübungen mit Betonung der Entspannung aus diesen Dehnlagerungen heraus
- ↑ PNF-Techniken zur Durchblutungsförderung und zur Schmerzbehandlung
- nach Durchblutungsförderung, Lockerung und Dehnung, eine ausgeglichene Mittelstellung einnehmen und die gute Geradehaltung durch Scherenwiderstände sichern.

Myofasziales Syndrom

(Schmerzausstrahlung, ausgehend von einer Muskelfaszie)

Ziel: Schmerzfreiheit

Beh. Ges.: Aufsuchen und Behandeln der „Trigger points", die die schmerzhaft entzündlichen Vorgänge unterhalten.

Maßnahmen:

- ↑ Kombinationstherapie von ↑ Ultraschallbehandlung und anschließend ↑ Diadynamische Ströme oder „Sonodynator®"-Behandlung

  Bei letzterem findet man auch die Schmerzpunkte (Trigger points) durch die darüber ausgelösten Muskelkontraktionen gut heraus. Die Schmerzpunkte entsprechen oft den motorischen Muskelreizpunkten, siehe Abbildungen 20–23.

  Durch genaue Befundaufnahme sind vorher die betroffene Muskelfaszie, das Schmerzausstrahlungsgebiet (Referenzzone) und die Schmerzpunkte zu erkennen und in dieser Reihenfolge kombiniert zu behandeln.

Myogelose

(Muskelhärte)

Ziel: Zerteilung, Schmerzbefreiung.
Beh. Ges.: Ausschalten der Ursache der Muskelhärte, Tonusherabsetzung, Durchblutungsförderung, Auflösung, Abtransport der Schlackenstoffe, Beh. der Tendomyopathie.
Beachte: Myogelosen sind nach Brockmeier (1980) kleine faszikuläre Kontrakturen, die palpabel und dolent sind. Sie werden als Trigger points bezeichnet, wenn bei Druck darauf Schmerzausstrahlung erfolgt. Letzteres zeigt eine Muskelstörung im Sinne einer Tendomyose an.
Maßnahmen:

- Ausschalten einer Dysbalance zwischen tonischen und phasischen Muskeln und einer Fehl- und Überlastung des betroffenen Muskels
- bei dazugehörigen Blockierungen ↑ Manuelle Therapie
- ↑ Ultraschalltherapie des Muskels im Längsverlauf und Umkreisen der Myogelose, danach gut Ausstreichen mit der Hand

  Den Muskel in Dehnlagerung etwa 3 min, die Myogelose 1 min mit 0,2 W/cm^2 beschallen, zusätzliche segmentale Beh., wenn es sinnvoll erscheint. Durch Antagonistenspannungsübungen im Anschluß an die Beschallung die Muskelentspannung sichern!

- ↑ Unterwassergymnastik im warmen Bassin, dabei Schwingungen, Schüttelungen und Lockerungen im Bewegungssegment
- ↑ Unterwasserstrahlmassage
- ↑ Bäder mit Medikamentenzusatz oder Dampfstrahl
- nach vorbereitender Wärmebehandlung Segmentmassage, ↑ Massage

  Die Muskelgruppe aus Dehnlagerung heraus lockernd und durchblutend massieren, die Myogelose dann erst flächig friktieren, dann Schüttelfriktion, zuletzt intermittierend steil friktieren, danach gut ausstreichen und Antagonistenspannung durchführen, 3 bis 6 Beh. 2- bis 3mal wöchentlich.

- ↑ Interferenzstrombehandlung, bipolare Anwendung, 50 Hz (105)

  Fingerspitzen im Abstand von 2 bis 3 cm rechts und links von der Myogelose aufsetzen, Intensität steigern bis der Schmerz provoziert wird und 1 bis 3 min so belassen. Nach 30 bis 60 s läßt der Schmerz nach.
  Beachte: Dauerkontraktionen dabei vermeiden!

- ↑ Diadynamische Ströme

  Kathode: kleine Schalenelektrode über der Myogelose, Anode: etwas größer im Segment oder im Muskelverlauf proximal, Basis plus DF 3 min bis zur Toleranzgrenze steigern, Beh. täglich, 3 Beh.

M

– ↑ Ultrareizstrom

Kathode: kleinflächig über die Myogelose. Anode: 3 cm davon entfernt

– ↑ Kombinationstherapie Ultraschall und diadynamische Ströme oder Sonodynator®-Behandlung.

Beachte: Myogelosen sind ein Zeichen dafür, daß die Störung schon länger besteht. Zu der örtlichen mechanischen Einwirkung muß eine befundgerechte Bewegungs- und Haltungserziehung kommen, sonst werden immer wieder Myogelosen auftreten. Der Patient muß vor allem selbst herausfinden können, wann ein Muskel anspannt und wie er zu entspannen ist.

Myopathien

(Muskeldysfunktionen ohne anatomische Veränderungen des zerebrospinalen Nervensystems)

Lit.: 9, 43, 52, 104, 115, 120, 158, 185

Primäre Myopathien

(heredo-degenerative progressive Muskeldystrophie und kongenitale Myopathien)

M

Ziel: Erhaltung der aufrechten Körperhaltung (besonders beim Bekkengürteltyp) und der Fähigkeit des Stehens, Gehens, Sich-Aufrichtens aus der Hocke, des Treppensteigens und der Verrrichtung des Alltags, Verzögerung der Dekompensation.

Beh. Ges.: Stimulierung einer maximalen Spannungsleistung der betroffenen Muskulatur, dadurch Verzögerung eines Zerfalls der Muskeln.

Maßnahmen:

- isometrische Spannungsübungen, kombiniert mit Klopf-Druck-Behandlung

  Beachte: Die Spannungsbehandlung ist die einzige wirksame Substanzerhaltende Therapie. Ermüdung vermeiden! Entfernung der Muskelansätze voneinander führt zu einer Funktionsschwäche und bei längerem Beibehalten dieser Dehnung zum Funktionsversagen (Grabbert, 1980).
- Halteübungen in optimalen Ausgangsstellungen

  Stellung mit innerem Beteiligtsein halten lassen
- Übungen im ↑ Schlingengerät, dabei Spannung fordern
- gezielte Bewegungsbehandlung im warmen Bewegungsbad, Spannung dabei fordern

– isolierte Kräftigung von Synergisten, die für ausgefallene Muskelgruppen einspringen können

Beim Ausfall des M. quadriceps kann M. glutaeus maximus und M. tensor fasciae latae die Kniestreckung über den Tractus ilitotibialis bewirken. Beim Stehen an der Wand bei etwas entlastetem Bein kann M. soleus das Knie strekken. Bei Ausfall des M. iliopsoas und M. quadriceps kann M. tensor fasciae latae die Außenseite des Knies sichern und das innenrotierte Bein in der Hüfte anbeugen.

Beachte: Jede Übungsbehandlung mit Wärmeanwendungen vorbereiten! Keine passiven Dehnungen bei bindegewebig umgebauter dystrophischer Muskulatur, sie können schaden.
Beh. Ges.: Verbesserung der Durchblutung und des Muskelstoffwechsels.
Maßnahmen:
– Klopf-Druck-Massage der hypertrophischen und atrophischen Muskulatur nach Teirich-Leube (zur Erwärmung und sog. Aufwekkung der betroffenen Muskelzellen)
– ↑ Ultraschalltherapie der atrophischen Muskelgruppen, dabei mit dem Schallkopf im Sinne der Druckmassage (s. o.) intermitterend Druck geben

0,1 W/cm^2 3 bis 5 min Gesamtbeschallungszeit, 3mal wöchentlich über längere Zeit, Ankopplung mit Weizenkeimöl

– heiße Packungen auf die betroffene Muskulatur

zweimal täglich 20 bis 30 min, evtl. Warmluft im Wechsel mit heißen Packungen

– ansteigende Teilbäder (ohne Kaltreiz abschließen), anschließend Ölungen mit Weizenkeimöl
– Heliotherapie
– ↑ Stabile Galvanisation, auch als ↑ Hydroelektrisches Bad.

Beh. Ges.: Kontrakturverhütung, orthopädische Hilfen.
Beachte: Beim Beckengürteltyp ist besonders die Kontraktur des Tractus iliotibialis und des Hüftgelenks zu verhüten.
Maßnahmen:
– aktives Durchspannen mit Hilfestellungen
– häufige Umlagerungen von Bauch- zu Rückenlage
– Vermeidung einer Spitzfußstellung durch eine Rolle am Fußende, gegen die die Füße gelehnt werden
– Nachtlagerungsschienen, die jedoch nicht dehnen
– Innenschuh aus Walkleder nach Gipsabdruck, keine Korrekturstellung der Füße
– Sitzschale nach Gipsabdruck mit breitem Bauchhaltegurt
– Elektrorollstuhl mit Tischplatte.

Kontraindikationen: stark belastende Maßnahmen (auch Herzbelastungsfähigkeit beachten), Überanstrengung, Reizstromtherapie, kräftige Massagereize, auch dehnende Knetungen!

Sekundäre Myopathien

(Polymyositis und interstitielle Myositis u. a.)

Ziel: Aufhalten von Verlust an Muskelparenchym, optimaler Leistungseinsatz der verbliebenen Muskulatur.
Beachte: Physiotherapeutische Maßnahmen werden erst nach Abklingen des floriden Stadiums eingesetzt.
Beh. Ges.: Kontrakturverhütung, befundgemäße Muskelkräftigung.
- Lagerungsplan zur Kontrakturverhütung
- kontinuierliche und konsequente aktive Übungsbehandlung aller noch gesunden beübbaren Muskeln
- optimale Bewegungsabläufe herausfinden, s. v.

Narben

Lit.: 68, 90, 104, 158, 185, 221, 305

Ziel: Umformung der Narbe im Zuge der Narbenreifung zu einem funktionstüchtigen Gewebe.
Beh. Ges.: Vermeidung oder Lösung von Verhaftungen mit darunterliegenden Gewebsschichten, Vermeidung von Schrumpfung und Elastizitätsverlust durch adäquate Zugbeanspruchung als funktioneller Reiz für die Narbenreifung.
Maßnahmen:
- sobald es die Wundheilung erlaubt, ziehende Streichung dicht neben der Wunde, später auch kleine Anhakstriche an den Narbenrand, um Verhaftungen zu lösen, Faszienlockerung aus verschiedenen Ausgangstellungen
- Narbenverschiebetechnik gleichzeitig mit aktivem Zug der Sehne (bes. wichtig bei Sehnennähten!), sonst Dehnbewegungsansatz der betroffenen Gewebe, bei Narben nach Operationen kann dies etwa in der 4. Woche nach der Operation eingesetzt werden
- Einreiben mit Narbensalbe
- Lagerungen in wechselnder Ausgangsstellung
- ↑ Iontophorese mit Hyaluronidase® oder Kaliumiodid
- ↑ Phonophorese mit einer Koppelsubstanz aus Glycerol, darunter mit Aminosinsalbe oder Aminosinspiritus einreiben.

Neuralgien/Neuritiden

(Nervenschmerzen, Nervenentzündung)

Ziel: Schmerzfreiheit, volle Funktion, Abklingen der Entzündung.

N

Beh. Ges.: Schmerzlinderung, Förderung der Heilung und Regeneration ohne Funktionsverlust.

Maßnahmen:

- entspannte Lagerung in Schmerzentlastung, bei Neuritiden in Annäherung und regelmäßige Umlagerungen zur Kontrakturverhütung
- ↑ Stabile Galvanisation

  Anode: schmerzende Region, Kathode: im Segment oder wohin abgeleitet werden kann, sensibel unterschwellig, 5 bis 10 min jeden Tag oder 3 mal wöchentlich

- ↑ Hydroelektrisches Ein-, Zwei-, Vierzellen- oder Vollbad

  Wassertemperatur 37 °C, Anode: Wasserbad, Kathode: im Segment; sensibel unterschwellig, später, wenn es vertragen wird, eben schwellig, 5 bis 15 min, jeden 2. Tag

  Kontraindikation: akute Neuritiden.
  Beachte: Auch bei schon lange bestehenden Neuritiden hat die stabile Galvanisation noch guten Erfolg!
- ↑ Iontophorese mit Vitamin B_1, Calciumchlorid (kristallisiert) oder Bienengiftsalbe
- ↑ Bäder mit Medikamentenzusatz
- Impulsströme im ↑ Hydroelektrischen Zellenbad nach Träbert, nicht bei Neuritiden
- ↑ Blaulichtbestrahlung, mehrmals täglich 10 min
- ↑ Ultraschalltherapie, örtlich und segmental

  örtlich: 0,05 bis 0,1 W/cm^2 oder Impulsschall, 5 min
  segmental: 0,1 bis 0,2 W/cm^2 3 bis 5 min, 3mal wöchentlich, 10 bis 12 Beh.

- ↑ Diadynamische Ströme, nicht für Neuritiden

  Basis plus DF 2 min, danach Basis plus CP 4 min, 3 Tage hintereinander, wenn die Schmerzen danach geringer werden, weiter bis insgesamt 8 Beh.

- ↑ Interferenzstrombehandlung, jedoch nicht bei akuten Neuritiden
  ↑ Trigeminusneuralgie, ↑ Okzipitalneuralgie, ↑ Interkostalneuralgie, ↑ Zoster
- ↑ Kurzwellentherapie im Kondensatorfeld

  segmental: EHA aktiv 2 cm, passiv 2 bis 4 cm, Dosis I, 3 min, zusätzlich Längsdurchflutung im Nervenverlauf: EHA aktiv 3 cm, passiv 3 cm, akut Dosis I, 1 bis 3 min, chronisch Dosis II, 3 bis 8 min, jeden 2. Tag, mindestens 6 Beh. bei chronischen Erkrankungen, akut evtl. nur eine Beh.

- ↑ Fibrositis, ↑ Hyperalgetische Zonen, ↑ Ischias/Ischialgie, ↑ Lumbalgie, ↑ Parästhesien, ↑ Polyneuritis, ↑ Polyneuropathien, ↑ Pseudoradikuläre Syndrome im Beckenbereich, ↑ Spondylose/Osteochondrose, ↑ Zervikalsyndrom.

Beh. Ges.: Beseitigung von schlaffen Paresen.

Maßnahmen:

- ↑ Paresen, schlaffe, ↑ Muskelatrophie.

Interkostalneuralgie

Beh. Ges.: Schmerzlinderung.
Maßnahmen:

- ↑ Ultraschalltherapie im neuraltherapeutischen Aufbau und kurzzeitiges örtliches Überstreichen im Rückengebiet

  0,1 W/cm² 1 bis 2 min örtlich, neuraltherapeutischer Aufbau mit 0,1 oder 0,2 W/cm² 5 min, jeden 2. Tag, 12 Beh. als Serie

- ↑ Blaulichtbestrahlung segmental und örtlich, mehrmals täglich
- ↑ Stabile Galvanisation, auch als Iontophorese, siehe oben
  Beachte: gutes Anliegen der Elektroden, Ein- und Ausschleichen mit dem Strom!
- ↑ Ultrareizstrom im Segment

  Kathode: Segment, Anode: 3 cm nach kranial

- ↑ Diadynamische Ströme

  Anlage wie bei Ultrareizstrom,
  Basis plus DF 2 min, danach Basis plus CP 4 min, Intensität an der Toleranzgrenze höherregeln oder
  paravertebrale Applikation, jedes Segment von kaudal nach kranial ansteigend 1 bis 3 min behandeln,
  Basis plus DF 1 min, danach Basis plus CP (evtl. LP) 1 bis 2 min, beides an Toleranzgrenze höherregeln.

  Kontraindikationen: akute Neuritiden, Herzbeschwerden.
- stabile ↑ Interferenzstrombehandlung (105)

  segmentale Applikation: 100 Hz konstante Frequenz, 5 min sensibel unterschwellig, wenn das vertragen wird, zusätzlich 50 bis 100 Hz rhythmische Frequenz, 5 min sensibel unterschwellig, später bis schwellig, evtl. auch Zeit verlängern

  Kontraindikationen: akute und neuritische Zustände.
- ↑ Zoster.

Okzipitalneuralgie

Beh. Ges.: Schmerzlinderung.
Maßnahmen:

- ↑ Stabile Galvanisation

  Anode: (10 bis 20 cm²) auf den Austrittspunkt des N. occipitalis, Kathode: (200 bis 300 cm²) über dem Kreuzbein, sensibel unterschwellig, 5 bis 15 min, täglich oder 3mal wöchentlich, 12 Beh., wenn sie lindern

- ↑ Diadynamische Ströme

  Kathode: kleine Schalenelektrode dicht am Haaransatz an der Austrittsstelle des N. occipitalis, Anode: gleichgroß 3 cm daneben am Haaransatz oder

N

gleichzeitig paravertebral an der HWS, Basis plus 2 min, sensibel erträglich, danach Basis plus CP 3 min an Toleranzgrenze höherregeln, die ersten 4 Beh. täglich, dann alle 2 Tage, insgesamt 8 Beh.

- ↑ Interferenzstrombehandlung (105)
  - stabile Interferenz
    Flachkissenelektroden oder Plattenelektroden 50 cm² (Flachkissen genau auf Austrittspunkte des N. occipitalis, Plattenelektroden: 1 Elektrode obere Kante am Haaransatz, 1 Elektrode unterhalb des 7. HW-Dornfortsatzes, je eine Elektrode rechts und links auf der oberen Trapeziusportion), 100 Hz 5 min sensibel unterschwellig bis schwellig, bei Verträglichkeit von Beh. zu Beh. steigern bis zur Toleranzgrenze.
  - kinetische Interferenz – bei verspannter Nackenmuskulatur oder mehr einseitigem Schmerz
    rhythmische Kontraktionen der Nackenmuskulatur mit Handschuhelektroden,
    Handschuhelektroden mit Fingerspitzen an der Nackenlinie ansetzen, ½ bis 1 min bis zur Toleranzgrenze,
    bei Stirn- und Schläfenschmerz eine Handschuhelektrode dort, die andere quer im Nacken, 2 bis 3 min vorsichtig, soweit es angenehm ist, steigern

- ↑ Blaulichtbestrahlung, mehrmals täglich 10 min
- Fangopackungen und Massage im Nackenbereich.

Trigeminusneuralgie

Beh. Ges.: Schmerzbefreiung.
Maßnahmen:
- ↑ Ultraschalltherapie, beste Ergebnisse! (185)

  0,05 bis 0,2 W/cm² 3 min jeden 2. Tag, 12 Beh. als Serie, meist tritt schon nach den ersten 2 Beschallungen Schmerzlinderung ein. Nachruhe vorteilhaft.

  Beachte: Schallkopf bis auf Körpertemperatur anwärmen, keine abweichenden Temperaturreize setzen!
- ↑ Stabile Galvanisation

  Anode: mit Gesichtsmaske nach Bergonié (= 150 bis 200 cm²), Kathode: im Nacken, 0,02 bis 0,5 mA, unbedingt sensibel unterschwellig, 5 bis 15 min, wenn es wohl tut – täglich

- ↑ Diadynamische Ströme
  - Nervenstammapplikation
    kleine Schalenelektroden: dicht nebeneinander (2 bis 3 cm Abstand) im Nervenverlauf aufsetzen, Kathode: auf Schmerzstelle, Basis (unterschwellig) plus DF 1 min heranschleichend an die Toleranzgrenze, die sehr niedrig ist.
  - In dieser Weise jeden Schmerzpunkt 1 min behandeln. Die ersten 3 Beh. täglich, danach, wenn die Verträglichkeit größer geworden ist, jeden 2. Tag, insgesamt 6 bis 12 Beh., dann Reizpause.

Nach der 1. Sitzung kann nach 4 h eine Schmerzsteigerung auftreten, das wäre eine normale Reaktion. Sie muß medikamentös abgefangen werden. Nach der 2. oder 3. Beh. darf keine Schmerzsteigerung mehr eintreten.

– stabile ↑ Interferenzstrombehandlung (105)

Flachkisseneleketroden, Kathode: Schmerzstelle, Anode: im Nacken oder auf der anderen Gesichtshälfte,
100 Hz 2 bis 4 min sensibel unterschwellig, bei Verträglichkeit kann ab 4. Beh. 50 bis 100 Hz rhythmische Frequenz 3 bis 5 min sensibel unterschwellig noch hinzugefügt werden. Ab 5. bis 6. Beh. kann man 10 min behandeln und die Dosis evtl. auf sensibel schwellig bis überschwellig steigern.

Neurom- und Phantomschmerz

(Schmerzen durch Nervenregeneration bzw. im abgesetzten Gliedabschnitt)

Ziel: Schmerzbeseitigung.
Beh. Ges.: Durchblutungsförderung und Tonisierung der Muskulatur und Haut des Stumpfes, Abhärtung.
Maßnahmen:
– isometrische Spannungsübungen und Widerstandsübungen in allen Bewegungsrichtungen

rhythmische Stabilisation, anschließend auf gute Entspannung achten

N

– Bandagierung des Stumpfes aus Seitenlage und in diagonalen Touren (nicht zirkulär-dachziegelförmig), Bandagierung alle 5 h wechseln
– abendliche kalte Waschungen mit anschließender Frottierung sowie Massagehandgriffe, die den Weichteilmantel des Stumpfes nach unten ziehen.

Beh. Ges.: Schmerzbeseitigung.
Maßnahmen:
– ↑ Transkutane elektrische Nervenstimulation (TENS)
– Iontophorese (Procain 1 % mit Adrenalin 0,002 5 %)

1 Ampulle zu 10 ml von dieser Lösung zur Anfeuchtung der Anodenunterpolsterung benutzen, Anode: über Schmerzregion, Kathode: Kreuzbein oder gegenüber am Stumpf, 10 bis 15 min, sensibel unterschwellig oder eben schwellig, Beh. nur bei Bedarf, nicht regelmäßig

– ↑ Ultraschalltherapie, örtlich und segmental

örtlich: 0,05 bis 0,2 W/cm^2, 1 bis 5 min, am besten Impulsschall
segmental: 0,2 W/cm^2 5 min, Beh. jeden 2. Tag, 12 bis 20 Beh. als Serie

- Vibrationsbehandlung nach RUSSELL zur Heraufsetzung der Schmerzschwelle

  Anfangs evtl. unter Lokalanästhesie, später tägliche Vibrationsmassage (am besten mit einer Frequenz von 10 bis 20 Hz, nicht 50 oder 100 Hz, wie bei den meisten käuflichen Vibrationsapparaten!) Der Patient erhält zur Selbstbehandlung einen Vibrationsapparat. Das überempfindliche Neurom soll sich dadurch schrittweise in eine unempfindliche bindegewebige Narbe verwandeln.

- ↑ UV-Therapie, regional
- kurze ↑ Eisbehandlung
- ↑ Blockade des Ganglion stellatum mit Reizströmen
- intensives Anspannen der Muskulatur der gesunden Seite in Richtung der schmerzhaften Phantomstellung der Amputationsseite mit nachfolgender guter Entspannung
- Phantomübungen an der amputierten Seite im korrigierenden Sinne.

Neurosen

(erlebnisbedingte Störungen der Person-Umwelt-Beziehung mit psychischer und/oder körperlicher Symptomatik)

Lit.: 26, 53, 70, 82–84, 88, 89, 94, 108, 125, 135, 145, 146, 181–184, 190, 207, 210, 234, 256, 273, 281, 286, 287

N

Ziel: Nachreifen der Persönlichkeit.
Beachte: Chronische funktionelle Störungen sind meistens entscheidend neurotisch bedingt (TÖGEL). An erster Stelle steht die psychotherapeutische Behandlung. Es gilt, die Persönlichkeitsstruktur und den sie belastenden Konflikt zu klären sowie eine echte und eigene Entscheidung des Patienten herbeizuführen:
- Veränderung der Situation
- echtes Abfinden mit der Situation
- Transponieren auf ein anderes Gebiet, das für den Betreffenden von höherem Wert ist.

Die Physiotherapie kann die Reaktionslage und die positive Auseinandersetzung des Patienten mit der Konfliktsituation wesentlich fördern.
Der Behandlungsplan sieht vorteilhaft 3 Phasen zur Entwicklung vor:

1. Phase
Beh. Ges.: Basistherapie, Entspannungs-, Regulierungs- und Ordnungstherapie, Abwerfen von Belastungen.
Maßnahmen:
- ↑ Entspannungsbehandlung, ↑ Dehnlagerungen, Rekel- und Gähnübungen

– Regulierung der Biorhythmen, besonders Schlaf (↑ Schlafstörungen), Verdauung (↑ Obstipation), Menstruation (↑ Ovarialinsuffizienz)
– ↑ Hydrotherapie zur vegetativen Beeinflussung
  Teilwaschungen, Teilwickel, Schöpfbäder, Reibesitzbad
– ↑ Bäder mit Medikamentenzusatz: Heublumen-, Sauerstoff- und Luftsprudelbad
– leichte und beruhigende ↑ Massagen, ↑ Bindegewebsmassage nach DICKE
– befundgerechte ↑ Atemtherapie, besonders Regulierung der kosto-abdominalen (diaphragmalen) Atembewegung und des Ruheatemrhythmus mit der Pause nach der Ausatmung
– Autogenes Training, regulative Musiktherapie,
– Hinführen zur Beschaulichkeit und Besinnlichkeit, Maltherapie, künstlerische Therapie
– tägliche Spaziergänge an frischer Luft in ruhiger Umgebung
– geregelter Tagesablauf in einer unproblematischen Gruppe – oder Milieuwechsel
– Behandlung der speziellen Symptomatik, siehe entsprechende Organerkrankung.

2. Phase

Beh. Ges.: Geben von Anpassungshilfen, Stärkung eines positiven Körperempfindens, Findenlassen neuer Perspektiven. „Ich"-Stärkung, damit es sich gegen die widerstrebenden Ansprüche des „Es", des „Über-Ichs" und der Umwelt als gereifte Persönlichkeit durchsetzen kann.

Maßnahmen:
– kommunikative Bewegungstherapie nach KIESEL (190) möglichst innerhalb einer Gruppenpsychotherapie
– Pflege der Haut und der äußeren Erscheinung (Haare usw.)
– langsam ansteigendes ↑ Hydrotherapeutisches Programm
– ↑ Sauna mit gesteigerter Belastung
– regelmäßig Schwimmen
– Körperschulung, Haltungsschulung, Gangschulung
– ↑ Entspannungsbehandlung mit nachfolgender rhythmischer Gymnastik (viel Schwunggymnastik) oder ↑ Ausdrucksgymnastik
– Singetherapie, Musiktherapie
– kreative Beschäftigungen
– Suchen nach freude- und kraftspendenden Umgebungen, Beschäftigungen, Menschen und Gemeinschaften
– ↑ Arbeitstherapie, ↑ Herz-Kreislauf-Training, ↑ Sporttherapie.

3. Phase

Beh. Ges.: Aktivierung, Leistungstraining, Abhärtung, neue und eigene Lebensgestaltung finden, dabei aber sozial angepaßte Verhaltensweisen üben.

N

Maßnahmen:
- hydrotherapeutisch kräftigere Reize
- ↑ Sauna mit Tauchbad
- ↑ Sporttherapie

  3mal täglich Intervalltraining auf dem Fahrradergometer oder Gehtraining, sportliches Wandern, Schwimmen

- ↑ Ausdrucksgymnastik
- sportliche Spiele, anschließend kalt duschen oder wechselwarm
- Partnerübungen: Widerstandsübungen im Wechsel mit Gleichgewichtsübungen
- Singetherapie, aktive Musiktherapie, Sprechtechnik-Übungen
- Maltherapie, Plastiziergruppen, künstlerische Therapie
- eigenständige Ordnung des Tagesablaufs, besonders des Rhythmusverhaltens und Wechsel von Leistungs- und Erholungsphasen, Spannung und Entspannung
- Entwicklung eines eigenen und adäquaten Entspannungstrainings, eines eigenen täglichen Übungsprogramms, von eigenen Verhaltensweisen in der Gemeinschaft, eines eigenen Arbeitsstiles
- Zurückblicken auf die geklärte Konfliktsituation ohne Groll durch Erkennen der eigenen Entwicklung. Die jetzt weitergereifte und stabilisierte Persönlichkeit wird unter Beachtung der persönlichen Erfordernisse sich sinnvoll einordnen.

Neurovegetativ bedingte gynäkologische Erkrankungen

(nervöse Frauenleiden)

Ziel: vegetative Homöostase.
Beh. Ges.: befundgemäße Behandlungseinstellung, vegetative Umstimmung, Betonung der Entspannungsfähigkeit und des Frohstimmenden.
Maßnahmen:
- Thermal(34 °C)-Solebäder als Wannenbäder oder Bewegungsbäder, anschließend 2 h Nachruhe
- rhythmische Bewegungsübungen

  schmeidigendes Durchbewegen, besonders der Lendenwirbelsäule in verschiedenen Ausgangsstellungen, Jazzgymnastik und Unterwassergymnastik ist intensiver als Hockergymnastik

- gezielte Krankengymnastik, ↑ Beckenbodeninsuffizienz, ↑ Deszensus uteri, ↑ Dysmenorrhoe, ↑ Obstipation, ↑ Ptosen

- ↑ Massage und ↑ Bindegewebsmassage
- ↑ Atem- und ↑ Entspannungstherapie

  Hinführen zu einer gelassenen Lebenseinstellung

- ↑ Hydrotherapie in ansteigender Dosierung
- ↑ Schwimmtherapie
- Regelung der Biorhythmen
- ↑ Kurorttherapie.

Obstipation

(Verstopfung)

Ziel: regelmäßiger Stuhlgang von normaler Konsistenz.

Habituelle Obstipation, atonisch-hypokinetische Form

Beh. Ges.: direkte und indirekte Anregung der Peristaltik, tonisierende Maßnahmen, Verbesserung der Muskelfunktionen.
Maßnahmen:

- diätetische Einstellung, schlackenreiche Kost
- ↑ Massage je nach Gewebetastbefund: muskulär, ↑ Bindegewebsmassage, Segmentmassage, Periostbehandlung
- Colonbehandlung (↑ Massage)
- erregende allgemeine ↑ Hydrotherapie wie Bürstenbäder, Wechselduschen, Wechselsitzbäder
- befundgerechte krankengymnastische Behandlung, Ausgleich einer Dysbalance zwischen tonischen und phasischen Muskeln
- besonders Kräftigung der schrägen und danach der geraden Bauchmuskeln

  mit der ventralen Muskelkette beginnen: Zehen, Vorfuß, Knie anbeugen, Kopf über die Weite anbeugen, erst nach Einschleifen dieser Synergie auch über Widerstände vom Vorfuß her; ↑ PNF-Techniken und ↑ Stemmführungen üben ↑ Sporttherapie, Krafttraining

- Behandlung einer ↑ Ptose, einer ↑ Beckenbodeninsuffizienz
- befundgerechte ↑ Atemtherapie, besondere Anregung der Basisatembewegung und der Zwerchfellbewegungen

  täglich Päckchenlage mit weiter Kniestellung ausführen, dabei Konzentration auf die dorsale Basisatembewegung, damit der hintere Zwerchfellschenkel sich rhythmisch gegen den Darm bewegt

O

– ↑ Exponentialstrombehandlung zur Anregung der glatten Darmmuskulatur

Elektroden (200 bis 400 cm^2), Anode: rechts über Colon ascendens, Kathode: links über Colon descendens,
24 bis 40 Imp/min, t = 400 bis 500 ms, t_{an} = 400 bis 500 ms, t_{ab} = 100 ms (t_p = 1 000 bis 2 000 ms), Intensität auf 25 bis 30 mA hochregeln und dies 30 bis 50 min Gesamtbehandlungszeit, nach 10 min Polwechsel.
Beachte: Die glatte Muskulatur braucht lange Anstiegszeiten, und sie reagiert iterativ, erst nach längeren Behandlungszeiten zeigen sich Erfolge.
Beh. 2mal wöchentlich, auch öfter, insgesamt 25 Beh., spontane Darmentleerung meist nach der 4. bis 7. Beh.,

– ↑ Schwellstromgymnastik zur Anregung der atonischen Bauchdecken an den Zwischentagen (1 Tag Exponentialstrombeh., 1 Tag Schwellstromgymnastik)

Elektrodenanlage, siehe oben, 16 Imp/min (Schwellungen!). Der Schwellstromimpuls soll optimal am Ende der Ausatmungsphase eintreffen und mit aktivem Anspannen der Bauchdecken verbunden werden.

Kontraindikationen: Obstipation nach Peritonitis, Ileus oder nach akut entzündlichen Erkrankungen im Bauchraum.
Beh. Ges.: allgemeine Tonisierung, Verbesserung des Gewebsstoffwechsels, Einschleifen von bedingten Reflexen.
Maßnahmen:
– täglich zur gleichen Zeit in Ruhe und unter Konzentration auf die unteren Darmabschnitte den Darm zu entleeren versuchen, dabei ab und zu den Afterschließmuskel kontrahieren und nachfolgend gut locker lassen.
– Trockenbürstungen auf dem Kreuzbein-Gesäß und an den Außenseiten der Oberschenkel abends und morgens selbst ausführen
– kalte Waschungen nach Hautbürstungen
– ↑ Sauna, 2mal wöchentlich
– Schwimmen
– ↑ Unterwasserstrahlmassage
– Heliotherapie, ↑ UV-Ganzkörperbestrahlung
– Ausdauertraining, ↑ Sporttherapie.

O

Habituelle Obstipation, spastisch-hyperkinetische Form und Mischformen

Beh. Ges.: spezielle Einwirkung auf spastische Darmabschnitte.
Maßnahmen:
– Kolonbehandlung, gut kombiniert mit Atemtherapie
– ↑ Unterwassergymnastik
– kleine lockernde Beckendrehungen und Schwingungen aus verschiedenen Ausgangsstellungen, auch zur Musik

- Lockerung aller verspannten Muskelgruppen, besonders auch der Adduktoren, kleinen Hüftmuskeln und der Schulter-Nacken-Muskulatur, hypertone Stränge in den Bauchmuskeln vibrieren und feinschlägig schütteln
- häusliches Übungsprogramm aufstellen, Päckchenlage (s. v.) muß unbedingt darin enthalten sein
- ↑ Exponentialstrombehandlung für die glatte Darmmuskulatur

  Elektrodenanlage s. v., 20 bis 30 Imp./min, $t = 100$ bis 150 ms, $t_{an} = 100$ bis 150 ms, $t_{ab} = 50$ ms, ($t_p = 2000$ bis 3000 ms), 25 bis 30 mA, 40 bis 45 min (nicht über 60 min)

  Beachte: Die Impulsdauer ist kürzer, die Pausendauer länger als bei der atonisch-hypokinetischen Obstipation.

Beh. Ges.: Allgemeinbehandlung, vegetative Umstimmung, Beeinflussung über Reflexzonen.

Maßnahmen:

- ↑ Bindegewebsmassage, Segmentmassage, Colon- und Periostbehandlung Reflexzonen, siehe Abbildung 8a u. b
- heiße Rolle über der Leber, über dem Kreuzbein und über den Darmreflexzonen am Rücken, siehe Seiten 420 und 418
- ↑ Entspannungsbehandlung, ↑ Dehnlagerungen, ↑ Yoga-Therapie
- befundgerechte ↑ Atemtherapie, siehe Seite 293
- ↑ Ausdrucksgymnastik, Schwunggymnastik, viel Fußbewegungen weil dadurch reflektorisch die Basisatembewegung angeregt wird, Federn aus der Ballgymnastik, Jazz-Gymnastik
- ↑ Ultraschalltherapie im neuraltherapeutischen Aufbau und Reflexzonen

  am besten in Päckchenlage den neuraltherapeutischen Aufbau kaudal mit 0,2 W/cm² 5 min ausführen, auch die verspannte Nackenmuskulatur ($C_{3/4}$) mit überstreichen, danach in Bauchlage die kleinen Hüftmuskeln (Reflexzone!) je ½ min überkreisen, abschließend in Rückenlage Adduktorendehnlagerung ausführen lassen, evtl. kurzzeitig mit 0,1 W/cm² überstreichen, Beh. 3mal wöchentlich, 12 Beh. als Serie

- ↑ Dysmenorrhoe, ↑ Gallenwegsdyskinesie, ↑ Hepatitis, ↑ Hypertonus der Muskulatur, ↑ Meteorismus, ↑ Vegetative Regulationsstörungen.

O

Osteomalazie

(Erweichung der Knochen unter Kalkverarmung)

Ziel: Normalisierung des Knochengewebes.

Beh. Ges.: Verbesserung der Vitamin-D-Verarbeitung, Reizgebung für Knochenbildung, Atrophieverhütung.

Maßnahmen:
- ↑ UV-Ganzkörperbestrahlungen, 3mal wöchentlich über längere Zeit
- Klimatherapie
- nach etwa 6wöchiger medikamentöser Behandlung Beginn mit krankengymnastischer Übungstherapie als Reiz für die Knochenbildung.

Osteoporose

(Knochenschwund mit Abbau der Kompakta und grobmaschiger Erweiterung der Markräume)

Ziel: Aufhalten der Osteoporose, Geweberegeneration.
Beh. Ges.: Stabilisierung von Atmung und Kreislauf, Schmerzlinderung, muskuläre Stabilisierung der Wirbelsäule in Ent-, Teil- oder Ganzbelastung, Gewöhnung an das Hilfsmittel „Korsett", Alltagshilfen geben, Heimprogramm aufstellen.
Maßnahmen:
- für ausreichende Reize (Zug- und Druckbelastungen des Knochens) durch körperliche Bewegungen sorgen

  bei Krankenlager möglichst 3 h am Tage aufstehen, da sonst Osteoporose begünstigt wird

- tägliches Konditionstraining möglichst 6mal am Tag, ↑ Trainingstherapie.

O

Beh. Ges.: Beseitigung der Stoffwechsel- und der endokrinen Störung, Schmerzlinderung, Durchblutungsförderung und adäquate Beanspruchung der Muskulatur.
Maßnahmen:
- ↑ Iontophorese mit Calciumchloridlösung 1- bis 3 %ig
- ↑ Bindegewebsmassage, Segmentmassage, ↑ Massage
- ↑ Atemtherapie, ↑ Herz-Kreislauf-Training
- ↑ UV-Bestrahlung und Heliotherapie
- ↑ Ultraschalltherapie im neuraltherapeutischen Aufbau, um schmerzende Gelenke und sie umgebende Muskulatur

  0,2 W/cm^2 5 bis 10 min, jeden 2. Tag, 12 bis 15 Beh., dann Erholungspause

- Ausgleich einer Dysbalance zwischen tonischer und phasischer Muskulatur, Aufbau optimaler Bewegungsstereotype und Haltungsgewohnheiten
- Druck- und Zugbelastungen der schmerzenden Knochenstrukturen durch Lagerungen, Umlagerungen und entsprechende muskuläre Anforderungen geben

Gehen ist für Knochenstrukturen der unteren Rumpfhälfte besonders günstig. Bei Osteoporose der Halswirbelsäule und oberen Brustwirbelsäule ist täglich Kopfstand eine vorteilhafte Übungsform. Da es von den meisten Patienten nicht gewagt und geübt wird, sind Sandsäcke auf dem Kopf und aktive Kopfstreckung gegen die Last eine abgewandelte Anregung im Sinne von Druckbelastung der oberen Wirbelsäulenabschnitte.

- richtige Dosierung von Reiz- und Erholungsphase (↑ Sporttherapie), Vermeidung von Überlastung und schwerem Heben und Tragen, den Arbeitstag durch 1 h Liegepause auf harter Unterlage unterbrechen.

Bei Spontanfrakturen
- Flachlagerung im Bett
- krankengymnastische Übungsbehandlung, adäquat dosiert.

Osteosynthesen-Nachbehandlung

(operative Knochenbruchfixation)

Lit: 213, 214

Ziel: optimale Heilung, Wiedererlangung der vollen Funktion.

Bei Lagerungsstabilität der Osteosynthese
Beh. Ges.: Optimale Lagerung, Ödeme zum Abklingen bringen, Verbesserung der lokalen Durchblutung, konsensuelle Beeinflussung.
Maßnahmen:
- Kontrolle der Lagerung
- ↑ Eisbehandlung im Verletzungsbereich und oberhalb der Fraktur und der Verbände: Eisabtupftechnik
- isometrische Spannungsübungen der Muskelgruppen, die proximal der Fraktur liegen, in Kombination mit Eisbehandlung

  Die Muskeln, die die Osteosynthese sichern, anspannen lassen – nur gegen Handkontakt. Exakte Einhaltung der Lagerung dabei beachten!

  Kontraindiziert: sind passive Bewegungen, Massage jeder Art und Wärmeanwendungen.
- Atem- und Kreislaufgymnastik
- aktives Üben mit den freien Gelenken der Gegenseite.

Bei Übungsstabilität der Osteosynthese
Beh. Ges.: Erhaltung der vollen Funktion, Verhütung von Kontrakturen, Muskelatrophien, Durchblutungsstörungen.
Maßnahmen:
- aktive Spannungsformen gegen die Schwerkraft der Extremität

O

– statische und dynamische Übungen

Bevorzugt beübt werden die Muskeln, die auf die Fragmente einen axialen Druck ausüben können. Das gilt für die Plattenosteosynthese und auch für die „Fixateur-externe"-Beh. Nicht wahllos üben. Sohlendruck ist meist erlaubt.

– Übungen auf Ausdauer und Geschicklichkeit zunächst für die funktionell wichtigen Muskeln und für die mit geringer Spannung.
  Übungstechnik: Halten in der Kontraktionsstellung des Muskels, langsame Umkehr, Verstärkungstechnik mit ↑ PNF.
  Kontraindiziert sind Widerstandsübungen distal der Frakturstelle. Bei Gelenkergüssen und Infektionsgefährdung nur ein kleines Programm durchführen.
– bei Kraftstufen unter 3 manuelle Abnahme der Schwere und Anregung der Kontraktionsbereitschaft des Muskels durch Eisreibungen in Längsrichtung des Muskels
  Beachte: Alle Mobilisationstechniken nur **aktiv** ausführen lassen. Es darf kein Schmerz, keine Entzündung, keine Verschlechterung eintreten.
– aktive Bewegungsübungen der nicht operierten Extremitäten zur Stoffwechselanregung, ↑ Thromboseprophylaxe, Verhinderung einer hypostatischen Pneumonie, Kreislauftraining
– isometrische Spannungsübungen der operativ versorgten Extremität und aktives Üben

  aktives Üben unter Beteiligung der Muskelkette und unter Vermeidung von Hebelwirkungen, Widerstände dürfen nie distal der Frakturstelle gegeben werden, auch bei übungsstabilen Osteosynthesen.

O

Kontraindikationen: Rotationsbewegungen, stauchender Druck und Widerstand distal der Frakturstelle, lokale Beh. mit Kurzwellen, 69-cm-Wellen und Mikrowellen (wegen Wärmeschäden bei liegendem Metall) und galvanischem Strom oder Reizströmen (wegen elektrolytischer Wirkung am Metall), auch Massage, Hydro- und Thermotherapie örtlich (nur segmental oder entfernt erlaubt).

Übergangszeit zwischen Übungs- und Belastungsstabilität
(nach 8 bis 12 Wochen, je nach Bruchart, Osteosynthesematerial und Knochenfestigkeit)
– Intensive Muskelkräftigung im ↑ Schlingengerät und im Übungsbad
– auf doppelter Waage die zunehmende Belastung erproben
– Gangschule mit Belastungsdosierung je nach Körpergewicht.

Bei Belastungsstabilität
Beh. Ges.: zunehmende Belastung, koordinierte Muskelarbeit, Gangschule, allgemeine Konditionierung.
Beachte: Belastung etwa erst nach 3 Wochen, wenn die Weichteile abgeheilt sind, und nach Absprache mit dem Operateur! Bis dahin wie übungsstabile Osteosynthese behandeln.

Maßnahmen:
- anfangs den Gehwagen benutzen und das erkrankte Bein ohne Belastung mitgehen lassen (beistellen)

danach erfolgt Dreipunktgang (nicht im Schwunggang üben, weil er keine Belastungsdosierung mit aufrechter Körperhaltung ermöglicht), Beine mit Elastikbinden gewickelt.

Ist Teilbelastung erlaubt (auf doppelter Waage werden 10–20–30 kg einreguliert):
- aus teilbelastenden Ausgangsstellungen aktives Üben gegen angepaßten Widerstand
- Mobilisationstechniken jetzt auch aktiv-passiv gegen angepaßten, mäßigen Widerstand
- ↑ Manuelle Therapie, einige Techniken sind jetzt erlaubt
- Geräte-Übungen
- ↑ Unterwassergymnastik, Betonung dabei auf Verbesserung der Ausdauer, dann erst der Kraft
- Alltagsübungen mit optimalem Bewegungsablauf
- Gehhilfen immer mehr abbauen
- ist volle Belastung erlaubt, wird Zweipunktgang geübt

Dadurch ist fließend der Übergang zum freien Gehen gegeben. Das einseitige Abstützen auf der gesunden Seite ist aus Haltungsgründen nicht so vorteilhaft wie der Zweipunktgang.

Beachte: Kommt es bei zunehmender Belastung zu Schmerzen, Rötung und Hauttemperaturerhöhung im Operationsgebiet, ist Reduzierung des Übungsprogramms und Röntgenkontrolle erforderlich.
- entstauende Maßnahmen, Hoch- und Umlagerungen
- allgemeine Konditionierung im Schwimmbecken
- Gehschule auch im Bewegungsbad
- funktionelle ↑ Arbeitstherapie
- Haltungs- und Bewegungsschulung, auch für Alltagsbewegungen.

Ein physiologisches Gangbild und gute Haltung sind befundgerecht zu erarbeiten.

Otitis media

(Mittelohrentzündung)

Ziel: Schmerzbefreiung, Heilung.

Akut
Beh. Ges.: Unterstützung der Heilungstendenz.

Maßnahmen:
- lokale Rotlichtbestrahlung, 2- bis 3mal täglich 15 min.
  Beachte: keine Kurzwellen, auch nicht Mastoiditis!
- ansteigende Fußbäder
- ↑ Sauna.

Chronisch
Beh. Ges.: Unterstützung der Ausheilung.
Maßnahmen:
- lokale Rotlichtbestrahlung, s. v.

  auch Ohrmuschel nach vorn umschlagen und hinter dem Ohr mitbestrahlen

- ↑ Kurzwellentherapie im Kondensatorfeld nach Perforation des Trommelfells und bei Resthöhlen nach Radikaloperationen

  EHA krankes Ohr 2 cm, Ohrmuschel dabei andrücken
  EHA gesundes Ohr oder im Nacken 3 bis 4 cm, Dosis I bis II, 2 bis 5 min.
  Beachte: Längere Bestrahlungsdauer quer durch den Kopf, ist wegen der Einwirkung auf die Hirnbasis möglichst zu umgehen.

Ovarialinsuffizienz

(ungenügende Leistung der Eierstöcke)

Ziel: reguläre Funktion der Eierstöcke.
Beh. Ges.: Anregung der Ovarialfunktion über aktive und passive örtliche Durchblutung, Allgemeinbehandlung, Reflexzonentherapie.
Maßnahmen:
- krankengymnastische Übungsbehandlung zur neuro-humoralen Umstimmung

  schnelle, ausgiebige und rhythmische Bein-Becken-Bewegungen aus verschiedenen Ausgangsstellungen bis es zu einer aktiven Durchblutung des kleinen Beckens kommt, etwa 15 min

- Becken-Bein-Schüttelungen und -Erschütterungen
- ↑ Unterwassergymnastik
- ↑ Jazzgymnastik u. ähnliches
- ↑ Atemtherapie zur Verbesserung der Basisatembewegung
- für ausreichende Bewegungsreize (↑ Herz-Kreislauf-Training) und regelmäßigen Stuhlgang (↑ Obstipation) sorgen
- ↑ Bindegewebsmassage mit Anziehen der Reaktionspunkte für die Ovarialfunktion

  Sie werden am 13. und 14. Tag nach Menstruationsbeginn angezogen, auch am 29., wenn die Menstruation nicht pünktlich einsetzt, in der Zwischenzeit Bindegewebsmassage ohne Anziehen der Reaktionspunkte.

Reaktionspunkte (s. a. Abb. 11a): 1. Strich von kranial nach kaudal im Trigonum lumbale, 2. kleiner horizontaler Strich am unteren Rand der Menseszone auf dem Kreuzbein, 3. Strich von kaudal nach kranial in der Fossa ischiorectalis, 4. Strich von dorsal nach ventral im dorsalen Trochanter-major-Bereich.

- ansteigende Sitzbäder mit Rheubalmin-Bad „neu“-Zusatz als Serie, anschließend Wickel oder Packung

Die Temperatur wird von 37 °C bis zur Verträglichkeitsgrenze (40 °C) gesteigert, die Dauer des Sitzbades richtet sich nach der Atmungsregulation. Erst wenn die Umstellung der Atmung auf tiefe und ruhige Basisatembewegungen erfolgt ist, wird abgebrochen, der Patient in das Badetuch eingehüllt und zur Nachruhe auf eine in der Nähe befindliche Liege gelegt.

- ↑ Bäder mit Medikamentenzusatz: Moorbäder
- ↑ Kurzwellentherapie im Kondensatorfeld

EHA ventral 3 cm, dorsal 4 cm, Dosis II bis III, 5 bis 10 min, 3mal wöchentlich, 9 Beh., Beginn 6 Tage nach der Menstruation

Kontraindikation: Schwangerschaft, mögliche Schwangerschaft

- ↑ 69-cm-Wellentherapie, Muldenapplikator

Dosis II, 5 bis 10 min, 3mal wöchentlich, siehe oben

- ↑ Dysmenorrhoe.

Hypoplasia uteri

- ↑ Bäder mit Medikamentenzusatz: Moorextrakt- und Moorlaugenbäder, Schwefelbäder, auch als Sitzbäder, siehe oben
- ↑ Bindegewebsmassage, s. v.

P

Parästhesien

(Mißempfindungen in Form von Kribbeln, Taub- oder Pelzigsein der Haut)

Ziel: normale Empfindungen.
Beh. Ges.: wenn kausale Therapie nicht möglich ist, symptomatische Beh.
Maßnahmen:

- ↑ Traktionen bei Kompressionssyndromen
- ↑ Manuelle Therapie bei Blockierungen
- Impulsströme im ↑ Hydroelektrischen Zellenbad nach Träbert
- ↑ Diadynamische Ströme, DF und CP.

Paresen

(motorische Schwäche, unvollständige Lähmung)

Paresen, schlaffe

Lit.: 9, 43, 52, 63, 66–68, 81, 93, 104, 105, 120, 123, 140, 158, 171, 239, 242, 255, 262, 280, 283, 312, 315, 321, 334

Ziel: volle Regeneration des Nerven, volle Funktion der von ihm versorgten Muskeln.
Beachte: Die Therapie richtet sich nach der Ursache der Lähmung, dem Ort der Läsion und dem funktionellen Befund.
Je nach der Art der Durchblutungsstörungen (arteriell, venös, Lymphstauungen), dem Spannungszustand der Muskulatur (Antagonisten sind in erhöhtem Spannungszustand, die paretischen Muskeln im Tonus herabgesetzt), der aktiven und passiven Gelenkbeweglichkeit, dem Muskeltest (alle Muskeln der betroffenen Extremität sind zu testen) und der elektrischen Funktionsprüfung [klassischer Test, I/t-Kurven-Diagnostik, Elektromyographie (EMG), Nervleitungsgeschwindigkeitsmessung (NLG)] ist ein Behandlungsplan zu entwerfen.
Beh. Ges.: optimale Lagerung zur Förderung der Regeneration, Vermeidung von Kontrakturen und Dekubitus.
Maßnahmen:

- Solange der Muskel denerviert ist, Kraftstufe 0 bis 2, muß er in Annäherung gelagert werden, aus Dehnung heraus regeneriert er nur selten. Es sind Nachtschienen zu formen und evtl. für tags Hinweise für Lagerungen und Verhaltensweisen zu geben.
- Mindestens 1mal am Tag sind alle Gelenke durchzubewegen in dem möglichen Bewegungsmaß, durch ↑ PNF-Techniken sind alle Muskeln einmal in volle Länge und auch in Annäherung zu bringen.

Beachte: Die paretischen Muskeln sind gegen Zug in Längsrichtung sehr empfindlich. Sie haben dabei keinen Schutz durch den Eigenreflex. Es kann zu einem irreversiblen Auseinandergleiten der Aktin- und Myosinfilamente kommen (Eickhof, 1980).
Beh. Ges.: Beeinflussung der Durchblutung, Förderung der Regeneration des Nerven.
Maßnahmen:

- Entstauung

  zunächst Hochlagern und Umlagern als Gefäßgymnastik, passive Gelenkbewegungen in Verbindung mit Tiefatemübungen, Ausstreichungen und Knetungen nach proximal
  Förderung der arteriellen Durchblutung

– ansteigendes Teilbad bis 40 °C oder nur 38 °C, 15 min
– oder besser ↑ Stabile Galvanisation im ↑ Hydroelektrischen Teilbad

Anode: über der Wirbelsäule in Höhe der geschädigten motorischen Vorderhornzellen (s. Abb. 1)
Kathode: im Wasserbad oder über dem geschädigten Muskel
bei Umkehrung der Zuckungsformel auch Umkehrung der Polung, sensibel angenehm 10 bis 20 min, bei Sensibilitätsstörungen die andere Extremität mit ins Wasser nehmen

– ↑ Bäder mit Medikamentenzusatz: Heublumen, Schwefel.
Beh. Ges.: Elektrotherapie zur selektiven Reizung, Innervationsschulung und Kräftigung der paretischen Muskeln, Verbesserung der Ausdauer und der Stoffwechselsituation.
Maßnahmen: ↑ Exponentialstrombehandlung der paretischen Muskeln

Die günstigste Impulsform wird vom Tiefpunkt der Dreiecksimpulscharakteristik der I/t-Kurve abgelesen, d. h. die Impulsanstiegszeit, bei der am wenigsten Stromintensität gebraucht wurde. Ist der Kurvenverlauf inhomogen, sind von jeder angedeuteten Kurve die Tiefpunkte zur selektiven Anregung speziell dieser Muskelfasern therapeutisch zu nutzen. Kann keine I/t-Kurve aufgenommen werden, sind in nachstehender Übersicht Hinweise für adäquate Impulsformen gegeben. Die Stromintensität ist meist zur Therapie doppelt so hoch wie sie diagnostisch zur Auslösung der Minimalzuckung gebraucht wurde, denn es müssen kräftige Kontraktionen ausgelöst werden, ein Durchschlagen auf gesunde Muskelfasern muß aber unbedingt vermieden werden (auch durch kleinflächige Elektordenanlage am Ursprung und Ansatz des Muskelbauches). Die Applikation erfolgt möglichst in biopolarer Elektrodenanlage. (Bei Kraftstufe 0 bis 3 ist dabei der Muskel in Annäherung von Ursprung und Ansatz zu lagern, 3+ bis 4 kann dann aus leichter Dehnstellung heraus stimuliert werden.) Kleinere Muskeln oder solche, die bipolar nicht erreicht werden können, werden monopolar stimuliert (s. Abb. 19–23). Außer der direkten Reizung über dem Muskel sollte auch indirekt über dem Nervenreizpunkt mit gleicher Impulsanstiegszeit, die für den Muskel genutzt wurde, gereizt werden. Jeder Muskel kann etwa 5 min stimuliert werden, wenn nicht durch Nachlassen der Zuckungsintensität Ermüdung angezeigt wird. Meist genügen 16 kräftige Kontraktionen. Nach 1 min kann durch Umpolen die Zuckungsintensität verstärkt werden bei bipolarer Anlage. Es muß dann eine Erholungspause eingelegt werden, durch Stromintensität darf bei Ermüdung die Muskelzuckung nicht gesteigert werden. Die Häufigkeit der Beh. richtet sich nach den Möglichkeiten. Optimal wäre in jeder Stunde eine Zuckung, tägliche Behandlung ist günstig. Bei alten Paresen wurden durch 1 Beh. wöchentlich und intensives Üben daheim auch noch Erfolge erzielt.

Beachte: Ist selektive Reizung des Muskels trotz Lagerung in Annäherung, exakter Elektrodenlage und Austestung der Reizparameter nicht möglich, muß auf Elektrotherapie verzichtet werden! Es soll unter isometrischen Bedingungen gearbeitet werden. Durchschlagen des Stromes auf Antagonisten schadet.

P

Anhaltspunkte für die Reizstromtherapie schlaffer Paresen, wenn keine I/t-Kurve zur Ermittlung der günstigsten Impulsanstiegszeit aufgestellt werden kann.

schwerste Entartung: 10 bis 15 Imp/min
t = 400 bis 600 (bis 1000) ms (t_p = 2000 bis 5000 ms)
t_{an} = 400 bis 600 (bis 1000) ms
t_{ab} = 200 bis 300 ms

schwere Entartung: 15 bis 40 Imp/min
t = 150 bis 300 ms (t_p = 1000 bis 3000 ms)
t_{an} = 150 bis 300 ms
t_{ab} = 100 bis 200 ms

mittlere Entartung: 50 bis 60 Imp/min
t = 50 bis 150 ms (t_p = 500 bis 1000 ms)
t_{an} = 50 bis 150 ms
t_{ab} = 30 bis 100 ms

geringe Entartung: 1 bis 2 Hz
t = 10 bis 50 ms (t_p = 50 bis 150 ms)
t_{an} = 10 bis 50 ms
t_{ab} = 1 ms

oder Schwellstrom (16 Schwellungen/min) mit 20 Hz
t = 10 ms (t_p = 40 ms)
t_{an} = 10 ms
t_{ab} = 0,1 ms

Beachte: Wenn der Muskel tetanisierbar ist, ist Schwellstrombehandlung günstiger (s. S. 79). Mit Intensionsübungen verbinden!

Normale Erregbarkeit (auch bei Inaktivitätsatrophien einzusetzen)
Schwellstrombehandlung mit 25 Hz
t = 0,4 bis 0,5 ms (t_p = 39,6 bis 39,5 ms)
t_{an} = 0,4 bis 0,5 ms
t_{ab} = verschwindend klein

(Diese Stromform ist sensibel weniger belastend als neofaradischer Schwellstrom. Die günstigste Impulsform des normalen Muskels liegt 0,5 bis 1,0 ms und t_p von 20 ms.)

Schwellstrombehandlung mit neofaradischem Strom 50 Hz
t = 1 ms (t_p = 20 ms)
t_{an} = 1 ms
t_{ab} = verschwindend klein.

Bei „TuR" RS 21 ist $t_{an} = t_{ab}$ = 0 ms bei neofaradischen Strom.
Dazu kann der Schwellrhythmus so gestaltet werden, daß der Muskel 3 bis 7 s anspannt und dann eine längere Erholungspause kommt.
Es können auch im Mehrkanalbetrieb mehrere Muskeln zugleich oder kurz verzögert stimuliert werden.

Beachte: Nach EICHHORN (1983) ist denervierte Muskulatur so zu stimulieren, daß anstelle von Einzelzuckungen, die schnell zur Ermüdung führen, lang anhaltende Dauerkontraktionen (1 bis 2 min) her-

vorgerufen werden. Die Stimulation intakter motorischer Einheiten erfolgt bei ihm indirekt.
Maßnahmen:
- ↑ Hochvolttherapie
- aktives Mitüben der gesunden Seite in gleichem Rhythmus, wie die kranke Seite stimuliert wird (mentales Bewegungstraining), sog. Intensionsübungen.
  Beachte: Das Vorstellungsbild des wiedereinsprossenden Nerven und der Muskeln, die reinnerviert werden, ist dem Patienten zu erklären, und bei der kleinsten aktiven Muskelspannung ist dem Patienten ein Erfolgserlebnis bewußt zu machen (sog. mentales Training)!
  In den Abbildungen 12–17 sind die wichtigsten peripheren Nerven und ihr Verlauf mit dem Nacheinander der Muskelabzweigungen aufgezeigt. Sie werden diagonistisch gebraucht, um den Ort der Läsion festzustellen, sowie therapeutisch, um Wiedereinsprossen rechtzeitig zu erkennen und um keinen Muskel, der distal einer Läsionsstelle liegt, bei der Elektrostimulation zu vergessen.
- Bei irreparabler Lähmung kann auch an ↑ funktionelle elektrische Stimulation (FES) mit implantierten Elektroden und Batteriegeräten gedacht werden.
- s. a. ↑ Blasenschließmuskellähmung, ↑ Fazialisparese, ↑ Inkontinenz, ↑ Kompressionssyndrome, ↑ Neuralgien/Neuritiden, ↑ Polyneuropathie, ↑ Querschnittslähmung, ↑ Rekurrensparese.
  Nachbehandlung nach Nervennaht siehe Seiten 197 und 174.

Beh. Ges.: Aktive Übungsbehandlung zur Schulung von Kraft und Ausdauer des gelähmten Muskels und zu seiner nervalen Einbeziehung in die synergistische Muskelkette.
Maßnahmen:
- ↑ PNF-Techniken in spezieller Einstellung auf die gelähmten Muskeln
  - maximale isometrische Anspannung des kräftigsten Körperteils, verbunden mit rhythmischer Stimulation eines sich kontrahierenden schwachen Muskels
  - Technik der wiederholten Kontraktionen
  - Technik der Betonung der Drehpunkte

  Beachte: Anfangs unter Abnahme der Eigenschwere und des Reibungswiderstandes arbeiten. Sobald wie möglich Haltewiderstände geben. Nach Muskeltest Note 3 kann aus Dehnstellung heraus geübt werden. Stretch vermeiden, solange noch nicht alle Muskelfasern wieder innerviert sind.
- ↑ Schlingengerätbehandlung und ↑ Unterwassergymnastik zur Abnahme der Eigenschwere des Muskels und zur Schulung der Ausdauer
- Einzelmuskelschulung, dabei ↑ Eisbehandlung zur Muskelstimulierung

P

- Übungen mit Geräten zur Geschicklichkeits- und Ausdauerschulung, später im Tempo steigern.
- ↑ Arbeitstherapie, ↑ Rollstuhl-Training.
  Beachte: Ermüdungsgrenze möglichst nicht erreichen, lange Erholungspausen lassen!
- ↑ PNF-Techniken in spezieller Einstellung auf die gelähmten Muskeln
  - maximale isometrische Anspannung des kräftigsten Körperteils, verbunden mit rhythmischer Dehnstimulation eines sich kontrahierenden schwachen Muskels (Haltewiderstände von 6 bis 7 s)
  - Technik der wiederholten Kontraktionen
  - Technik der Betonung der Drehpunkte
- ↑ Unterwassergymnastik
- ↑ Schlingengerätbehandlung

  } zur Abnahme der Eigenschwere des Muskels und zur Schulung der Ausdauer
- Einzelmuskelschulung, dabei ↑ Eisbehandlung zur Muskelstimulierung
- Übungen mit Geräten, funktionelle ↑ Arbeitstherapie
- ↑ Arbeitstherapie, ↑ Blasenschließmuskellähmung, ↑ Fazialisparese, ↑ Inkontinenz, ↑ Kompressionssyndrome, ↑ Krankengymnastische Übungsbeh., ↑ Neuralgien/Neuritiden, ↑ Polyneuritis, ↑ Polyneuropathien, ↑ Querschnittslähmung, ↑ Reittherapie, ↑ Rekurrensparese, Nachbehandlung nach Nervennaht, siehe Seiten 174 u. 197, ↑ Rollstuhltraining
- bei irreparablen Lähmungen kann auch an ↑ Funktionelle elektrische Stimulation (FES) mit implantierten Elektroden und Batteriegeräten gedacht werden.

Beachte: Ermüdungsgrenze nicht überschreiten!

P

Paresen, spastische

Lit.: 9, 17, 18, 21, 30, 43, 52, 53, 56, 70–72, 74, 84, 87, 92, 113, 120, 126, 158, 165, 183, 185–188, 191, 222, 237, 240, 253, 324, 325, 329, 332

↑ Encephalomyelitis disseminata, ↑ Hemiplegie, ↑ Zerebralparese im Kindesalter, evtl. ↑ Querschnittslähmung

Parkinson-Syndrom

(hypokinetisch-rigides Syndrom, Erkrankung der motorischen Stammganglien, Schüttellähmung)

Lit.: 9, 21, 30, 43, 52, 70, 74, 79, 84, 88, 120, 181, 182, 185, 186, 217, 230, 256, 274, 288, 325

Ziel: Behebung der motorischen Ausfälle durch intensives Üben neuer Bewegungsmuster, die im Gehirn verankert werden. Konditionierung.

Beachte: Die krankengymnastische Behandlung beginnt am besten gemeinsam mit der medikamentösen Therapie.

Beh. Ges.: neurophysiologische Regelung der Muskelinnervation von der Peripherie her und zentrale Bahnung und Hemmung der peripheren Regulationen.

Maßnahmen:

- systematische Übung der Willkürbewegungen und Anregung zu häufigen Wiederholungen
- Übung der Reaktivbewegungen
- Übungen gegen Haltungsanomalien und Kontrakturen
- Neubahnung optimaler Bewegungsstereotype und Wiedergewinnung von Automatismen
- besonders Üben von Mitbewegungen, durchlaufenden Bewegungsmustern und Bewegungssynergien.

Beachte: Aufgrund der Plastizität des Gehirn kann durch systematische Übungsbehandlung die willkürliche Hirnrindeninnervation zurückgewonnen werden. Stufenweises Vorgehen ist allerdings erforderlich.

- Beginnen mit Lockerungsübungen, danach
- Erziehen zur Eigenaktivität und zur Überwindung der Bewegungsarmut
- Neubahnung von Innervationen
- Schulung der fehlenden unwillkürlichen Mitbewegungen
- Zusammenstellung eines individuellen Bewegungsplanes.

Beh. Ges.: Tonusherabsetzung.

Maßnahmen:

- passives Dehnen der Extremitäten möglichst bis zu Endstellungen

  Weich, zügig und rhythmisch dehnen. Durch das Verharren in den Endstellungen kommt es zu einem Entspannungs- und Entlastungsreflex.

- regelmäßiges und systematisches passives Durchbewegen im langsamen Tempo, möglichst beide Seiten zugleich, siehe oben
- Kopfbewegungen unter Zug aus Rückenlage

  Beugen, Strecken, Seitneigen, Drehen, Drehbeugen immer bis zu Endstellungen

P

– passive Rumpfbeugebewegungen, aktive Rumpfstreckbewegungen

Der Patient hält dabei die Arme über dem Kopf. Vor- und Zurückdrehen der Schulter, Beugen und Strecken der LWS. Zum aktiven Rumpfstrecken faßt der Patient einen Stab und erhebt damit gleichzeitig beide Arme über den Kopf.

– Lockerungsübungen, Schwünge, rhythmische Gymnastik zu Musik
– ↑ Extension in der Glissonschlinge 15 bis 20 min.

Die Zugwirkung auf die Nackenmuskeln führt zum Wegfall der Dauerreizung auf die Muskelspindeln.

Beh. Ges.: Beseitigung der Haltungsanomalien, Erarbeiten eines Streckreflexes der Wirbelsäule.
Maßnahmen:
– Strecken in allen Körperabschnitten, auch im Anschluß an Dehnlagerungen.

Die maximale Beugung wird nur als Vorbereitung der optimalen Streckung geübt.

– ↑ Stemmführungen zur Förderung des Streckreflexes
– ↑ PNF-Techniken

erst passiv, dann aktiv unterstützt, zuletzt aktiv durchgeführt, besonderes Üben der inaktiven und geschwächten Muskulatur.

Beh. Ges.: Anregung zur Tiefatmung, psychische Aufmunterung.
Maßnahmen:
– Verbesserung der Atembewegung in allen Rumpfabschnitten, da die Atemexkursion durch den Rigor der Atemmuskulatur gering ist.

Nasenstenoseübungen zur Zwerchfellanregung, Dehnlagerungen und periphere Atemantriebe zur Atemvertiefung nutzen

P

– frohes und lautes Singen anregen
– aufmunternde Spiele, die Atmung, Bewegung und Eigeninitiative fördern.

Beh. Ges.: vegetative Umstimmung.
Maßnahmen:
– ↑ Bindegewebsmassage
– ↑ Ultraschalltherapie im neuraltherapeutischen Aufbau

0,1 bis 0,2 W/cm^2 5 bis 8 min, 2- bis 3mal wöchentlich, 12 Beh.

– ↑ Hydrotherapeutisches Programm, milde hydrotherapeutische Reize.

Beh. Ges.: Üben der Gebrauchsbewegungen, Gleichgewichts- und Reaktionsschulung.
Maßnahmen:
– Üben des An- und Ausziehens, des Essens, Kämmens, Waschens

- Hochkommen aus dem Stuhl durch Gleichgewichtsverlagerung und Abstemmen mit den Füßen, Zurücksinken auf den Stuhl mit Gewichtaufhalten üben

  Das Gefühl für die Schwerpunktverlagerung ist verlorengegangen.

- Entwicklung der automatischen Abstützreaktionen für Beine und Arme
- Erlernen, daß der Schwerpunkt über der Unterstützungsfläche bleiben muß

  evtl. Rucksack tragen lassen, um das Nach-vorn-Schießen zu vermeiden.

Beh. Ges.: Konzentrationsschulung.
Maßnahmen:
- Koordinationsübungen
- Zielübungen
- Geschicklichkeitsübungen.

Beachte: Jede Bewegung muß zu einer Willenshandlung werden, damit die falschen Autmatismen abgebaut werden.
Beh. Ges.: Gangschule.
Maßnahmen:
- in aufrechter Haltung Füße vom Boden lösen

  Verstärkung durch Kommandos, optische und akustische Reize

- Mitbewegungen der Arme, Schritte größer werden lassen
- Änderung der Gangrichtung, des Tempos, sicheres Anhalten auf Zuruf.

Beh. Ges.: Verbesserung von Mimik, Sprache und Schrift.
Maßnahmen:
- mimische Übungen, Lachen, Ausdrucksbewegungen
- Sprechen in Verbindung mit Handbewegungen oder mit Schreiten
- Schreib- und Malübungen für große Bewegungen
- Sprechübungen, Lippenartikulation.

Beh. Ges.: Erziehung zur Aktivität.
Maßnahmen:
- Kommandoübungen, Takt schlagen und sprechen
- Übungen zur Musikbegleitung (2/4 und 4/4-Takt-Marsch)
- Üben des prompten Bewegungsbeginns, der Beschleunigung der Bewegung und der Extrembewegungen
- tägliches Übungsprogramm und zweimal wöchentlich Gruppengymnastik.

P

Periarthropathia humeroscapularis

(Schmerzen am und um das Schultergelenk, verbunden mit Bewegungseinschränkungen)

Ziel: volle Gelenkbeweglichkeit und Schmerzfreiheit.

Erkrankungen der Bursa subdeltoacromialis und der Rotatorenmanschette

Nach Lewit (1977) ist die Bezeichnung Periathritis humeroscapularis nur zutreffend für Erkrankungen der Bursa subdeltoacromialis und/oder der Rotatorenmanschette.
Symptom: Schmerz bei Abduktion. Rotationsbewegungen sind frei. Bei zusätzlicher Läsion der *Sehne des M. supraspinatus* schmerzt die isometrische Spannung zur Abduktion des völlig adduzierten Armes. Bei Läsion der *Sehne des M. infraspinatus* schmerzt die isometrische Spannung zur Außenrotation des völlig adduzierten Oberarmes. Bei Läsion des *M. subscapularis* schmerzt die isometrische Spannung zur Innenrotation des völlig adduzierten Oberarmes. Eine schmerzhafte *lange Bizepssehne* erkennt man bei isometrischer Spannung zur Beugung des Unterarmes in Supinationsstellung. Zusätzliche Überprüfung der Sterno- und Akromioklavikulargelenke.
Beh. Ges.: Schmerzausschaltung durch Unterbrechung der Schmerzleitung, Muskelentspannung, Stoffwechselanregung.
Maßnahmen:

P

- ↑ Iontophorese mit einer 1 %igen Procainlösung mit Zusatz von 0,002 5 %igem Adrenalin
- ↑ Stellatum-Blockade mit Reizströmen
- ↑ Ultraschalltherapie, örtlich und segmental

  neuraltherapeutischer Aufbau kranial: mit 0,1 W/cm² 5 min, danach Schultergelenk: 0,2 W/cm² 3 min, bes. bei 90° Abduktion, Innenrotation und unter Vorverlagerung des Armes,
  M. deltoideus und besonders sein Ansatz: 0,1 W/cm² 2 min

- ↑ Diadynamische Ströme

  Schmerzpunktapplikation, Kathode: über der Bursa subdeltoacromialis oder über dem Ansatz der Rotatorenmanschette, Basis plus DF 2 min, Basis plus CP 3 min, an Toleranzgrenze höherregeln, Beh. täglich, 6 Beh. und mehr, wenn sie anspricht

- befundgerechte krankengymnastische Übungsbehandlung.

Echte Schultersteife

Die echte Schultersteife betrifft das Humeroskapulargelenk und ist am Kapselmuster zu erkennen (Außenrotation ist am meisten eingeschränkt, weniger die Abduktion, weniger die Innenrotation). Hier liegt eine Kapselschrumpfung vor. „Manuelle Therapie“ ist nicht angezeigt (212).

1. Stadium (Dauer etwa 4 Monate)
Beh. Ges.: Schmerzlinderung, Lagerung, Segment- und Reflexzonenbeeinflussung, Beseitigung der vegetativen Störungen.
Maßnahmen:
- Lagerung in Abduktion und zeitweise Innen- oder Außenrotation
- ↑ Entspannungsbehandlung in schmerzfreier Lagerung, Kontrastentspannungsübungen, ↑ PNF-Technik ohne Bewegungsausschlag, nur als isometrische Spannungsübung mit Betonung der Entspannung
- ↑ Ultraschalltherapie im neuraltherapeutischen Aufbau, evtl. keine örtliche Beh.
- ↑ Ultrareizstrom, örtlich und segmental
- ↑ Diadynamische Ströme, örtlich und segmental
- ↑ Kombinationstherapie Ultraschall und diadynamische Ströme oder ↑ Sonodynator®-Behandlung
- ↑ Amplipuls-Verfahren, Schmerzbehandlung
- ↑ Interferenzstrombehandlung (105)
  - stabile Interferenz
    1. HWS-Behandlung mit Plattenelektroden (50 cm^2) oder Flachkissenelektroden
    100 Hz 5 min sensibel schwellig bis überschwellig
    50 bis 100 Hz 5 min schwellig bis überschwellig
    2. danach Schulterbehandlung
    100 Hz 5 bis 10 min sensibel schwellig bis überschwellig
    50 bis 100 Hz 5 bis 10 min sensibel schwellig bis überschwellig
  - kinetische Interferenz
    Punktbehandlung bei umschriebenen Schmerzen, jeden Punkt 2- bis 3mal bis zur Toleranzgrenze 1 bis 2 min lang behandeln (nicht mehr als 3 Punkte in einer Sitzung).
    Die benachbarten Muskeln motorisch überschwellig mit Handschuhelektroden 3 bis 5 min behandeln, so daß rhythmische Kontraktionen entstehen.
    evtl. Vakokinesi mit Saugschalenelektroden bei empfindlichen Patienten
- ↑ Traktionsbehandlung der Halswirbelsäule, wenn dies Erleichterung bringt
- ↑ Bindegewebsmassage, Segmentmassage
- ↑ Hydrotherapeutisches Programm, das der Reaktionslage angepaßt ist.

P

2. und 3. Stadium

Beh. Ges.: Durchblutungsfördrung, Schmerzlinderung, Beseitigung der Bewegungseinschränkungen, Verbesserung der Muskelkoordination und der Muskelkraft, Haltungsschulung.

Maßnahmen:

- ↑ Ultraschalltherapie, neuraltherapeutischer Aufbau kranial und örtlich in verschiedenen Ausgangsstellunge, s. v.
- ↑ Kontrakturenbehandlung
- ↑ PNF-Techniken
- Teilnahme an Gruppengymnastik, Hausübungsprogramm
- ↑ Unterwassergymnastik, ↑ Schlingengerät-Behandlung
- Haltungserziehung, Ausgleich einer Dysbalance zwischen tonischen und phasischen Muskeln
- Konditionierung durch ↑ Sporttherapie
- funktionelle ↑ Arbeitstherapie

Periostitis (Knochenhautentzündung)

Ziel: Abklingen der Entzündung, Schmerzfreiheit.

Maßnahmen:

- ↑ Ultraschalltherapie, örtlich und segmental (Methode der Wahl)

  segmental: 0,2 W/cm^2 3 bis 5 min
  örtlich: am besten im Wasserbad 0,05 bis 0,2 W/cm^2, 2 bis 5 min, 3mal wöchentlich, insgesamt 8 bis 10 Beh.

- ↑ Diadynamische Ströme, auch als ↑ Iontophorese

  örtlich: Querdurchströmung
  Kathode: Schmerzstelle, Anode: gegenüber, Basis plus DF 2 min, Basis plus CP oder LP 3 min, Beh. täglich, 6 bis 8 Beh.
  segmental: WS-Längsdurchströmung
  Kathode: entsprechende WS-Segmente s. Abb. 1, Anode: 3 cm davon entfernt, Dosierung siehe oben

- ↑ Ultrareizstrom

  Applikation und Dosierung wie diadynamische Ströme

- Ausschalten einer Be- und Überlastung des entsprechenden Periostabschnittes
- ↑ Epikondylitis, ↑ Myofasziales Syndrom, ↑ Rheumatoid-Arthritis, ↑ Überlastungsschäden, mechanische.

P

- befundgerechte ↑ Atemtherapie, Erziehung zur Vollatembewegung
- ↑ Herz-Kreislauf-Training, ↑ Sporttherapie, Ausdauertraining mit Intervallmethode beginnen
- Klimatherapie.

Polyarthritis chronica

↑ Rheumatoid-Arthritis

Polyneuritis

(Entzündung ausgedehnter Gebiete des peripheren Nervensystems)

Ziel: Schmerzfreiheit, rasche Heilung, Wiedererlangen der vollen Funktion.

Akut

Beh. Ges.: Entlastung, Ruhigstellung, Schmerzlinderung, Förderung der Heilungsvorgänge.

Maßnahmen:

- Bettruhe und entsprechende Lagerung, auch Umlagerung

  Die betroffenen Nerven bedürfen zur Schmerzlinderung und auch zur Regeneration der Annäherung (keine Dehnung).

- tägliches langsames passives Durchbewegen zur Kontrakturverhütung und Thromboseprophylaxe.
  Beachte: Bei infektiöser Polyneuritis erst die Entfieberung abwarten!
- Atemtherapie zur Ventilationsförderung.

Nach Abklingen der Temperaturen, subakut

Beh. Ges.: Schmerzbeseitigung, Verbesserung der Regeneration.

Maßnahmen:

- ↑ Hydroelektrisches Zwei- oder Vierzellenbad

  Wassertemperatur 35 bis 37 °C, sensibel unterschwellig, täglich oder 3mal wöchentlich

- ↑ Stabile Galvanisation als Quer- oder Längsdurchflutung

  im Bett anlegen, Anode: auf die schmerzende Region, Kathode: im zugehörigen Segment (bei Längsdurchflutung), auf der Gegenseite (bei Querdurchflutung), 0,2 mA oder noch weniger, sensibel unterschwellig, 5 bis 15 min

P

- ↑ Iontophorese mit Procainlösung (1%ig mit Zusatz von 0,0025%igem Adrenalin) oder mit Vitamin B_1
- ↑ Ultraschalltherapie, anfangs nur im neuraltherapeutischen Aufbau, später auch örtlich im Wasserbad

  neuraltherapeutischer Aufbau: 0,1 bis 0,2 W/cm² 5 min, örtlich im Wasserbad: 0,5 bis 0,1 W/cm² oder Impulsschall, 3 min, Beh. 3mal wöchentlich, 12 Beh. als Serie

- ↑ Exponentialstrombehandlung zur Vagotonisierung im ↑ Hydroelektrischen Teilbad

  Anode: im schmerzenden Bereich und im Wasserbad, Kathode: großflächig im Segment oder auf dem Kreuzbein, 17 Hz, $t = 20$ ms, $t_{an} = 20$ ms, $t_{ab} = 20$ ms, sensibel unterschwellig, nicht über 1,5 mA, 3mal wöchentlich, 10 bis 15 Beh.

- ↑ Diadynamische Ströme, ↑ Neuralgien/Neuritiden
- ↑ Interferenzstrombehandlung s. a. ↑ Neuralgien/Neuritiden
- ↑ Ultrareizstrom s. a. ↑ Neuralgien/Neuritiden
- ↑ Ataxie, ↑ Ischias/Ischialgie, ↑ Parästhesien

Beh. Ges.: Behandlung der vegetativen Störungen.
Maßnahmen:
- kühle Teil- und Ganzkörperwaschungen
- ↑ Vegetative Regulationsstörungen.

Beh. Ges.: gezielte Lähmungsbehandlung.
Maßnahmen:
- Aufnehmen des Muskelstatus, siehe Paresen, schlaffe, Behandlungsplan aufstellen
- Lagerungen, Umlagerungen
- ↑ Stabile Galvanisation als Vorbereitung der Exponentialstrombeh. zum Herabsetzen der Erregungsschwelle
- gezielte ↑ Exponentialstrombehandlung

  Da wegen Schmerzhaftigkeit keine I/t-Kurve aufgenommen werden kann, sind Anstiegszeiten zwischen 150 und 500 ms zu erproben. Lange Pausendauer als Reizerholung, siehe auch Seite 306.

- krankengymnastische Übungsbehandlung

  passiv, passiv-aktiv, aktiv gegen Widerstand, ↑ PNF-Techniken, Überanstrengungen vermeiden, konsensuell mitüben lassen

- ↑ Unterwassergymnastik im temperierten Bewegungsbad
- ↑ Schlingengerätbehandlung
- Allgemeingymnastik, Kontrakturen- und Atrophieverhütung
- bei Ataxie, siehe dort.

Stadium der Regeneration

Beh. Ges.: Erlangung der Selbständigkeit, Verbesserung der Muskelfunktionen in Ausdauer, Kraft und Koordination, Wiedererlangung der Arbeitsfähigkeit.

Maßnahmen:
- Schulung der Gebrauchsbewegungen, evtl. Ersatzfunktionen
- orthopädische Versorgung und Hilfen
- funktionelle ↑ Arbeitstherapie
- ↑ Kurorttherapie
- allgemeine, berufliche und psychische Rehabilitation
- Hausübungsprogramm und angepaßte Lebensgewohnheiten aufzeigen.

Polyneuropathie

(durch Nervenerkrankung hervorgerufene meist beidseitige Muskelschwäche an Armen und Beinen)

Lit.: 9, 43

Beachte: Physiotherapie gemeinsam mit der medikamentösen Therapie.
Ziel: Training des wieder innervierten Muskelparenchyms.
Beh. Ges.: Einschleifen verlorener Bewegungsempfindungen, selektive Reizung des erkrankten Muskels mit Exponentialstrom, Muskelkräftigung und Einbeziehung in den physiologischen Bewegungsablauf, Kontrakturverhütung.
Maßnahmen:
- Lagerung der gelähmten Muskulatur in Annäherung und regelmäßige Umlagerung zur Kontrakturverhütung
- Vermeidung von Auskühlung, evtl. Warmhalten
- ↑ Stabile Galvanisation im ↑ Hydroelektrischen Zellenbad

  bei starken Schmerzen Anode an die betroffenen Partien, sonst als Vorbereitung der Exponentialstrombehandlung, wenn KSZ > ASZ, Kathode an die betroffenen Partien

- ↑ Exponentialstrombehandlung, ↑ Paresen, schlaffe
- krankengymnastische Übungsbehandlung, ↑ Paresen, schlaffe
- in floriden Fällen nur Lagerung und passiv-aktive Bewegungen
- Beüben erhaltener Restinnervationen

  Muskeltraining auf Kraft und auf lokale Muskelausdauer.

P

Prostataadenomyomatose – sog. Prostatahypertrophie

(Vergrößerung der Vorsteherdrüse)

Ziel: normale Miktion.

Stadium I und II

Beh. Ges.: Verbesserung der örtlichen Durchblutungsverhältnisse, Verminderung des Reizstadiums.

Maßnahmen:

- intensive Wärmetherapie, z. B. Dampfkompressen auf Damm- und Blasengegend, auch segmental

  Segmentzonen der Prostata: Th_{10} bis $_{12}$, (L_5), S_1 bis $_3$, s. a. Abb 11 a u. b

- warme Schlamm- und Moorumschläge, örtlich und segmental
- ansteigende Sitzbäder mit Moorextraktzusatz, anschließend T-Wickel für 1 h

  Sitzbäder bis 39 °C ansteigend

- Unterleibsdampfbad mit Kamillenzusatz oder Zusatz von Heublumenextrakt (↑ Bäder mit Medikamentenzusatz), anschließend T-Wickel für 1 h
- ↑ Kurzwellentherapie im Kondensatorfeld

  EHA aktiv 2 cm über der Dammgegend, EHA passiv 3 cm über der Symphyse oder am Kreuzbein (Genitale außerhalb des Kondenstorfeldes!), Dosis I bis II, 3 bis 8 min.

Beh. Ges.: allgemeine Beruhigung, Ausschalten von schädigenden Einflüssen.

Maßnahmen:

- viel Wandern oder Lauftraining
- ↑ Entspannungsbehandlung
- ↑ Atemtherapie zur Verbesserung der Basisatembewegung
- Regelung gestörter Biorhythmen.

Stadium III und IV

Beachte: Intensive Wärmemaßnahmen sind nicht zu empfehlen!

Beh. Ges.: Regelung der Verdauung, gleichmäßiger Durchblutung, der Basisatembewegung, Sorge für ausreichende Bewegung.

Maßnahmen:

- kalte Füße vermeiden, evtl. ansteigende Fußbäder
- befundgerechte ↑ Atemtherapie
- bei ↑ Obstipation
- Schwimmtherapie
- ↑ Herz-Kreislauf-Training, ↑ Sporttherapie.

P

Prostatitis und Spermatozystitis

(Entzündung der Vorsteherdrüse und der Samenblase)

Ziel: Heilung, Beschwerdefreiheit.
Beh. Ges.: Beeinflussung der örtlichen Entzündung.
Maßnahmen:
- nachts mit T-Wickel schlafen
- warme bis heiße Sitzbäder, auch mit Zusatz von Thiobitum® -Bad
- ↑ Kurzwellentherapie im Kondensatorfeld

  EHA aktiv 2 cm (kleinere Elektrode) über dem Damm, EHA passiv 3 cm über dem Kreuzbein, Genitale außerhalb des Kondensatorfeldes
  akut: keine Kurzwellenbehandlung
  chronisch: Dosis I und II, 2 bis 5 min, jeden 2. Tag, 6 bis 12 Beh.

Beachte: örtlich instrumentelle oder manuelle Manipulationen bergen die Gefahr der Fixierung.
Beh. Ges.: Allgemeinbehandlung zur vegetativen Stabilisierung und psychischen Beruhigung.
Maßnahmen:
- kalte und wechselwarme Waschungen und Güsse
- Bürstenbäder, ↑ Bäder mit Medikamentenzusatz: Fichtennadelbäder
- ↑ Entspannungsbehandlung, ↑ Dehnlagerungen
- ↑ Atemtherapie, besonders auch Umkehrstellungen, wie Kerze, Kopfstand
- ↑ Kurorttherapie, Klimatherapie
- viel Spazierengehen, sportliches Wandern, Schwimmen
- Ordnung gestörter Biorhythmen
- ↑ Vegetative Regulationsstörungen

Pseudoradikuläre Syndrome im Beckenbereich

(ausstrahlende Schmerzen ohne zugrundeliegende Nervenwurzelreizung, nach JANDA

Lit.: 155, 212

Ziel: Gleichgewicht zwischen tonischem und phasischem System, Beseitigung der pathogenetischen Kette, die den Schmerzzustand unterhält.

M.-ilioposas- und M.-tensor-fasciae-latae-Syndrom

Beachte: Durch Reizung des N. cutaneus femoris lateralis ($L_{2,3}$) und evtl. N. genitofemoralis kommt es zu veränderten Bewegungsstereotypen.
Ziel: Beseitigung der Überlastung der Bänder im lumbosakralen und ileosakralen Übergangsgebiet, im Hüftgelenk und in der Symphyse.
Beh. Ges.: Beseitigung der Verkürzung der Rückenstrecker (lumbal), der Hüftbeuger und Hüftadduktoren und der Abschwächung der Bauch- und Gesäßmuskulatur, Aufbau adäquater Bewegunsstereotype
Maßnahmen:
- ↑ Dehnlagerungen mit manuellen Hilfen zur Dehnung der Rückenstrecker im Lumbalbereich (Päckchenlage, halbmondförmige Lagerung u. a.), der Hüftbeuger (Bogenstellung, Sartoriusdehnlagerung u. a.), der Hüftadduktoren (Adduktorendehnlagerung u. a.)
- evtl. vorbereitende Wärmemaßnahmen
- ↑ Ultraschalltherapie in Dehnlagerung
- Kräftigung der Bauch- und Gesäßmuskulatur

  ↑ PNF-Techniken, ↑ Stemmführungen

- Haltungs-, Bewegungs- und Gangschulung nach Funktionsanalyse
- Bewegungsstereotypumschulung.

M.-piriformis-Syndrom (Schmerzausstrahlung L_4–S_2)

P

Beh. Ges.: Beseitigung des Muskelhartspanns, der zur Kompression des N. peronaeus und evtl. auch des N. ischiadicus führt.
Maßnahmen:
- ↑ Dehnlagerungen und manuelle oder andere Hilfen in Dehnlagerung entgegen Hüftbeugung, Adduktion, Innenrotation, Kniebeugung: Adduktorendehnlagerung, Bogenstellung, Sartoriusdehnlagerung
- ↑ Hypertonus der Muskulatur, ↑ Kontrakturen.

Tendomyosen

Beh. Ges.: befundspezifische Beh. von M. quadriceps ($L_{3,4}$), M. tensor fasciae latae ($L_{4,5}$), M. glutaeus medius ($L_{4,5}$) M. glutaeus maximus (L_5–S_2), Hüftadduktoren (L_{2-4}), Mm. peronei (ausstrahlend bis L_5), ↑ Myofasziales Syndrom.

Psychosen

(gehirnbedingte psychische Störungen von ausgesprochenem Krankheitswert)

Lit.: 9, 26, 27, 43, 53, 70, 74, 98, 111, 135, 146, 152, 168, 180–182, 190, 210, 231, 240, 253, 256, 274, 288, 333

Beachte: Diese Behandlungen sind den Spezialeinrichtungen vorbehalten und im Rahmen der Rehabilitation zu sehen.
Ziel: psychische Gesundheit, soziale Angepaßtheit.
Beh. Ges.: Förderung der Aktivität motorischer und psychischer Funktionen, besonders der Konzentrationsfähigkeit und Ausdauer. Finden von Befriedigung bei produktiver Tätigkeit.
Maßnahmen:
- Gesprächstherapie
- Erarbeitung einer therapeutischen Grundhaltung, einer Suchhaltung, warum der Patient sich so verhält und so erlebt
- gemeinsames Aushandeln der therapeutischen Maßnahmen als Hilfe zur Selbsthilfe
- ↑ Arbeitstherapie unter Beachtung der Stellung des Patienten in der Arbeitsgruppe

  Dabei positiv auf das psychische Gesamtverhalten einwirken, Aufmerksamkeit und Konzentration anregen, Hinführen zu einer geordneten Tätigkeit und zu angepaßtem Verhalten in der Umwelt. Es sind Tätigkeiten zu suchen, die Freude bereiten und die Erfolgserlebnisse vermitteln. Arbeitstherapie soll zur beruflichen Rehabilitation oder zu neuer Berufsfindung führen.

  Beachte: Nicht zur Arbeit antreiben oder zwingen! Für jeden die richtige Arbeit oder Beschäftigung finden und vor allem den richtigen Arbeitsrhythmus. Im Eigenrhythmus (mit möglichst sinusförmigen Bewegungsrhythmus) arbeiten lassen, Pausen mit Entspannungsmaßnahmen und Hydrotherapie einschalten.
- Musiktherapie
- Maltherapie und Plastiziergruppen-Behandlung.

Beh. Ges.: Hilfestellungen für soziale Rückgliederung geben und Vermeiden von Hospitalisierungsschäden.
Maßnahmen:
- in verständnisvolle Familienpflege geben
- nur tagsüber oder nur nachts Heimaufenthalt
- zur Gruppengymnastik, zu Übungs-, Spiel-, Musik- und Arbeitsgemeinschaften hinführen
- bei stärkeren Defektheilungen ↑ Arbeitstherapie, die noch gesunde psychische Regungen und von der Krankheit nicht berührte Funktionen erfaßt und beübt.

P

Beh. Ges.: Kreislauftraining und psychische Aufmunterung, zugleich als Ausgleich für sitzende und stehende Arbeitshaltungen.
Maßnahmen:
- spezielle krankengymnastische Ausgleichsgymnastik

  besonders Fußgymnastik, Gehen, Laufen, Federn, Schwunggymnastik, Aufrichteübungen, Anregung der Tiefatmung

- Geschicklichkeitsübungen mit den Händen (Geräte benutzen)
- Gleichgewichtsübungen (Schwebebalken u. a.)
- Spiele (Foppball, Federball, Burgball, Reaktionsspiele)
- rhythmische Gymnastik, Tänze
- sportliches Wandern und Naturbeobachtungen, soweit möglich.

Beachte: Keine Befehle geben, nicht ermüden, Abwechslung bei Übung und Spiel. Gymnastik stets in Turnsachen und möglichst barfuß durchführen, anschließend duschen und abfrottieren.

Depressive Symptomatik

(sowohl bei Psychosen als auch bei Neurosen)

Beh. Ges.: Wiederfinden des Körpergefühls und der Freude an der Bewegung, positiver Einstellung zum eigenen Körper, Vermittlung von Erfolgserlebnissen, Stärkung des Selbstwertgefühls.
Maßnahmen:
- tägliche Bürstenmassage selbst ausführen, anschließend kalt waschen (ohne sich abzutrocknen) und zur Wiedererwärmung sich bewegen
- krankengymnastische Behandlung gegen die schlaffe Haltung, gegen Bewegungsverarmung und je nach individuellem Befund
- ↑ Hydrotherapeutisches Programm entsprechend der Reaktionslage
- ↑ Sauna mit anschließendem Brustwickel
- ↑ Atemtherapie mit Anregung zur Tiefatmung und mit besonderer Einstellung zur Verbesserung der kosto-sternalen Atembewegung

  Depressive weisen nur geringe Atembewegungen auf und fast gar keine kosto-sternalen Atembewegungen (Brustatmung). Durch Aufrichtübungen, Kopfbewegungen, Stemmführungen zur Seite kann wesentliche Hilfe zur Atemvertiefung und -lenkung gegeben werden.

- ↑ Unterwassergymnastik, Schwimmen
- ↑ Trainingstherapie mit Ausdauertraining im Gehen, Laufen, Radfahren, besonders günstig ist tägliches Fahrradergometertraining
- rhythmische Gymnastik zur Musik, besonders Schwunggymnastik

  Täglich 15 min Schwunggymnastik. Der schwingende sinusförmige Bewegungsablauf trägt wesentlich zur frohen Grundstimmung bei.

- Musiktherapie, Tanztherapie, Sprechtechnikübungen, Plastizieren

P

- konzentrative Entspannungs- und Bewegungsübungen unter kommunikativen Gesichtspunkten (in der Phase der Rehabilitation).

Katatone Symptomatik

Beh. Ges.: Einwirkung auf die Muskelstarre, Auflockerung des abnormen motorischen Verhaltens.
Maßnahmen:
- ↑ Entspannungsbehandlung und ↑ Dehnlagerungen
- ↑ Ultraschalltherapie der stark verspannten Muskelgruppen
- ↑ Unterwassergymnastik, wenn möglich
- Gruppengymnastik, sobald möglich

  Singen von Marschliedern, dazu den Takt schlagen, marschieren, pfeifen, Text erraten lassen usw.

Manische Symptomatik

(gesteigerte Antriebsleistung, Bewegungsunruhe)

Beh. Ges.: Herbeiführen einer angenehmen Müdigkeit, Vermeiden von Übermüdung.
Beachte: Es hat sich nicht bewährt, durch monotones und langsames Üben die Unruhe und den Antriebsüberschuß zu beseitigen.
Maßnahmen:
- krankengymnastische Gruppengymnastik, maximal 50 min

  Dauergymnastik mit Wechsel von Tempo und Übungsformen. Widerstandsübungen synchron zur Ausatmungsphase geben, dabei soll die Ausatmung verlängert und evtl. durch Strömungslaute geführt werden.
  Übungen im Bewegungsfluß: von einer Dehnlagerung zur anderen, dann Durchspannen in Endstellungen.

- Konzentrationsübungen, Zielübungen, Gleichgewichtsübungen bis zum Kopfstand
- Langlauf, anschließend Duschen und Nachruhe in Dehnlagerungen oder Entspannung durch langsames Gehen
- regelmäßig ↑ Sauna mit anschließendem Rumpfwickel
- konzentrative Entspannungs- und Bewegunstherapie unter kommunikativen Gesichtspunkten (in der Phase der Rehabilitation).

Beh. Ges.: Erlernen der Beruhigung durch geführte tönende Ausatmung oder schwingende Armbewegungen.
Maßnahmen:
- Gesangsschulung: auf einen ruhigen und gut klingenden Ton ausatmen, dabei im Raum schreiten mit lockerer Armführung oder schreiten und auf den Klang des Tones lauschen oder ruhige Melodien tönen.
- Maltherapie: sinusförmige Bewegungsabläufe, Ornamente u. a.

P

Stuporöse Symptomatik

Beh. Ges.: Aktivierung geistiger Bereiche über körperliche Beweglichmachung.
Maßnahmen:
- krankengymnastische Gruppengymnastik

Zum Beispiel einschleifend in die Gehbewegung hineinziehen, dies steigern bis zum Außeratemsein. So kommt es meist zum Aufmerken und zur Protesthaltung. Bei Protesthaltung z. B. Rückwärtsgehen ausnutzen oder einen Medizinball zuwerfen. Wichtig ist pausenloses Üben. Später kleine Hindernisse oder Geräte einfügen.
Zur Entmüdung in ein langsames Tempo übergehen oder Armbewegungen mit Atemübungen einfügen. ½ bis 1 h Übungsbeanspruchung. Schnelle Rhythmen wählen, schnelles Tempo und Aufmerksamkeitsbeanspruchung!

Ptose von Organen der Bauchhöhle

(Senkung)

Ziel: Aufrichtung, elastische Rumpfwand, ausgewogene Statik.
Beh. Ges.: Ausgleich einer Dysbalance zwischen tonischer und phasischer Muskulatur, Kräftigung insuffizienter Muskelgruppen, Verbesserung der Statik, Einschleifen optimaler Bewegungsweisen.
Maßnahmen:
- Lockerung und Dehnung kontrakter und hypotoner tonischer Muskelgruppen und Beseitigung von Funktionsminderung in Gelenken ↑ Hypertonus, ↑ Kontrakturen
- bei Blockierung ↑ Manuelle Therapie
- befundgerechte Kräftigung insuffizienter phasischer Muskulatur, besonders der Bauchmuskeln, Gesäßmuskeln und des Beckenbodens, ↑ Beckenbodeninsuffizienz
- isometrische Spannungsübungen für die gesamte Rumpfmuskulatur aus Becken-Bein-Hochlagerung

Die Anspannungen werden am Ende der Ausatmungsphase durchgeführt und auch mit Anspannung des Beckenbodens verbunden.

- ↑ PNF-Techniken in Becken-Bein-Hochlagerung, ↑ Stemmführungen
- wenn kein gutes Muskelspannungsgefühl erreicht werden kann, ↑ Schwellstrombehandlungen der Bauchdecken in Verbindung mit aktiver Muskelinnervation oder
- ↑ Diadynamische Ströme für die Unterbauchmuskeln

Basis plus LP, motorisch schwellig 5 min in Beckenhochlagerung

P

- Erlernen des Abstemmes besonders von der Ferse aus und der Vierpunktbelastung des Fußes

Die Unterbauchmuskulatur tonisiert sich besonders in durchlaufender Innervation vom Großzehenballen aus.

- Stabilisierung des Rumpfes durch Zug-, Stemm-, Drehwiderstände an den Extremitäten und am Kopf aus verschiedenen Ausgangsstellungen
- Spannungsübungen in Umkehrstellungen (Kerze u. a.)
- befundgerechte ↑ Atemtherapie zum Ausschalten einer Preßatmung, Entwicklung der kosto-abdominalen (diaphragmalen) Atembewegungen und der Brustkorbhaltekraft
- Anleitung zum richtigen Verhalten beim Heben und Tragen

Die Brustkorbhaltekraft muß stärker sein als die Bauchmuskelspannung, Ausatmungsführung erfolgt über gespitzte Lippen.

Kontraindikationen: Hüpfen, Springen, starkes Abknicken des Brustkorbes, langes Stehen.
Beh. Ges.: Verbesserung des Stoffwechsels und der Trophik der Gewebe.
Maßnahmen:
- Bürstenbäder mit nachfolgendem kalten Guß
- ↑ Massagen, Bürstenmassagen
- ↑ Sauna mit nachfolgendem Rumpfwickel
- Heliotherapie und Freiluftbehandlung
- ↑ UV-Ganzkörperbestrahlungen.

Querschnittslähmung

Lit.: 9, 21, 30, 43, 53, 63, 66, 68, 77, 78, 105, 107, 115, 120, 123, 127, 130, 131, 142, 164, 171, 184, 187, 222, 239, 252, 259, 262, 286, 321

Q

Ziel: optimale Rehabilitation.
Beh. Ges.: Verhinderung von Dekubitus und Harnwegsinfektionen, Vermeidung von Kontrakturen in den gelähmten Körperabschnitten, Verhütung einer Inaktivitätsatrophie in den nicht betroffenen Körperabschnitten, Kreislauf-, Atem- und Stoffwechselanregung.
Maßnahmen:
- Lagerung: Beine in Hüft- und Kniegelenken gestreckt gelagert, damit es nicht zum Beugespasmus kommt, sondern ein Strecksynergismus erreicht wird. Andere Gelenke in Mittelstellung lagern.
- regelmäßige Umlagerungen ↑ Dekubitus

Spezialbetten, Umdrehung des Patienten alle 2 h

- aseptische Blasenentleerung
- regelmäßige Darmentleerung (medikamentös)
- tägliches vorsichtiges Durchbewegen des Patienten
- Atem- und Kreislaufgymnastik soweit möglich
- krankengymnastisches Übungsprogramm nach NEUBAUER.

1. Stufe
- ↑ Herz-Kreislauf-Training
- aktive Bewegungsübungen für die Arme im Liegen

  Bettrollenzug, Hantelstoßen, Stab- und Ringübungen, Beschäftigungsübungen

- Übungen für die Brust-, Bauch-, Rückenmuskulatur im Liegen, isometrische Spannungsübungen, Stabilisierungsübungen.

2. Stufe
(beginnt nach ausreichender Konsolidierung der Wirbelsäulenverletzung ungefähr nach 3 Monaten)
- Übungen im ↑ Schlingengerät
- Erlernen, sich im Bett selbständig zu drehen
  selbständiges Aufsitzen im Bett

  Hilfen durch die Krankengymnastin, Bettbarren, Bettgalgen, Strickleiter im Bett u. a.

- Gleichgewichtsübungen im Sitzen, auch mit Geräten
- Muskelschulung, Geschicklichkeitsübungen, Spiele im Sitzen
- Sitz- und Fahrübungen im Rollstuhl bzw. Handradwagen, ↑ Rollstuhltraining, ↑ Stemmführungen mit den Händen.

3. Stufe
- Steh- und Gleichgewichtsübungen mit provisorischen Schienen, Kniegelenke in Streckstellung fixieren
- Steh- und Schwungübungen am Gehbarren
- Übungen an der Sprossenleiter
- Gehversuche (evtl.)
- Fertigkeit im Fortbewegen im Handradwagen üben
- Selbständigwerden (Essen, Anziehen, Toilette).

4. Stufe
- Apparatversorgung
- Gehtraining

  zunächst im Durchschwinggang, dann Vierpunktgang und Übungen im Treppensteigen

- Auffangen beim Sturz und selbständiges Aufrichten vom Liegen üben
- funktionelle ↑ Arbeitstherapie
- ↑ Sporttherapie: Gruppengymnastik für Ballspiele (Basketball), Kugelstoßen, Speerwerfen, Bogenschießen u. a.

5. Stufe
- Steigerung in Beweglichkeit und Schnelligkeit
- Übungen im freien Gelände und mit Hindernissen
- selbständige Benutzung öffentlicher Verkehrsmittel erlernen
- regelmäßiges Schwimmen (Schultergürteltraining)
- Berufsberatung und Berufsfindung

Wichtige allgemeine Hinweise:
- Patient soll sich im Handradwagen alle 10 min anheben, um die Gesäßmuskulatur zu entlasten
- tägliches ↑ Herz-Kreislauf-Training
- Spezialtraining für Blase und Mastdarm
- Regelung der Hautfunktionen und des Wärmehaushalts
- alle Möglichkeiten zur beruflichen und gesellschaftlichen Rehabilitation suchen und nutzen.

Zusammenfassung und Spezialisierung der Maßnahmen nach Behandlungsgesichtspunkten (nach Zanthier)

Beh. Ges.: Muskel- und Gelenkpflege zur Verhinderung von Kontrakturen.

Maßnahmen:
- tägliches passives Durchbewegen der gelähmten Gliedmaßen

  Jedes Gelenk muß täglich einmal durchbewegt, dabei 3- bis 5mal in die extreme Bewegungsgrenze gebracht werden, damit durch intensive Dehnung eine Schrumpfung der Gelenkkapsel, der Muskeln und Sehnen verhindert wird. Je nach Höhe der Läsion müssen Maßnahmen zum Selbstdurchbewegen des Patienten, evtl. mit Hilfsmitteln, entwickelt werden.

- Speziallagerungen gegen Bildung von Spitzfuß, Beuge- und Adduktionskontrakturen der großen Gelenke

  bei Adduktorenspasmus: Schaumgummikeil zwischen die Beine legen
  bei Hüftbeugekontraktur: Lagerung in Bauch- und Rückenlage mit entsprechender Unterpolsterung zur Dehnung und auch zur Dekubitusprophylaxe
  zeitweilige Dehnlagerung je nach Kontrakturneigung
  bei hartnäckigen Konrakturen evtl. intensive Dauerzugbehandlung

- Übungen am Bettrollenzug oder am ↑ Schlingengerät

  Pendelbewegungen und schwerelose Aufhängung fördern die Entspannungsfähigkeit der Muskulatur. Bei der Ganzaufhängung wird auch die Beweglichkeit der Wirbelsäule gefördert.

- Übungsbehandlung im Bewegungsbad, ↑ Unterwassergymnastik.

Beh. Ges.: statische Belastung des Bewegungs- und Zirkulationsapparates, frühe Mobilisierung trotz ausgeprägter Lähmungen.

Maßnahmen:
- krankengymnastische Behandlung auf dem Kipptisch

  Der Patient ist in Horizontallagerung gut darauf zu fixieren, druckgefährdete Partien sind abzupolstern. Dann erfolgen die Umlagerungen. Übungsvariationen:

Q

- in der Art der Fixierung auf dem Kipptisch, um Veränderungen in der Belastungs- und Bewegungsmöglichkeit zu geben
- durch Zuhilfenahme von Geräten für aktives Training noch erhaltengebliebener Muskelgruppen, z. B. Stöcke, Impander
- durch Ausnutzung unterschiedlicher Kippstellungen zum Training des Herz-Kreislauf-Systems und der Atemregulationen
- gradueller Abbau und Fixierung (erst nach Festigung einer Fraktur!) zum Vorüben von Gewichtsverlagerungen, Sitz- und Stehbalance am vertikalen Tisch.

Beh. Ges.: Muskelkräftigung.
Maßnahmen:
- ↑ PNF-Techniken
- ↑ Schlingengerätbehandlung

In schwereloser Ganzaufhängung des Körpers oder der gelähmten Gliedmaßen werden Übungen mit statischer und dynamischer Muskelarbeit durchgeführt:
- gegen die Eigenschwere
- gegen dosierten Widerstand der Krankengymnastin
- gegen Federwiderstände.

Der Wechsel von Kontraktion und Entspannung der Agonisten und Antagonisten stimuliert die paretischen Muskeln.
Zur Technik: Die Aufhängung erfolgt in Rücken-, Seit- oder Bauchlage. Der Aufhängepunkt muß direkt oberhalb des Gelenkes oder des Anteils der Wirbelsäule liegen, wo bewegt werden soll. Durch Veränderung des Hebelarmes nach distal oder proximal wird der Widerstand verringert oder vergrößert.

- krankengymnastische Übungen im Bewegungsbad ↑ Unterwassergymnastik
- Intervalltraining der aktiv trainierenden Muskeln

Es führt zu Zuwachs an Kraft und Ausdauer. Die Verkürzung der Erholungszeit nach der Übung kennzeichnet die günstigere Keislaufregulation.
In der Belastungsphase wird eine Intensität, die ⅔ der maximalen Leistungsfähigkeit entspricht, eingesetzt (gleichförmiger Krafteinsatz mehrmals hintereinander). In der Pause wird der Rückgang von Atem- und Pulsfrequenz abgewartet, jedoch nicht bis zum Ruheausgangswert (Pulskontrolle). Die neue Belastung muß den noch stimulierten Kreislauf antreffen.
Je nach Höhe der Läsion werden die zu trainierenden Muskelgruppen ausgewählt, das Intervalltraining in Kraft- und Ausdauerleistung getestet und festgelegt. Wöchentliche Kontrolle und neue Festlegung der Übungseinheit zur Steigerung des Trainingsreizes. ↑ Durchblutungsstörungen.

Beh. Ges.: Training der Kreislaufanpassung.
Maßnahmen:
- ↑ Hydrotherapeutisches Programm in ansteigender Dosierung
- ↑ Massagen, Bewegungsübungen und Umlagerungen in ansteigender Dosierung
- Übungen auf dem Kipptisch, siehe Seite 329
- Übungen im Intervallprinzip, siehe oben
- Drehkurbelarbeit mit dosiertem Trainingsreiz

Q

- ↑ Rollstuhltraining
- Steh- und Gehtraining.

Beh. Ges.: Vermeidung von Komplikationen der ableitenden Harnwege und des Magen-Darm-Traktes.

Maßnahmen:
- spezielles Blasentraining, evtl. Elektrostimulation ↑ Blasenschließmuskellähmung, ↑ Inkontinenz
- Umlagerungen, möglichst Steh- und Gehtraining mit Hilfe von Übungsgeräten, am Kipptisch oder im Türreck

  bei Lähmungen im Hals- und Brustmark Kniegelenke durch Gips- oder Kniegelenksgitterschienen stabilisieren, zusätzlich Gurte zum Festhalten und zur Polsterung der Reckstangen.

Beh. Ges.: Pflege der Haut und Vermeidung eines Dekubitus.

Maßnahmen:
- ↑ Dekubitus
- regelmäßige Umlagerungen, alle 10 min sich anheben im Handradwagen u. a.
- Hautölungen, Bürstenmassagen, kalte Waschungen.

Beh. Ges.: Verminderung und Rückbildung der Osteoporose.

Maßnahmen:
- ↑ Osteoporose
- isometrische Spannungsübungen, möglichst mit Belastung
- ↑ Stemmführungen mit den Armen
- Ausdauertraining mit den Armen zur Stoffwechselbeeinflussung, siehe Seite 330
- Übungen am Kipptisch
- Steh- und Gehtraining.

Beh. Ges.: Hilfen zur Verbesserung des Ganges bei spastischen Paresen.

Maßnahmen:
- individuelle Schuheinlagen mit Pelotten zur punktförmigen Druckstimulation auf die Planta pedis

  Die Stimulation erfolgt während der Standphase, dadurch wird die bewußte Knie- und Hüftbewegung (Beugemuster) während der Schwingphase erleichtert.

Beh. Ges.: richtige Einschätzung der notwendigen Übungszeit; in der Phase des spinalen Schocks und bei noch nicht gegebener Belastungsfähigkeit der Wirbelsäule im:

1. Behandlungsmonat zweimal ¾ h täglich
2. Behandlungsmonat 1 ½ bis 2 h täglich
3. Behandlungsmonat 3 h täglich
4. Behandlungsmonat 3 h täglich

5. bis 8. Behandlungsmonat zusätlich noch 2 h insbesondere für die Gehschule.

In der letzten Behandlungsperiode mindestens 1 h pro Tag Training.

Überblick über die wichtigsten Gebrauchsmuskeln, die je nach Läsionshöhe funktionstüchtig sind bzw. durch Training funktionstüchtig werden können (142):

C_5 Delta, Bizeps
C_6 Latissimus, Serratus, radiale Handextensoren
C_7 Trizeps, Fingerextensoren und -flexoren
Th_1 kleine Handmuskeln, ulnare Hand- und Fingermuskeln
Th_6 obere Rücken- und Interkostalmuskeln
Th_{12} Abdominalmuskeln
L_4 Hüftbeuger, Quadrizeps.

Benötigte Hand- und Beinschienen, Hüft- und Rückenstützen, Armstützen und Stöcke je nach Läsionshöhe:

C_5, C_6 Handvorrichtungen
C_7 Handlange Beinschienen, angebracht daran Hüft- und Rückenstütze, Armstützen
Th_1 lange Beinschienen mit Hüftstütze und Rückenstütze, Armstützen
Th_6 lange Beinschienen mit Hüftstützen und Rückenstütze, Armstützen
Th_{12} lange Beinschienen mit Hüftstütze, Armstützen
L_4 kurze Beinschienen und Armstützen oder Stöcke.

Tabelle 14 Zu erwartende Resultate in Abhängigkeit von der Höhe der Läsion nach Hesse (142)

Aktivitäten		C_5	C_6	C_7	Th_1	Th_6	Th_{12}	L_4
Möglichkeiten im Bett:	Rollen	–	±	+	+	+	+	+
	Sitzen	–	±	+	+	+	+	+
mit Rollstuhl:	Sitzwechsel	–	–	±	+	+	+	+
	Fortbewegen	–	±	+	+	+	+	+
	ins Auto heben	–	–	–	–	±	+	+
Verrichtungen des täglichen Lebens:	Essen	–	±	+	+	+	+	+
	Anziehen	–	–	±	+	+	+	+
	Toilette	–	–	±	+	+	+	+
Abhängig von fremder Hilfe		+	+	+	±	±	–	–
Berufsmöglichkeiten mit den Händen:	zu Hause	–	–	±	+	+	+	+
	außer Haus	–	–	–	±	±	+	+
Autofahren mit Handkontrolle		–	–	–	±	+	+	+
Benutzung öffentlicher Verkehrsmittel		–	–	–	–	–	±	+

Radikulärsyndrom/ Pseudoradikulärsyndrom

(echte und vorgetäuschte Nervenwurzelreizsyndrome)

↑ Diskopatien ohne neurologische Veränderungen, ↑ Haltungsfehler, ↑ Hyperalgetische Zonen, ↑ Hypertonus der Muskulatur, ↑ Ischias/Ischialgie, ↑ Kompressionssyndrome, ↑ Lumbalgie, ↑ Muskelatrophie, ↑ Myofasziales Syndrom, ↑ Neuralgien/Neuritiden, ↑ Paresen, schlaffe, ↑ Pseudoradikuläre Syndrome im Beckenbereich, ↑ Spondylose/Osteochondrose, ↑ Überlastungsschäden, mechanische, ↑ Zervikalsyndrom

Rekurrensparese

(Lähmung des N. laryngeus recurrens, der u. a. die Stimmbänder versorgt)

Ziel: volle Stimmbänderfunktion beim Sprechen und Singen.
Beachte: Nicht vor Ablauf der 6. Woche behandeln!
Beh. Ges.: Durchblutungsförderung, gezielte Anregung der vom N. laryngeus recurrens versorgten Ab- und Adduktoren der Stimmlippen.
Maßnahmen:

- ↑ Stabile Galvanisation als Vorbereitung

  Kathode: am Kehlkopf, Anode: in der Nackengegend, Intensität sensibel eben schwellig 5 bis 7 min, Beh. täglich oder jeden 2. Tag (bei unangenehmer Anregung der Schilddrüse Beh. absetzen)

- ↑ Exponentialstrombehandlung je nach Schädigungsgrad ↑ Paresen, schlaffe

  meist wird Anstiegszeit von 150 bis 250 ms ausreichend sein, evtl. Halsbandelektroden nach Flatau verwenden

- den Stromimpuls evtl. mit Stimmübungen verbinden, dabei ist die Tonhöhe mit der Impulsfrequenz zu koordinieren

  ↑ Stimmstörungen, hypokinetische.

R

Rheumatisches Fieber

(akuter Gelenkrheumatismus)

Ziel: Heilung, Wiedererlangen der vollen Bewegungsfunktion und Herz-Kreislauf-Belastungsfähigkeit, Infektfreiheit.

Akutphase
Beh. Ges.: Entlastung, Lokalbehandlung der Gelenke zur Schmerzlinderung und Unterstützung der Heilungstendenz.
Maßnahmen:
- Ruhigstellung, Lagerung und Schienung der Gelenke
- Prießnitzumschläge um die entzündeten Gelenke

  fortlaufend anlegen, damit ein gleichmäßiges angenehmes Wärmeplateau gebildet wird

- evtl. kühle Flachgüsse an besonders heißen Stellen
- kalte Peloidpackungen um die entzündeten Gelenke.

Beachte: Anfangs mit Wärmemaßnahmen vorsichtig sein!

Später
Beh. Ges.: Verbesserung der Durchblutungs- und Innervationsverhältnisse in den erkrankten Gliedmaßen, Schmerzlinderung, Kontrakturverhütung.
Maßnahmen:
- vorsichtig dosierte Wärmebehandlung durch Auflegen von angewärmten Heusäcken, Einwickeln in vorgewärmte Tücher, Peloidtherapie (Moorpaste 37 °C)
- schmerzfreie Umlagerungen der Gelenke mit Hilfe von Kissen und Polstern, Wattepackungen, Lagerungsplan über dem Bett
- weiche Knetungen der Muskelbäuche, evtl. in Verbindung mit Hautölungen

  Kontraindikationen: Massage der Sehnen, Bänder und Gelenkkapseln!
- isometrische Spannungsübungen mit Betonung der Entspannung in den verschiedenen schmerzfreien Lagerungen

  Zur Beeinflussung der Muskel-Kapsel-Verbindungen und unter Vermeidung von Gelenkbewegungen, langsam anschwellend anspannen, noch langsamer entspannen!

Nach Besserung des Krankheitsbildes (zusätzlich)
Beh. Ges.: Beseitigung neurozirkulatorischer Störungen, Wiedererlangen der vollen Gelenkbeweglichkeit, Verbesserung der Muskelkoordination, der Muskelkraft und des Muskelstoffwechsels.
Maßnahmen:
- ↑ Unterwassergymnastik im warmen Bad
- ↑ Schlingengerät-Behandlung
- bei Gelenkbehinderungen ↑ PNF-Techniken zur Kontrakturenbehandlung
- ↑ PNF-Techniken zur Förderung des Zusammenspiels der Synergisten und ihre Trennung von den Antagonisten

  Die Übungen werden von peripher eingeleitet, und es wird zuerst im inneren Bewegungsradius geübt, später jedoch zum vollen Bewegungsausmaß gesteigert.

R

– leicht geführte Bewegungen im Sinne eines Ausdauertrainings

Wenn die Muskelkoordination, das Zusammenspiel der Synergisten, gebahnt ist, werden diese Übungen (beginnend im Intervallprinzip) durchgeführt, damit das Zusammenspiel Muskel-Gelenk-Apparat und die Sauerstoffausnutzung im Muskel verbessert werden.

– Moorkneten u. a.

Beh. Ges.: Allgemeinbehandlung, vegetative Umstimmung.

Maßnahmen:

– ↑ Hydrotherapie, kleine Reize
– ↑ Herz-Kreislauf-Training in adäquater Dosierung.
  Beachte: Erst die Belastungsfähigkeit erarbeiten, ehe belastet wird!
– befundgerechte krankengymnastische Behandlung, daß die funktionell wiederhergestellten Gelenke auch voll in den harmonischen Bewegungsablauf einbezogen werden
– Regelung der Biorhythmen
– ↑ Kurorttherapie.

Rheumatoid-Arthritis

(chronischer Gelenkrheumatismus)

Lit: 1, 4, 32, 33, 36, 48, 58, 61, 62, 64, 68, 71, 81, 86, 89, 90, 93, 100, 103, 108, 141, 157, 159, 169, 174, 183–185, 212, 215, 219, 253, 270, 291, 330, 363

Ziel: volle Gelenk- und Muskelfunktion, Schmerzfreiheit.

Akutphase

Beh. Ges.: Bekämpfung der Entzündung, Schmerzlinderung, Erhaltung der Funktionsfähigkeit und Integrität der Gelenke, Kontrakturenprophylaxe, lokale und allgemeine Entlastung.

Maßnahmen:

– Bettruhe und Gelenkruhigstellung
  Beachte: Die Lagerungen müssen so sein, daß die Muskulatur zur Entspannung kommt. Auf harter Unterlage kann man besser entspannen. Deshalb und zur Verhinderung von Fehlstellungen Brett unter die Matratze, Wirbelsäule flach gelagert, nur ein kleines Kissen unter den Kopf.
  Nachtschienen: Hüft- und Kniegelenk gestreckt, oberes Sprunggelenk 80° Flexion, an der Fußsohle eine elastische Rolle. Schultergelenk abduziert, Ellbogengelenk rechtwinklig, Handgelenk gestreckt.
– kalte Prießnitzwickel um die Gelenke, später
– kalte Fangopackungen

R

- passives Durchbewegen aller Gelenke 1- bis 3mal am Tag unter ganz leichtem Zug im vollen Bewegungsbereich ist notwendig, um Versteifungen zu verhindern
- Regulierung der Haut- und Schleimhautfunktion und des Wärmehaushalts
- wenn möglich, ein paar Schritte gehen
- ↑ Synovektomie (s. S. 339).

Tabelle 15 Behandlungsplan für die 1. Woche der Kneipp-Therapie bei Rheumatoid-Arthritis (29)

	Früh	Vormittags	Nachmittags	Abend
Montag	Trocken-bürstung Oberkörper	Heusack auf Hände	Fußbad mit Heublumen	
Dienstag	Trocken-bürstung Unterkörper	Dreiviertel-bad mit Heu-blumen u. Bürsten	Dampf auf Hände	
Mittwoch	Trocken-bürstung Unterkörper	ansteigendes Armbad	Fußbad mit Rosmarin	
Donnerstag	Trocken-bürstung Oberkörper	Bewegungsbad mit Fichten-nadelextrakt	Fußbad mit Heublumen	
Freitag	Trocken-bürstung Oberkörper	Heusack auf Füße	Wechsel-Armguß	
Samstag	Trocken-bürstung Oberkörper	Dampf auf Knie		Wasser-treten 10 s

Remissionsphase

Beh. Ges.: Förderung der örtlichen Durchblutung, speziell des Muskelstoffwechsels, Schmerzlinderung.

Maßnahmen:

- milde balneologische Maßnahmen wie Kochsalz-Thermalbäder und Solebäder
- radioaktive Bäder
- ↑ UV-Therapie
- Kneipp-Therapie
- ↑ Bäder mit Medikamentenzusatz, z. B. Heublumen, Moorextrakt und Moorlauge, Rheubalmin-Bad „neu“, Schwefel
- warme Tücher, warme Heublumenwickel oder -säckchen
- warme bis heiße Paraffin-, Fango-, Pelose-, Moorpackungen
- ↑ Sauna mit anschließender Dunstpackung

- ↑ Hydroelektrische Bäder
- ↑ Iontophorese mit Histamin, Kaliumcarbonat oder Bienengiftsalbe oder Forapin®-Salbe
- stabile ↑ Interferenzstrombehandlung (105)
  Kontraindikation: akute Phase

  symmetrische Allgemeinbehandlung der oberen bzw. der unteren Extremitäten unter Einbeziehung der Segmentwurzeln, während der ersten Beh.:
  100 Hz 5 min sensibel unterschwellig und anschließend 50 bis 100 Hz 5 min sensibel unterschwellig, in weiteren Beh. von Mal zu Mal steigern, je nach Verträglichkeit:
  100 Hz 5 min sensibel überschwellig, 50 bis 100 Hz 5 min sensibel überschwellig bis motorisch schwellig, weitere Steigerung:
  100 Hz 5 min sensibel überschwellig, 10 bis 100 Hz 5 min sensibel überschwellig bis motorisch schwellig, weitere Steigerung (etwa ab 6. Beh.):
  100 Hz 5 min sensibel überschwellig, 1 bis 60 Hz (oder gar 1 bis 10 Hz) 5 min sensibel überschwellig bis motorisch schwellig

- kinetische ↑ Interferenzstrombehandlung

  nur die Muskulatur distal und proximal der betroffenen Gelenke, motorisch schwellig bis überschwellig behandeln

- ↑ 69-cm-Wellentherapie, Muldenapplikator

  örtliche Beh. Dosis I bis II, 5 min täglich zeigt sehr gute Erfolge, 12 Beh. als Serie oder mehr

- Magnetfeldtherapie
- Reflexzonenbehandlung am Fuß ↑ Massage
- weiche Massage der Muskelbäuche, auch in warmem Wasser
  Kontraindikation: Massage an sehnigen Ansätzen und Gelenken
- isometrische Spannungsübungen

  Langsam an- und abschwellend aus optimalen und wechselnden Gelenkstellungen bewirken Durchblutungsförderung im Muskel und in der Gelenkkapsel.

Beh. Ges: Verhütung von Fehlstellungen und Kontrakturen, Wiederherstellung einer prompten Muskelreaktion und der Funktionseinheit der Muskelketten (Koordination).
Maßnahmen:
- Lagerung auf Häckselkissen und Lagerungswechsel
- isometrische Spannungsübungen, die dem Zug in die Subluxationsstellung entgegenwirken.
- jedes Gelenk einzeln unter dosierter Traktion aktiv/passiv bis an die Schmerzgrenze bewegen

  Sind bereits Fehlstellungen vorhanden, versucht die Physiotherapeutin, das Gelenk unter Traktion in Korrekturstellung zu bringen. Aus dieser Korrekturstellung heraus werden dann die entsprechenden Funktionen geübt.

- ↑ PNF-Techniken

Nutzung propriozeptiver Förderung und neuromuskulärer Bahnung, da die Koordination zwischen Agonisten und Antagonisten gestört ist.

Beachte: Bewegungstherapie ist die wichtigste Maßnahme. Voraussetzung für richtiges Üben ist der exakte Muskel- und Gelenktest.
- ↑ Unterwassergymnastik
- ↑ Schlingengerät-Behandlung
- Bahnung der aktiven Innervation über ↑ Schwellstromgymnastik oder ↑ Exponentialstrombehandlung, gelingt dies nicht, muß an Sehnenrupturen gedacht und entsprechende Beh. eingeleitet werden.
- Aufstellen eines befundgerechten Übungsprogramms, das 3- bis 5mal täglich für 5 bis 10 min ausgeführt werden soll.

Das Programm ist in regelmäßigen Abständen auf seine Gültigkeit hin zu kontrollieren. Jedes Gelenk muß in seinem möglichen Bewegungsausmaß erfaßt und geübt werden. Der Pat. muß erfahren, daß nicht nur seine Bewegungsfähigkeit gebessert, sondern auch die Schmerzempfindlichkeit durch regelmäßiges Üben vermindert wird.

Beh. Ges.: Allgemeinbehandlung, Hyposensibilisierung, Konditionsverbesserung.
Maßnahmen:
- serienmäßig angewandte Einreibungen, Ölungen, langliegende Dreiviertelpackungen, örtliche Wärmepackungen
- Heliotherapie oder ↑ UV-Ganzkörperbestrahlungen
- ↑ Bäder mit Medikamentenzusatz
- ↑ Sauna mit anschließenden Packungen
- reaktionsgerechtes ↑ Hydrotherapeutisches Trainingsprogramm
- auf ausgeglichenen Wärmehaushalt achten, Regulierung von Haut- und Schleimhautfunktionen (↑ Schleimhauterkrankungen), der Verdauung (↑ Obstipation), des Schlafs (↑ Schlafstörungen)
- ↑ Bindegewebsmassage

In subakuten Phasen kommt noch die Hauttechnik zur Anwendung, da die Bindegewebszonen lange in der obersten Verschiebeschicht bleiben.

R

- ↑ Ultraschalltherapie im neuraltherapeutischen Aufbau und örtlich

neuraltherapeutischer Aufbau: 0,1 bis 0,2 W/cm^2 5 min, örtlich im Wasserbad je nach Empfindlichkeit 0,05 bis 0,2 W/cm^2 3 bis 5 min, 3mal wöchentlich, 12 Beh. als Serie

- ↑ Kurorttherapie bei geringerer Prozeßaktivität: Schwefel-, Moor-, Sole-, Radonbäder, Akratothermen
- Klimabehandlung
- ↑ Herz-Kreislauf-Training
- Abhärtung ↑ Infektanfälligkeit, Vermeidung schädigender Noxen wie Zugluft, feuchte Räume u. a.
- ↑ Atemtherapie, Singetherapie, Rhythmustherapie, Tanztherapie

– ↑ Yoga-Therapie
– ↑ Ausdrucksgymnastik.

Beh. Ges.: Erlangung der Selbständigkeit und Arbeitsfähigkeit.

Maßnahmen:

- Erarbeitung von Stand, Gang, Fortbewegung im Handradwagen (s. a. ↑ Rollstuhltraining)
- orthopädische Hilfen erproben, Vermeidung einer Knieinstabilität
- Handfertigkeiten und Alltagsbewegungen evtl. auch mit Hilfsmitteln üben
- funktionelle ↑ Arbeitstherapie
- evtl. Umschulungsprogramm.

Beachte: Das individuell aufgestellte tägliche Übungsprogramm muß unbedingt eingehalten werden.

Synovektomie, postoperative Behandlung

Ziel: Erhaltung der optimalen Gelenkfunktion.

Beh. Ges.: Bei Frühsynovektomie völlige Wiederherstellung der Gelenk- und Gebrauchsfunktion, bei Spätsynovektomie: Erreichen des Funktionszustandes wie vor der Operation.

Maßnahmen:

- 1. Tag post operationem:

  alle 3 bis 5 h Umlagerungen des operierten Gelenks auf der Schiene, dabei aktives Bewegen in größtmöglichem Ausmaß

- sobald es der Wundverband erlaubt:
  - ↑ Eisanwendung zur Schmerzlinderung der Bewegung nutzen
  - Tonisierung der Muskeln durch isometrische Spannungsübungen einzeln und in der Funktionskette
  - Gebrauchs-Funktionsschulung, bes. Kniegelenk auf Streckung, Fingergelenke auf Beugung
- ↑ Kniegelenksschädigungen, ↑ Handchirurgische Eingriffe.

Schädel-Hirn-Traumen

S

Ziel: Beschwerdefreiheit, volle Funktionen.

Sofort

Beh. Ges.: Verminderung der Spätfolgen, frühzeitige Übernahme kompensatorischer Fähigkeiten der nicht unmittelbar geschädigten Hirnregion, Bekämpfung der Spastik.

Maßnahmen:

- Lagerung, ↑ Hemiplegie

- vorsichtige Massage und passive Bewegungen der Arme und Beine zur Aufrechterhaltung einer ausreichenden Hirndurchblutung

  Auch bei länger anhaltender Bewußtlosigkeit üben!

- sobald der Patient bei Besinnung, gezielte Übungen für Finger, Hand, Fuß und Bein

  kurzfristig, ohne Anstrengung

- kleine Basteleien geben, die der Patient von früher gewöhnt ist
  Beachte: Die Spastik bildet sich meist in dem Maße zurück, wie willensmäßige Impulse die spastische Muskulatur erreichen.
- ↑ Commotio cerebri.

Später
Beh. Ges.: Verbesserung der aktiven Bewegungsfunktion.
Maßnahmen:
- krankengymnastische Übungsbehandlung, ↑ Hemiplegie und ↑ Zerebralparese, ↑ Ataxie

  gesunde Seite vorüben – mit geschlossenen Augen, Arme symmetrisch beüben, Beine wechselseitig beüben, imitieren des Vierfüßlergangs in Rückenlage oder in der Senkrechten, später Kriechübungen
  nach Freiwerden der Schulter- und Hüftgelenke auf Schlüsselfunktion des Daumens und der kleinen Zehe achten, aus Entspannung und optimaler Lagerung die aktive Bewegungsfunktion zu erreichen suchen

  Beachte: Erst wenn die feineren Schlüsselfunktionen da sind, kann man zu ansteigendem Training der funktionsgeschwächten Muskelgruppen übergehen.
- ↑ Stemmführungen
- vorsichtige und kurzzeitige ↑ Unterwasserstrahlmassage
- ↑ Unterwassergymnastik
- Gangschule mit Augen- und Ohrenkontrolle auf das Gleichmaß der Schritte.

Beh. Ges.: Stabilisierung der vegetativen Regulationen.
Maßnahmen:
- Kneipp-Regime in vorsichtig ansteigender Dosierung

  Lauwarme Güsse an Armen und Beinen, erst allmählich die Temperatur senken und größerer Gebiete einbeziehen, später kurze, kalte Ganzgüsse bzw. Duschen, anschließend Frottagen. Dies ist auch ½ h vor dem Zubettgehen zur Schlafförderung günstig.

  Beachte: Blaßwerden des Patienten oder Kopfschmerzen dürfen nach der Behandlung nicht auftreten, dann wurde zu hoch dosiert, oder diese Form des Gefäßtrainings wird grundsätzlich nicht vertragen.
- Bindegewebsmassage.

Beh. Ges.: Behebung der Sprachstörungen.
Maßnahmen:
- Sprechübungen, ↑ Aphasie
- Körperübungen, besonders Fingerfertigkeit üben

  Die Artikulation und die Treffsicherheit verbessern sich besonders durch die Greifbewegung der Hand. Der Daumen muß aus seiner Beugestellung herausgenommen werden; er muß in der aktiven Opposition geübt werden.

- gestische und mimische Ausdrucksübungen verbunden mit Sprechübungen.

Beh. Ges.: Angehen von organisch bedingten Verstimmungen.
Maßnahmen:
- Regelung der Biorhythmen
- Aufmunterung, auch im familären Kreis
- Freude an Leistungsverbesserung durch Übung schaffen
- regelmäßiger Tagesablauf
- Sprech- und Singeübungen, besonders bei Apathikern
- rhythmische Gymnastik, Spiele, Kegeln u. ä.
- langsames Abwärtsstreichen am Rücken

  mit flachen Händen oder als Bürstung

- Knie-Ellbogen-Lage, reflektorisches Einziehen der Bauchmuskeln hervorrufen

  Noch Rood soll dies das parasympathische System aktivieren.

Beh. Ges.: orthopädische Versorgung.
Maßnahmen:
- Gelenkstabilisierung durch elastische Zügel am Schuh

  Kniebandage, Gochtsche Hebelschiene (verbliebene aktive Funktionen bleiben dabei erhalten), Peronaeusfeder

- orthopädische Schuhe (Innenschuh als Peronaeusstiefel)
- Handschienen.

Scheuermannsche Krankheit

S

(Adoleszentenkyphose)

Lit.: 22

Ziel: Ausheilung, Erhaltung funktionstüchtiger Rückenmuskulatur, Verhinderung eines Kyphose.

Im floriden Stadium

Beh. Ges.: Entlastung der Wirbelsäule zur Förderung der Heilungstendenz, Schmerzlinderung.

Maßnahmen:
- Flachlagerung im Bett auf harter Unterlage
- auch Liegepausen am Tag einschalten, evtl. in Rutschstellung oder Hockdrehlage
- isometrische Spannungsübungen der Rückenstreckmuskulatur, vorteilhaft in Form von ↑ Stemmführungen.
  Beachte: Nur statische Übungen in entlastenden Ausgangsstellungen! Keine Lordosierungsübungen für die BWS! Ist jedoch die LWS betroffen und die Lendenlordose aufgehoben, sind lordosierende Übungen von der Beinen her indiziert.
- ↑ Ultrareizstrom oder ↑ Diadynamische Ströme als Querdurchflutung der WS im schmerzenden Bereich
- vegetative Ordnungstherapie, besonders Regulierungen gestörter Biorhythmen.

Nach Ausheilung
Beh. Ges.: Erhaltung der Muskulatur in gutem Trainingszustand; optimale Aufrichtung; Schulung der Bewegungskoordination, um der verminderten Belastungsfähigkeit der Wirbelsäule Rechnung zu tragen.
Maßnahmen:
- ↑ Ultraschalltherapie im neuraltherapeutischen Aufbau

  0,1 bis 0,2 W/cm^2, 5 min, 2- bis 3mal wöchentlich, 10 Beh.

- heiße Rolle auf Leber und Rückenmuskulatur, anschließend Spannungsübungen, siehe unten
- feuchte Wärme, anschließend Rückenmassage
- befundgerechte krankengymnastische Übungsbehandlung

  Lockerung und Entspannung verspannter Muskelgruppen (M. trapezius oberer Ast, M. levator scapulae, M. pectoralis, M. erector spinae im LWS- und HWS-Bereich, Hüftbeuger, Adduktoren), Kräftigung insuffizienter Muskeln durch isometrische Spannungsübungen und Widerstandsübungen (aufrichtende Fußmuskulatur, Bauch- und Gesäßmuskulatur, M. erector spinae im BWS-Bereich, untere Schulterblattfixatoren, tiefe Halsbeuger) Atemtherapie, Entspannungsübungen in Seitdrehlage u. ä., Übungen im Vierfüßlerstand und Kriechen, ↑ Stemmführungen
  Niederhöfferübungen nach beiden Seiten
  Balanceübungen, Aufrichteübungen
  Koordinationsschulung.

  Kontraindikationen: Übungen mit starker Überstreckung oder Vorbeugung der Wirbelsäule, schwere (beidseitig zugleich ausgeführte) Bauchmuskelübungen wegen Begünstigung der Lendenlordose, Übungen, die die Wirbelsäule erschüttern, forcierte Dauerleistungen. Sportarten wir Turnen, Rudern, Radsport, Gewichtheben, Springen überlasten die erkrankten ventralen WS-Partien oder stauchen die Längsachse und sind deshalb zu vermeiden.
- ↑ Unterwassergymnastik, besonders Rückenschwimmen, Rükkenkraulen und „Toter Mann“

– Hausübungsprogramm aufstellen, 5 bis 10 min täglich üben.
Beh. Ges.: Allgemeinbehandlung.
Maßnahmen:
– vegetative Umstimmung durch ↑ Bindegewebsmassage, ↑ Hydrotherapie
– Regelung der Lebensweise, besonders Haut-, Schleimhaut- und Atemfunktion fördern
– adäquate Berufslenkung.

Schlafstörungen

Ziel: rasches Einschlafen, ruhiger, tiefer, erholsamer und ausreichend langer Schlaf.
Beh. Ges.: Beseitigung muskulärer Verspannungen, Verbesserung der Entspannungsfähigkeit.
Maßnahmen:
– ↑ Entspannungsbehandlung
– klassische Massage der verspannten Muskelgruppen, am besten in Dehnlagerungen
– Einnehmen bestimmter ↑ Dehnlagerungen vor dem Einschlafen
– ↑ Bäder mit Medikamentenzusatz: Heublumenbäder, Sauerstoff- und Luftsprudelbäder
– Auflegen eines Kneippschen Heusacks vor dem Schlafengehen in die Lenden- oder Nackengegend
– mit Leib- oder ↑ Brustwickel einschlafen
– Psychotherapie, Lösung von Konfliktsituationen, ↑ Neurosen.
Beh. Ges.: vegetative Umstimmung.
Maßnahmen:
– ↑ Hydrotherapeutische Regulierung
– ↑ Bindegewebsmassage

Grundaufbau nach Dicke oder Hauttechnik nach Teirich-Leube.

Beh. Ges.: zentrale Einflußnahme.
Maßnahmen:
– Elektroschlaftherapie

Anode: über den Augen oder über den Schläfen, Kathode: im Nacken
Impulsparameter:
10 Hz, $t = 0{,}4$ ms, $t_{an} = 0{,}4$ ms, $t_{ab} = 0{,}4$ ms oder
10 Hz, $t = 10$ ms, $t_{an} = 10$ ms, $t_{ab} = 10$ ms oder
100 Hz, $t = 1{,}4$ ms, $t_{an} = 1$ ms, $t_{ab} = 0{,}4$ ms.
Dosiert wird sensibel unterschwellig bis eben schwellig, auf jeden Fall „angenehm" und niemals über 1 mA. Die 1. Behandlung dauert 45 min; die 2. 60 min, 10 Beh., Ohropax® verwenden zum Schallabdämpfen.

S

GILLERT (105) beschreibt häufiges Einschlafen bei stabiler Galvanisation. Anode: in der Nackengegend, Kathode: in der Kreuzgegend, Kathode gut polstern und befestigen, sensibel eben schwellig, 20 bis 30 min.

- Einschleifen bedingter Reflexe durch Kopplung, z. B. eines abendlichen ansteigenden Fußbades mit einem Schlafmittel, später das Schlafmittel weglassen
- Auflegen eines Heusacks auf die Leber-, Lenden- oder Nackengegend vor dem Schlafengehen

  Durch Freisetzung von Cumarin kommt es zu einer zentralen Sedierung.

Schleimhauterkrankungen der Nase und des Rachens, unspezifisch-entzündliche

Prophylaxe
Beh. Ges.: Verhütung von Schleimhautinfekten, Verbesserung der Schleimhautfunktion.
Maßnahmen:
- tägliche Schleimhautpflege
  - häufiges Abräuspern aus Larynx und Pharynx
  - morgens und abends Zungenbürsten bis der Belag entfernt ist
  - Löwenübung (Zunge weit herausstrecken)
  - Gurgeln mit „rrr"
  - Nasenspülung: ein Nasenloch zuhalten, durch das andere etwas temperiertes Wasser, nur soweit es angenehm ist, einsaugen, danach mit Anspannung der Unterbauchmuskeln herauspusten
  - kalter Gesichtsguß, besonders über die Nasenwurzel
- Heliotherapie des Gesichts
- möglichst einmal im Jahr Aufenthalt an der See oder im Hochgebirge, ↑ Meeresheilkunde, ↑ Kurorttherapie
- Serie von ansteigenden Teilbädern bis zum leichten Dünsten
- viel Aufenthalt an der Luft und Training der Kälteadaptation
- Abhärtung ↑ Infektanfälligkeit.

S

Allergische und vasomotorische Rhinopathien
(Heuschnupfen u. a.)

Beh. Ges.: Umstimmung, Hyposensiblisierung, Beeinflussung über Reflexzonen.

Maßnahmen:
- spezifische Hyposensibilisierung
- im allergenfreien Stadium Inhalationen (↑ Inhalationstherapie) von 1- bis 2 %iger $CaCl_2$-Lösung oder 2 %iger NaCl-Lösung (ohne antiallergische Vorbehandlung)
- sonst Inhalationen erst mit antiallergischen Nasentropfen einleiten unter gleichzeitiger oraler und parenteraler Dauerbehandlung mit Antiallergika, danach Grobinhalation von NaCl- oder $CaCl_2$-Lösungen (bis 2 %ig) mit destiliertem Wasser auf die Gesamtinhalationsmenge verdünnt
- Ultraschalltherapie der Nasenflügel, siehe unten
- ↑ Sauna mit Dunstpackung
- ansteigende Teil- oder Vollbäder mit anschließenden Packungen
- ↑ Bäder mit Medikamentenzusatz: Sole- oder Meerwasserbad
- Periostbehandlung

  Reflexzonen am Kreuzbein und an der Spina scapulae

- ↑ Bindegewebsmassage, Hauttechnik mit Periostbeh. kombiniert
- ↑ Ultraviolett-Ganzbestrahlungen jeden 2. Tag

  20 Beh. unterschwellige Dosierung.

Atrophische Rhinitis (Ozaena)

Beh. Ges.: Wiederherstellung der Schleimhautfunktion.
Maßnahmen:
- warme Inhalationen mit 2%iger Kochsalzlösung
- Nasendusche (nicht nach Kieferhöhlenoperationen!)
- ansteigende Teil- oder Vollbäder mit nachfolgenden Wickeln
- Überwärmungsbäder
- wechselwarme Gesichts- und Obergüsse
- Schleimhautpflege, s. v.
- Ultraschalltherapie der Nasenflügel

  mit 0,2 W/cm² 3 min mit kleinem Schallkopf seitlich an den Nasenflügeln entlangstreichen, kann bis auf 4 min gesteigert werden, 10 bis 20 Beh. als Serie *Beachte:* Bei höheren Dosierungen (über 0,5 W/cm²) wurden als Spätschäden Beeinträchtigung der Riechfunktion festgestellt.

- ↑ Kurorttherapie, ↑ Meeresheilkunde, besonders im Winter.

S

Pharyngitis (Entzündung der Rachenschleimhaut)

Akute Pharyngitis einschließlich Tonsillitis catarrhalis
Beh. Ges.: Entzündungseindämmung, Steigerung der Abwehrkräfte.

Maßnahmen:
- warme Grobverneblungen von Kochsalzlösungen oder Kamillenzusatz, nach Möglichkeit Vibrationsaerosole, ↑ Inhalationstherapie
- Gurgeln mit 2%iger Kochsalzlösung oder mit anderen Gurgelmitteln
- Nasenspülungen (wirken zuverlässiger auf Rachenhinterwand als Gurgeln)
- ansteigende Teil- oder Vollbäder mit anschließenden Wickeln oder Packungen
- feucht-warme Halsumschläge bzw. heiße Ölleinsamenwickel
- Eiskrawatte (bei starken Schmerzen und Ödembildung im Tonsillarbereich).

Chronisch trockene Pharyngitis
Maßnahmen:
- Schleimhautpflege und Nasenübungen

  Unbedingt den Atemweg über die Nase einregulieren!
- Inhalation und Spülungen, siehe akute Pharyngitis
- ↑ Sauna 2mal wöchentlich mit anschließendem Halswickel.

Chronisch hyperplastische Pharyngitis
Maßnahmen:
- Inhalationen, siehe akute Pharyngitis
- Solebäder (36 bis 39 °C)
- Beseitigung von Wärmehaushaltsstörungen durch hydrotherapeutisches Programm (↑ Hydrotherapie).
- ↑ Laryngitis

Beachte: Unbedingt gute Nasenatmung einregulieren. Die chronisch hyperplastische Pharyngitis ist die Vorstufe der atrophischen Pharyngitis.

Rhinitis (Schnupfen)

Lit.: 327, 328

S

Akut
Beh. Ges.: Förderung der Durchblutung und der Heilungsvorgänge.
Maßnahmen:
- Inhalationen mit Feuchtverneblern, kalt mit 0,9- bis 2%iger Kochsalzlösung, evtl. Kamillenzusatz
- kühle Nasenspülung mit Leitungswasser oder bis 2%ige Kochsalzlösungen
- ansteigende Fußbäder
- ansteigendes Vollbad mit Dunstpackung
- siehe auch Pharyngitis S. 345 ↑ Sinusitis maxillaris.

Sehnen-, Bänder-, Meniskusverletzungen

Ziel: gesicherte Funktion.

Prophylaxe
Beh. Ges.: Vermeiden von schädigenden Einflüssen, optimale Bewegungs- und Trainingsformen
Maßnahmen:
- Vermeiden eines einförmigen Trainings, z. B. vermeiden, die Kniestrecker einseitig durch Kniebeugen zu belasten.
- Keine Gelenke unvorbereitet stark belasten, besonders nicht Hand-, Fuß- und Ellbogengelenke
- Kniebeugen aus Schrittstellung heraus üben, um die Bewegungsfreiheit im Kniegelenk zu erhalten, dabei die durchlaufende Muskelkette von den Zehen her zur Kniegelenksicherung nutzen
- nie zu viel Kniebeugen üben, es kann zu Meniskus- und Bänderverletzungen führen, im Krafttraining auch halbe und dreiviertel Kniebeugen nutzen, keine kraftvolle Drehung aus Kniebeugung
- beim Heben schwerer Lasten Fußgelenke durch festes Schuhwerk stützen, mit geradem Rücken heben, keine Drehungen bei gebeugter und belasteter Wirbelsäule
- Vermeidung von Überforderung!
- bei stechendem Schmerz in Handgelenken, Unterarm oder Ellbogen die Griffhaltung verändern und öfter variieren
- ↑ Krankengymnastische Übungen.

Nach Schädigung
- ↑ Kniegelenksschädigungen, traumatische
- nach Sehnennähten, siehe Seiten 197 und 246.

Sinusitis maxillaris

(Kieferhöhlenentzündung)

Akut
Beh. Ges.: Durchblutungsförderung, Sekretlösung, Ausheilung.
Maßnahmen:
- ↑ Kurzwellentherapie im Kondensatorfeld

  Elektroden im Durchmesser von 7 cm bis in Höhe der Nasenwurzel seitlich am Gesicht anlegen, etwas nach vorn geneigt, EHA aktiv 2 cm, passiv 3 cm,

S

vorher Schleimhäute abschwellen! Dosis I, 1 bis 3 min täglich, insgesamt 6 Beh.

Beachte: Kurzwelle ist wirksamer als Lichtkasten. Auch die polypösen Formen sprechen gut auf Kurzwelle an. Empyeme nicht mit Kurzwellen behandeln!

- ↑ Kurzwellentherapie mit Wirbelstromelektrode

  Elektrode direkt anlegen, EHA 0 cm, Dosierung wie oben

- ↑ 69-cm-Welle, Rundstrahler
- ↑ Inhalationstherapie (327, 328)

  Vorbehandlung mit abschwellenden Nasentropfen, anschließend feinstzerstäubte Inhalation mit isotonischer Kochsalzlösung und evtl. Zusatz von Kamillan®, wenn möglich Vibrationsaerosole!

- ansteigende Teil- oder Vollbäder mit anschließenden Wickeln oder Packungen
- Schleimhauttherapie, ↑ Schleimhauterkrankungen der Nase und des Rachens, unspezifische entzündliche.

Chronisch
Beh. Ges.: Stärkung der Widerstandskräfte.
Maßnahmen:

- ↑ Inhalationstherapie, siehe akute
- ↑ Ultraschallbehandlung

  Jochbeinbogenbereich und seitliche Nasenwand mit 0,1 bis 0,2 W/cm² 3 min schallen, 10 bis 12 Beh., 3mal wöchentlich

- ↑ Kurzwellentherapie im Kondensatorfeld

  siehe akute, Dosis II bis III, jeden 2. Tag, 6 bis 12 Beh.

- ↑ Klimakur im Hochgebirge oder an der See
- Kochsalz- und Solebäder
- regelmäßige ↑ Saunabehandlung
- Regelung der Biorhythmen und des Wärmehaushaltes

  z. B. auf warme Füße achten

- ansteigendes ↑ Hydrotherapeutisches Programm
- ↑ UV-Ganzkörperbestrahlungen
- ↑ Infektanfälligkeit.

Sklerodermie, progressive

(fortschreitende lokale oder diffuse Verhärtung der Haut und des Unterhautgewebes)

Ziel: Erhalten der Elastizität der Haut und des Unterhautgewebes.
Beh. Ges.: Durchblutungsverbesserung, Verhinderung und Behandlung von Kontrakturen, Verbesserung der Vitalkapazität.
Maßnahmen:

- ↑ Bindegewebsmassage, besonders flächige Technik
- täglich Öl- oder Salbeneinreibung, Haut-Ölbäder, dabei Bürstungen mit weicher Bürste oder mit dem Schwamm
- ↑ Ultraschalltherapie, auch als ↑ Phonophorese

  im neuraltherapeutischen Aufbau 0,2 W/cm^2 5 bis 10 min, 3mal wöchentlich, 12 bis 18 Beh., zusätzlich örtliche Beh. in Dehnlagerungen

- ↑ Dehnlagerungen in Verbindung mit Atem- und Entspannungstherapie, auch Massagebehandlung in Dehnlagerungen
- ↑ Unterwasserstrahlmassage

  150 bis 200 kPa (1,5 bis 2 at) über 20 min bei einer Wassertemperatur von 37 °C, später evtl. auf 300 kPa (3 at) steigern; Heißduschen können dazwischengeschaltet werden

- ↑ Iontophorese mit 2- bis 3%iger Natriumiodidlösung in Wasser

  Einbringung über die Kathode, 5 mA, jedoch ohne subjektives Brenngefühl, 20 bis 40 min

- oder ↑ Iontophorese mit Hyaluronidase oder mit Kaliumiodid
- Stangerbäder, ↑ Hydroelektrische Bäder
- Peloidpackungen
- lockernde und dehnende Bewegungsübungen im täglichen Übungsprogramm, dabei in den Endstellungen durchspannen lassen
- ↑ Atemtherapie gegen restriktive ↑ Ventilationsstörungen
- ↑ Kurorttherapie.

S

Skoliose **(seitliche Verbiegung der Wirbelsäule)**

Idiopathische Skoliose

Ziel: Korrektur der Seitausbiegung und Rotation der Wirbelsäule, Verhinderung der Progredienz, gutes Haltungsgefühl.

Beh. Ges.: weitmöglichste aktive Aufrichtung und Körpergefühl für die beste symmetrische Haltung und Bewegung erreichen, Bahnung der durchlaufenden Innervation von **beiden** Füßen zum Rumpf.

Maßnahmen:

- bei Blockierungen ↑ Manuelle Therapie
- Beseitigung der muskulären Dysbalance

  Dehnung kontrakter Muskeln, Kräftigung abgeschwächter

- nachts auf fester Unterlage schlafen, am besten in Bauchlage, evtl. Gipsliegeschale, mittags 1 h Bauchlage
- befundgerechte Massage als Vorbereitung zur Übungsbehandlung

  hypertone Muskeln vibrieren in Dehnlagerung
  hypotone tonisieren, evtl. mit Eisstückchen längsstreichen
  redressierende Griffe, ↑ Kontrakturenbehandlung

- ↑ Schwellstrombehandlung (anfangs Exponentialstrom mit etwa 200 ms Anstiegszeit) zur Bahnung der aktiven Innervation inaktiver Muskelgruppen (am besten mit EMG vorher ermitteln)

  Die schräg und quer laufenden Muskelzüge der Konkavseite beüben, wenn dies die Rotation nicht verstärkt, sonst beidseitig einsetzen, evtl. M erector spinae der Konvexseite stimulieren. Ausschlaggebend für die richtige Applikation ist die Korrektur der Primärkrümmung!

- ↑ Funktionelle elektrische Stimulation (FES) von Muskelgruppen mit reduzierter Aktivität nach EMG-Befundaufnahme

  Schmitt und Biel (1980) beübten intermittierend appliziert Rechteckimpulse von 100 Hz. Sie reizten konvexseitig M. erector spinae oder die Interkostalmuskulatur. Bei Krümmungsgraden von 15 bis 40° erreichten sie Besserung um etwa 10,5°.
  Verfasser sind der Ansicht, daß individuell nicht nur nach inaktiven Muskelgruppen, sondern auch nach adäquaten Impulsmustern zu suchen ist. Mit Anstiegszeiten von 50 bis 100 ms, Flußzeiten von 100 bis 150 ms und einer Frequenz von 0,5 Hz, verbunden mit einem mentalen Training optimaler WS-Aufrichtung, sollte die aktive Innervation gebahnt werden.

- krankengymnastische Übungsbehandlung

  Der röntgenologisch gesicherte Befund sollte vom Arzt auf dem Rezept vermerkt sein: Art, Lage, Scheitelpunkt der Primär- und Sekundärkrümmung usw.

  - Stabilisierung des Rumpfes bei optimaler Geradehaltung in verschiedenen Ausgangsstellungen
    in Bauchlage Symmetrie erarbeiten durch gleichmäßiges Andrücken beider Fußrücken, beider M. spinae, beider Rippenbögen, beider Schultergelenke, der Stirn
  - Übung der Grundbewegungen (Rollen, Kriechen usw.) bei optimaler Wirbelsäuleneinstellung
  - Kriechen oder Übungen aus dem Vierfüßlerstand unter Ausnutzung peripherer Atemantriebe und durchlaufender Innervation von den Füßen und vom Kopf her zum Rumpf

S

- Nutzung neurophysiologischer Bewegungsbahnung, ↑ PNF-Techniken, ↑ Stemmführungen
- Niederhöffer-Übungen (12) evtl. beidseitig durchführen, da der Ursprung der schrägen und queren Muskelzüge z. T. an den Dornfortsätzen liegt, somit in Zugrichtung rotierend wirkt
- dreidimensionale Skoliosebehandlung nach Lehnert-Schroth (1981)
- Fußübungen, besonders auf gleichmäßige Belastung beider Füße achten
- im Stand und Gang auf durchlaufende Innervation von den Füßen achten, einschließlich Abstemmen mit der Ferse zur horizontalen und symmetrischen Beckeneinstellung, achsengerecht darüber den Schultergürtel einstellen
- zwischen beiden Übungen die Wirbelsäule ausbalancieren und durch einen vom Kopf ausgehenden Streckimpuls weitmöglichst aufrichten

- befundgerechte ↑ Atemtherapie

Von den Händen ausgehend gezielte Einatmungsantriebe geben, so daß die sich blähende Lunge über die Rippenhebel die Wirbelsäule aufdreht, oder gezielte Tönübungen (70) in korrigierter Rücken- oder Bauchlage oder im Fersensitz. Durch Summübungen und Explosivlaute soll die Atmungsmuskulatur speziell im Rippental angeregt werden.

- Hausübungsprogramm, täglich 10 min
- Korrekturschwimmen (Brustschwimmen im Kreis, der Primärkrümmung der Skoliose entgegen)

In schweren Fällen
- Extensions- und Devotationskorsett; zusätzlich systematische ↑ Krankengymnastische Übungsbehand. für Rumpf- und Schultergürtelmuskulatur!

↑ Atemtherapie, ↑ Herz-Kreislauf-Training.

Lähmungsskoliose

Ziel: aufrechte WS, Gleichgewicht zwischen überwiegend tonischen und phasischen Muskeln, symmetrische Bewegungsführung.
Beh. Ges.: Wiederherstellung paretischer Muskeln oder Schulung von Ersatzfunktionen, Kontrakturenverhütung, bestmögliche Aufrichtung und Funktion erreichen.
Maßnahmen:
- Muskeltest und gezielte Behandlung der paretischen Muskeln, ↑ Parese, schlaffe. Von besonderer Bedeutung ist die einseitige Lähmung der Mm. rotatores.
- ↑ Exponentialstrombehandlung und Niederhöffer-Übungen als Intensionsübungen kombiniert
- lockernde Massage verspannter Muskelgruppen, anregende für insuffiziente Muskelgruppen
- Schulung der Muskeln, die für Ersatzleistungen herangezogen werden können

S

- Schulung der durchlaufenden Innervation von den Füßen her (besondere Impulsgebung vom Bein der Konkavseite her)
- Erarbeitung des Haltungsgefühls und der bestmöglichen Aufrichtung (wenn möglich durch Stemmführungen).

Operative Skoliosebehandlung

Präoperativ

Beh. Ges.: Lockerung und Streckung der Wirbelsäule.
Maßnahmen:
- Dauer-Extension mit Glissonschlinge für 3 bis 5 Wochen oder Halo-Extension
- krankengymnastische Übungsbehandlung
  - Mobilisation und Streckung, auch ↑ Schlingengerätbehandlung
  - ↑ Thrombose- und ↑ Pneumonieprohylaxe
  - Atem- und Tönübungen in das Rippental
  - Kraftschulung für die untere Extremität
  - Hinweis auf Übungen nach der Operation.

Postoperativ

Beh. Ges.: Stabilisierung der Wirbelsäule, Angehen der Ventilationsstörung.
Maßnahmen:
- ↑ Thrombose- und ↑ Pneumonieprophylaxe
- Erschließung aller möglichen Atemräume und Erlernen vorteilhafter Atemführungen
- Gleichgewichtsschulung, gut ausbalanciert über den Füßen
- Übung der Rumpfvorbeuge und evtl. Dehnung der ischiokruralen Muskulatur
- Gangschulung
- Konditionierung, Hausübungsprogramm erarbeiten.

Säuglingsskoliose

S

Ziel: Anbahnung der symmetrischen Entwicklung und Vorbeugung eventueller Sekundärschädigungen.
Beh. Ges.: Nutzung von sensorischen Reizen zu einer aktiven Korrektur im Sinne der Aufrichtung der Wirbelsäule.
Maßnahmen: Lichtreize, Spielsachen, Herantreten an das Bett aus Richtung der Konvexseite.
Beh. Ges.: Verhinderung der Progredienz, Beeinflussung der Asymmetrie, möglichst geringe Fixation der Wirbelsäule, Muskulatur symmetrisch sich entwickeln und arbeiten lassen, ausreichende Atemkapazität.

Maßnahmen:
- befundgemäß eingestellte Übungen, die das Reflexverhalten und den motorischen Entwicklungsstand des Säuglings beachten
- Bauchlage, sobald das Kind den Kopf aktiv heben kann, später zeitweise auch Bauchliegebrett (Rollbrett), aber auch Seitlage und zeitweise Rückenlage sind erlaubt
- Säuglingsschwimmen
- Gewohnheits- und Spielbewegung des Kindes im Korrektursinne lenken

  Daumenlutschen auf falscher Seite mit Ellbogenmanschette verhindern. Von der Konvexseite aus füttern. An- und Ausziehen nur aus der Horizontalen. Tragen in Bauchlage. Asymmetrisches Anbringen von Spielzeug über dem Bett, z. B. bei rechts konvexer Skoliose: Wenn das Kind auf dem Bauch liegt, den Gurt über dem Bett von links unten nach rechts oben im letzten Drittel mit Spielzeug behängen, wonach mit der linken Hand zu greifen ist. Zum Greifen mit der rechten Hand befindet sich das Spielzeug rechts unten. Bei Rückenlage das Spielzeug umhängen.

- bei Abflachung des Thorax an einer Seite: in Rückenlage unter die abgeflachte Thoraxseite ein keilförmiges Schwammgummipolster oder keilförmig gelegte Windel schieben.

Schmerzskoliose

Ziel: aufrechte WS, Gleichgewicht zwischen überwiegend tonischen und phasischen Muskeln, symmetrische Bewegungsführung.
Beh. Ges.: Schmerzausschaltung.
Maßnahmen: Beseitigen der Ursachen: ↑ Diskopathien, reflektorische Veränderungen (Konkavität zur Reflexzone), ↑ Hyperalgetische Zonen.

Statische Skoliose

Ziel: aufrechte WS, Gleichgewicht zwischen überwiegend tonischen und phasischen Muskeln, symmetrische Bewegungsführung.
Beh. Ges.: Verbesserung der statischen Verhältnisse. Das Kreuzbein symmetrisch und gerade einstellen durch einseitige Absatzerhöhungen u. ä.
Beachte: Bei starrer seitlicher Verbiegung (Formfehler) keinen Schuhausgleich mehr geben!

S

Spinal-myatrophische Prozesse

(vom Rückenmark ausgehender Muskelschwund)

Verschiedene Formen der spinalen Muskelatrophie und die amyotrophische Lateralsklerose

Ziel: Erhaltung der normalen Gebrauchsfähigkeit der Muskulatur, Einschränkung der Progredienz.

Beh. Ges.: Konstanterhaltung der Kontraktionsfähigkeit der Muskulatur über möglichst lange Zeit, Vermeidung von Kontrakturen und Fehlstellungen, Geringhaltung orthopädischer Hilfsmittel, Kompensation von Paresen durch Übung des Restparenchyms.

Maßnahmen:

- krankengymnastische Übungsbehandlung für die nicht gelähmte Muskulatur, damit sie die Funktion der gelähmten kompensieren kann
- Üben vorteilhafter Bewegungsstereotype
- Üben im ↑ Schlingengerät oder im temperierten Bewegungsbad
- Lagerungen in Annäherung der gelähmten Muskeln und regelmäßiger Lagewechsel zur Vermeidung von Kontrakturen
- ↑ Exponentialstrombehandlung der gelähmten Muskeln

  bipolare Anlage, t_{an} = 150–500 ms, t = 150–500 ms, t_p = 2000 ms, 15–24 Imp/min, nach 1–2 min Umpolen verstärkt den Zuckungsanreiz.

Spitzfuß (Pes equinus)

S

Ziel: volle Gelenkbeweglichkeit, Muskelgleichgewicht zwischen Dorsal- und Plantarflektoren.

Beh. Ges.: Dehnung der verkürzten Achillessehne und der verkürzten Plantarflektoren, Kräftigung der insuffizienten Dorsalextensoren, Arthroseprophylaxe.

Maßnahmen:

- ↑ Ultraschalltherapie der verkürzten Achillessehne und Wadenmuskulatur

  am besten im Wasserbad 0,2 W/cm² 5 min, 3mal wöchentlich, 12 Beh. oder mehr

- dehnende und lockernde Massage der Wadenmuskulatur und besonders der Achillessehne
- ↑ PNF-Techniken zur Kontrakturenbehandlung
- Kräftigung der abgeschwächten Dorsalextensoren nach Befund
- bei Fibularisparese ↑ Exponentialstrombeh., ↑ Paresen, schlaffe, siehe auch Abbildung 16 und 18
- bei spastischem Spitzfuß ↑ Zerebralparese, ↑ Hemiplegie
- zur Arthroseprophylaxe Absatz auch der gesunden Seite so weit erhöhen, daß der ganze Fuß als Auftrittfläche genutzt werden kann

Nach Verbesserung des Muskelgleichgewichts kann die Absatzhöhe niedriger werden.

- Gangschulung, Haltungsschulung.

Spondylose/Osteochondrose

(degenerative Wirbelsäulenerkrankung)

Ziel: Beschwerdefreiheit, volle Bewegungs- und Stützfunktion der Wirbelsäule, Verlangsamung eines Verschleißvorganges.
Beachte: Vorangehend exakte Befundaufnahme!
Beh. Ges.: Schmerzfreiheit, muskuläre Lockerung, Anregung der Durchblutung, Verbesserung des Muskelstoffwechsels.
Maßnahmen:

- ↑ Ultraschalltherapie, neuraltherapeutischer Aufbau

kaudal: 0,2 W/cm² 5 bis 10 min, 3mal wöchentlich, 10 Beh. als Serie

- ↑ Ultrareizstrom, Längsdurchströmung der Wirbelsäule

Anode: kranial, Kathode: über dem schmerzenden Gebiet, 3 cm unterhalb der Anode, bei der HWS umgekehrte Applikation oder Anode über dem oberen Trapeziusast. Wenn die ganze Wirbelsäule betroffen ist, bedarf es 3 bis 4 Anlagen, 6 Beh., die ersten 3 täglich.

- ↑ Diadynamische Ströme

Applikation wie bei Ultrareizstrom, siehe oben oder paravertrobral, von kaudal nach kranial ansteigend
Basis plus DF 2 min, danach Basis plus CP 3 min, sensibel an der Toleranzgrenze höherregeln, 8 Beh., die ersten 3 täglich

- ↑ Kombinationstherapie Ultraschall und diadynamische Ströme oder Sonodynator®-Therapie
- ↑ Mittelfrequenz-Reizstromtherapie
- ↑ Interferenzstrombehandlung, ↑ Ischias/Ischialgie, ↑ Lumbalgie, ↑ Zervikalsyndrom

S

- ↑ Traktionsbehandlung
- ↑ Unterwassergymnastik, ↑ Schlingengerät-Behandlung
- ↑ Sauna, anschließend Rumpfwickel
- ↑ Massage, ↑ Bindegewebsmassage, Segmentmassage
- ↑ Unterwasserstrahlmassage
- ↑ Kurzwellentherapie oder ↑ 69-cm-Wellentherapie, Muldenapplikator, Anlage ↑ Zervikalsyndrom oder Ischias/Ischialgie oder Längsapplikation
- allgemeines aerobes Ausdauertraining.

Beh. Ges.: gezielte Mobilisation und Stabilisation und Ausgleich einer Dysbalance zwischen überwiegend tonischer und phasischer Muskulatur, Haltungsaufbau, Bewegungskonditionierung, Beseitigung einer muskulären Insuffizienz.

Maßnahmen:

- bei Blockierungen ↑ Manuelle Therapie (212)
- Muskelverspannungen lösen ↑ Hypertonus, ↑ Kontrakturen
- insuffiziente Muskeln in der Kette auftrainieren
- Elastisierung der Wirbelsäule in ↑ Dehnlagerungen, Vierfüßlerstand, verschiedenen Hangsituationen und auch durch Umlagerungen
- Haltungsschulung ↑ Haltungsfehler
- Erlernen der aktiven Kopfstreckung
- Vierpunktbelastung über den Füßen, gut von der Ferse abstemmen erleichtert die aufrechte Haltung
- ↑ Stemmführungen entlasten die Wirbelsäule
- Kontrolle der Arbeitsbewegungen und der Ausgleichshaltungen ↑ Überbelastungsschäden, mechanische
- allgemeine Konditionierung ↑ Sporttherapie.

Spreizfuß (Pes transverso-planus)

S

Befund: Der Vorfuß weicht auseinander und wird überbelastet. Belastungspunkte sind nicht mehr 1. und 5. Mittelfußköpfchen, sondern die Metatarsalen. Infolge dieses Durchsinkens kommt es zur Verkürzung der Extensoren und Kraftabschwächung der langen Zehenflexoren. Beim Gehen fehlt der Fußabdruck von den Zehen.

Beh. Ges.: Wiederherstellung des Gleichgewichts zwischen Flexoren und Extensoren.

Maßnahmen:

- Dehnung der verkürzten Zehenextensoren

  Deep-friction-Massage, tiefe Querstreichung über die Sehnen bei Beugung der Zehen im Grundgelenk, Querstehen auf einem Stab

- Kräftigung der langen Zehenbeuger und Mm. interossei

  Zehen langstrecken und im Grundgelenk beugen

- Anspannung des Quergewölbes in Halb-, später Ganzbelastung

  jede Zehe einzeln langstrecken und gegen den Boden drücken, bis das Quergewölbe sich hebt

- verschiedene Zehengreifübungen

  Geräteübungen: Handtuch, Ball, Keule, Tannenzapfen, Knüllpapier

Hallux valgus (X-Stellung der Großzehe)

Maßnahmen:
- große Zehe unter Zug abspreizen, dann im Grundgelenk beugen und diese Stellung exzentrisch halten lassen

  Die verkürzte Sehne des M. extensor hallucis zieht sonst die Großzehe noch weiter in die Fehlstellung.

- ↑ Knick-, Senk-, Spreizfuß und ↑ Hallux valgus.

Stimmstörungen, hypokinetische

Ziel: freies Verfügenkönnen über eine gute Stimme.
Maßnahmen:
- einstimmbare Vibrationsmassage

  Die tonfrequenten Vibratoren werden am Kehlkopf oder am Brustbein angelegt.

  Beachte: Die Vibrationsfrequenz muß mit der Stimmlippenfrequenz übereinstimmen!
- manuelle oder elektromechanische Vibrationsmassage zur Lockerung der Nacken- und Schultermuskulatur
- befundgerechte ↑ Atemtherapie
- sprach- und tontherapeutische Behandlung
- Bewegungs- und Rhythmusschulung.

S

Sudecksches Syndrom

(an den Armen oder Beinen auftretende neurozirkulatorische Störungen oder entzündliche Umbauprozesse)

Prophylaxe

Beh. Ges.: Verhinderung von Zirkulationsstörungen, Beeinflussung der vegetativen Ausgangslage in vagotoner Richtung!

Maßnahmen:

- Vermeidung von Zirkulationsstörungen und Druckschädigungen durch zu enge Gipse!

  Der Patient ist darauf aufmerksam zu machen, daß er sich bei Schmerzen über die akute Fraktursituation hinaus beim Arzt zu melden hat.

- schnelle Gymnastik der kleinen Gelenke, soweit sie nicht ruhiggestellt sind, im Wechsel mit
- geführten ausgiebigen Bewegungen der großen Gelenke, soweit sie nicht ruhiggestellt sind
- ↑ Atemtherapie

  Anregung zu Tiefatmung, Entwicklung besonders der Basisatembewegungen, Entspannungsübungen, die den Atemrhythmus mit Einhalten der Pause nach der Ausatmung herbeiführen

- lauwarme Soleteilbäder, ↑ Eisbehandlung
- Maßnahmen der Kneipp-Therapie in ansteigender Dosierung
- Regelung der Biorhythmen, besonders für ausreichenden Schlaf sorgen.

Stadium I – Akute Phase

(starke Schmerzen, Schwellung und Funktionsstörung)

Beh. Ges.: Regulierung der Durchblutung, Verminderung der erhöhten sympathikotonen Ausgangslage, Schmerzbeseitigung, Zurückführen zur Normfunktion.

Maßnahmen:

- Vermeidung von Belastung durch vorsichtige Ruhigstellung in Mittelstellung (Armtragetuch u. ä.), bei täglich mehrmaligem Stellungswechsel
- kalte Fangopackungen täglich mehrmals 30 min örtlich

  solange, bis die Entzündung nachläßt oder

- Eintauchen in Eiswasser (+ 1°C) mehrmals täglich und aktive Bewegungsübungen unterhalb der Schmerzgrenze im Eiswasser

  Nur kurzfristig eintauchen und Gefäßreaktionen beachten!
  Kommt es bei der Eisbehandlung zu vermehrten Schmerzen, diese Behandlung abbrechen.

S

Kontraindikationen: passive Bewegungsübungen und Bewegungen, die Schmerzen bereiten.
- temperaturabsteigende Bäder, darin aktive Bewegungsübungen

  34 bis 25 °C innerhalb von 20 min, ein- bis mehrmals täglich. Nur unterhalb der Schmerzgrenze bewegen!

- zeitweilig Hochlagerungen, zur Förderung des venösen Rückstroms
- ↑ Atem- und ↑ Entspannungstherapie
- ↑ Blockaden des Ganglion stellatum mit Reizströmen.

Kontraindikationen: warme oder gar heiße Bäder, Lichtkasten, örtliche Massage, Bewegungen, die Schmerzen auslösen.

Subakute Phase
- ↑ Ultraschallbehandlung im neuratherapeutischen Aufbau

  unterer Kreuzbeinrand, Iliosakralgelenk, Beckenkamm, dorsale Trochanterpartie, paravertrebral der Lenden-, evtl. Brust- und Halswirbelsäule, Nackenpartie, 0,2 W/cm^2 5 bis 10 min 3mal wöchentlich, 12 Beh.

- ↑ Bindegewebsmassage am Rumpf
- Periostbeh. segmental und an der Schulterblattgräte
- Bewegungsübungen im Wasserbad

  unterhalb der Schmerzgrenze, Wassertemperatur nicht über 34 °C

- ↑ Atem- und Entspannungstherapie (Gruppenbehandlung)
- ↑ UV-Ganzkörperbestrahlungen
- Beseitigung vertebragener Störungen, ↑ Spondylose/Osteochondrose
- Gymnastik der nicht betroffenen Extremitäten.

Stadium II – Dystrophisches Stadium

(Schmerzen, zunehmende Gelenkversteifung, trophische Veränderungen)

Beh. Ges.: Beseitigung der Durchblutungsstörungen, Verhinderung von Atrophie und Gelenkversteifung.

Maßnahmen:

Bestehen noch akute Reizzustände:
- Ruhigstellung, siehe Stadium I und Eistherapie
- kalte Fangoumschläge, später Prießnitzwickel.

Bei Verträglichkeit Steigerung zu:
- Sole- oder Heublumenwickeln
- ↑ Ultraschallbehandlung segmental und örtlich im Wasserbad

  segmental 0,2 W/cm^2 5 min oder neuratherapeutischer Aufbau siehe vorn, örtlich im Wasserbad von 34 bis 35 °C, 0,1 W/cm^2 5 min
  Es kann mit dieser Dosierung auch die proximale Muskulatur kurzfristig beschallt werden.

S

– krankengymnastische Übungsbehandlung im Wasserbad von 34 bis 35 °C

anschwellende isometrische Spannungsübungen gegen Muskelatrophie, geführte Bewegungen bis an die Schmerzgrenze – nicht darüber hinaus, dem Wasser Rheubalmin-Bad „neu" oder Hoevenol® zusetzen

– ↑ Bindegewebsmassage, Segmentmassage nur am Rumpf
– Periostbehandlung segmental (bei Sudeck des Armes besonders am Schulterblatt)
– ↑ Diadynamische Ströme segmental

Basis (1 mA) und DF 2 min bis zur Toleranzgrenze, danach
Basis (1 mA) und CP 5 bis 6 min bis zur Toleranzgrenze

– ↑ Stabile Galvanisation im Wasserbad

bei schmerzender Extremität: sensibel unterschwellig
Kathode: im Segment, Anode: im Wasserbad
bei vorherrschender Minderdurchblutung der Extremität umgekehrt
sensibel eben schwellig, 10 bis 15 min täglich oder 3mal wöchentlich
anschließend vorsichtige aktive Bewegungsübungen durchführen

– ↑ Blockade des Ganglion stellatum mit Reizströmen
– ↑ Hydrotherapeutische Maßnahmen an der gesunden Seite zur Einwirkung auf die kranke Seite über die konsensuelle Reaktion
– ↑ Interferenzstrombehandlung (105)

  – Behandlung der übergeordneten vegetativen Ganglien
    100 Hz konstante Frequenz, 5 min sensibel unterschwellig
    (bei großen Schmerzen)
    Platten- oder Flachkissenelektroden so anlegen, daß die zu behandelnden Ganglien im Überlagerungsgebiet beider Stromkreise sind.
  – Nach 5 bis 6 solcher Beh. und bei guter Verträglichkeit folgt (zusätzlich) die Gliedmaßenbehandlung
    100 Hz konstante Frequenz, 5 bis 10 min, sensibel unterschwellig
    50 bis 100 Hz rhythmische Frequenz, 5 bis 10 min, sensibel unterschwellig
    später schwellig bis überschwellig
    Bei Rückschlägen die lokale Beh. einige Zeit absetzen, nur gangliotrop behandeln.
    Wichtig ist die einschleichende Dosierung.

– aktive Bewegungen (im Wasserbad) hinzufügen bei nachlassenden Schmerzen.

S

Beh. Ges.: Allgemeinbehandlung.
Maßnahmen:
– Klimawechsel (Gebirge, See)
– allgemeine rhythmische Gymnastik zur Musik
– ↑ Entspannungstherapie
– Konditionsgymnastik für die nichtbetroffene Extremität.

Beachte: Jegliches Übermaß von Bewegung und Kraftanstrengung ist zu vermeiden. Üben beim Bestehen von Stauungszuständen führt zu Hungerreaktionen des Gewebes, evtl. zu Atrophien!

Stadium III – Stadium der Endoatrophie

Beh. Ges.: Kräftigung der atrophischen Muskulatur, Verbesserung der Mobilität und Gebrauchsfähigkeit, vorangehend Durchblutungsförderung.

Maßnahmen:

- ↑ Ultraschallbehandlung segmental und örtlich imWasserbad

  segmental 0,2 bis 0,3 W/cm² 5 min
  örtlich im Wasserbad 0,2 bis 0,3 (0,4) W/cm² 5 min
  3mal wöchentlich, 12 bis 18 Beh.

- krankengymnastische Übungsbehandlung

  im Anschluß an Maßnahmen zur Durchblutungsförderung isometrische Spannungsübungen, beginnend mit rhythmischer Stabilisierung der ganzen Extremität, dann im Sinne der Kontrakturenbehandlung, zuletzt Üben der durchlaufenden Innervation von Fingern oder Zehen aus zum Rumpf, zwischendurch Lockerungen und Schwünge, Geräteübungen, Gebrauchsbewegungen.

  Beachte: Viel aktiv gegen Widerstand üben!
- ↑ Manuelle Therapie (Traktion und Gleiten zur Elastisierung der Gelenke)
- ↑ Unterwasserstrahlmassage – segmental und örtlich
- Fango-, Paraffinpackungen segmental und örtlich
- warmes Moor kneten, Springkittübungen, wenn die Hände befallen sind
- Rheubalmin-Bad „neu" oder Hoevenol®-Bäder, auch als ansteigende Teilbäder
- ↑ Hydroelektrische Bäder mit Acetylcholin oder ↑ Iontophorese mit Acetylcholin
- funktionelle ↑ Arbeitstherapie.

Tendovaginitis (Sehnenscheidenentzündung)

Ziel: Entzündungshemmung, freie Bewegungsfunktion.

Insertionstendopathie

T

Beh. Ges.: Schmerzbeseitigung, Durchblutungsförderung, Dehnung verkürzter Strukturen, Auftrainieren des Muskels in optimaler Koordination.

Maßnahmen:

- ↑ Eisbehandlung
- ↑ Ultrareizstrom oder ↑ Diadynamische Ströme

- ↑ Periostbehandlung
- Quermassage (deep friction) im betroffenen Muskel-Sehnenbereich zur Verbesserung der Stoffwechselsituation.

Nach Schmerzbeseitigung
- aktive Dehnung der verkürzten Strukturen
- Auftrainieren der Muskelkraft in optimaler Koordination, ↑ PNF-Techniken.

Stenosierende Tendovaginitis

Beh. Ges.: Verbesserung der Gleitfähigkeit.
Maßnahmen: ↑ Iontophorese mit Hyaluronidase.

Tendovaginitis crepitans

(fibrinöse Sehnenscheidenentzündung)

Akut
Beh. Ges.: Entlastung, Entzündungshemmung, Schmerzlinderung.
Maßnahmen:
- Ruhigstellung
- ↑ Ultrareizstrombehandlung örtlich und segmental

  Kathode: auf schmerzendes Gebiet, Anode: gegenüber oder proximal im Sehnenverlauf, Beh. täglich, 3 bis 6 Beh. insgesamt

- ↑ Diadynamische Ströme

  Kathode: auf schmerzende Region, Anode: gegenüber oder proximal im Sehnenverlauf
  Basis und DF 2 min, danach Basis und CP 4 min bis zur Toleranzgrenze höher regeln, Beh. täglich, 3 bis 6 Beh. insgesamt

- ↑ Prießnitzumschläge
- lokale kurzfristige Kältereize.

Chronisch
Beh. Ges.: örtliche und segmentale Durchblutungsförderung, Schmerzlinderung, Ausschalten von Schädlichkeiten.
Maßnahmen:
- ↑ Ultraschalltherapie örtlich und segmental

  segmental: 0,1 bis 0,2 W/cm^2 5 min
  örtlich im Wasserbad: 0,05 bis 0,1 W/cm^2 3 min
  Beh. jeden 2. Tag, 8 bis 12 Beh. insgesamt

- ↑ Iontophorese mit Kaliumiodid

  2- bis 3 %ig von Kathode aus, 10 min, 3mal wöchentlich

T

- ↑ Ultrareizstrom, ↑ Diadynamische Ströme, siehe vorn
- ↑ Krankengymnastische Übungsbehandlung
  - zur Ausschaltung von schädigenden Haltungen und Bewegungen (muskulären Verspannungen, Wirbelsäulen- und Kopfhaltung)
  - zur allgemeinen Anregung und Umstimmung (Gruppengymnastik, rhythmische Gymnastik, ↑ Entspannungsbehandlung, ↑ Ausdrucksgymnastik).

Thoraxtraumen, schwere

(Brustkorbverletzungen)

Lit.: 131

Ziel: volle Wiederherstellung, Behandlung auf Intensivpflegestation.
Beh. Ges.: Sekretlösung und Aufrechterhaltung der Belüftung.
Maßnahmen:
- Lagerung: Zur Dehnung des Thorax sind die Arme über dem Kopf gelagert.
- Vibrationen und Klopfungen auf dem Thorax, sobald der Pneumothorax beseitigt ist, besonders intensiv über den Atelektasen, anschließend Absaugen
- stündliches Absaugen durch die Trachealkanüle
- ↑ Inhalationstherapie mit physiologischer Kochsalzlösung zur Anfeuchtung der Schleimhaut.

Beh. Ges.: Anregung des venösen Rückstromes und Kontrakturenverhütung.
Maßnahmen:
- passives Durchbewegen der Extremitäten, anschließend
- Lagerung der Extremitäten

  Beine nicht in Außenrotation lagern: Gefahr einer Fibularisparese durch Druckschädigung.
  Knierolle nicht unter die Knie, sondern am distalen Ende des Oberschenkels, an der Außenseite der Beine Sandsäckchen.
  Arme abwechselnd in Außen- und Innenrotation, Beugung und Streckung im Ellbogengelenk lagern.

- möglichst einmal am Tag in Seit- und Bauchlage behandeln, dabei Hautpflege des Rückens, Atemtherapie.

Kann der Patient spontan durch die Kanüle atmen, ist aber noch nicht ansprechbar:
- bei jedem 3. Atemzug zur Ausatmung passiv Nachdrücken, verbunden mit Vibrationen

  anschließend erfolgt tiefe Einatmung, dann Hustenreiz

- ↑ Dehnlagerungen und periphere passive Atemanregungen geben (Dehnungen, Packegriffe).

Wenn Patient assistiert beatment wird, ansprechbar und nicht mehr relaxiert ist:

- passiv-aktives Durchbewegen der Extremitäten
- periphere Tiefatemantriebe geben
- Nasenstenoseübungen
- Sekretlösung in spezifischen Drainagelagerungen (Arme über dem Kopf), Vibrationen und Klopfungen, siehe Seite 30
- Kräftigung der Gesäßmuskeln

  Beine anspannen, Gesäß heben

- Hilfestellungen beim Abhusten (Nahtschutz)
- Ausatmung über Strömungswiderstände: „w", „fuh", blasen
- sobald als möglich zum Sitz am Bettrand bringen (Beine wickeln)
- ↑ Atelektasen.

Nach Dekanülisierung

- Maßnahmen der Sekretlösung und Abhustenschulung
- ↑ Atemtherapie, Anregung zur Tiefatmung
- Nasenübungen zur Zwerchfellanregung
- Gangschule und allgemeine Kräftigung vorbereiten.

Thrombose (↑ Venensystem-Erkrankungen S. 373)

Torticollis spasticus

(spastischer Schiefhals)

Lit.: 127, 128

Ziel: freie Haltung und Beweglichkeit.
Beh. Ges.: Hemmung tonischer Reflexe und Bahnung der Stellreaktionen (nach Hadank, 1981)
Maßnahmen:

- Erlernen der Stemmführungen

  1. in Rückenlage, 2. in Seitlage, 3. in Bauchlage, 4. im Kniestand, 5. im Sitz, 6. im Stehen, 7. im Gehen.
  Vor und nach den Übungen gut entspannen. Der Kopf soll bei den Stemmführungen in Mittelstellung gehalten werden. Zieht er zur Seite, muß eine Stufe zurück geübt werden.

T

Beachte: Zur Unterdrückung unwillkürlicher Kopfbewegungen darf der Kopf an der Seite, zu der er zieht, nicht berührt werden. Auch in Rückenlage die Hand nicht unter den Kopf legen.

– ↑ Ataxie, ↑ Athetose, ↑ Hyperkinetisch-hypotones Syndrom.

Tuberkulose (↑ Lungentuberkulose)

Überforderungssyndrom

Ziel: Erholung und Beseitigung der Ursachen der Überforderung.
Beh. Ges.: Bei Überwiegen der Erregungsprozesse gilt es, diese zu ausgeglichenen Verhaltens- und Tonuslagen zu führen.
Maßnahmen:

– Klimatherapie (ruhige Waldgegend, Mittelgebirge)
– viel Schwimmen im Freien
– morgens kalte Waschungen oder Duschen mit anschließendem Frottieren
– beruhigende Massagen
– beruhigende rhythmische Gymnastik
– abends ↑ Bäder mit Medikamentenzusatz: Fichtennadel, Hopfen- und Baldrianextrakt, Kohlensäure oder nur Vollbäder 33 bis 37 °C, 15 bis 20 min.

Kontraindikationen: Sauna, intensive Sonnenbestrahlung.
Beh. Ges.: Bei Überwiegen der Hemmungsprozesse gilt es, die Umstimmung über neue Reize zu erreichen.
Maßnahmen:

– Klimatherapie, ↑ Meeresheilkunde, besonders günstig
– Wechselbäder und Wechselduschen
– ↑ Sauna mit mittlerer Hitzestufe und mehrmals Kaltdusche
– Segmentmassage (↑ Massagen)
– intensive Gymnastik mit kräftigen Übungen.

Überlastungsschäden, mechanische

Ziel: ausreichende Erholung, adäquate Belastung.
Beh. Ges.: Entlastung überlasteter Funktionskreise, Entspannung, Durchblutungsförderung, Lockerung verspannter Muskelgruppen, Abtransport von Schlackenstoffen, Schmerzbefreiung.
Maßnahmen:
- ↑ Unterwassergymnastik
- ↑ Unterwasserstrahlmassage
- Impulsströme im ↑ Hydroelektrischen Zellenbad nach Träbert
- ↑ Entspannungsbehandlung und ↑ Dehnlagerungen für verspannte Muskeln
- ↑ Massage verspannter Muskeln, möglichst in Dehnlagerung
- ↑ Arthrosis deformans, ↑ Diskopathien, ↑ Epikondylitis, ↑ Gelenkergüsse und Reizgelenke, ↑ Haltungsfehler, ↑ Hypertonus der Muskulatur, ↑ Ischias/Ischialgie, ↑ Knick-, Senk-, Spreizfuß, ↑ Kompressionssyndrome, ↑ Lumbalgie, ↑ Muskelriß/Muskelzerrung, ↑ Myalgie, ↑ Myogelosen, ↑ Periarthropathia humeroscapularis, ↑ Periostitis, ↑ Pseudoradikuläre Syndrome im Bekkenbereich, ↑ Ptosen, ↑ Skoliosen, ↑ Spondylose/Osteochondrose, ↑ Tendovaginitis, ↑ Zervikalsyndrom.

Beh. Ges.: systematisches Funktionstraining ungenügender oder falsch benutzter Funktionskreise in der ihnen zukommenden Ordnungseinheit.
Maßnahmen:
- isometrische Spannungsübungen in durchlaufender Innvervation von der Peripherie nach dem Rumpf

  zuerst in Horizontallagerung, evtl. aus Dehnlagerung, Dehnübungen müssen den Spannungsübungen vorausgehen, dann Steigerung über Halb- zur Ganzbelastung, zuletzt Gang- und Gleichgewichtsschulung

- ↑ PNF-Techniken, ↑ Stemmführungen zur Entlastung der Wirbelsäule
- Schulung der Alltagsbewegungen in richtiger Koordination, dabei Übungen mit der Schwerkraft nach Gindler (108, 109)
- Ausgleichsgymnastik für beruflich einseitige Beanspruchung.

U

Beh. Ges.: Rhythmus- und Körperempfinden für adäquate Arbeitsgestaltung vermitteln sowie Entspannung und Erholung zur Leistungssteigerung.
Maßnahmen:
- rhythmische Gymnastik, für Frauen ↑ Ausdrucksgymnastik
- ↑ Sporttherapie
- ↑ Kurorttherapie, Regelung der Biorhythmen.

Beachte: Die Fähigkeit, statische Belastungen aushalten zu können, ist nicht trainierbar, früher oder später machen sich Überlastungserscheinungen bemerkbar. Der Patient ist auf das Beweglichmachen statischer Haltungen, vorteilhafte Gleichgewichtsverlagerungen, optimale Arbeitstechniken und evtl. auf die Notwendigkeit von wechselnden Arbeitsbeanspruchungen hinzuweisen (183, 184).

Ulcus cruris varicosum oder postthromboticum

(Unterschenkelgeschwür durch Varizen oder nach Thrombosen)

Lit.: 69, 76, 97, 120, 197

Ziel: Abheilung des Ulcus durch Verbesserung der Mikrozirkulation.
Beh. Ges.: Verbesserung des Blutumlaufs und der Durchblutung bei örtlicher Entstauung, Senkung des erhöhten Venendrucks (bei venös bedingten Ulcera), Ausgleich bei verringertem Arteriolendruck (bei arteriellen Gefäßerkrankungen), Verbesserung einer gestörten Klappenfunktion.
Maßnahmen:

- Schaumgummikompressionsverband am Unterschenkel

  Hoher Arbeitsdruck! Bis zum Abheilen auch nachts belassen. Jeden Morgen ist er vom Patienten neu anzulegen.

- Beinhochlagerung (oder Fußende erhöhen) nachts und tags unterbrochen
- Fußtretbewegungen im Liegen mit komprimierten Beinen

  Zehen heben und Dorsalextension, Zehen senken und Plantarflexion, Zehen senken und Supination, Zehen heben und Pronation üben

- viel Gehen im Kompressionsverband

  langes Stehen und Sitzen vermeiden

- Atem-, Kreislauf-Gymnastik unter Schonung des erkrankten Beines
- ↑ Bindegewebsmassage

  Beh. je nach Rückenbefund, zunächst nur am Rumpf und Varizenstrich, später auch am Oberschenkel und am Fibulaköpfchen.

U

Bei Neigung zu Zyanose

- Kohlensäuregasbehandlung

  nach hydrotherapeutischer Vorbehandlung durch wechselwarme Schenkelgüsse oder Umschläge mit physiologischer Kochsalzlösung

Beachte: Bei deutlicher arterieller Beteiligung Vorsicht mit Lokalanwendungen, evtl. vom gesunden Bein aus ansteigende Fernteilbäder, diesen Pykaryl-„T“® zusetzen.

– Kohlensäurebad (Rulffs) ↑ Bäder mit Medikamentenzusatz.

Beh. Ges.: Anregung der Epithelisierung durch Verbesserung des örtlichen Stoffwechsels.

Maßnahmen:

- stabile Galvanisation (s. S. 385)

  auch mehrere Stunden täglich, als Hausbehandlung mit Batteriegeräten

- wechselwarme Güsse
- Hautpflege mit Pflanzenöl (Weizenkeimöl), evtl. Ölaufschlag
- bei ekzematöser Reizung der umgebenden Haut Teilbäder mit Eichenrinde- oder Schwefelzusatz ↑ Bäder mit Medikamentenzusatz
- vorsichtige ↑ UV-Bestrahlung oder Heliotherapie mit Salbenschutz des Epithelsaumes
- Periostbehandlung am Beckenkamm, Trochanter major und am Fibulaköpfchen.

Kontraindikationen: arterielle Ulcera mit schlechtem Kollateralkreislauf, wenn zunehmende Schmerzen und ungenügnede Hyperämiereaktion auftreten (69).

Beachte: Wenn das Geschwür mit dünner Epithelschicht überzogen ist, darf mit der physikalischen Behandlung nicht aufgehört werden. Wechselgüsse, Faszienlockerung (s. u.) und Beingymnastik sind weiter durchzuführen.

Beh. Ges.: Lösung von Verhaftungen zwischen Kutis, Subkutis und Muskelfaszie.

Maßnahmen:

- manuelle Faszienlockerung aus verschiedenen Ausgangsstellungen
- passive und aktive Bewegungen in Verbindung mit Faszienlockerung.

Beh. Ges.: Einregulierung normaler Durchblutungs- und Bewegungsverhältnisse und optimaler Anpassungsfähigkeit.

Maßnahmen:

- Erlernen der durchlaufenden Innervation von den Zehen zum Rumpf
- Gangschule
- Allgemeingymnastik
- Einbeziehung eines ↑ Hydrotherapeutischen Programmes in die Lebensgewohnheiten
- ↑ Durchblutungsstörungen, ↑ Venensystem-Erkrankungen

Ulcus ventriculi und -duodeni

(Magen- und Zwölffingerdarmgeschwür)

Ziel: Abheilung.
Beh. Ges.: Linderung der Reiz- und Schmerzzustände, allgemeine Beruhigung.
Maßnahmen:

- zu Beginn Bettruhe
- Leibwickel für 2 h mehrmals täglich
- ansteigende Fußbäder, auch als Vorbereitung des Leibwickels
- Trockenbürsten im Segmentverlauf, nicht quer
- wechselwarme Ganzwaschung
- Periostbehandlung

  3mal wöchentlich und auch bei Schmerzzuständen sofort, möglichst ehe der Schmerz seinen Höhepunkt erreicht hat, einsetzen; Periostpunkte am linken bzw. rechten Rippenbogen

- ↑ Atem- und Entspannungsbehandlung, ↑ Gastritis
- isometrische Spannungsübungen mit Betonung der Entspannung

  Bei Ulcus ventriculi wird die linksseitige Bauchmuskulatur, bei Ulcus duodeni die rechtsseitige langsam synchron zur Einatmung angespannt und noch langsamer synchron zur Ausatmung bewußt entspannt, 5- bis 6mal hintereinander mehrmals am Tag.

- sedierende Bäder ↑ Bäder mit Medikamentenzusatz.

Beh. Ges.: vegetative Homöostase, richtige Lebensgestaltung.
Maßnahmen:

- ↑ Bindegewebsmassage, Segmentmassage, Periostbehandlung

  Frühjahrs- und Herbstkur

- ↑ Ultraschallbehandlung im neuraltherapeutischen Aufbau

  1. bis 3. Behandlung 0,1 bis 0,3 W/cm² Grundaufbau, 5 min, zusätzlich 1 min 0,1 W/cm² die Nackenmuskulatur, manuelles Ausstreichen des unteren Brustkorbrandes, ab 4. Beh. Grundaufbau 3 min, dann paravertebral bis Th_5 mit 0,05 bis 0,1 W/cm² 3 min schallen, bei Ulcus ventriculi betont paravertebral links, bei Ulcus duodeni betont rechts schallen

  Kontraindikationen: akut entzündliche Zustände, blutende und zur Perforation neigende Ulzera, Hyp- und Anazidität

- Psychotherapie ↑ Neurosen
- ↑ Atem- und Entspannungstherapie, autogenes Training
- Regelung der Lebensweise und Einführung eines physiotherapeutischen Standards mit Trockenbürsten und Wechselwaschung, ansteigendem Fußbad mit anschließendem Leibwickel

U

- feuchte Wärme im Segment vor den Hauptmahlzeiten, nachts Leibwickel
- Beseitigung vertebragener Störungen, bei Blockierungen ↑ Manuelle Therapie.

Urolithiasis (Harnsteinleiden)

Ziel: Abgang der Harnsteine.

Kolikbehandlung
Beh. Ges.: Schmerzbeseitigung.
Maßnahmen:
- ansteigendes Halbbad bis zum leichtem Schweißausbruch
- Quaddelungen oder stark hyperämisierende Reize

  in der Segmentzone der Niere (Th_{9-12}, $L_{1,2(3)}$) und im Maximalpunkt der Niere in Th_4 zwischen medialem Schulterblattrand und Wirbelsäule
  10- bis 20mal

- bindegewebiges flächiges Ziehen in Th_4 vom medialen Schulterblattrand zur Wirbelsäule beschreibt Dicke (1969) als krampflösend

  Periostpunkte an den Querfortsätzen der 1. und 2. Lendenwirbelkörper, am Beckenkamm, Processus spinalis dorsalis, an den letzten Rippen zur Schmerzablenkung

- Dampfkompressen im Ureterverlauf anlegen bei gleichzeitiger intensiver Durchwärmung der Füße
- Einlauf (38 bis 39 °C) geben, der den Enddarm entleert (nach Abklingen der stärksten Schmerzen).

Nach der Kolik
Beh. Ges.: Förderung und Erleichterung des Steinabgangs.
Maßnahmen:
- Serie von ansteigenden Halbbädern, anschließend Dunstpackung
- subaquales Darmbad
- Reflexzonentherapie, ↑ Bindegewebsmassage, Periostbehandlung
- Vibrationsmassage der Lendengegend und im Ureterverlauf
- körperliche Betätigung, Lockerungen, leichte Erschütterungen.

Vegetative Regulationsstörungen

(Fehlregulationen einzelner Organe und Organsysteme ohne nachweisbaren pathologischen Befund, auch psychovegetatives Syndrom genannt)

Ziel: vegetative Homoöstase, Wiederherstellung gestörter Biorhythmen, Stabilisierung der Persönlichkeit.
Beachte: Die Regelkreise von Sympathikus und Vagus sind miteinander verflochten. Die Persönlichkeitsstruktur und der belastende Konflikt haben enge Beziehungen zur individuellen Reaktionsart. Psychosomatische Gesichtspunkte und Erurierung der Umweltbedingungen prävalieren beim Therapiekonzept. Je nach Beschwerdebild kann nachgeschlagen werden unter ↑ Asthma bronchiale, ↑ Colitis mucosa, ↑ Durchblutungsstörungen, funktionelle (M. Raynaud), ↑ Dystonie, neurozirkulatorische, ↑ Herzbeschwerden, funktionelle, ↑ Hypertonie, ↑ Hypotone Regulationsstörungen, ↑ Kopfschmerz, ↑ Migräne, ↑ Neurosen, ↑ Neurovegetativ bedingte gynäkologische Erkrankungen.

Erhöhter Sympathikotonus

Beh. Ges.: Dämpfung des erhöhten Sympathikotonus, Anregung des Vagus im Rahmen einer biologischen Regelung.

Erste Phase: Entlastung
- Entlastung von Reizüberflutung
- Entspannung, Ruhe, Hinführen zu Beschaulichkeit und Gelassenheit
- ↑ Entspannungsbehandlung, ↑ Atemtherapie, 1. Phase

  Hinführen zum Ruheatemerlebnis und zur Basisatembewegung
- Regulierung der Biorhythmen
- ↑ Bindegewebsmassage nach Dicke: Grundaufbau oder Unterhaut- und Faszientechnik nach Teirich-Leube
- heiße Rolle über dem Kreuzbein und in der Fossa ischiorectalis
- ruhig geführte Bürstenmassage
- Kaltmaßnahmen der ↑ Hydrotherapie
- ↑ Bäder mit sedierenden Zusätzen

  36 °C, 10 min
- ↑ Sauna
- ↑ Blockade der Ganglion stellatum mit Reizströmen.

V

Zweite Phase: dosierte Belastung

- Erziehung zur Konzentration auf **eine** Sache, zur Ruhe und zum bewußten Aufnehmen der Umgebung.
  Beachte: Auf bewußtes Aufnehmen und Verarbeiten erfolgen angepaßte Reaktionen, auf nur halbes oder unbewußtes Aufnehmen erfolgen leicht Fehlreaktionen!
- Spazierengehen, Bilder anschauen, Musik hören
- ↑ Dehnlagerungen: Gelenke und Muskeln dehnfähig machen, durch Tonussenkung Verbesserung der Wahrnehmungs- und Empfindungsfähigkeit
- schwingende Armbewegungen mit Auspendelnlassen während ruhiger oder tönender Ausatmung
- Bäder mit Medikamentenzusatz: Kohlensäurebäder, nicht über 10 min

Dritte Phase: Belastung

- Spannungsübungen aus Dehnlagerungen heraus, Überführung in mittlere Tonuslagen
- Koordinations- und Gleichgewichtsübungen
- sich bewegen ohne Hetze bis zur körperlichen Ermüdung: Gartenarbeit, größere Wanderungen
- regelmäßig ansteigendes Fußbad mit anschließendem Leibwickel
- ↑ Sauna, 1mal wöchentlich mit anschließendem Wickel
- ↑ Herz-Kreislauf-Training, besonders Ausdauertraining
- Einregulierung einer adäquaten Lebens- und Verhaltensweise
- ↑ Shiatsu.

Erhöhter Vagotonus

Ziel: Anregung des Sympathikus, Einregulierung der Homöostase.

Erste Phase

Beh. Ges.: Verbesserung der Kreislaufsituation mit ihrer Rückwirkung auf das vegetative Nervensystem.

Maßnahmen:

- isometrische Spannungsübungen im systematischen Aufbau ↑ Hypotone Regulationsstörungen
- kräftige Muskelmassage des Rückens und der Beine.
  Beachte: Keine Vollmassage, der Reiz ist zu groß! Gut ruhen lassen nach der Behandlung, warm zugedeckt.
- Trockenbürsten, Wechselwaschung.
  Beachte: Nicht Trockenbürsten und Wechselwaschung hintereinander, auch dieser Reiz ist zu stark!

Zweite Phase

Beh. Ges.: Stabilisierung und Einbeziehung eines physiotherapeutischen Programms in die Lebensgewohnheiten.

Maßnahmen:
- ↑ Kurorttherapie
- Klimatherapie: Gebirge und mittlere, waldige Höhen
- ↑ Bäder mit Medikamentenzusatz: Luftperlbäder, Sauerstoffbäder, Fichtennadelbäder
- Wechselduschen, Wechselbäder
- Taulaufen, täglich abends Wassertreten in der Badewanne
- Schwimmen, Spiel, ↑ Sporttherapie.

Beachte: Nicht früh mit Schwunggymnastik anfangen, sondern mit Spannungsübungen!

Venensystem-Erkrankungen

Lit.: 28, 34, 40, 51, 63, 75, 76, 106, 120, 158, 195, 197, 214, 252, 310

Gliederung nach der Behandlung:

Erkrankungen des oberflächlichen Venensystems
Varizen
Varikophlebitis und Phlebitis
Chronisch venöse Insuffizienz (CVI)

Erkrankungen des tiefen Venensystems
Phlebothrombose
Lungenembolie ↑ Lungenembolie
Postthrombotisches Syndrom (PTS)
(Ulcus cruris varicosum oder postthromboticum ↑ Ulcus cruris)

Erkrankungen des Lymphgefäßsystems ↑ Lymphödem

Gliederung nach dem Alphabet:

Chronisch venöse Insuffizienz

Ziel: gute Abflußbedingungen, Abschwellen der Ödeme.
Beh. Ges.: Entstauung mit verbesserter Mikrozirkulation durch Verringerung des erhöhten Venendrucks; Venentonuserhöhung; Verbesserung der gestörten Klappenfunktion; Verhütung einer Thrombose, Phlebitis, Stauungsdermatitis und eines Ulcus cruris.
Maßnahmen:
- ↑ Entstauungstherapie

  Zu den Basistechniken gehören Kompressionstrümpfe der Klasse II bis III.
  Hochlagerung der Beine nachts und zeitweise am Tag
  Entstauungsgymnastik mit gewickelten Beinen, dabei besonders das obere Sprunggelenk mobilisieren
  Gangschulung

- Wassertreten, Bewegungsübungen im Wasser, viel schwimmen
- kalte Güsse, Kneipp-Therapie, ↑ Hydrotherapie
- ↑ Bindegewebsmassage, besonders den Varizenstrich nach DICKE

  Der Patient kann ihn sich auch selbst mit der flachen Hand oder mit einer weichen Bürste ziehen.

- apparative Kompression mit Wechseldurckmanschetten bzw. Wechseldruckstiefeln, 1 bis 2 h täglich
- Hausübungsprogramm aufstellen, Alltagsverhalten besprechen. Anlegen des Kompressionsverbandes üben.

Phlebothrombose

(akuter teilweiser oder vollkommener Verschluß einer tiefen Vene durch ein Blutgerinnsel)

Prophylaxe

Ziel: Vermeiden oder Mindern einer venösen Strömungsverlangsamung, die durch Bettruhe ausgelöst werden und zur Thromboseentstehung führen kann.
Beh. Ges.: Erhöhung der venösen Strömungsgeschwindigkeit, Verbesserung der lokalen aeroben Muskelausdauer.
Maßnahmen:
- ↑ Entstauungstherapie

  Tragen von Bettstrümpfen oder Kompressionsverbänden
  Bettfußende 15 bis 20 cm erhöhen oder abgewinkelte Hochlagerung
  Fußtretbewegungen alle 1 bis 2 h, Pedaltreten 3- bis 4mal am Tag

- bei geschwächten Patienten unterstütztes oder passives Bewegen 3- bis 4mal täglich
- Übungen mit kleinen bis mittelgroßen Muskelgruppen mit dynamischer und statischer Muskelarbeit

  freie, nicht zu schnell ausgeführte Umkehrbewegungen mit 20 bis 30 % der maximalen statischen Kraft über mindestens 10 min

- ↑ Ergometertraining, wenn erlaubt
- Gehen – wenn erlaubt – im Tempo 80 Schritte/min (entspricht einer 20-Watt-Belastung auf dem Fahrradergometer).

Beachte: Frühsymptome einer Thrombose erkennen! Nicht auf die schmerzenden Stellen drücken, sondern als Test rasche Dorsalextension des Fußes bei gestrecktem Knie ausführen. Tritt dabei ein tiefer Wadenschmerz, ein ziehender Schmerz in der Kniekehle oder Oberschenkel-Innenseite bis Leistengegend auf, weist dies auf eine beginnende Thrombose hin. Dem Arzt mitteilen!

Akute Phase

Beh. Ges.: Verhinderung einer Lungenembolie, Förderung des Anlegens des Thrombus an die Venenwand und seine Auflösung, Rekanalisierung des Gefäßes.

Maßnahmen:
- Kompressionsverband mit Sperrbinde
- Ruhigstellung in Hochlagerung.

Beachte: Jede venöse Strömungsbeschleunigung, auch jeder Wechsel der venösen Strömung, kann bei frischen Thrombosen Ursache einer Lungenembolie werden.
Kontraindiziert sind deshalb tiefe Atemzüge, Pressen und Husten, schnelle Umlagerungen, z. B. vom Sitzen zum Liegen, Massagen.

Subakute Phase (nach etwa 3 Wochen)
Beh. Ges.: Verhütung von Rezidivthrombosen, Förderung der Entstauung von Ödemflüssigkeit und des sich bildenden Kollateralkreislaufs und der Rekanalisation.
Maßnahmen:
- Kompressionsverband mit hohem Arbeitsdruck (Kurz- und Langzugbinden, Verband 2mal täglich anwickeln)

  nach Abnahme 30 min ohne Verband liegen, dabei Umfangsmessungen, um die Entstauung zu kontrollieren, auch das gesunde Bein wickeln

- Hochlagerung, Fußende 15 bis 20 cm erhöht
- etwa am 7. Tag nach ärztlicher Anordnung Aufstehen im Kompressionsverband

  beide Beine mit Kurzzugbinden bis zur Leiste wickeln

- langsames Gehen im Zimmer im Kompressionsverband, Pausen im Liegen; Stehen und Sitzen vermeiden.

Postthrombotisches Syndrom

Ziel: Rekanalisation des Thrombus, Kompensation durch Kollateralentwicklung, Verhütung einer chronisch venösen Insuffizienz.
Beh. Ges.: Entstauung, Erhöhung des Venentonus und der venösen Strömungsgeschwindigkeit, Verbesserung der Klappenfunktion.
Maßnahmen:
- Kompressionsverband Klasse III oder Kurzzugbinden

  Das exakte Anwickeln besonders hinter den Knöcheln ist wichtig. Bei Stauungen auch nachts den Kompressionsverband anlegen. Schwillt der Unterschenkel beim Stehen oder Sitzen an, muß auf eine stärkere Druckklasse übergegangen werden.

- Hochlagerung nachts und auch langfristig am Tag
- gezieltes Intervalltraining (s. S. 159) im Kompressionsstrumpf
- Fußgymnastik gegen ↑ Knick-, Senk-, Spreizfuß
- Ausdauerleistungen, z. B. Gehen im Kompressionsstrumpf, dabei unter der Ermüdungsgrenze (der aerob-anaeroben Schwelle) bleiben)

V

– wöchentlich einmal Schwimmen oder Gehen im stehtiefen Wasser
– elastische Schuhsohlen mit Schaumgummieinlage tragen
– Kontrolle der Arbeitsbewegungen auf statische Belastungen, Beine oftmals hochlegen
– Pedalen vom Bett aus im Kompressionsstrumpf treten
– Hauptpflege: Ölungen, Güsse, Wickelbehandlung, Freiluft- und Sonnenbehandlung
– ↑ Kurorttherapie.

Varikophlebitis und Phlebitis

(Venenknoten- und Venenentzündung)

Ziel: Abklingen der Entzündung, regulärer venöser Abfluß.
Beh. Ges.: Dämpfung der Entzündung, Beschleunigung der Strömungsgeschwindigkeit in den Venen der Beine und des Beckens, keine Bettruhe!
Maßnahmen:
– ↑ Entstauungstherapie

Eine heparinhaltige Salbe kommt auf die schmerzende Region, wird mit Mull abgedeckt, darüber wird eine Schaumstoffauflage mit dem erforderlichen Kompressionsdruck angewickelt. Mit Kompressionsbinde oder -strumpf langsam gehen, dabei den Fuß gut abrollen. Nachts und auch tags teilweise hochlagern.

– kühle Umschläge im Entzündungsbereich
– Bewegungsübungen der Beine im Bett im Intervallprinzip
  – Zehen-, Vorfuß-, Knieanheben und -ausstrecken 10 bis 20mal (evtl. mit Rotation, Ab- und Adduktion in der Hüfte verbinden), danach 10 bis 20 s Pause, dies 2- bis 3mal hintereinander, so daß mit jedem Bein 2- bis 3mal geübt wird. Der Behandler nimmt evtl. zur Erleichterung der Übung die Schwere des Beines ab.
  – Bein senkrecht zur Decke strecken, Ferse dabei herausschieben bis zum Dehnschmerz in den Waden, jedes Bein 1- bis 2mal

Beachte: Bei Lähmungen oder Bewußtseinstrübung werden Bewegungsübungen vom Behandler passiv durchgeführt, anschließend entstauende Ausstreichungen.
– Fußtretbewegungen gegen ein Schaumgummipolster am Fußende

Fuß dorsal flektieren und Knie anbeugen in 1 s, Zehen-, Vorfuß-, Kniestrekken in 1 s, dies 30mal hintereinander (= 1 min). Alle 1 bis 2 Stunden 30mal Tretbewegungen durchführen, die Wadenmuskulatur wirkt dabei wie eine Pumpe.

V

– Treten von Pedalen aus Rückenlage im Bett, Beine dabei 20° angehoben, damit ist beste Rückflußanregung gegeben.

Fußpantoffeln an die Pedalen angeschraubt, geringer Tretwiderstand, 2 bis 6 min Treten des Rades führt zu größter Beschleunigung des Rückflusses.

Dies mit gewickelten Beinen stündlich ausgeführt, erzielt bessere venöse Strömungsgeschwindigkeit als sie durch Aufstehen erreicht wird.

- mit gewickelten Beinen Aufstehen und langsam umhergehen
- oftmals tief durchatmen im Sinne der Pneumonieprophylaxe (dabei rundum weit werden in der Rumpfmitte)
- Hautpflege: Waschungen, Ölungen, Vermeidung von Verletzungen.

Varizen (Krampfadern)

Ziel: volle zirkulatorische Funktion.
Beh. Ges.: Verbesserung der Hautdurchblutung und des Turgors.
Maßnahmen:
- kalte und wechselwarme Güsse, Wassertreten, Taulaufen
- Bewegungen der Beine in kaltem Wasser, anschließend Hautölungen
- Sonnen- und Luftbäder, ↑ UV-Bestrahlungen.

Beh. Ges.: allgemeine Anregung der Zirkulation mit Betonung der Rückstromförderung.
Maßnahmen:
- Umlagerungen und Gefäßtraining

Hochlagern der Beine mit entstauenden Fußbewegungen für 2 min, anschließend im Stand An- und Entspannungsübungen des Muskelmantels bis zum Eintritt der normalen Färbung

- große Gelenkbewegungen, besonders günstig im Schwimmen
- Gangschule, barfuß

aktiver Zeheneinsatz und Abrollen im oberen Sprunggelenk, keine hohen Absätze tragen, keine harten Schuhsohlen

- Tiefatmung mit kosto-abdominaler (diaphragmaler) Atembewegung
- Wandern, Dauerlauf.

Beh. Ges.: spezielle Anregung des venösen Rückflusses.
Maßnahmen:
- entstauende Lagerungen mit krankengymnastischen Rückflußhilfen.

passive Bewegungen, sog. Pumpbewegungen, Streichungen nach proximal (nicht bei oberflächlichen Varizen), Knetungen, intermittierende Drückungen, bindegewebiger Varizenstrich, nach Dicke, nachts das Fußende des Bettes 20 cm höher stellen

- Kerze, Kopfstand

dabei ausgiebige Fußbewegungen und Tiefatmung mit Flankenspreizug

– ↑ Diadynamische Ströme zur Rückflußförderung und Beseitigung von Stauungen

Kathode: an der Innenseite des Oberschenkels, jedoch außerhalb variköser Regionen, Anode: an der Fußsohle
Basis (1 bis 3 mA) und CP 5 min motorisch schwellig, d. h., während der 50-Hz-Phase kommt es zur Muskelkontraktion, während der 100-Hz-Phase zur Entspannung. Nicht so hoch dosieren, daß es zu Dauerkontraktionen in beiden Phasen kommt.
Eine andere Applikation zur gleichzeitigen Behandlung beider Beine: Patient Bauchlage, je eine kleine Elektrode auf die Wadenmuskulatur; Füße etwas erhöht gelagert; Dosierung und Stromform wie oben.

Kontraindikationen: entzündliche Venen, nach Venenverödung oder nach Thrombophlebitis.
Beh. Ges.: Tonisierung der Gefäßwand.
Maßnahmen:
- kalte Waschungen, wechselwarme Waschungen, Wechselfußbäder, kalte Waden- und Schenkelgüsse, Wassertreten, Schwimmen

Temperaturen von 15 bis 20 °C sind am wirksamsten.

- kühle Packungen der Beine

Die Hauttemperatur sinkt dabei auf 23 bis 26 °C ab.

- Fußgymnatik, besonders Training der Wadenmuskulatur durch Zehenstände im kalten Wasser
- in Rückenlage Pedale in 20° Erhöhung treten, siehe Seite 376
- Kompressionsverbände: fest am Fuß, weniger fest am Unterschenkel, noch geringer am Oberschenkel oder Tragen eines Elastikstrumpfes.

Kontraindikationen: örtlich Unterwasserstrahlmassage, Vibrationsmassage der Beine, besonders apparative Vibrationen (auch Ultraschall), Beinschüttelungen, sie setzen den Tonus herab, warme Bäder.
Beh. Ges.: Verbesserung der arteriellen Durchblutung nach vorangegangener Entstauung.
Maßnahmen:
- isometrische Spannungsübungen, rhythmische Stabilisation

Anfangs kann dies in Beinhochlagerungen ausgeführt werden.

- ↑ PNF-Techniken, ↑ Stemmführungen mit den Beinen
- ↑ Bindegewebsmassage, wirkt auf den arteriellen und venösen Schenkel
- krätigende Fußgymnastik
- Impulsstrombehandlung im ↑ Hydroelektrischen Zellenbad nach Träbert
- ↑ Interferenzstrombehandlung

V

– stabile Interferenz
  100 Hz 5 min sensibel schwellig zur Erprobung der Verträglichkeit, die ersten 3 Tage je 1 Beh., ab 4. Beh.:
  1 bis 50 Hz 5 min sensibel schwellig,
  1 bis 25 Hz 5 min sensibel schwellig.
  Es darf dann bis motorisch überschwellig gesteigert werden.
– kinetische Interferenz
  Mit Handschuhelektroden rhythmische Kontraktionen der Muskulatur und auch Distraktionen bewirken (fördert den venösen Rückfluß und hilft zur Beseitigung von Ödemen).

Kontraindikationen: nach Varizenverödung, bei Neigung zu Entzündungen und zu Thrombose.

Beh. Ges.: Ausschalten disponierender und belastender Faktoren.

Maßnahmen:

– Kontrolle der Statik

  Vorfuß- oder Fersenbelastung? Mitte richtig. Vierpunktbelastung? ↑ Knick-Senk-Fuß? Knie zu sehr durchgedrückt? ↑ X-Bein? Beckenschiefstand? Beinverkürzung! Bei Arbeitshaltung einseitige Belastungen?

– Kontrolle vertrebragener Komponenten
– Kontrolle der Gewohnheitsatmung (Preßatmung?).

Ventilationsstörungen

Obstruktive Ventilationsstörungen

(Einengung des Lumens der Atemwege, Erhöhung der Strömungswiderstände in den Luftwegen)

Ziel: freie Atmung durch optimale Weitstellung der Atemwege.

Beh. Ges.: Vermeiden der Preßatmung und des Air trapping.

Maßnahmen:

– Erlernen der geführten langsamen Ausatmung durch gespitzte Lippen bei Weitstellung des Rachenraumes

  Die Preßatmung entsteht, wenn bei ungenügender Weitstellung des Brustkorbs bei der Inspirationsbewegung in der sich anschließenden Excpirationsphase die Oberbauchmuskeln vorzeitig in die Ausatmung eingreifen. Dadurch wird reflektorisch eine Kehlenge gesetzt und der Atem gepreßt.
  Die Preßatmung wird verhindert durch adäquate Weitstellung des Brustkorbs zur Einatmung und Absinkenlassen des Brustkorbs zur Ausatmung ohne Nachpressen von den Oberbauchmuskeln her. Beim Heben und Tragen schwerer Lasten muß die Brustkorb-Weithaltekraft stärker sein als die Bauchmuskelkraft.
  Bei obstruktiven Ventilationsstörungen, deren Lungenretraktionskraft für die Ausatembewegung nicht ausreicht, muß speziell die geführte Ausatmung

V

über gespitzte Lippen gelernt werden, dazu eine exspiratorische Bauchmuskelspannung, die bei den Unterbauchmuskeln beginnt und erst in der letzten Ausatemphase auf die Oberbauchmuskeln übergreift. Dies muß über die ventrale Muskelkette von den Füßen her eingeschliffen werden. Ist es nicht mehr möglich, muß eine Bandage die Unterbauchmuskeln stützen.

Beh. Ges.: Förderung der Bronchialdrainage und der Expektoration.
Maßnahmen:
- spezielle ↑ Drainagelagerungen, ↑ Abhustenschulung

  oder Kopftieflage, Seitlage, Fußende 30 cm erhöht

- summen, periphere Atemantriebe zur Atemvertiefung, ↑ Ventilationssteigerungstechniken

  gezielte Vibrationen in diesen Stellungen, danach abräuspern

- ↑ Inhalationstherapie mit Sekretolytika.

Beh. Ges.: Verkleinerung der funktionellen Residualkapazität, Erhaltung und Verbesserung der Atemmuskelkraft.
Maßnahmen:
- Steigerung der Zwerchfellbeweglichkeit

  Strömungswiderstände vom Nasenweg her geben, Thoraxelastisierung zur Verbesserung der diaphragmalen Atembewegung, Umkehrstellungen, Kopftieflagerungen

- Tön- und Singeübungen
- Verbesserung der Beweglichkeit der unteren Brustkorbanteile und Sicherung des Brustkorbs in einer Einatmungsstellung, bei der die Mm. intercostales die Rippen gut spreizen und die basalen Lungenpartien gut belüftet werden können.

Beh. Ges.: Herabsetzen der erhöhten Strömungswiderstände in den Bronchien.
Maßnahmen:
- Einnehmen von atemmechanisch vorteilhaften Ausgangsstellungen zur Verbesserung der Luftströmung in den Bronchien

  Vermeidung von Engstellungen des Thorax

- Erlernen einer speziellen Atemform: gähnendes Einatmen mit geschlossenem Mund, kurze Pause auf der Höhe der Einatmung zur Weitstellung der unteren Rippen, Ausatmung durch Lippenbremse.

  Diese Atemform wirkt bronchodilatatorisch und fördert den Sekrettransport.

- ↑ Entspannungs- und Lösungsmaßnahmen, Hinlenken der Wahrnehmung auf Basis- und Flankenatembewegung
- ↑ Bindegewebsmassage, Reflexzonenmassage, Packegriffe
- ↑ Inhalationstherapie.

Beh. Ges.: Optimierung des Atemrhythmus und leichte Anhebung der Atemmittellage.

Maßnahmen:
- Einregulierung von Ein- zu Ausatemphase im Verhältnis 1:2 und einer Atemfrequenz von etwa 12 Atemzügen/min
- Anhebung der Atemmittellage durch gute Haltung und aufgerichtetes Sternum, viel Rotationen in den Ausgangsstellungen und Bewegungen.

Beh. Ges.: Erleichterung der Atemarbeit
Maßnahmen:
- Brustkorb- und Wirbelsäulen-Mobilisation
- günstige Ausgangsstellungen aufsuchen
- mittlere Tonuslagen einregulieren, ↑ Entspannungsbehandlung
- Haltungsschulung, gut ausbalanciert über der Unterstützungsfläche vermindert Haltearbeit
- Ausschalten von Atemhilfsmuskeln, deren Einsatz unökonomisch ist und zur Hochatmung führt
- Nutzung der durchlaufenden Innervation von der Peripherie zum Rumpf in gebahnten Muskelketten, dadurch erleichterte Innervation
- Verbesserung der Haut- und Schleimhautfunktion (Schleimhautpflege, siehe Seite 344 und Maßnahmen zur Abhärtung
- Konditionstraining zur Beweglicherhaltung von Wirbelsäule und Brustkorb und für optimale Sauerstoffausnutzung in der Muskulatur
- ↑ Astma bronchiale, ↑ Brochiektasen, ↑ Bronchitis, ↑ Lungenemphysem, chronisches, ↑ Mukoviszidose, ↑ Pharyngitis, ↑ Schleimhauterkrankungen der Nase und des Rachens.

Kontraindikationen: forcierte, rasche Ausatmungsformen (weil sie zum Bronchiolenkollaps führen können), gepreßtes Husten und Husten ohne Auswurf, maximale Einatmung vor dem Hustenstoß (es muß danach erst die Hälfte der Luft abgeblasen werden, die Rippen sollen jedoch weitgestellt bleiben!); im Asthma-Anfall und bei Cor pulmonale Ausgangsstellungen, die Basis- und Flankenatembewegung behindern.

Restriktive Ventilationsstörungen

(Einschränkung bzw. Verlust des blähungsfähigen Lungengewebes, Einschränkung der Totalkapazität)

Ziel. Ermöglichung adäquater Atembewegungen, ausreichende Belüftung.
Beh. Ges.: Herabsetzen erhöhter Atembewegungswiderstände, Verbesserung der Lungendehnbarkeit und der Diffusion.
Maßnahmen:
- Lösung von verhafteten Gewebeschichten

  mit Massage in Dehnlagerungen, Packegriffe, flächige Technik der ↑ Bindegewebsmassage

V

- Dehnfähigmachen der Gelenke, Sehnen, Muskeln, Muskelketten mit Auswirkung auf Brustkorb- und Lungendehnbarkeit

↑ Dehnlagerungen, ↑ PNF-Techniken, Mobilisationstechniken

- elastische Kräfte heraufsetzen (Dehn- und Spannungsfähigkeit)
- wenn möglich – Beseitigung der speziellen Ursache der Restriktion

myogen, thorakogen, diaphragmal, pleurogen oder pulmogen.

Beh. Ges.: Ausnutzen aller Atemraumreserven.
Maßnahmen:
- Verbesserung der Thoraxbeweglichkeit
- Erziehung zur Vollatembewegung und Nutzung spezieller Ausgangstellungen und peripherer Atemantriebe, um alle Atemräume zu erschließen, Atemtherapie.

Beh. Ges.: Ökonomisierung der Atembewegung und des Atemrhythmus.
Maßnahmen: Erhöhung der Atemfrequenz auf etwa 20 Atemzüge/min kann zur Aufrechterhaltung der adäquaten Belüftung notwendig sein, Ein- zu Ausatmungsphase evtl. 1 : 1 (sinusförmig).
Beh. Ges.: Erhaltung und Verbesserung der Atemmuskelkraft, Erhöhung der Vitalkapazität, Vermeidung einer alveolären Hypoventilation.
Maßnahmen:
- Verlängerung der Einatembewegung durch Ausnutzen peripherer Atemantriebe und Lenkung der Atembewegung zur aktiven Rippenspreizung durch einen drehenden Bewegungsverlauf
- viel Tön- und Singeübungen, Ökonomisierung des Sprechens
- ↑ Sporttherapie mit einem angepaßten Ausdauertraining
- Stabilisationsübungen in Ausgangsstellungen, die eine Gleichgewichtsanforderung stellen

Immer, wenn das Gleichgewichthalten gefordert wird, springt das Zwerchfell regulierend ein.

Beh. Ges.: Erziehung zu aufrechter Haltung und zu symmetrischen Bewegungen.
Maßnahmen:
- befundgemäße Muskelkräftigung, ↑ PNF-Techniken, ↑ Stemmführungen
- Haltungsaufbau von den Füßen aus bis zum Kopf
- ↑ Unterwassergymnastik, Übungen im ↑ Schlingengerät
- ↑ Herz-Kreislauf-Training
- ↑ Lungenfibrosen, Pleuritis, ↑ Pneumonie, ↑ Thoraxtraumen.

V

Kontraindikationen: Klopfungen auf dem Thorax bei Pneumothorax, in der Anfangsbeh. bei Pneumonien, bei Pleuritis bis 6 Wochen nach Abklingen der Entzündung; Dehnlagerungen bei Pleuritis, solange die Entzündung noch nicht abgeklungen ist, bei Resthöhlen mit Exsudat, (weil die Exsudatbildung dadurch angeregt wird), nach Pneumektomien, damit es nicht zur Verlagerung des Mediastinums und zum Abknicken der Gefäße kommt; nach Thorakoplastik Dehnung des Oberkörpers der operierten Stelle, weil die Muskulatur dort einsinken soll, nach Karzinom- oder Tbk-Operationen; Ausatmung auf vibrierende Konsonanten bei starken Nachblutungen.

Verbrennungen

Lit.: 219, 266, 340

Ziel: rasche Wiederherstellung einer intakten und elastischen Epitheldecke, die eine volle Bewegungsfunktion zuläßt.

Auf Intensivstation

Beh. Ges.: Erhaltung der vitalen Funktionen, Stabilisierung des Kreislaufs, Pneumonie- und Thomboseprophylaxe, Verhinderung lagerungsbedingter Kontrakturen.

Maßnahmen:

- korrekte Lagerung

  Als Prophylaxe gegen Narbenschrumpfung müssen die verletzten Gebiete in Dehnstellung gehalten werden. Hilfen dafür sind:
  - dicke Schaumgummimatratze, die an bestimmten Stellen ausgeschnitten ist oder Rollen der Abpolsterung hat
  - seitlich Keilkissen zur Hochlagerung geschwollener Extremitäten
  - Einsatz von Tüchern, in denen Arme oder Beine aufgehängt sind
  - wo nötig, Schienenlagerung; Hände in Intrinsic-Plus-Stellung: Handgelenk in Dorsalextension, MP-Gelenke in 70 bis 90° Flexion, IP-Gelenke in Extension, Sattelgelenk in Opposition, Daumengrundgelenk in Extension. Die Finger müssen mit Schaumgummi oder Verbänden gespreizt gehalten werden. Unterarm in Supination, Ellbogengelenk gestreckt, Schultergelenk 90° Abduktion, Kopf-Tieflagerung, dabei HWS gestreckt, Hüftgelenk in Abduktion, Hüft-, Knie- und Sprunggelenk in 0-Stellung.

- intensive Atemübungen zur Vermeidung broncho-pulmonaler Komplikationen
- Durchbewegen aller nicht betroffenen Gelenke
- Hilfestellungen beim Abhusten geben, wenn durch verbrennende Gase oder Dämpfe die oberen Luftwege mit beteiligt sind
- ↑ Inhalationstherapie mit schleimhautreizlindernden Medikamenten.

Beh. Ges.: optimale Wundbehandlung, Erhaltung der Beweglichkeit.

Maßnahmen:

- Wunde nach Säuberung mit Fönluft trocknen und steril verbinden, dann weich lagern oder
- verbandlose Freiluftbehandlung

- zum Austrocknen der Sekrete zusätzliche Warmluft-Fönbehandlung oder
- Plastezelt, dem warme trockene Luft (32 bis 37 °C) mit 20 bis 30 % relativer Luftfeuchtigkeit zugeführt wird
- bei zirkulären Verbrennungen alle 2 h Umlagerungen durchführen oder den Patienten im Bett drehen
- täglich 2mal und dabei aktiv unterstützt alle Gelenke in allen Bewegungsrichtungen durchbewegen

  Dies ist am besten mit dem Verbandswechsel zu koordinieren, damit bildende Narbenzüge rechtzeitig erkannt und mit Lagerung verhindert werden. An unphysiologischen Bewegungsgrenzen ist vorsichtig im Rahmen der Erträglichkeit nachzudehnen.

- bei Brandverletzungen am Thorax Dreh-Dehnlagerungen (Hockdrehlage und Seitdrehlage zur Rücken- und Bauchlage hin) durchführen, da es sonst zur Einschränkung der Wirbelsäulenbeweglichkeit und zu restriktiven Atembewegungsstörungen kommt
- Zimmertemperatur auf 28 bis 30 °C regeln und möglichst aseptische Bedingungen im Raum halten
- tägliches Baden (nach Abklingen der Schockphase), dabei vorsichtige Bewegungsübungen ausführen lassen, auch als Vorbereitung der Transplantation
- Kohlensäurebäder, z. T. auch Supernaturan-Bicarbonat-Kohlensäurebäder (266), zur Begünstigung der Abheilung.

Nach Abschluß der plastischen Maßnahmen auf Normalstation

Beh. Ges.: Narbendehnung, Funktionsverbesserung, medizinische, psychische und soziale Rehabilitation.

Maßnahmen:

- Lagerungen und Umlagerungen zur Kontrakturenverhütung
- manuelle Narbenauflockerung, danach Narbendehnung
- ↑ Krankengymnastische Übungsbehandlung

  Beginn 6 bis 10 Tage nach abgeschlossener Eigenhaut-Übertragung, täglich 2- bis 3mal: Mobilisation aller ruhiggestellten Gelenke, Vorbeugung gegen Hautkontrakturen, Dehnübungen, Dehnlagerungen, Antagonistenspannungsübungen; Kräftigung atrophierter Muskeln

- ↑ Unterwassermassage
- ↑ Unterwassergymnastik
- Kompressionsverbände (Jobst-Bandagen)

  Durch kontinuierlichen Druck bewirken sie Glättung und Auflockerung der hypertrophen Narben. Sie sind 1 Jahr lang tagsüber zu tragen.

- Gebrauchsschulung
- funktionelle ↑ Arbeitstherapie
- ↑ Ultraschalltherapie in Dehnstellungen

  0,1 bis 0,2 W/cm^2 5 min örtlich im Wasserbad; zusätzlich neuraltherapeutischer Aufbau kaudal (mit 0,2 W/cm^2) oder kranial (mit 0,1 W/cm^2) 5 min, anschließend

- ↑ Phonophorese mit speziellen Ankopplungsmitteln zur Einschränkung der Keloidbildung
- ↑ Bäder mit Medikamentenzusatz: Kleiebäder, Molkebäder
- ↑ Iontophorese mit Hylase®.

Vertebragene Beschwerden

(von der Wirbelsäule ausgehende Beschwerden)

Pseudoradikulärsyndrom

↑ Zervikalsyndrom, ↑ Lumbalgie, ↑ Ischias/Ischialgie, ↑ Diskopathien ohne neurologische Veränderungen, ↑ Pseudoradikuläre Syndrome im Beckenbereich, ↑ Kokzygodynie, ↑ Haltungsfehler, ↑ Skoliose

Radikulärsyndrom ↑ Kompressionssyndrom

Wunden, chronisch eiternde

Ziel: Wiederherstellung der ursprünglichen Form und Funktion des Gewebes über der Wunde.
Beh. Ges.: Verbesserung der Heilungstendenz.
Maßnahmen:
- ↑ Stabile Galvanisation (68, 69)

Vor der Behandlung muß die Wunde gereinigt werden (z. B. mit 0,1 %iger Lösung aus Hydroxychinolin.sulf.). Der Rand der Wunde ist durch Zinksalbe o. ä. zu schützen. Auf die Wunde selbst legt man eine dicke Schicht steriler Kompressen, die mit physiologischer Kochsalzlösung durchtränkt sind. Darüber wird die Kathode gelagert. Die Anode wird ihr gegenüber oder proximal befestigt. Dosierung sensibel unterschwellig bis eben schwellig, 0,01 mA pro cm^2 Kathodenfläche ein- und ausschleichend, Dauer 30 bis 120 min, 1- bis 3mal am Tag, dies 12 Tage hintereinander. Zeigt sich Heilungstendenz, dann auch länger. Edel (1983) beschreibt für die Ulkusbehandlung: 1 Woche Kathode über dem Ulkus bis keine Nekrosen mehr vorliegen und bis zur frischen Granulation. Dann die Anode über dem Ulkus. Ist jedoch nach einer Woche das Ulkus noch schmierig belegt, bleibt die Kathode über dem Ulkus. Tritt nach 14 Tagen noch keine Granulation ein, soll die Beh. abgebrochen werden. (Durch zu hohe Stromintensitäten kann die Epithelisierung verhindert werden!) Freund (1975) behandelt täglich 3mal 1 h (3 bis 4 h Ruhepausen dazwischen), mit sehr guten Ergebnissen.

Beachte: Es dürfen keine akuten Erscheinungen im Wundgebiet vorliegen. Stromstärken über 5 mA bzw. 0,5 mA pro cm^2 führen zur Verschlechterung oder Verhinderung der Heilung. Es dürfen durch die Beh. keine örtlichen Temperaturerhöhungen auftreten.
Liegt die Wunde in Gelenknähe, nur 1 h täglich behandeln, da eine zu rasche Heilung sich ungünstig auf die Gelenkbeweglichkeit auswirkt.
Kontraindikationen: akute Erscheinungen.
- ↑ Bäder mit Medikamentenzusatz
- spannungsfreie Ruhigstellung.

X-Bein (Genu valgum)

Ziel: achsengerechte Kniegelenksführung und -belastung, Muskelgleichgewicht.
Beachte: Meist sind die Innenzügler und der mediale Bandapparat überdehnt. Das Kniegelenk wird an der lateralen Seite stärker belastet, dadurch kommt es zur Störung des Muskelgleichgewichts.
Beh. Ges.: intensives Training der gesamten Fuß- und Beinmuskulatur, besonders des M. quadriceps und der Innenzügler, durchlaufende Innervation von den Zehen her, achsengerechte Kniegelenksführung entsprechend dem Scharniergelenk.
Maßnahmen:
- beim Spielen auf dem Boden viel im Schneidersitz sitzen
- Gehen mit aktivem Zeheneinsatz und Abstemmen von der Ferse aus, Abrollen über den Fußaußenrand (nicht Innenrand!), Kniegelenk über dem Fußgelenk belasten!
- X-Bein-Strich nach Dicke (↑ Bindegewebsmassage)

  bindegewebiges Ziehen vom lateralen Rand des Traktus iliotibialis (5 bis 10 cm oberhalb des Kniegelenks) dehnend über diesen und auslaufend zur Patella oder Lateralseite der Kniekehle, 10- bis 20mal hintereinander zur Dehnung der kontrakten Knieaußenseite

- X-Bein-Spezialstreichung

  eine Hand streicht distal nach proximal über das Kniegelenk und rotiert den Oberschenkel dabei nach außen, die andere Hand streicht von proximal nach distal und rotiert dabei den Unterschenkel nach innen

- Innenzügelübung
  Beginne mit Beugung der gestreckten Zehen im Grundgelenk, Supination und Dorsalextension des Fußes, Physiotherapeutin gibt exzentrischen Widerstand und Patient soll die Muskelkette über den Vastus medialis des M. quadriceps zum M. rectus femoris durchlaufen lassen.

- Kräftigung der Zehen-, Fuß- und Beinmuskulatur, ↑ Knick-, Senk-, Spreizfuß
- ↑ PNF-Techniken zur Koordinierung der Gehleistungen
- evtl. Reizstromtherapie des Innenzügels, siehe auch Seite 250
- evtl. Erhöhung des Schuhinnenrandes.

Zerebralparese im Kindesalter

(zentrale Lähmung)

Lit.: 9, 16–18, 21, 30, 43, 52–54, 56, 63, 81, 87, 96, 113, 120, 126, 150, 151, 158, 184, 261–263, 286, 324, 325, 332

Ziel: normale Entwicklung.
Beachte: Frühbehandlung wichtig, Früherfassung im 4. Monat! Der Behandlung geht die genaue Befundaufnahme voraus:
- Beurteilung der motorischen Schäden (Ataxie, Spastizität, Athetose, Dystonie, Dyskinesi)
- Beurteilung der Entwicklungsstufe und des Reflexverhaltens.

Beh. Ges.: Hemmung der abnormalen Haltereflexe, Reduktion und Regulierung des Haltungstonus, Bahnung normaler Haltungsreaktionen und Bewegungsabläufe, in einem gewissen Maße der normalen Entwickung gesunder Kinder folgend (Bobath). Hemmung und Bahnung werden in der verschiedensten Weise miteinander kombiniert.
Maßnahmen:
- krankengymnastische Behandlung nach Bobath ↑ Bobath-Behandlung
  - Kopf- und Rumpfkontrolle
  - Symmetrie von Kopf und Gliedern in der Mitte
  - viel Rotation zwischen Rumpf und Becken
  - Extension, Abduktion und Außenrotation der Glieder
  - Gleichgewichtsreaktionen in allen Positionen als Voraussetzung für die gegen die Schwerkraft gerichtete Haltung, z. B. beim Stehen
- krankengymnastische Behandlung nach Vojta ↑ Vojta-Behandlung
- krankengymnastische Behandlung nach Brunkow ↑ Stemmführungen
- krankengymnastische Behandlung nach Kabat ↑ PNF-Techniken

  Jede Tätigkeit spastischer Muskeln (Agonisten und Antagonisten) soll in ein synergistisches Bewegungsmuster eingebaut werden. Sind die spastischen Muskeln in einer Synergie eingefügt, arbeiten sie funktionell.

- bei sensomotorischen Störungen im Bereich des Gesichts, des Mundes, des Rachens orofaziale Regulationstherapie (126).

Bei unerwünschter Überaktivität
Beh. Ges.: Hemmung unerwünschter Überaktivität.
Maßnahmen:
- Lagerung (Behebung durch reflexhemmende Stellung)
- kein Auslösen ungewollter Reflexe durch Berührung oder Druck (z. B. nicht an Handflächen oder Fußsohlen anfassen, sondern am Hand- oder Fußgelenk)
- Widerstand nur bei Kindern mit zu geringem Muskeltonus anwenden, nur für gewünschte Bewegungsmuster

  Es ist wichtig für das Einüben der Fortbewegung und großer Bewegungen.

- Druck wird vor allem zur Erzeugung von Kokontraktion genutzt bei Athetosen
- Zug eignet sich, in langsamer Dosierung angewendet, sehr gut zur Dehnung und Entspannung spastischer Muskulatur

  Er wird stets mit Rotation verbunden.

- langsamer und rhythmischer Wechsel zwischen agonistischen und antagonistischen Bewegungsmustern
- für alle zerebralparetischen Fälle sind bilaterale Muster von Glieder- und Totalbewegungen geeignet.

Beachte: Es geht um das Erleben und somit Erlernen der richtigen Bewegung unter normalen muskulären Bedingungen. Wenn die Gelenkstellungen bei den Faszilitierungstechniken nicht ganz korrekt sind, sollte das bei zerebralparetischen Kindern vernachlässigt werden.
Ziel: Erlernen, normale Bewegungen durchzuführen.
Beh. Ges.: Stabilisierung von Haltungen, die die Ausgangssituation für aktive Bewegungen darstellen.
Maßnahmen:
- Wahl einer optimalen Ausgangsstellung

  Die Muskeln, die besonders angespannt werden sollen, möglichst in eine angenäherte Ausgangsstellung bringen, z. B. Rumpf aufgerichtet, Beine möglichst gespreizt, Hüften gestreckt und außenrotiert.

- Stabilisierung der Ausgangsstellung durch Stützen, Stemmen (↑ Stemmführungen), Druck, Zug, Tapping.

Beh. Ges.: Verminderung der Steifigkeit durch Bahnung von adäquaten Haltungen und physiologischen Bewegungen.
Maßnahmen:
- Seitwärtsbewegungen und Drehungen des Rumpfes und der Extremitäten, auch Abduktion der Arme, möglichst viel einflechten

  Die Ausgangsstellungen dafür möglichst frei von spastischen Mustern wählen. Sie sollten den pathologischen Reflexen entgegenwirken.

- Übungen durch Vorstellungsbilder unterstützen:
  Löwe, Vogel, Fisch sein und dadurch Eigeninitiative anregen

– Ausnutzen der Schutzreflexe
– Stabilisationsübungen für den ganzen Rumpf.

Beachte: Die physiotherapeutische Behandlung wird optimal 2- bis 3mal tägl. 20 min ausgeführt. Mehrere Wochen wird das gleiche, entwicklungsspezifisch zusammengestellte Programm geübt.

Kontraindikationen: passive Lockerungen der Muskulatur, unphysiologische Haltungen und Bewegungen, Scharnierbewegungen in Beuge-Streckrichtung (von vorn nach hinten zu), weil sie ungenügend aus den pathologischen Mustern herausführen, zu frühes Laufen in pathologischen Mustern, forcierte Fingerfertigkeit. Solange der Stand nicht in voller Streckung gehalten werden kann, darf auch noch nicht aus dem Stand geübt werden.

Beh. Ges.: optimaler Einsatz von Hilfsmitteln.

Maßnahmen:

– Bestreichen mit einem Pinsel oder Eis nach Rood
– Maximalanspannung gegen Widerstand, auch als mentales Üben
– mehrmals täglich auf dem Bauchliegebrett liegen

  Dadurch werden Streckbewegungen des Rumpfes und Stützbewegungen der Arme angeregt.

– Üben auf dem Schaukelbrett und mit Therapieball bahnt Stellreaktionen, Sprungbereitschaft und Gleichgewichtsreaktionen
– Spielzeug seitlich vom Kind anbringen, damit eine Drehbewegung des Kopfes und Rumpfes und Seitstützen der Arme angeregt werden
– orthopädische Hilfen geben, z. B. Innenschuh
– Schwimm- und ↑ Reittherapie, besondes bei älteren Spastikern
– Behandlung der Hör- und Sprachstörungen
– operative Behandlung und Nachbehandlung mit Elektrostimulation nach Hufschmidt oder Jantsch, siehe unten
– Kurse für Mütter von zerebralparetischen Kindern
– Heilpädagogik; Erziehungs-, Schul- und Berufsberatung
– funktionelle ↑ Arbeitstherapie.

Beh. Ges.: Verbesserung der gestörten Koordination zwischen Agonisten und Antagonisten durch spezielle elektrische Stimulierung.

Maßnahmen:

– Reizstromstimulation der Spastik nach Hufschmidt

  Sie beruht auf der Modellvorstellung, die spastische Muskulatur durch Reizung über die Spannungsrezeptoren zu hemmen und die Bewegung der mehr oder weniger inaktiven Antagonisten gleichzeitig zu bahnen. Außerdem werden den geschädigten Bewegungszentren der Großhirnrinde gleichzeitig Informationen übermittelt, wodurch sich die Bewegungskoordination verbessert.

  Es wird mit zwei Reizkreisen gearbeitet, die mit einer Verzögerung von 0,1 bis 0,3 s nacheinander Zuckungen auslösen. Impulsdauer (t) = 0,3 ms, Rechteckstrom, Periodendauer 1 bis 1,5 s. Das entspricht einer Frequenz von 45 bis 60 Imp/min.

Beim Elektrostimulator „TuR" RS 21 wird z. B. wie folgt eingestellt (Zweikanalreizung, additive Steuerung, 2 Kabel):

1. Gerät: $t_v = 1{,}00$ s $t_i = 200$ µs, $t_p = 000$, $t_{an/ab} = 000$ $t_{gr} = 000$, Programm 031

2. Gerät: $t_v = 200$ ms, $t_i = 200$ µs, $t_p = 000$, $t_{an/ab} = 000$ $t_{gr} = 000$, Programm 031

Paraspastik

- Reizkreis I über der Beugemuskulatur am Oberschenkel bzw. M. erector spinae der gleichen Seite
- Reizkreis II am anderen Bein über dem M. rectus femoris und M. glutaeus medius
  40 Imp/min, Verzögerung 0,1 s, 10 min Beh.
  anschließend Seitentausch der Anlage, nochmals 10 min Beh.
  Variationsmöglichkeiten: bei Adduktorenspasmus kann statt am M. glutaeus medius an der Adduktorengruppe angelegt werden. Anstatt am M. erector spinae kann am M. gluteaus maximus angelegt werden.
  Beachte: befundspezifische Anlage ist wichtig!

Hemispastik der Beine

- Reizkreis I über der Beugemuskulatur am gesunden Bein und gleichseitig am M. erector spinae
- Reizkreis II auf der Streckenmuskulatur des spastischen Beines
  40 Imp/min, Verzögerung 0,1 s, 10 min Beh.
  Variationsmöglichkeiten: Reizkreis I kann auf der spastischen Seite appliziert werden.

Spastik der Rumpfmuskulatur

- Reizkreis I kranial und kaudal auf M. erector spinae der einen Seite
- Reizkreis II kranial und kaudal auf M. erector spinae der anderen Seite
  40 Imp/min, Verzögerung 1,5 s, 10 min Beh.
  Variationsmöglichkeiten: Beide Elektroden eines Stromkreises können mehr auf der Nacken-, Brust oder Lendengegend angelegt werden, oder die kaudale Anlage beider Stromkreise kann auf M. glutaeus maximus oder medius gelegt werden.

Spastik der Arme

- Reizkreis I am M. trapezius, Pars descendens, und M. deltoideus, Reizkreis II über Mm. rhomboidei (etwas lateral vom M. erector spinae)
  60 Imp/min, Verzögerung 0,1 s 10 min
- anschließend Reizkreis I über beiden Reizpunkten des M. biceps, Reizkreis II bipolar über M. triceps
  60 Imp/min, Verzögerung 0,1 s, 10 min Beh.
- anschließend Reizkreis I am M. flexor digitorum superficialis und am Daumenballen
- Reiskreis II bipolar die Streckermuskulatur am Unterarm
  60 Imp/min, Verzögerung 0,1 s, 10 min Beh.
  Beachte: Wenn es dabei nicht gelingt, eine kräftigere Dorsalextension der Hand zu stimulieren, muß die Anlage revidiert werden, oder es kann nicht

behandelt werden. 10 min lang den Beugetonus ohne Streckbewegung zu tonisieren, wirft das Kind in der Entwicklung zurück!

Tetraspastik

- Reizung der Arme oder Beine nacheinander, die Gesamtbehandlung soll 30 bis 40 min nicht überschreiten.

Beachte: Durch eine Serie von Reizstrombehandlungen nach Hufschmidt kommt es generell zu einer Aktivierung des Patienten.

- Tonolyse nach Jantsch (1981)
  Beim Elektrostimulator „TuR" RS 21 ist einzustellen (Zweikanalreizung, additive Steuerung, 2 Kabel):

1. Gerät: $t_v = 1{,}00$ s, $t_i = 200$ µs, $t_p = 000$, $t_{an/ab} = 000$, $t_{gr} = 000$, Programm 031

2. Gerät: $t_v = 50$ ms, $t_i = 1.00$ m, $t_p = 19.0$ ms, $t_{an/ab} = 000$, $t_{gr} = 2.00$ s, Programm 033

- Reizkreis I: bipolare Anlage mit kleinen Elektroden an beiden Enden des Muskelbauches der spastisch kontrahierten Muskulatur (am Arm meist an den Beugern). Es wird mit **einem** kurzen, scharfen Impuls zur Einwirkung auf die Sehnenspindeln stimuliert. Dies soll eine Hemmung der spastischen Innervation bewirken.
- Reizkreis II: bipolare Anlage mit kleinen Elektroden an beiden Enden des Muskelbauches der schlaffen bzw. überdehnten Muskelgruppen (am Arm meist an den Streckern). Es wird mit einem Schwellstromimpuls von 500 bis 1 000 ms bis 2 s Schwelldauer bis zum Eintreten einer deutlichen Kontraktion (nicht mehr!) gereizt.

Kontraindikationen: Tritt bei der Behandlung ein Klonus auf, ist sie abzubrechen und erst am nächsten Tag unter vorsichtiger Steigerung der Schwellstrombehandlung wieder zu versuchen. Die Elektroden müssen so angelegt sein, daß kein Schwellstromimpuls auf die spastische Muskulatur überschlagen kann. Lagerung des Patienten in reflexhemmender Ausgangsstellung und entgegengesetzt zum pathologischen Bewegungsmuster beachten.

- Stimulierung eines überdehnten M. deltoideus ist unbedingt erforderlich, da es sonst zur Schultergelenkssubluxation kommt
- ↑ Funktionelle Elektrostimulation, z. B. beim Gehen

Sie kann vom Patienten ausgelöst werden, oder der Auslöser ist im Schuh des Patienen gelagert, oder es werden Biofeedback-Methoden genutzt.

Zervikalsyndrom

(Halswirbelsäulensyndrom)

Lit.: 9, 21, 23, 24, 30, 41, 48, 49, 70, 74, 78, 99, 105, 122, 127, 128, 137, 138, 158, 161, 183–185, 212, 223, 238, 239, 252, 262, 264, 271, 272, 316, 321

Pseudoradikuläre Syndrome durch muskuläre Dysbalance und zervikale Hyperlordose

Ziel: muskuläres Gleichgewicht, adäquate Haltung und Bewegung.
Beh. Ges.: Schmerzbeseitigung, Durchblutungsförderung, befundgezielte Lockerung und Dehnung verspannter Muskelgruppen.
Maßnahmen:

- ↑ Manuelle Therapie
- Entspannung, Lockerung und Dehnung des oberen Trapeziusastes, des M. levator scapulae, des M. pectoralis, besonders sternaler Anteil, M. erector spinae im HWS-Bereich, evtl. auch M. serratus anterior, M. iliopsoas, M. rectus femoris
- ↑ Eisbehandlung während aktiver Übungsbehandlung
- ↑ Ultraschalltherapie

  neuraltherapeutischer Aufbau kranial mit 0,1 W/cm² 5 bis 8 min, Myogelosen evtl. gezielt mit kleinem Schallkopf je 1 min 0,2 W/cm² umkreisen, danach gut ausstreichen

- ↑ Ultrareizstrom

  Kathode: auf die schmerzende Muskelregion, Anode: 3 cm nach proximal oder auf 3. bis 7. Halswirbel

- ↑ Diadynamische Ströme

  Anlage wie Ultrareizstrom s. o., 2 min DF, 4 min CP

- ↑ Kombinationstherapie: Ultraschall und diadynamische Ströme oder Ultrareizstrom oder Sonodynator®
- ↑ Interferenzstrombehandlung (105)
  - stabile Interferenz der ganzen Nackengegend
    100 Hz konstante Frequenz, 5 bis 10 min sensibel schwellig bis überschwellig, 50 bis 100 Hz rhythmische Frequenz, 5 bis 10 min sensibel schwellig bis überschwellig, ab 6. Beh. statt 50 bis 100 Hz, 1 bis 100 Hz rhythmische Frequenz, 5 bis 10 min sensibel schwellig bis überschwellig; besteht gleichzeitig eine Brachialgie, wird ab 5. bis 6. Beh. eine tripolare Anlage der oberen Extremität hinzugenommen (Elektroden an der Handfläche oder am Handgelenk miteinander verbunden).

– kinetische Interferenz
Schmerzpunktbeh. mit Handschuhelektroden, jeden Punkt 1 bis 2 min. Bei nachlassenden Schmerzen kann verspannte Muskulatur im Schulter-Nakken-Bereich mit Handschuhmethode und Kinesi motorisch überschwellig zur Kontraktion und Distraktion angeregt werden, ruhig arbeiten.

– ↑ Iontophorese
mit 3%iger Natriumsalicylatlösung unter der Kathode, 5 bis 15 min
– ↑ Kurzwellentherapie, Impuls-Kurzwellentherapie

Wirbelstromelektrode, EHA 0 cm, Dosis II bis III, 5 bis 8 min oder Kondensatorfeldmethode: eine El. ab 3. Halswirbel nach kaudal zu, EHA 1,5 cm, die andere über M. pectoralis, EHA 2,5 cm, 3 min nach rechts, 3 min nach links, Dosis I!

– ↑ 69-cm-Wellen-Therapie, Nackenregion, siehe oben
– ↑ Mikrowellentherapie

Rund- oder Langenfeldstrahler, EHA 10 cm, Dosis II bis III (50 Watt), 5 min

– Moor-, Fango-, Paraffin-, Heublumenpackung
– ↑ Infrarottherapie
– nach Vorwärmung muskuläre Massage und Antagonistenspannungsübungen
– ↑ Shiatsu.

Beh. Ges.: Kräftigung insuffizienter Muskelgruppen und Stabilisierung guter Haltung und adäquater Bewegungsmuster.
Maßnahmen:
– Kräftigung der unteren Schulterblattfixatoren (M. trapezius, Pars ascendens und transversa, Mm. rhomboidei major und minor, M. latissimus dorsi) und der tiefen Halsbeuger, evtl. auch Bauch- und Gesäßmuskulatur

↑ PNF-Techniken, durchlaufende Innervation, Spezialübungen,
↑ Stemmführungen

– Erlernen der aktiven Kopfstreckung und Einleitung der Kopfbewegungen über die Augenbewegungen
– Bewegungsstereotypumschulung (155, 176, 183, 184), Kontrolle der Arbeitshaltung
– ↑ Hypertonus der Muskulatur, ↑ Myogelosen, ↑ Myalgie.

Radikulärsyndrom

(sensibles und motorisches im Gebiet des Plexus brachialis)

Beh. Ges.: Schmerzausschaltung, möglichst kausale Therapie durch Beseitigung von mechanischen Bedrängungen der Nervenwurzel.

Maßnahmen:

- ↑ Manuelle Therapie
- ↑ Extension in Rückenlage, evtl. durchbewegen unter Zug und anschließend durchspannen in adäquater HWS-Einstellung
- Nacken-, Hals- und Hinterkopfmassage in Rückenlage und dehnender Kopfhaltung, siehe oben
- Erlernen der aktiven Kopfstreckung und Hinweise für richtiges Verhalten bei der Arbeit und beim Ruhen, gezielte ↑ Stemmführungen
- ↑ Ultraschalltherapie
- ↑ Ultrareizstrom, ↑ Diadynamische Ströme, ↑ Kombinationstherapie, ↑ Interferenzstrombeh. und ↑ Iontophorese, siehe S. 56 und 393.

  Beachte: Durchblutungsförderung wird nur in geringem Maß vertragen, deshalb sind o. g. elektrotherapeutische Verfahren oder Ultraschalltherapie zur Schmerzausschaltung meist günstiger als ausgesprochene Wärmemaßnahmen.
- Schanzscher Watteverband kann notwendig sein
- ↑ Bindegewebsmassage nach Dicke zur vegetativen Umstimmung
- ↑ Kompressionssyndrome, ↑ Neuralgien/Neuritiden, ↑ Parästhesien, ↑ Paresen, schlaffe
- maximale isometrische Spannungsübungen in verschiedenen Richtungen (ohne Bewegungsausschlag), jede Spannung 15 s halten, kann z. B. bei akutem Schiefhals 50 % der Beschwerden lindern (Köberle).

Vegetativ-vaskuläre Symptome durch Irritation des Halssympathikus (Barré-Lieou-Syndrom), Brachialgia paraesthetica nocturna

Beachte: Die Schmerzen werden durch Muskelanspannung (Taschentragen) verstärkt (auch in Rückenlage nachts), Steigerung dieser Symptomatik beim **Quadrantensymptom** (Pette-Döring).
Ziel: Ausschalten der Irritation, vegetative Homöostase.
Beh. Ges.: Beseitigung der Ursache der Irritation des Halssympathikus, kausale und Allgemeinbehandlung zur vegetativen Beruhigung.
Maßnahmen:

- Manuelle Therapie
- ↑ Traktion der HWS in Rückenlage, Arme abduziert, Schultergürtel dabei entspannt, anschließend Schanzscher Watteverband

- ↑ Ultraschalltherapie

  neuraltherapeutischer Aufbau kranial mit 0,05 mA oder mit Impulsschall, 5 min, jeden 2. Tag

- ↑ Blockade des Ganglion stellatum mit Reizströmen
- ↑ Bindegewebsmassage nach Dicke
- ↑ Entspannungsbehandlung
- ↑ Diadynamische Ströme, ↑ Kombinationstherapie, ↑ Interferenzstrombeh.
- ↑ Parästhesien, ↑ Vegetative Regulationsstörungen, ↑ Migräne, ↑ Sudecksches Syndrom Stadium I.

Kontraindikationen: forcierende Maßnahmen, auch Wärmebeh.

Zoster (Gürtelrose)

Ziel: rasche Abheilung, Schmerzfreiheit.

Während des Bläschenausschlags
Beh. Ges.: Schmerzlinderung.
Maßnahmen:

- ↑ Diadynamische Ströme wirken meist rasch schmerzlindernd.

  Entweder segmental-paravertebral oder kleine Schalenelektroden im Segmentbereich zu beiden Seiten des voll ausgebildeten Bläschenausschlags aufsetzen, Basis plus CP 1 min, dann umpolen, Basis plus CP 2 min, Intensität stets bis zur Toleranzgrenze steigern. Elektrodenunterpolsterung hinterher wegwerfen, Elektroden desinfizieren. Beh. täglich, wodurch die Bläschen rasch abtrocknen und die Schmerzen nachlassen.

- stabile ↑ Interferenzstrombehandlung (105)

  Plattenelektroden (50 cm^2) so anlegen, daß die Bläschen in das Überlagerungsgebiet der Ströme kommen.
  100 Hz, konstante Frequenz, 5 min vorsichtig ansteigend bis sensibel schwellig
  50 bis 100 Hz, rhythmische Frequenz, 2 bis 5 min vorsichtig ansteigend bis sensibel schwellig
  Beh. täglich 7 bis 10 min, später bis 15 min.

Nach Abheilung
Beh. Ges.: Durchblutungsförderung, Herabsetzen der Schmerzschwelle.
Maßnahmen:

- ↑ Ultraschalltherapie
  - Beschallung im neuraltherapeutischen Aufbau, besonders paravertebral im Segment, 0,1 bis 0,2 W/cm^2 5 bis 10 min; oder

– Beschallung nur paravertebral im Segment und im betroffenen Dermatom mit 0,05 W/cm², evtl. Impulsschall, evtl. statt Ölankopplung Borsäuresalbenankopplung (71)

– ↑ Transkutane elektrische Nervenstimulation (TENS)
– ↑ Stabile Galvanisation, auch als Quergalvanisation im Stangerbad, ↑ Hydroelektrische Bäder

Anode: Schmerzregion, Kathode: wegleitend, 10 min, sensibel unterschwellig
EHA aktiv 2 cm, passiv 3 bis 4 cm, Dosis 1 bis 3 min

– ↑ Mikrowelle, segmental und örtlich, wenn angenehm empfunden
– Pelose- oder Fangopackungen, segmental und örtlich, wenn als angenehm empfunden
– Bewegungsübungen zum Herabsetzen der Schmerzschwelle
– ↑ Neuralgien und Neuritiden.

Zystitis (Blasenentzündung)

Akut
Ziel: Beschwerdefreiheit.
Beh. Ges.: Schmerzlinderung und Unterstützung der Heilungstendenz durch örtliche Wärmemaßnahmen.
Maßnahmen:
– Bettruhe und gleichmäßige Wärme
– heiße Kompressen auf die Blasengegend und auf das Kreuzbein, anschließend Dunstpackung
– ansteigende Sitzbäder mit Zusatz von Moorextrakt oder Hoevenol®

bis 30° C ansteigend, anschließend T-Wickel für 1 h

– Unterleibsdampfbad mit Zusatz von Kamillen- oder Heublumenextrakt, anschließend 1 h T-Wickel.

Beachte: feuchte Wärme anwenden, trockene Wärme wirkt ungünstig!

Chronisch
Ziel: Ausheilung.
Beachte: Jede Blasenentzündung, die unter der üblichen Behandlung nicht in 4 bis 6 Wochen ausheilt, gilt solange als tuberkuloseverdächtig, bis eine Tuberkulose durch Urinkulturen und Tierversuche ausgeschlossen werden kann.

Beh. Ges.: Unterstützung der Heilungstendenz und Allgemeinbehandlung; Regelung des Wärmehaushalts.

Maßnahmen:

- auf warme Füße und Knie achten (Reflexzone! s. a. Abb. 11 a u. b)
- ansteigende Beinbäder, bei denen das Knie mit überspült wird
- ↑ Bindegewebsmassage nach DICKE und anschließend heiße Rolle am Kreuzbein
- Moorschlamm-Sitzbäder und -Halbbäder
- ↑ Sauna unter Vermeidung von Kaltreizen für die untere Körperhälfte.

3.

Abbildungen zu Reflexzonen- und Neuraltherapie verschiedener Organerkrankungen

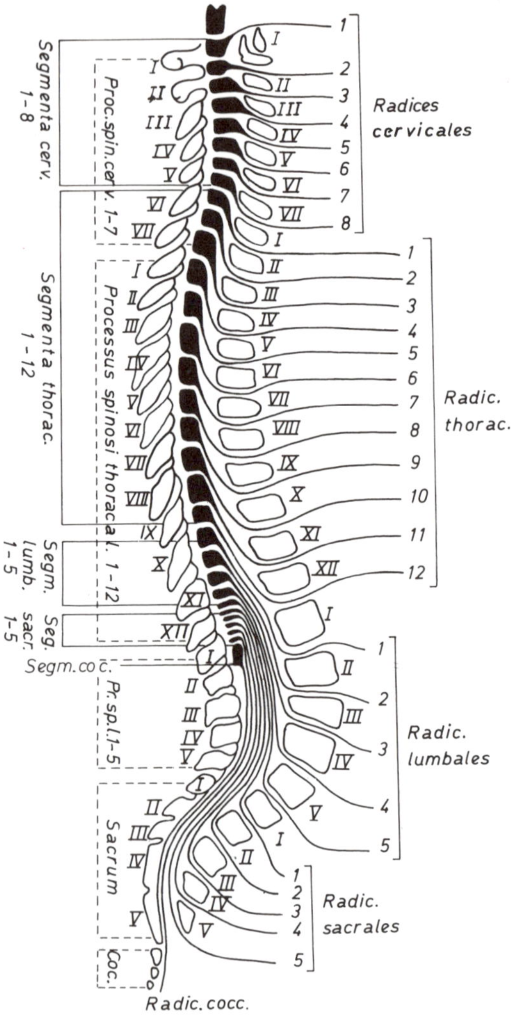

Abb. 1
Schematische Darstellung der Lagebeziehung des Rückenmarks zur Wirbelsäule

Abb. 2a bis 2c
Dermatome nach HANSEN, K., und H. SCHLIACK mit freundlicher Genehmigung des Gustav Fischer Verlages Stuttgart (132)

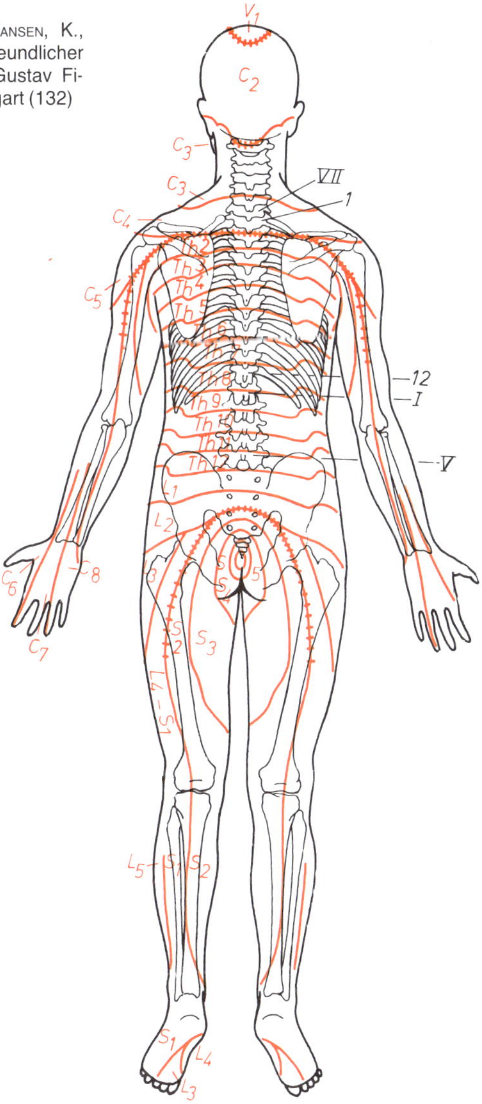

Abb. 2a
Dermatome von dorsal gesehen

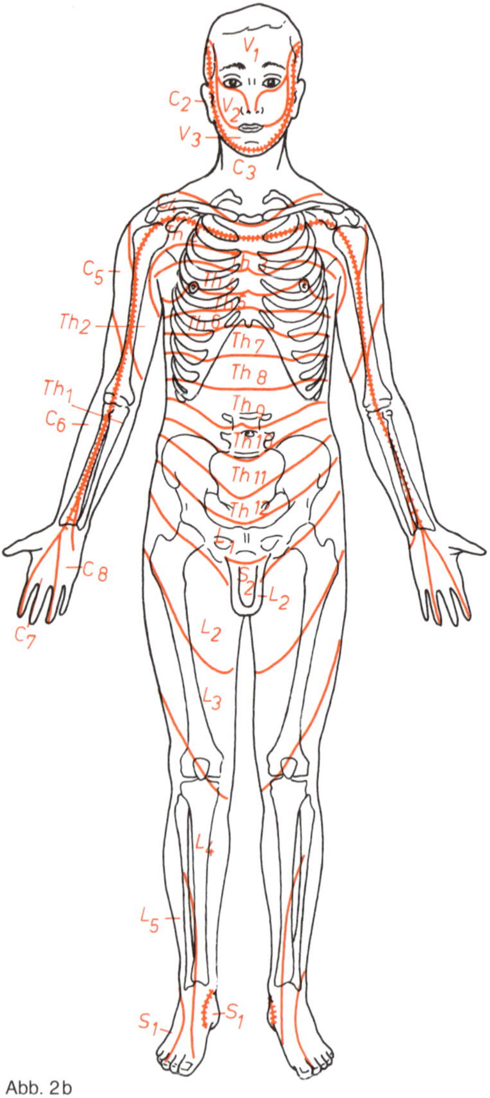

Abb. 2b
Dermatome von ventral gesehen

Zeichenerklärung
für Abbildung 2:

——————— Grenzen innerhalb kontinuierlicher Segmentfolgen

+++++++++++++ Axiallinien, in denen entfernte Dermatome aneinandergrenzen

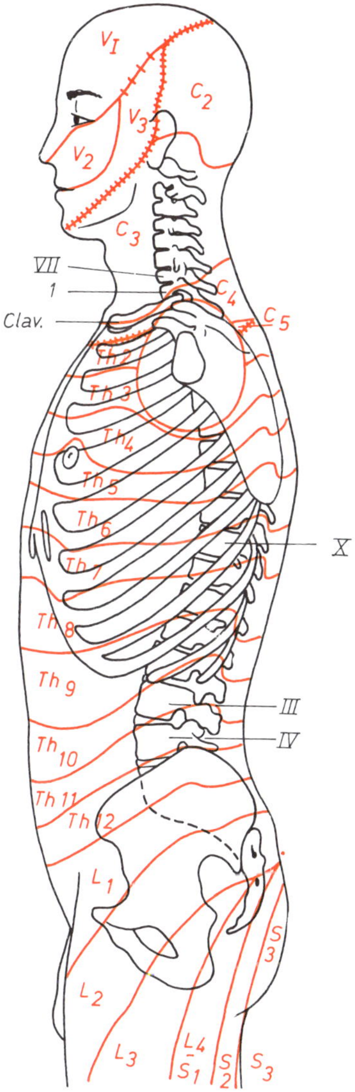

Abb. 2c
Dermatome von der Seite gesehen

Zeichenerklärung für Abbildungen 3 bis 10:

	Dermatom des zugehörigen Organs. Es ist besonders wichtig für segmentale Einwirkungen mit Hydro-,Thermo- und Elektrotherapie, Massage, Segmentmassage, Hauttechnik der Bindegewebsmassage
	Maximalzonen des zugehörigen Organs
— ‖	Strichführungen in der Unterhaut- und Faszientechnik der Bindegewebsmassage nach Teirich-Leube
+	Einsatz der flächigen Technik der Bindegewebsmassage
•	Periostbehandlung
∞	muskuläre Lockerung
	Maximalzonen, die besonders empfindlich sind und erst angegangen werden, wenn alle anderen Reflexzonen weitmöglichst normalisiert sind

Reflexzonen des Herzens

Dermatom

Herz: $C_{3,4,8}$, Th_{1-8} links (nach HANSEN/SCHLIACK)

Aorta: $C_{3,4,8}$, Th_{1-4} links, Th_{1-4} zuweilen auch mit rechts (nach HANSEN/SCHLIACK)

Myotom

Segmentale Innervation von $C_{3,4}$ erhalten:

Diaphragma (C_{3-5})
M. deltoideus (C_{4-6})
M. supraspinatus (C_{4-6})
M. infraspinatus (C_{4-6})
M. levator scapulae (C_{3-5})
Mm. rhomboidei ($C_{4,5}$)
Platysma ($C_{2,3}$)
M. trapezius (C_{2-4})
M. sternocleidomastoideus (C_{2-4})
M. sternhyoideus C_{1-4})
M. sternothyreoideus (C_{1-4})
M. omohyoideus (C_{1-4})
M. subclavius (C_{4-6})
M. scalenus anterior (C_{4-8})
M. scalenus medius (C_{3-8})
M. longus colli et capitis (C_{1-7})
M. erector spinae

Segmentale Innervation von C_8, Th_{1-8} erhalten:

Mm. intercostales interni et externi (Th_{1-11})
Mm. intertransversarii thoracales (Th_{5-11})
M. erector spinae
M. rectus abdominis (Th_5-L_1)
M. obliquus abdominis externus (Th_5-L_1)
M. obliquus abdominis internus (Th_8-L_2)
M. transversus abdominis (Th_5-L_2)

von der Schulter-, Arm- und Handmuskulatur:

M. teres major (C_{5-8})
M. latissimus dorsi (C_{4-8})
M. serratus anterior (C_{5-8})
M. pectoralis major (C_{5-8})
M. pectoralis minor (C_6-Th_1)
M. triceps brachii (C_{6-8})
M. anconaeus ($C_{7,8}$)
M. pronator quadratus (C_6-Th_1)
M. flexor carpi radialis (C_{6-8})
M. flexor pollicis longus (C_{6-8})
M. flexor digitorum superficialis (C_7-Th_1)
M. flexor digitorum profundus (C_7-Th_1)
M. flexor carpi ulnaris (C_7-Th_1)
M. palmaris longus (C_7-Th_1)
M. extensor carpi ulnaris (C_{6-8})
M. abductor pollicis longus (C_{6-8})
Mm. extensor pollicis longus et brevis (C_{6-8})
M. extensor indicis (C_{6-8})
M. extensor digitorum communis (C_{6-8})
M. extensor digiti minimi (C_{6-8})
M. adductor pollicis (C_8, Th_1)
M. opponens digiti minimi (C_7, Th_1)
M. flexor digiti minimi brevis (C_8, Th_1)
M. abductor digiti minimi (C_7-Th_1)
Mm. lumbricales (C_8, Th_1)
Mm. interossei (C_8, Th_1)

von der Halsmuskulatur:

M. scalenus anterior (C_{4-8})
M. scalenus medius (C_{3-8})
M. scalenus posterior ($C_{7,8}$)

siehe Abbildung 3

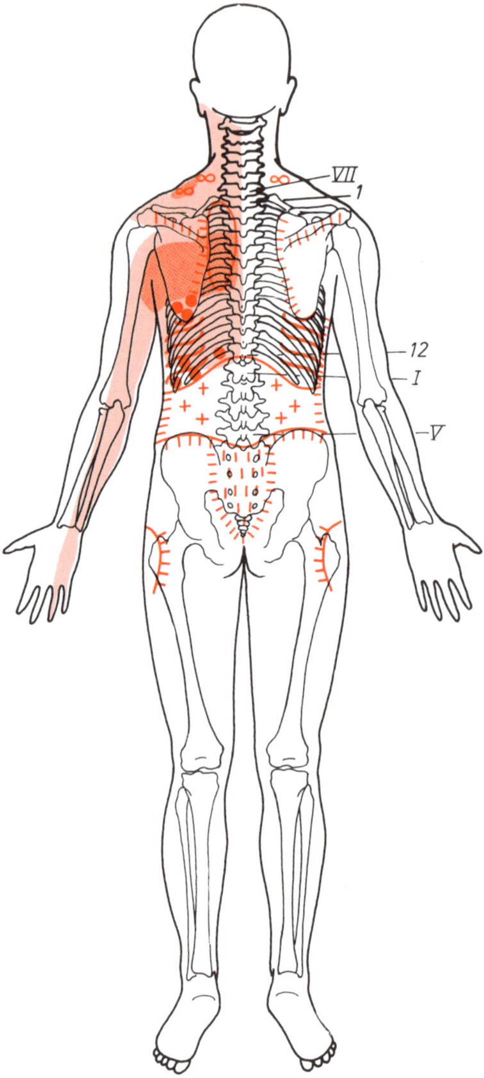

(Zeichenerklärung
s. S. 404 oder 422)

Abb. 3a
Therapeutisch wichtige Reflexzonen des Herzens – von dorsal gesehen

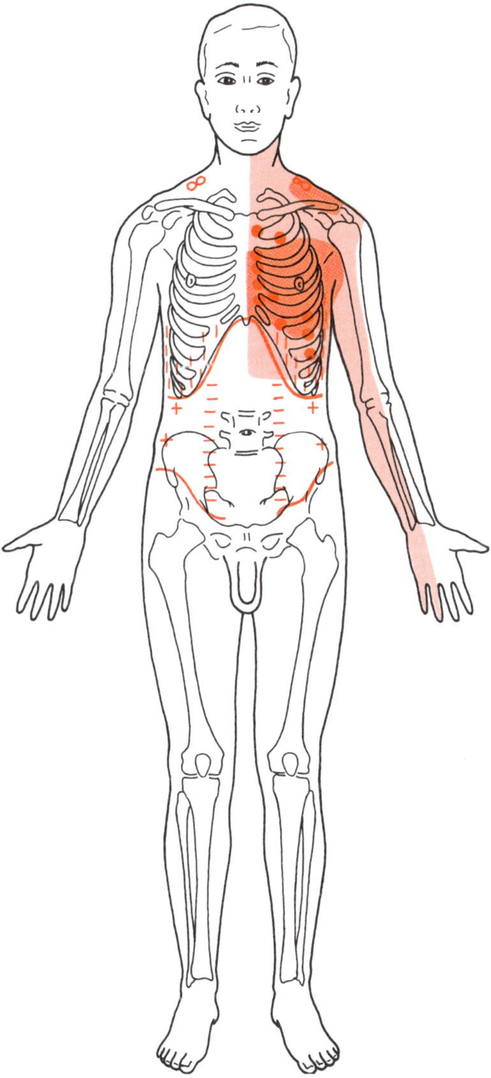

Abb. 3b
Therapeutisch wichtige Reflexzonen des Herzens – von ventral gesehen

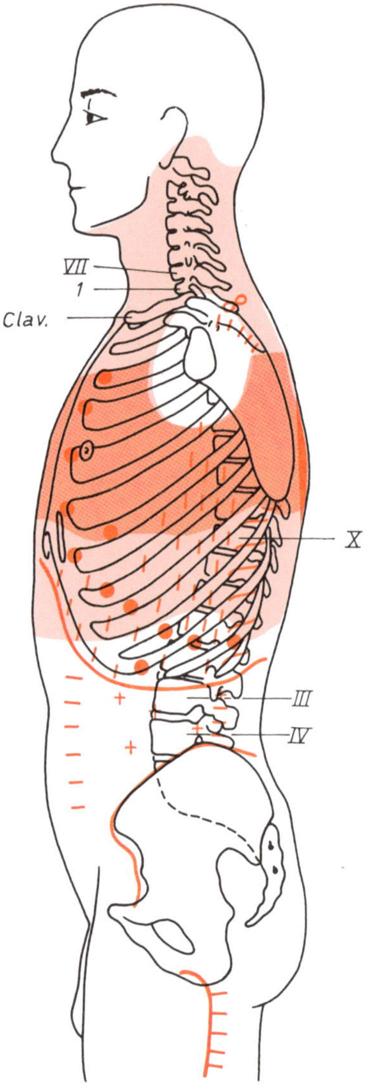

(Zeichenerklärung
s. S. 404 oder 422)

Abb. 3c
Therapeutisch wichtige Reflexzonen des Herzens – von der Seite gesehen

Reflexzonen der Atmungsorgane

Dermatom

Kehlkopf: C_8 rechts und links (nach HANSEN)

Luftröhre: C_8-Th_2 rechts und links (nach HANSEN)

Bronchien: C_8-Th_3 rechts und links (nach HANSEN)

Lunge: $C_{3,4}$, Th_{3-9} der betr. Seite (nach HANSEN/ SCHLIACK)

Pleura: $C_{3,4}$, $Th_{(2)\ 3-10\ (11,12)}$ der betr. Seite (nach HANSEN/ SCHLIACK)

Myotom

Segmentale Innvervation von $C_{3,4}$ siehe Reflexzonen des Herzens.

Segmentale Innervation von C_8-Th_3 erhalten:

Mm. intercostales interni et externi (Th_{1-11})
M. erector spinae
M. teres major (C_{5-8})
M. latissimus dorsi (C_{6-8})
M. serratus anterior (C_{5-8})
M. scalenus anterior (C_{4-8})
M. scalenus medius (C_{3-8})
M. scalenunes posterior ($C_{7,8}$)
M. pectoralis major (C_{5-8})
M. pectoralis minor (C_6-Th_1)
M. triceps brachii (C_{6-8})
M. anconaeus ($C_{7,8}$)
M. pronator quadratus (C_6-Th_1)
M. flexor carpi radialis (C_{6-8})
M. flexor pollicis longus (C_{6-8})
M. flexor digitorum superficialis (C_7-Th_1)
M. flexor digitorum profundus (C_7-Th_1)
M. flexor carpi ulnaris (C_7-Th_1)
M. palmaris longus (C_7-Th_1)
M. extensor carpi ulnaris (C_{6-8})
M. abductor pollicis longus (C_{6-8})
Mm. extensor pollicis longus et brevis (C_{6-8})
M. extensor indicis (C_{6-8})
M. extensor digitorum communis (C_{6-8})
M. extensor digiti minimi (C_{6-8})
M. adductor pollicis (C_8, Th_1)
M. opponens digiti minimi (C_7-Th_1)
M. flexor digiti minimi brevis (C_8, Th_1)
M. abductor digiti minimi (C_7-Th_1)
Mm. lumbricales (C_8, Th_1)
Mm. interossei (C_8, Th_1)

Segmentale Innvervation von Th_{3-9} erhalten:

Mm. intercostales interni et externi (Th_{1-11})
Mm. intertransversarii thoracales (Th_{5-11})
M. erector spinae
M. rectus abdominis M. opliquus abdominis externus (Th_5-L_1)
M. obliquus abdominis internus (Th_8-L_2)
M. transversus abdominis (Th_5-L_2)

Segmentale Innervation von Th_{10-12} erhalten außer o. g. Muskeln:

M. pyramidalis (Th_{11}-L_2)
M. quadratus lumborum (Th_{12}-L_3)
M. iliopsoas (Th_{12}-L_4)

siehe Abbildung 4

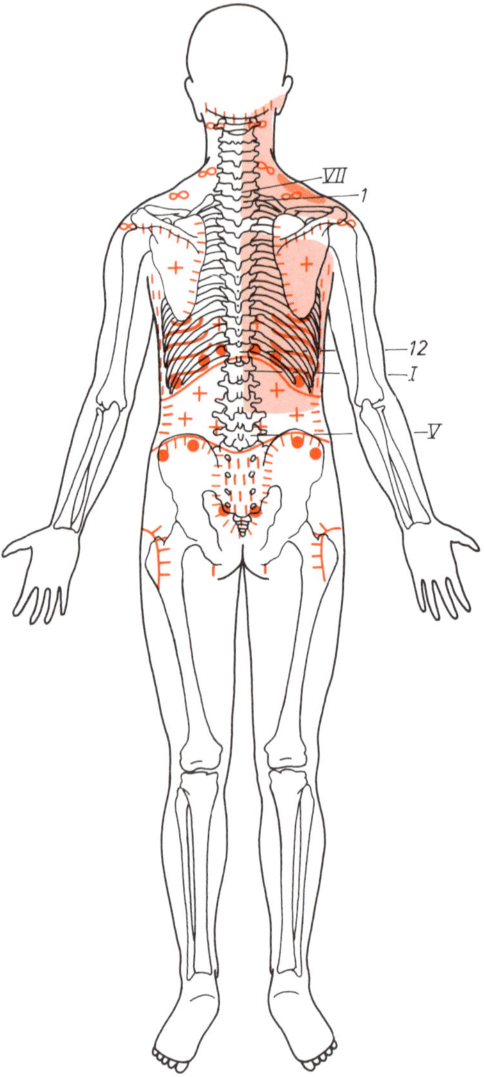

Abb. 4a
Therapeutisch wichtige Reflexzonen bei Erkrankungen der Atmungsorgane – von dorsal gesehen (Dermatom rechte Lunge und Pleura eingetragen)

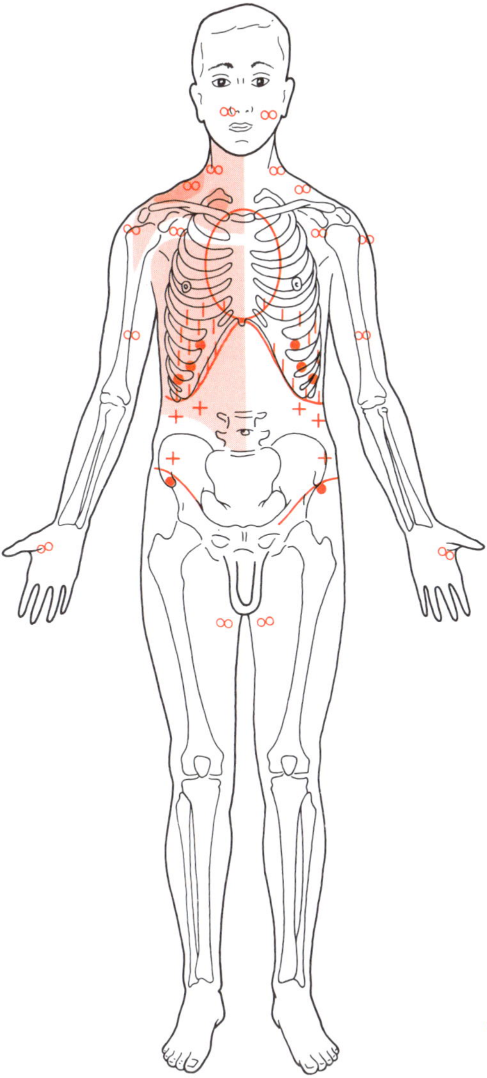

(Zeichenerklärung
s. S. 404 oder 422)

Abb. 4b
Therapeutisch wichtige Reflexzonen bei Erkrankungen der Atmungsorgane – von ventral gesehen (Dermatom rechte Lunge und Pleura eingetragen)

Reflexzonen des Magens

Dermatom
$C_{3,4}$, Th_{5-9} links
(nach Hansen/Schliack)

Myotom
Segmentale Innervation von $C_{3,4}$ siehe Reflexzonen des Herzens.

Segmentale Innervation von Th_{5-9} erhalten:
M. erector spinae
Mm. intercostales interni et externi (Th_{1-11})
Mm. intertransversarii thoracales (Th_{5-11})
M. rectus abdominis (Th_5–L_1)
M. obliquus abdominis externus (Th_5–L_1)
M. obliquus abdominis internus (Th_8–L_2)
M. transversus abdominis (Th_5–L_2)

siehe Abbildung 5

Reflexzonen des Darmes

Dermatom

Duodenum: $C_{3,4}$, Th_{6-10}, rechts, besonders Th_{8-9} (nach Hansen/Schliack)
Jejunum: $C_{3,4}$, Th_{8-11}, links, besonders Th_{10} (nach Hansen/Schliack)
Ileum: $C_{3,4}$, Th_4-L_1 rechts (oder beiderseits?), besonders Th_{9-11} (nach Hansen/Schliack)
Caecum, Appendix, Colon ascendens, Colon transversum/proximaler Teil: $C_{3,4}$, Th_9-L_1 rechts (nach Hansen/Schliack)
Colon transversum/distaler Teil, Sigma und Rectum: $C_{3,4}$, Th_9-L_1 links (nach Hansen/Schliack)

Myotom

Segmentale Innervation von $C_{3,4}$ siehe Reflexzonen des Herzens.

Segmentale Innervation von Th_{6-10} erhalten:
M. erector spinae
Mm. intercostales interni et externi (Th_{1-11})
Mm. intertransversarii thoracales (Th_{5-11})
M. rectus abdominis (Th_5-L_1)
M. obliquus abdominis externus (Th_5-L_1)
M. obliquus abdominis internus (Th_8-L_2)
M. transversus abdominis (Th_5-L_2)

Segmentale Innervation von Th_{11} erhalten außer o. g. Muskeln:
M. pyramidalis (Th_{11}-L_2)

Segmentale Innervation von Th_{12}-L_1 erhalten außer o. g. Muskeln:
M. iliopsoas (Th_{12}-L_4)
M. cremaster (L_{1-3})
M. quadratus lumborum (Th_{12}-L_3)
Mm. intertransversarii lumborum (L_{1-4})

siehe Abbildungen 6 – 8

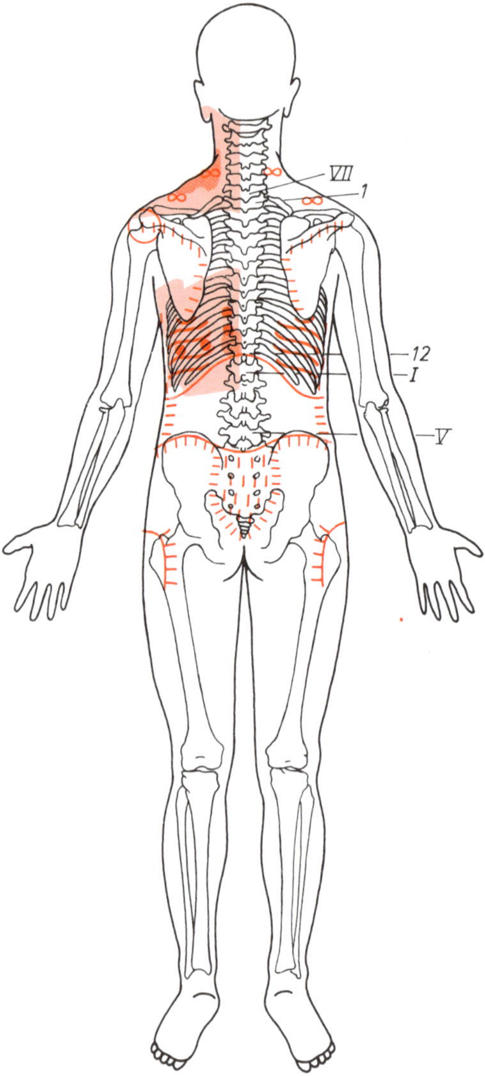

Abb. 5a
Therapeutisch wichtige Reflexzonen bei Erkrankungen des Magens – von dorsal gesehen

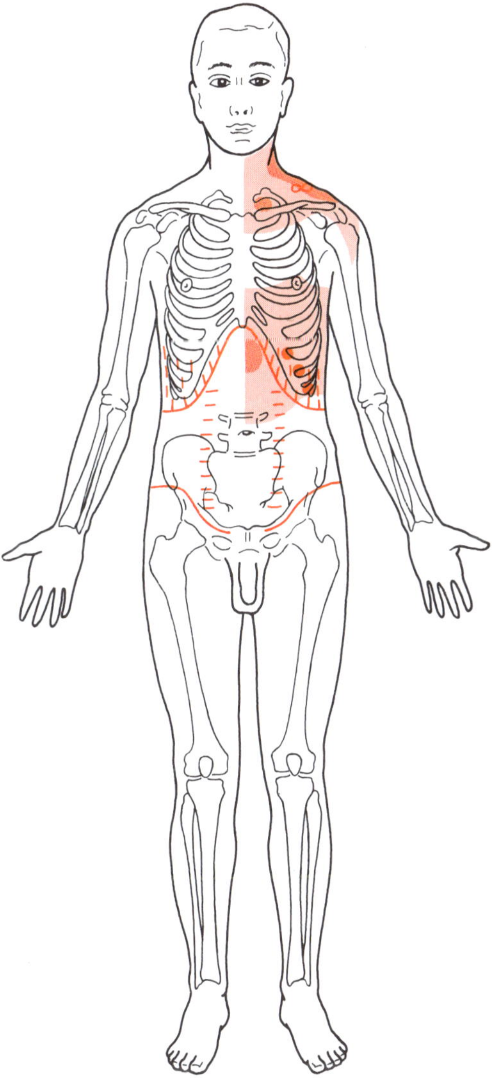

(Zeichenerklärung
s. S. 404 oder 422)

Abb. 5b
Therapeutisch wichtige Reflexzonen bei Erkrankungen des Magens – von ventral gesehen

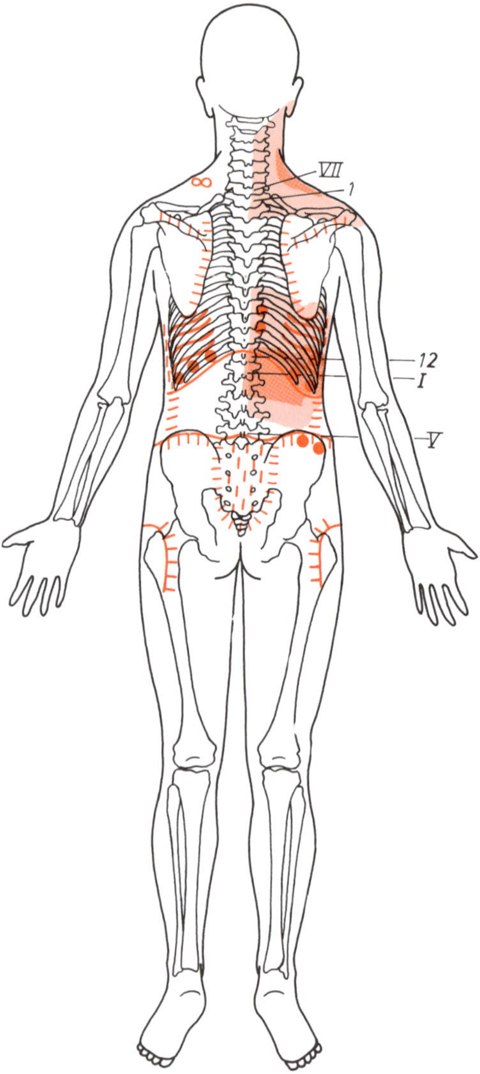

Abb. 6a
Therapeutisch wichtige Reflexzonen bei Erkrankungen des Zwölffingerdarmes – von dorsal gesehen

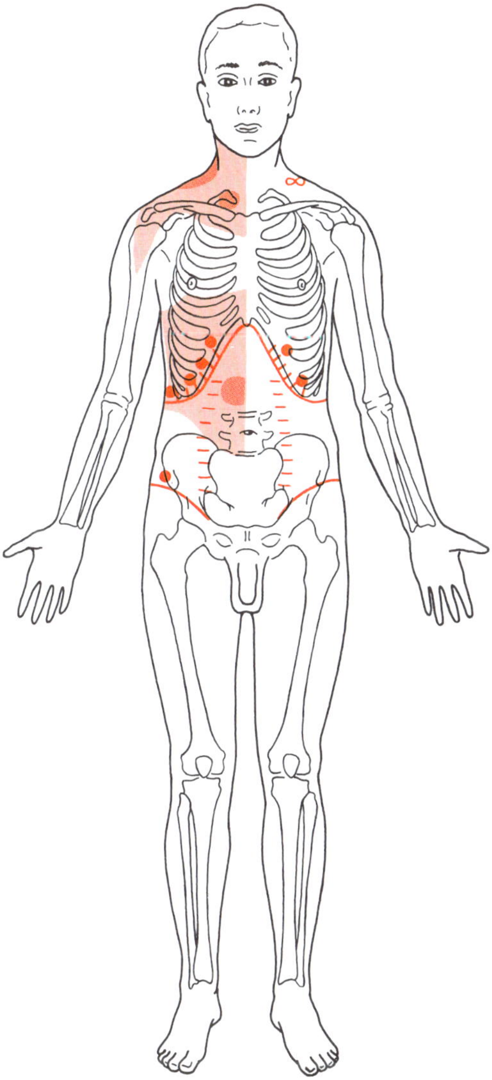

(Zeichenerklärung
s. S. 404 oder 422)

Abb. 6b
Therapeutisch wichtige Reflexzonen bei Erkrankungen des Zwölffingerdarmes – von ventral gesehen

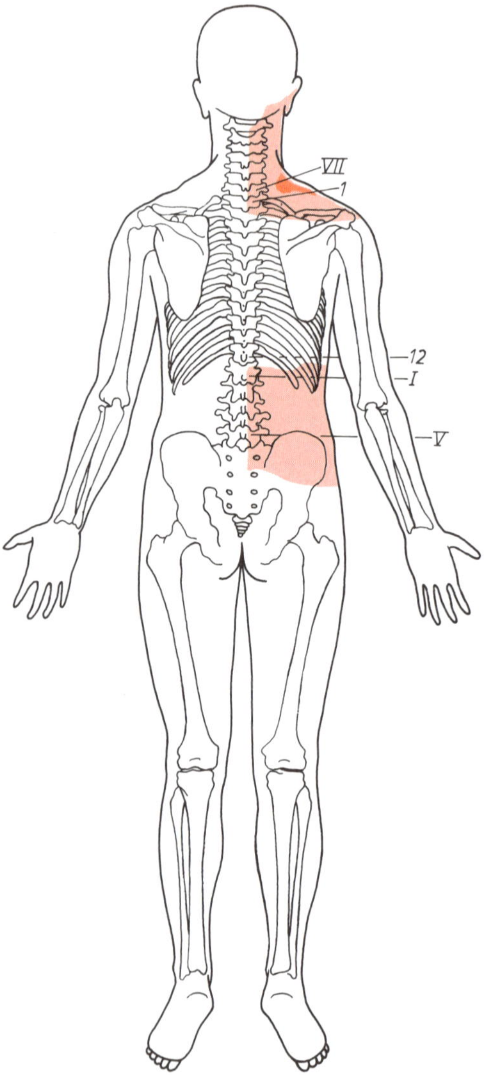

Abb. 7a
Segmentzonen von Caecum, Appendix, Colon ascendens, Colon transversum (proximaler Teil) – von dorsal gesehen

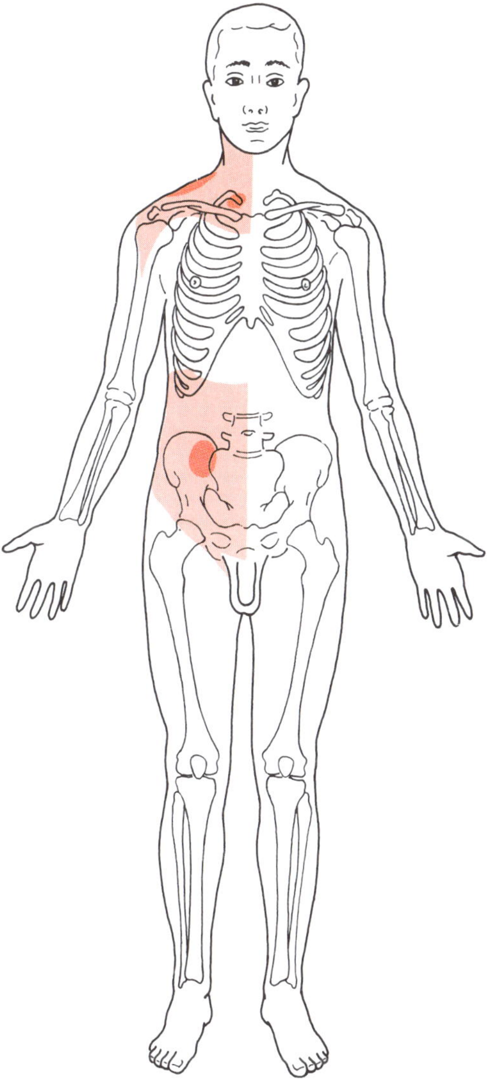

(Zeichenerklärung
s. S. 404 oder 422)

Abb. 7b
Segmentzonen von Ceacum, Appendix, Colon ascendens, Colon transversum (proximaler Teil) – von ventral gesehen

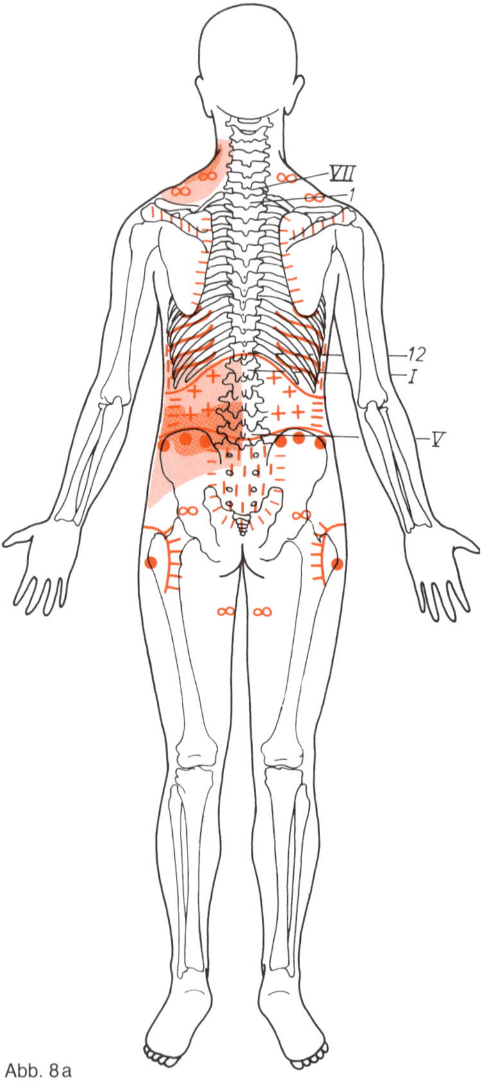

Abb. 8a
Segmentzonen von Colon transversum (distaler Teil), Colon descendens, Sigma und Rectum unter Einzeichnung von Maßnahmen bei einer Obstipationsbehandlung – von dorsal gesehen

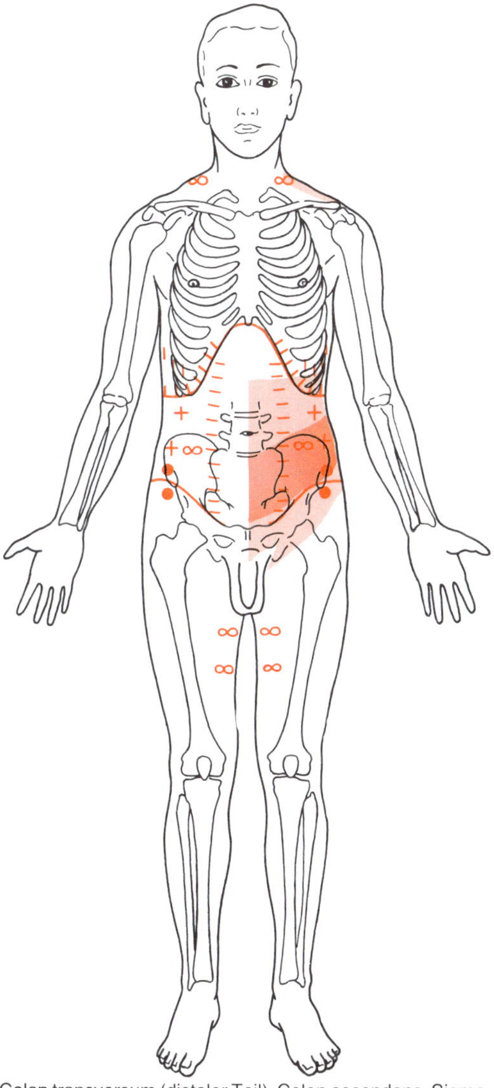

(Zeichenerklärung
s. S. 404 oder 422)

Abb. 8b
Segmentzonen von Colon transversum (distaler Teil), Colon ascendens, Sigma und Rectum unter Einzeichnung von Maßnahmen bei einer Obstipationsbehandlung – von ventral gesehen

Reflexzonen von Leber und Gallenblase

Dermatom
$C_{3,4}$, Th_{6-10} rechts
(nach Hansen/Schliack)

Myotom
Segmentale Innervation von $C_{3,4}$ siehe Reflexzonen des Herzens.
Segmentale Innervation von Th_{6-10} erhalten:
M. erector spinae
Mm. intercostales interni et externi (Th_{1-11})
Mm. intertransversarii thoracales (Th_{5-11})
M. rectus abdominis (Th_5-L_1)
M. obliquus abdominis externus (Th_5-L_1)
M. obliquus abdominis internus (Th_8-L_2)
M. transversus abdominis (Th_5–L_2)

siehe Abbildung 9

Zeichenerklärung für Abbildungen 3 bis 10:

Dermatom des zugehörigen Organs. Es ist besonders wichtig für segmentale Einwirkungen mit Hydro-,Thermo- und Elektrotherapie, Massage, Segmentmassage, Hauttechnik der Bindegewebsmassage

Maximalzonen des zugehörigen Organs

— II Strichführungen in der Unterhaut- und Faszientechnik der Bindegewebsmassage nach Teirich-Leube

+ Einsatz der flächigen Technik der Bindegewebsmassage

• Periostbehandlung

∞ muskuläre Lockerung

Maximalzonen, die besonders empfindlich sind und erst angegangen werden, wenn alle anderen Reflexzonen weitmöglichst normalisiert sind

Reflexzonen von Niere, Harnleiter und Harnblase

Dermatom
Niere und Harnleiter:
($C_{3,4}$), Th_{9-12}, $L_{1,2(3)}$ der betr. Seite (nach Hansen/Schliack)
Maximalpunkt für oberflächliche und tiefe Hyperalgesie in Th_4
Harnblase:
Th_{11}-L_2, S_{2-4} (nach Head)
Th_{11}-L_3, S_{2-5} (nach Foerster)
($Th_{11,12}$), L_{1-3}, S_{3-4}(nach Braus-Elze)

Myotom
Segmentale Innervation von $C_{3,4}$ siehe Reflexzonen des Herzens.
Segmentale Innervation von Th_{9-12}, L_{1-3} erhalten:
M. erector spinae
Mm. intercostales interni et externi (Th_{1-11})
Mm. intertransversarii thoracales (Th_{5-11})
M. rectus abdominis (Th_5-L_1)
M. obliquus abdominis externus (Th_5-L_1)
M. obliquus abdominis internus (Th_8-L_2)
M. transversus abdominis (Th_5-L_2)
M. cremaster (L_{1-3})
M. pyramidalis (Th_{11}-L_2)
M. quadratus lumborum (Th_{12}-L_3)
Mm. intertransversarii lumborum (L_{1-4})

von Hüft- und Oberschenkelmuskulatur:
M. iliopsoas (Th_{12}, L_{1-4})
M. obturatorius externus
M. sartorius ($L_{2,3}$)
M. quadriceps femoris (L_{2-4})
M. pectineus (L_{2-4})
M. gracilis (L_{2-4})
M. adductor longus (L_{2-4})
M. adductor brevis (L_{2-4})
M. adductor magnus (L_{3-5})

siehe Abbildung 10

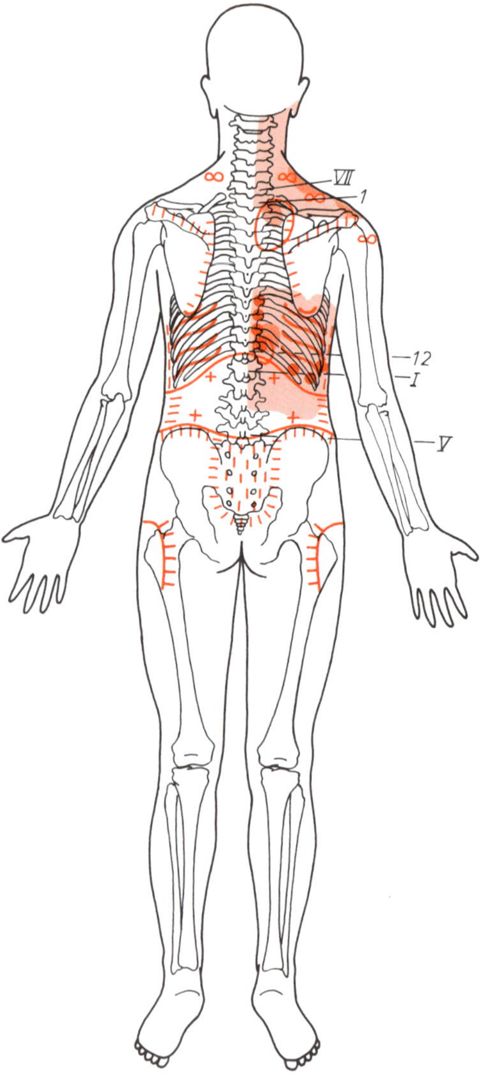

Abb. 9a
Therapeutisch wichtige Reflexzonen bei Leber- und Gallenblasenerkrankungen – von dorsal gesehen

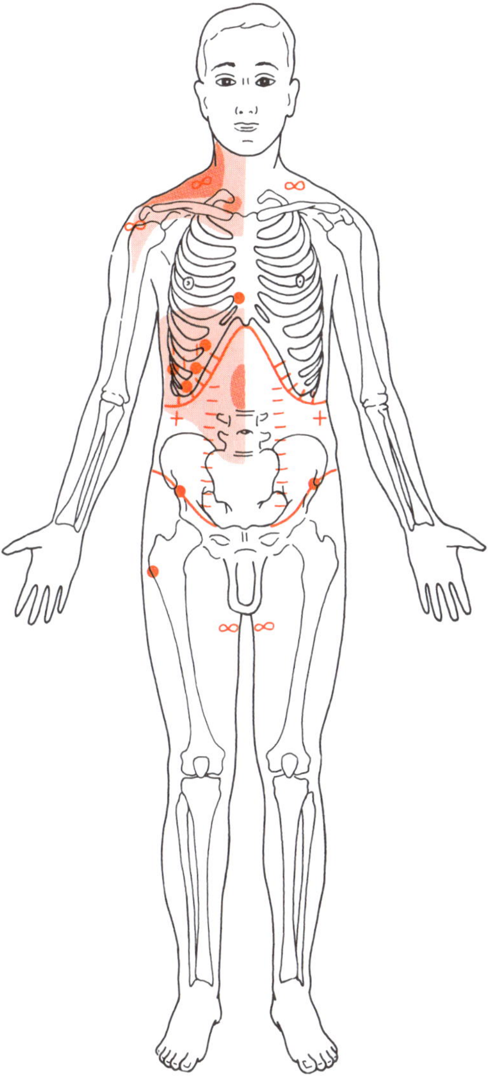

(Zeichenerklärung
s. S. 404 oder 422)

Abb. 9b
Therapeutisch wichtige Reflexzonen bei Leber- und Gallenblasenerkrankungen – von ventral gesehen

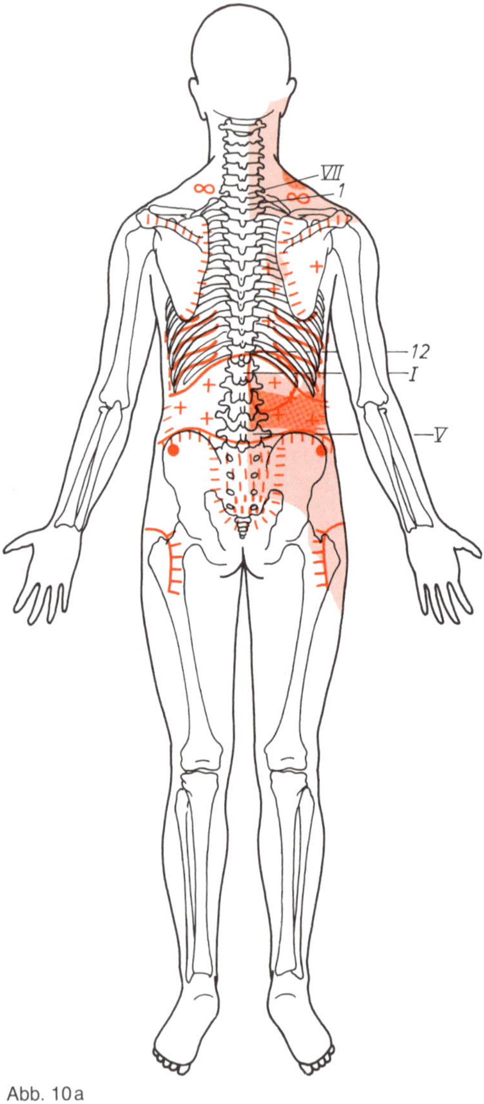

Abb. 10a
Therapeutisch wichtige Reflexzonen bei Erkrankungen von Niere und Harnleiter (rechte Niere und Ureter dargestellt) – von dorsal gesehen

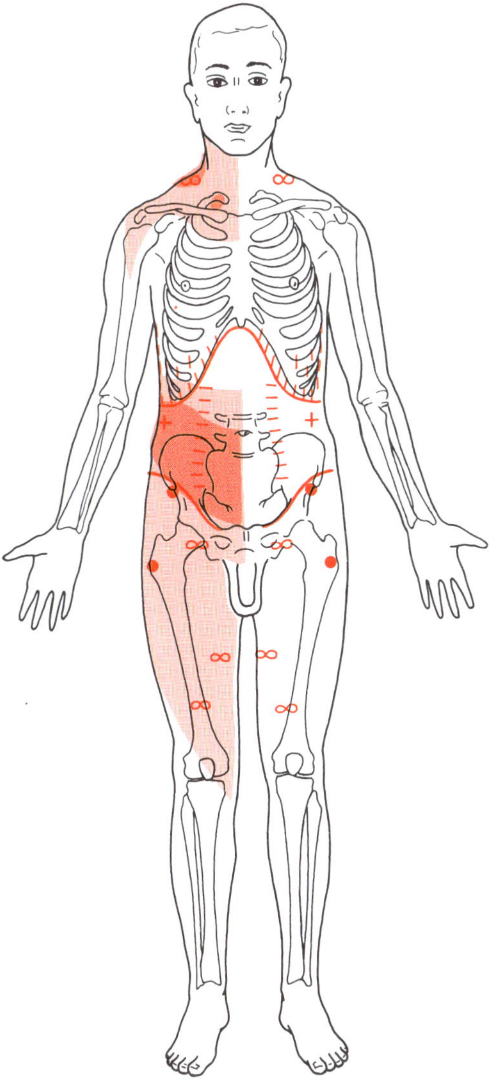

(Zeichenerklärung
s. S. 404 oder 422)

Abb. 10 b
Therapeutisch wichtige Reflexzonen bei Erkrankungen von Niere und Harnleiter (rechte Niere und Ureter dargestellt) – von ventral gesehen

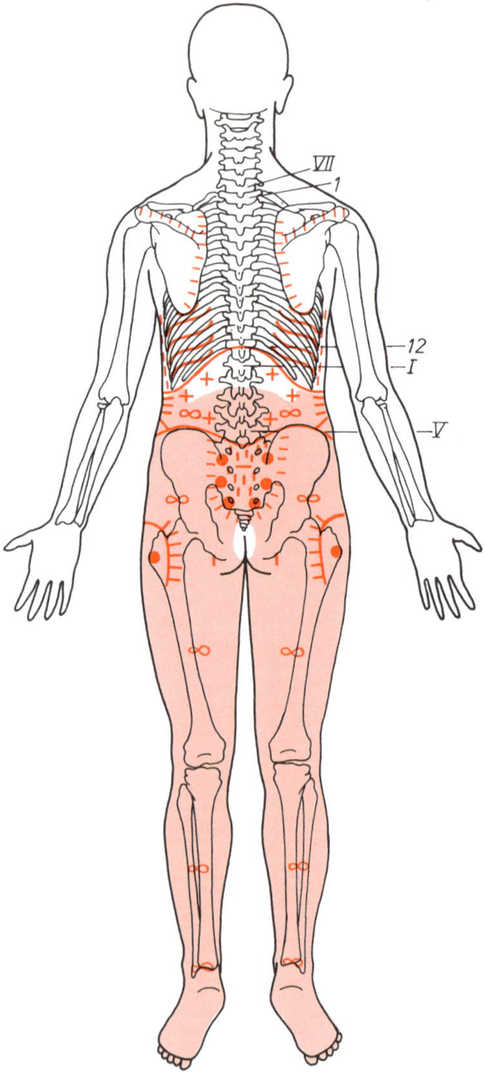

Abb. 11 a
Therapeutisch wichtige Reflexzonen bei Erkrankungen der Genitalorgane – von dorsal gesehen (s. auch S. 430)

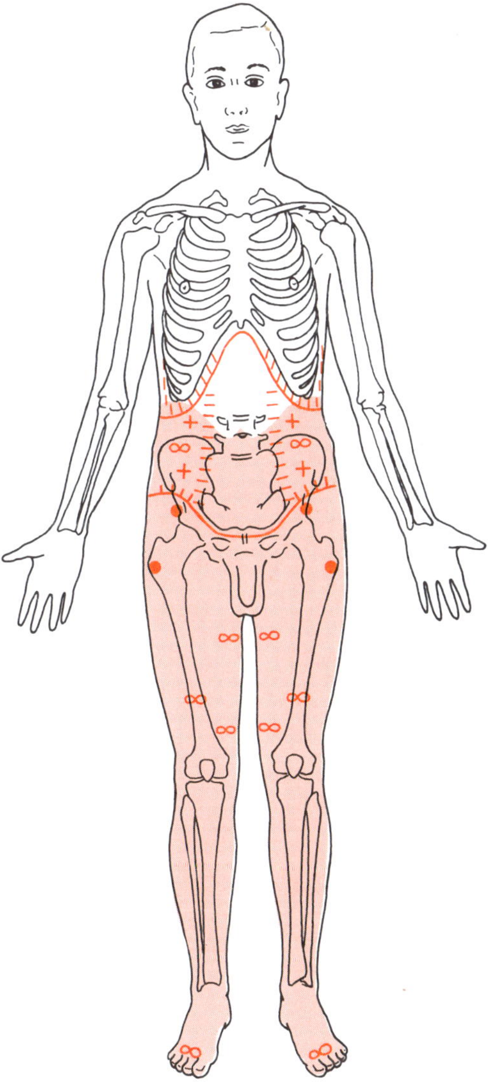

(Zeichenerklärung s. S. 404 oder 422)

Abb. 11b
Therapeutisch wichtige Reflexzonen bei Erkrankungen der Genitalorgane – von ventral gesehen

Reflexzonen der Genitalorgane

Dermatom

in den Grenzen von Th_{10}-S_4

Hoden:	Th_{10} (nach HEAD)
	$Th_{11,12}$-L_3 (nach FOERSTER)
	$Th_{10,12}$-L_3 (nach BRAUS-ELZE)
Nebenhoden:	$Th_{11,12}$ (L_1) (nach HEAD)
	$Th_{(11)\,12}$, L_3 (nach FOERSTER)
	$Th_{10,12}$-L_3 (nach BRAUS-ELZE)
Prostata:	Th_{10-12} (L_5), S_{1-3} (nach HEAD)
Ovarien:	Th_{10} (nach HEAD)
Adnexe:	Th_{11}-L_1 (nach HEAD)
	(Th_{12}), L_{1-3} (nach FOERSTER)
	Th_{10}-L_3 (nach BRAUS-ELZE)
Uterus:	Th_{10}-L_1, S_{2-4} (nach HEAD)
	(Th_{12}), L_{1-3}, (S_{2-5}) (nach FOERSTER)
	Th_{10-12}, S_{1-4} (nach BRAUS-ELZE)

siehe Abbildung 11

Myotom

Segmentale Innervation von Th_{10}-S_4 erhalten:

alle Hüft- und Beinmuskeln (Th_{12}-S_3)
Mm. transversus perinei profundus et superficialis (S_{2-4})
M. sphincter vesicae ($S_{3,4}$)
M. bulbocavernosus ($S_{3,4}$)
M. ischiocarernosus ($S_{3,5}$)
M. sphincter ani externus (S_{3-5})
M. levator ani (S_{2-5})
M. coccygeus (S_{2-5})
M. cremaster (L_{1-3})
M. pyramidalis (Th_{11}-L_2)
M. quadratus lumborum (Th_{12}-L_3)
Mm. intertransversarii lumborum(L_{1-4})
Bauchmuskeln (Th_5-L_2)
Mm. intercostales interni et externi (Th_{1-11})
Mm. intertransversarii thoracales (Th_{5-11})
M. erector spinae

Segmentale Innervation von S_{2-5} erhalten:

M. glutaeus maximus (L_5–S_2)
M. piriformis (S_{1-3})
M. quadratus femoris (L_5–S_2)
M. obturatorius und Mm. gemelli (L_5–S_2)
M. biceps femoris (L_5–S_2)
M. semimembranosus (L_5–S_2)
M. semitendinosus (L_5–S_2)
M. plantaris (S_{1-2})
M. soleus (S_{1-2})
M. gastrocnemius (L_5–S_2)
M. tibialis posterioe (L_4–S_2)
M. flexor digitorum longus (L_5–S_2)
M. flexor hallucis longus (L_5–S_2)
alle Fußmuskeln außer M. extensor hallucis brevis (L_5–S_1)
Mm. transversus perinei profundus et superficialis (S_{2-4})
M. sphincter vesicae (S_{3-4})
M. bulbocavernosus (S_{3-4})
M. ischiocavernosus (S_{3-5})
M. sphincter ani externus (S_{3-5})
M. levator ani (S_{2-5})
M. coccygeus (S_{2-5})

4.

Abbildungen für die Behandlung peripherer motorischer Lähmungen

Verlauf und motorische Innervation einiger peripherer Nerven und charakteristische Sensibilitätsausfälle

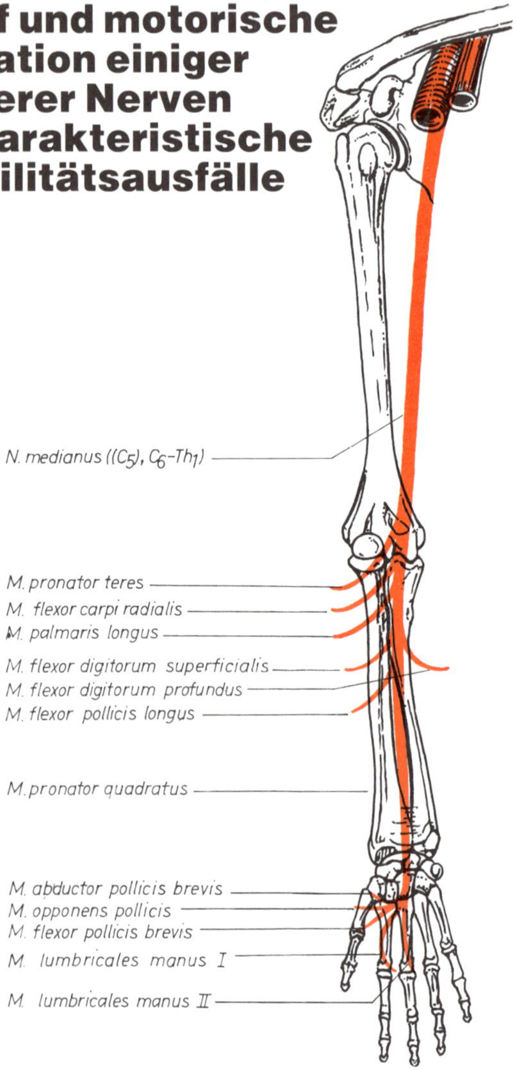

Abb. 12
N. medianus. Schematische Darstellung des Verlaufs und der motorischen Innervation

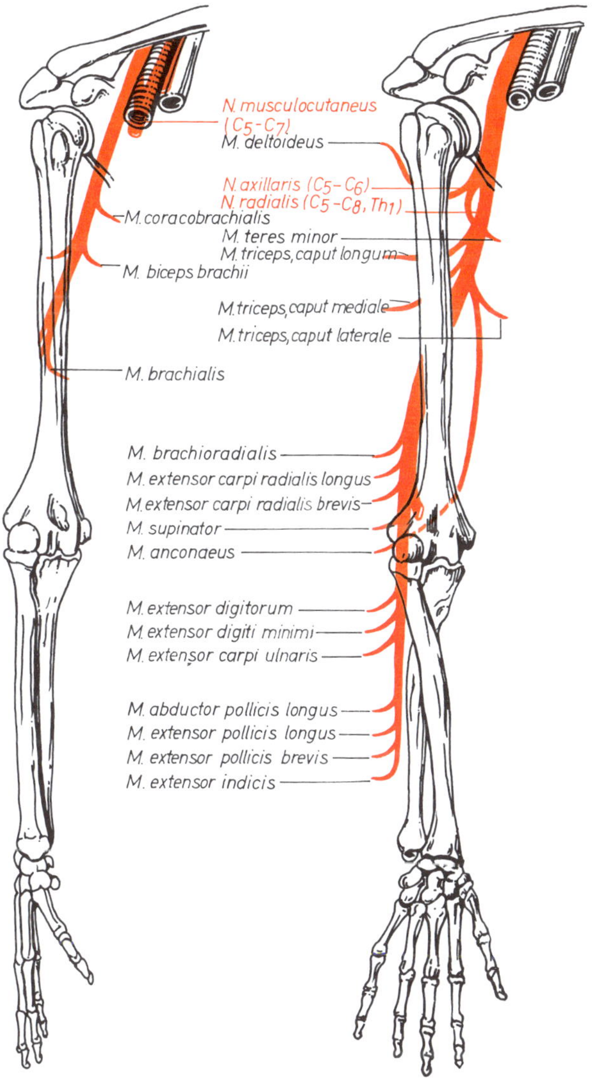

Abb. 13
N. axillaris, N. musculocutaneus und N. radialis. Schematische Darstellung des Verlaufs und der motorischen Innervation

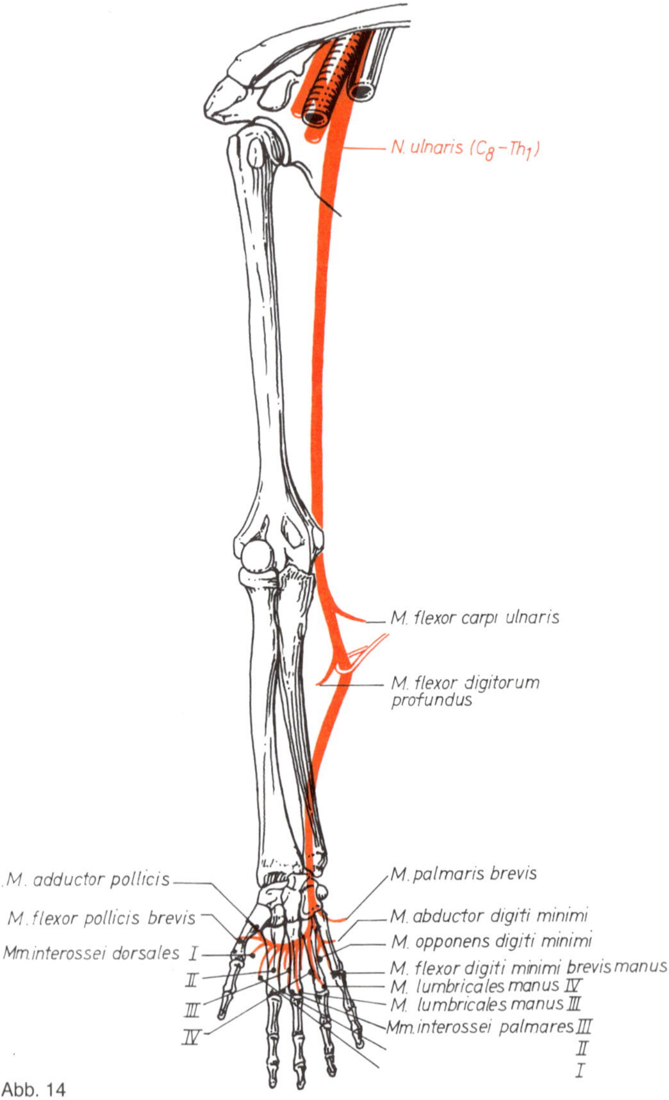

Abb. 14
N. ulnaris. Schematische Darstellung des Verlaufs und der motorischen Innervation

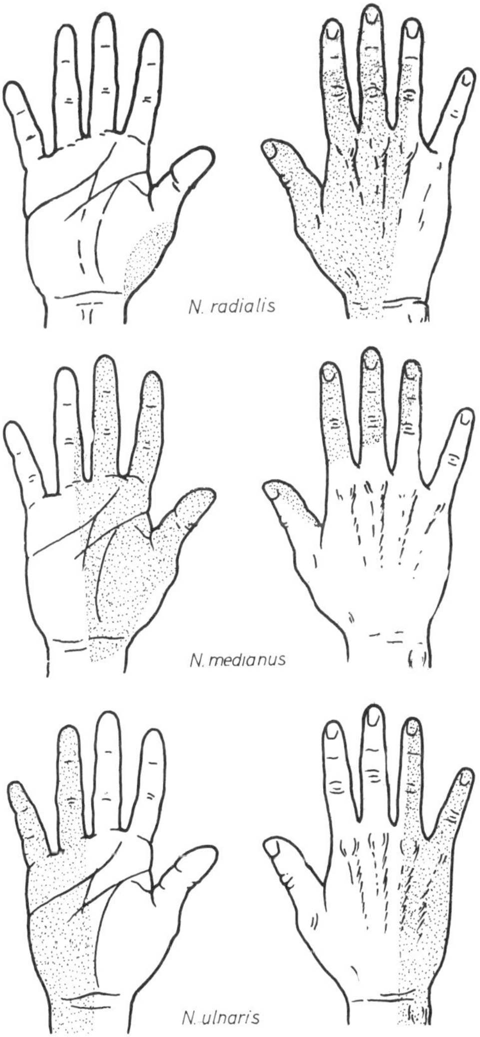

Abb. 15
Verteilung der Sensibilitätsausfälle für leichte Berührung und Schmerz bei peripheren Läsionen des N. radialis, N. medianus und N. ulnaris

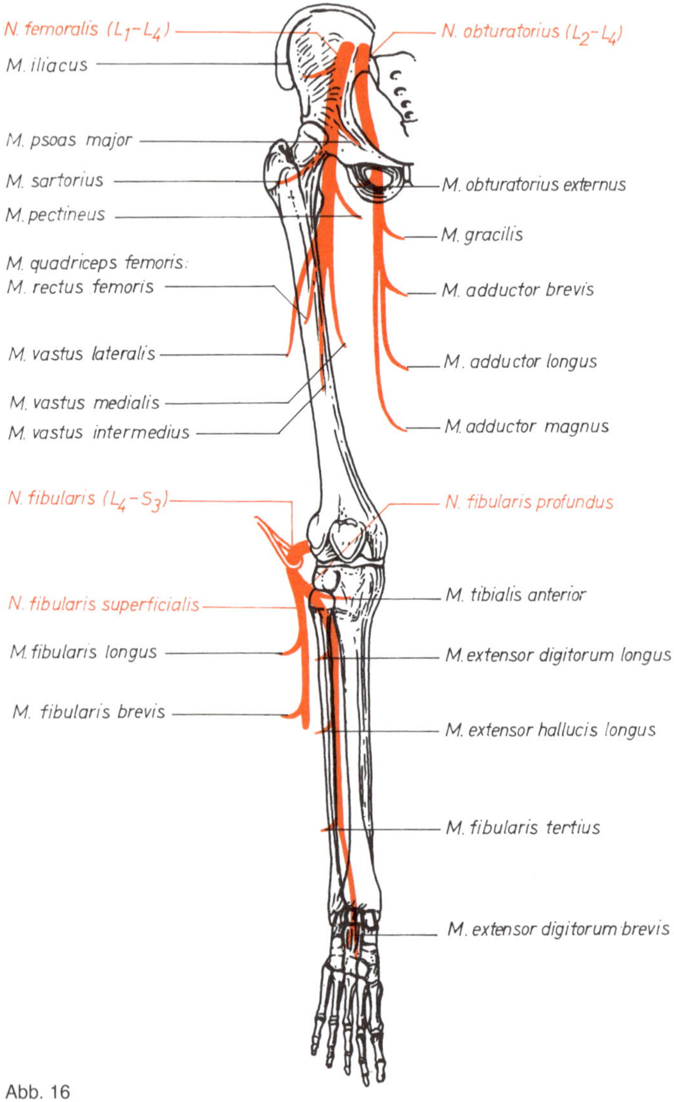

Abb. 16
N. femoralis, N. obturatorius und N. fibularis. Schematische Darstellung des Verlaufs und der motorischen Innervation

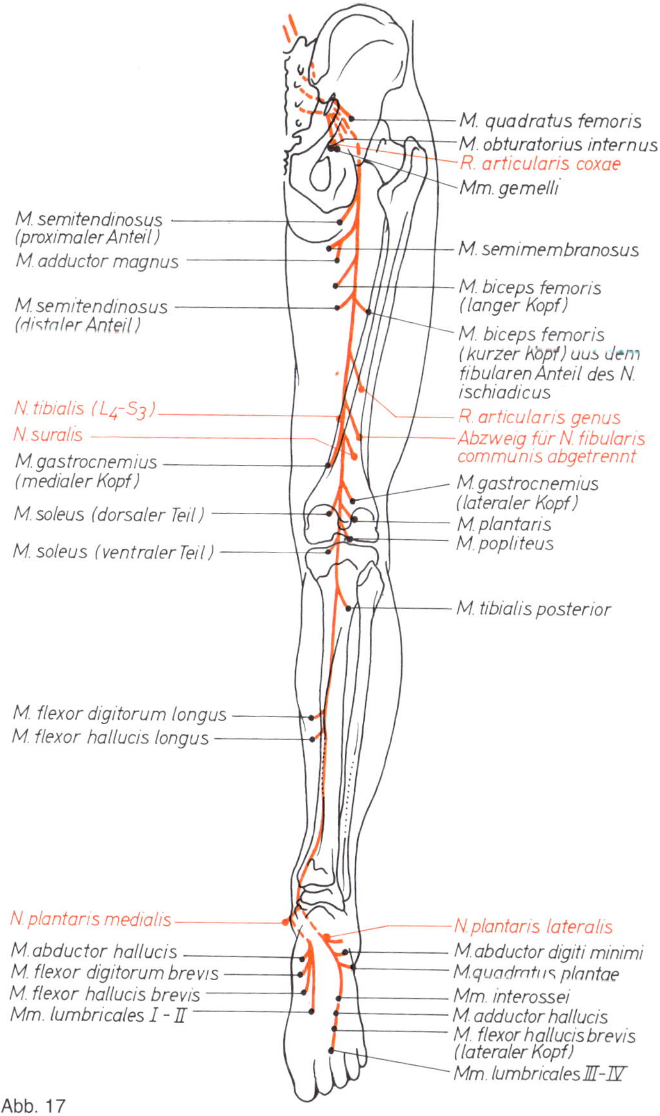

Abb. 17
N. ischiaticus und N. tibialis. Schematische Darstellung des Verlaufs und der motorischen Innervation

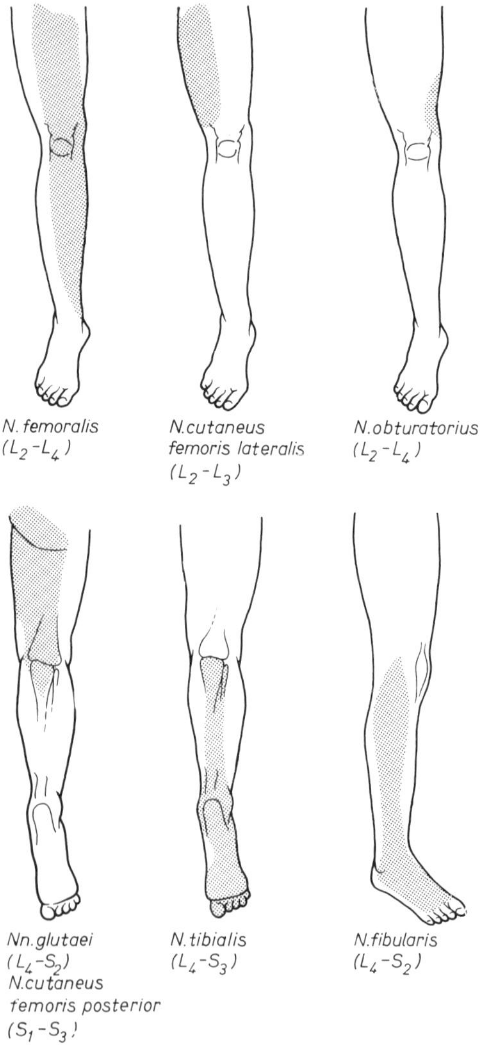

Abb. 18
Verteilung der Sensibilitätsausfälle für leichte Berührung und Schmerz bei peripheren Läsionen des N. femoralis, N. cutaneus femoris lateralis, N. obturatorius, der Nn. glutaei, des N. cutaneus femoris posterior, N. tibialis und N. fibularis

Nerven- und Muskelreizpunkte für Diagnostik und monopolare Stimulierung

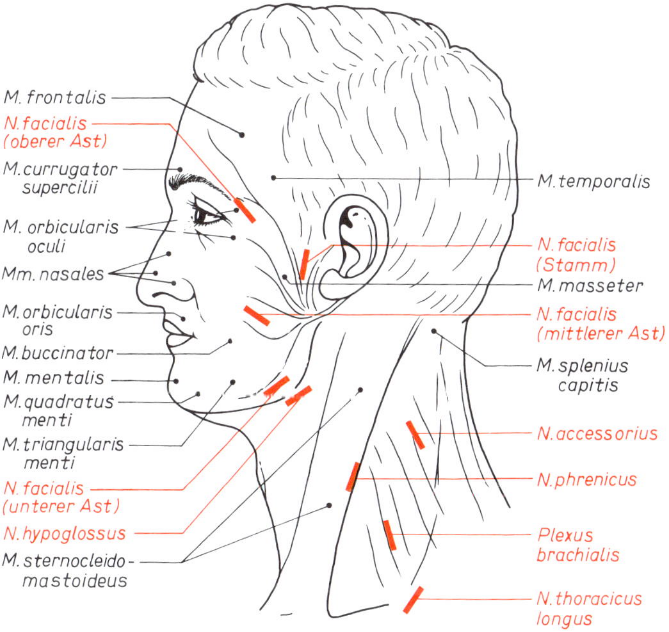

Abb. 19
Nerven- und Muskelreizpunkte für Gesicht und Hals

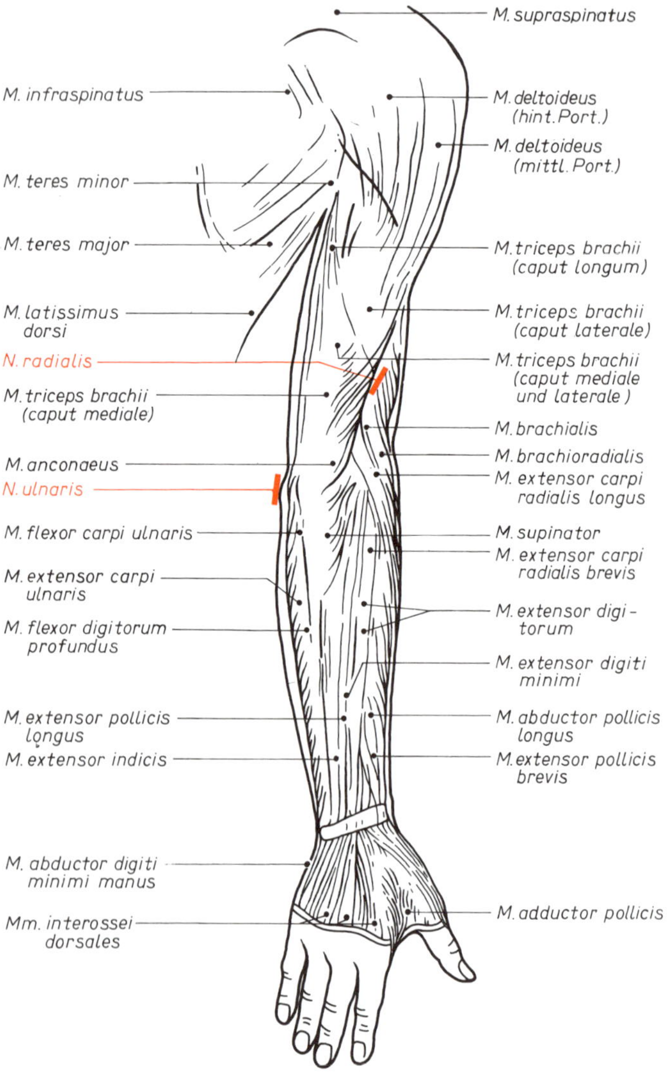

Abb. 20 a
Nerven- und Muskelreizpunkte am Arm, Dorsalseite

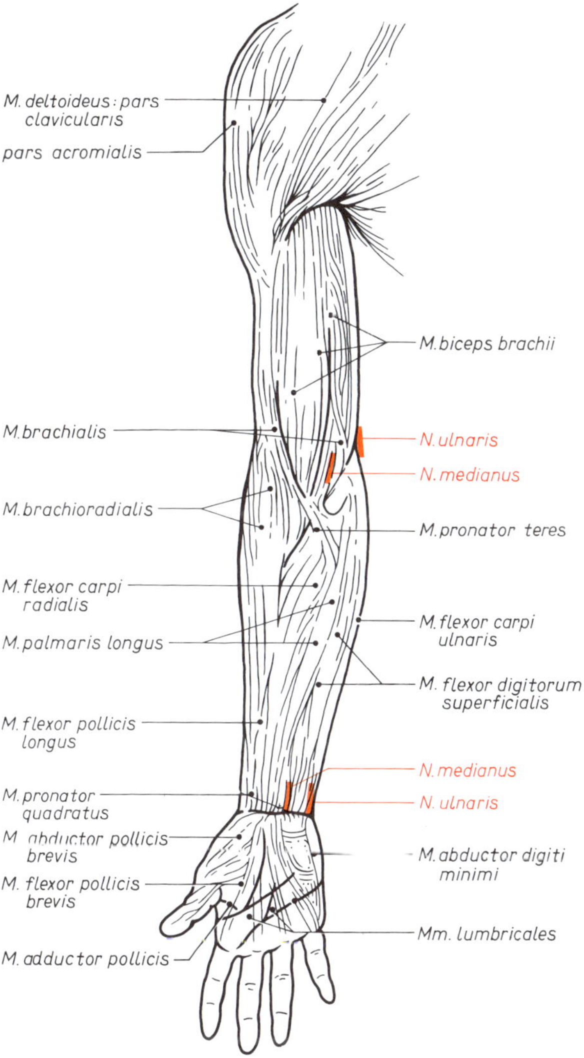

Abb. 20b
Nerven- und Muskelreizpunkte am Arm, Ventralseite

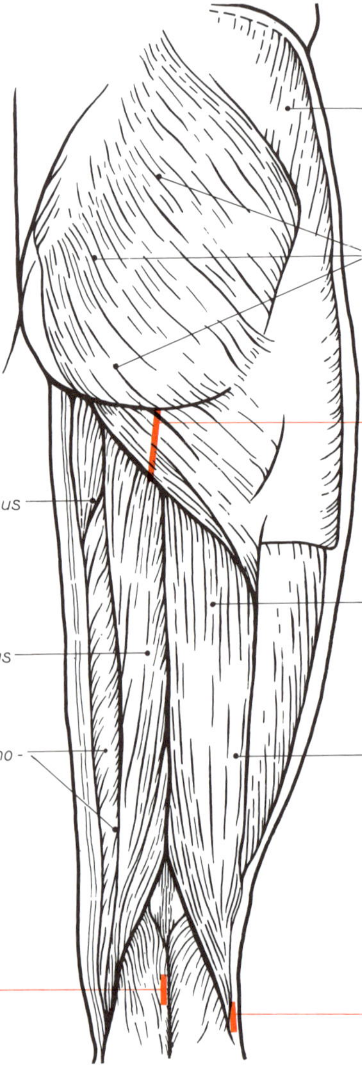

Abb. 21a
Nerven- und Muskelreizpunkte am Gesäß und Oberschenkel, Dorsalseite

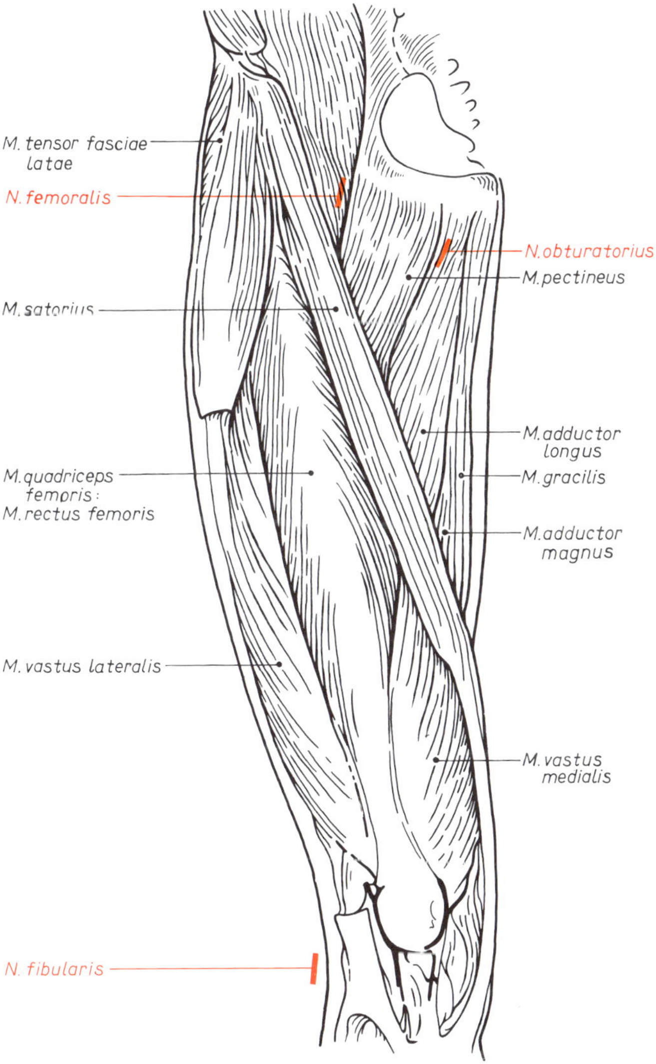

Abb. 21 b
Nerven- und Muskelreizpunkte am Oberschenkel, Ventralseite

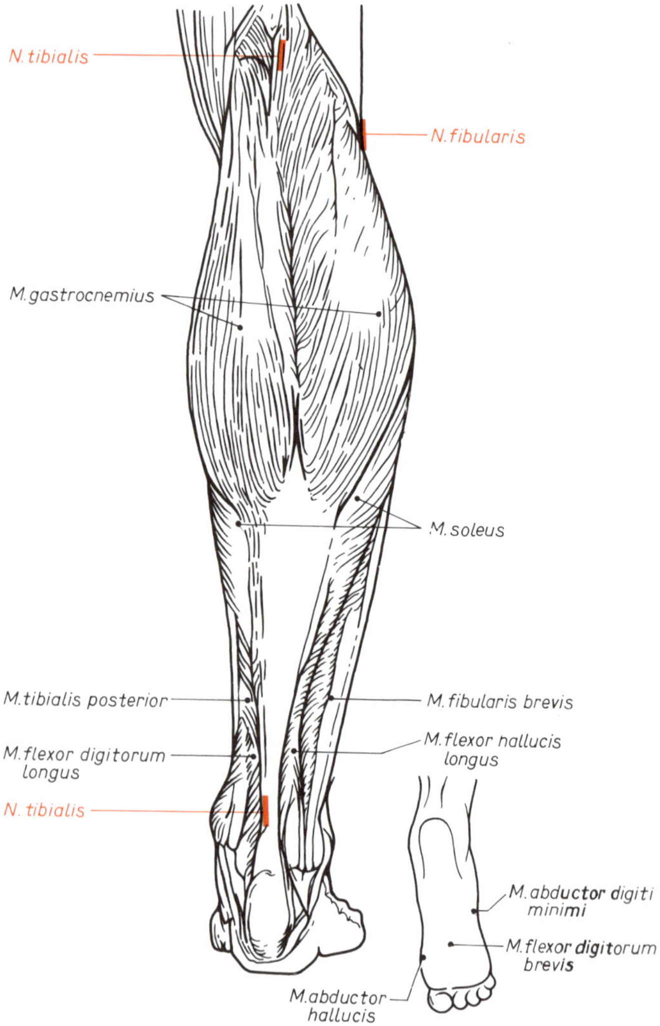

Abb. 22a
Nerven- und Muskelreizpunkte am Unterschenkel, Dorsalseite, und an der Fußsohle

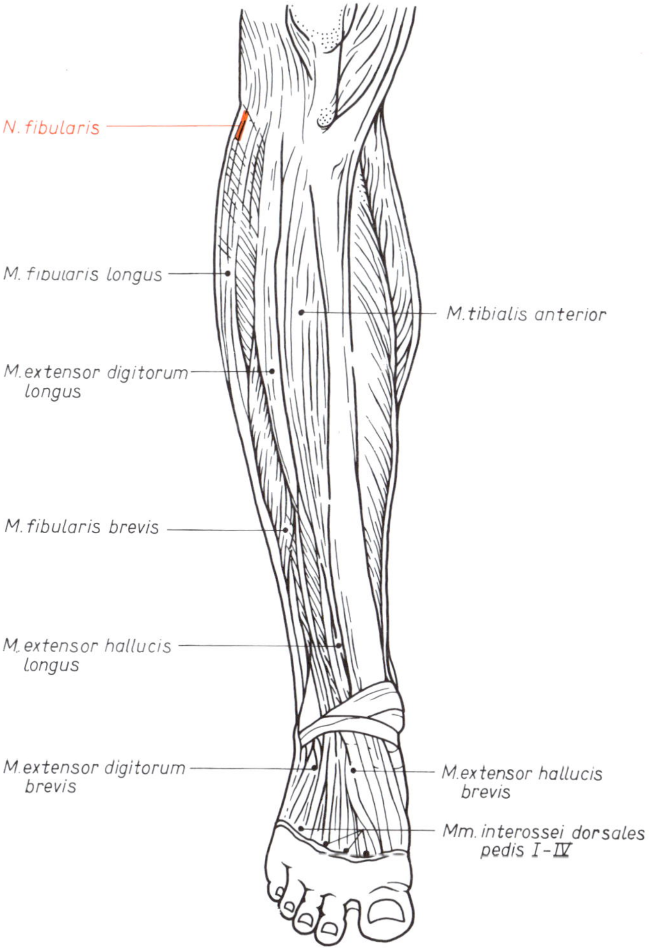

Abb. 22b
Nerven- und Muskelreizpunkte am Unterschenkel, Ventralseite, und am Fußrücken

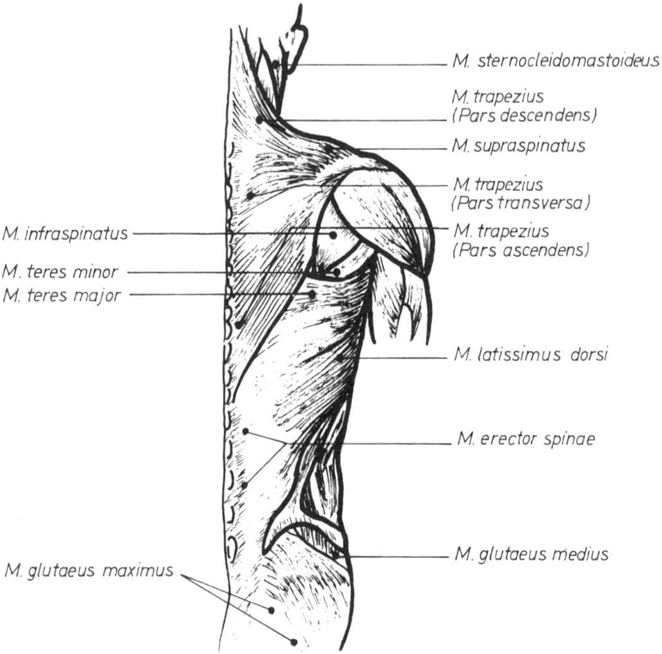

Abb. 23a
Muskelreizpunkte am Rumpf, Dorsalseite

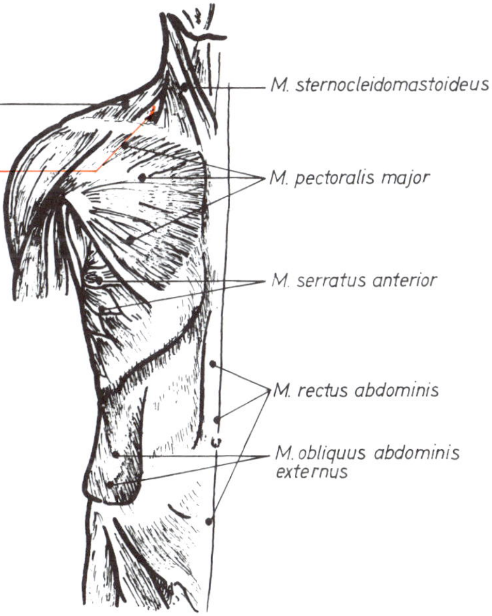

Abb. 23b
Nerven- und Muskelreizpunkte am Rumpf, Ventralseite

Literaturverzeichnis

1. Albrecht, U.: Funktionelle Arbeitstherapie als Teil der Kinesitherapie. Z.Physiother. 29 (1977), 109–112.
2. –: Chirurgie und Traumatologie, S. 116–151 in: Cordes, J. C. U. Albrecht, H. Edel, R. Callies: Spezielle Physiotherapie. Volk u. Ges., Berlin 1980.
3. Alon, G.: High voltage stimulation, Effects of electrode size on basic excitatory responses. J. amer. phys. Ther. Assoc. 65 (1985), 890–895.
4. Amelung, W., G. Hildebrandt: Balneologie und medizinische Klimatologie. Springer, Berlin 1985.
5. Ammer, K.: Wirkungsprinzipien der Elektrotherpie bei Erkrankungen des Bewegungsapparates unter bes. Berücksichtigung der „Hochvolttherapie". Physiotherapeut 22 (1986), 2–12.
6. Arnim, D.: Physikalische Therapie in der Praxis. Fischer, Stuttgart 1970.
7. Arnold, W.: Die krankengymnastische Übungsbehandlung nach Totalendoprothesen-Operation des Hüftgelenks. Z. Physiother. 27 (1975), 295–298.
8. Arnold, W., u. U. Langheine: Temperatureffekte an chirurgischen Metallimplantaten bei den gebräuchlichen Elektrotherapieverfahren. Thieme. Leipzig 1979.
9. Arns, W., und A. Hüter-Becker: Krankengymnastik bei neurologischen Erkrankungen. 3. Aufl. Pflaum, München 1983.
10. Baumann, H., H. Reim: Bewegungslehre. Diesterweg und Sauerländer, Frankfurt/M. und Aarau 1984.
11. Bause, U., K. Forke und J. Matauschek: Medizintechnik. 5. Aufl. Verlag Ges., Berlin 1990.
12. Becker, E.: Skoliosen- und Diskopathienbehandlung mit isometrischen Spannungsübungen. 10. Aufl. Fischer, Stuttgart–New York 1987.
13. Bernateck, F.: Nachbehandlung Herzinfarktkranker im Kliniksanatorium „Richard Aßmann", Seeheilbad Graal-Müritz. Z. Physiother. 25 (1973), 265–269.
14. Bernau, L.: Chinesische Atem- und Heilgymnastik. Humboldt-Taschenbuch-Verlag, München 1986.
15. Bilow, K. H., S. Weller: Die Bedeutung der Krankengymnastik in der unfallchirurgischen Rehabilitation. Krankengymnastik 34 (1982), 232–238.
16. Bobath, B.: Abnorme Haltungsreflexe bei Gehirnschäden. Thieme, Stuttgart 1976.
17. Bobath, K.: Frühbehandlung und ihre methodischen Grundlagen In: Matthias, H. und Mitarb. (Hrsg.): Spastisch gelähmte Kinder, Thieme, Stuttgart 1971.

18. BOBATH, K. und B. BOBATH: in SCRUTTON, D.: Management of motor disorders of children with cerebral palsy, Spastics international Medical Publication. Heinemann Medical Books Ltd., London 1984.
19. BÖHLE, E.: Reflektorischer Schmerz im Thoraxbereich aus der Sicht der Funktionsanalyse. Krankengymnastik 40 (1988), 10–13.
20. BÖTTCHER, U.: Yoga für Kinder. Kimpert, Bad Hoburg 1977.
21. BOLD, R. M., und A. GROSSMANN: Stemmführungen nach Brunkow, 4. Aufl. Enke, Stuttgart 1987.
22. BORN, H.: Die Bedeutung der Ausdrucksphänomene für die Behandlung der Neurosen. Z. Psychother. med. Psychol. 5 (1955), 75–82.
23. BRANDT, Th., M. HEKER, G. PRAGER, H. WESSELS: Physikalische Therapie der akuten Labyrinthläsion und des benignen paroxysmalen Lageschwindels. Krankengymnastik 35 (1983), 58–68.
24. BROKMAIER, A. A.: Die Behandlung der Hypermobilität. Krankengymnastik 32 (1980), 265–267).
25. –: Manuelle Therapie und ihre Integration in die Krankengymnastik. Krankengymnastik 34 (1982), 254–270.
26. BROOKS, Ch. V. W.: Erleben durch die Sinne. (Sensory Awareness) Dt. Bearb. v. Ch. Selver. Jungfermann, Paderborn 1979.
27. BRÜGEMANN, H.: Diagnose- und Therapie-Verfahren im ultrafeinen Bioenergie-Bereich. Haug, Heidelberg 1984.
28. BRÜGGEMANN, W. (Hrsg.): Kneipp-Therapie. Springer, Heidelberg, New York 1980.
29. – (Hrsg.): Kneipp Vademecum pro medico 1971. Jubliäumsausgabe zum 150. Geburtstag Seb. Kneipps. Holzmann, Bad Wörishofen 1971.
30. BRUNKOW, R.: Extereozeptive und propriozeptive Bahnung normaler physiologischer Bewegungsmuster bei Patienten verschiedenen Alters mit Hyperkinesen, extrapyramidal-motorischen Störungen mit Spina bifida. Krankengymnastik 29 (1977), 109–112.
31. CALLIES, R.: Physiotherapiemittel- Dosierungsstrategie-Differentialtherapie. Z. Physiother. 34 (1982), 41–45.
32. –: Rheumatologische Physiotherapie. Fischer, Jena 1986.
33. – und G. Hein: Physiotherapie bei entzündlichen rheumatischen Erkrankungen. Z. ges. inn. Med. 42 (1987), 101–104.
34. COMES, D., A. BOMBOSCH: Komplexe physikalische Entstauungstherapie (Manuelle Lymphdrainage). Krankengymnastik 39 (1987), 885–894.
35. CONRADI, E., U. FRITZE, B. HOFFMANN: Untersuchungen zur Verteilung der Wärmeenergie in verschiedenen Gewebsschichten beim Schwein nach Ultraschalltherapie im Gleich- und Impulsschallbetrieb. Z. Physiother. 35 (1983), 271–280.
36. CORDES, J. C., U. ALBRECHT, H. EDEL und R. CALLIES: Spezielle Physiotherapie in der Kardiologie, Broncho-Pneumologie, Rheumatologie und Chirurgie–Traumatologie. Volk u. Ges., Berlin 1980.
37. –, W. ARNOLD und B. ZEIBIG (Hrsg.): Physiotherapie – Grundlagen und Techniken der Bewegungstherapie. 3. Aufl. Volk u. Ges., Berlin 1990.
38. –, –, – (Hrsg.): Physiotherapie. Chirurgie. 2. Aufl. Volk u. Ges., Berlin 1990.
39. –, –, – (Hrsg.): Physiotherapie – Neurologie. 3. Aufl.Volk u. Ges., Berlin 1988.
40. –, –, – (Hrsg.): Physiotherapie – Innere Medizin, Gynäkologie und Geburtshilfe. 2. Aufl. Volk u. Ges., Berlin 1990.

41. –, –, – (Hrsg.): Physiotherapie – Orthopädie. 3. Aufl. Volk und Ges., Berlin 1989.
42. –, und B. Zeibig (Hrsg.): Physiotherapie – Hydro- und Elektrotherapie. Volk und Ges., Berlin 1986.
43 –, W. Arnold, B. Zeibig (Hrsg.): Physiotherapie – Massage. Volk und Ges., Berlin 1986.
44. Cotta, H., W. Heipertz, A. Hüter-Becker, G. Rompe (Hrsg.): Krankengymnastik. Band 1: Grundlagen der Krankengymnastik I. 2. Aufl. Thieme, Stuttgart 1985.
45. –, –, – (Hrsg.): Krankengymnastik. Band II: Grundlagen der Krankengymnastik II. Thieme, Stuttgart 1984.
46. –, –, –, (Hrsg.): Krankengymnastik. Band III: Grundlagen der Krankengymnastik III. Thieme, Stuttgart 1986.
47. –, –, –, – (Hrsg.): Krankengymnastik. Band IV: Funktionelle Anatomie des Bewegungsapparates, Physiologie, Allgemeine Krankenheitslehre. 2. Aufl. Thieme, Stuttgart 1986.
48. –, –, –, – (Hrsg.): Krankengymnastik. Band V: Orthopädie. Thieme, Stuttgart 1985.
49. –, –, –, – (Hrsg.): Krankengymnastik. Band VI: Traumatologie. 2. Aufl. Thieme, Stuttgart 1986.
50. –, –, –, – (Hrsg.): Krankengymnastik. Band VII: Chirurgie, Frauenheilkunde. Thieme Stuttgart 1983.
51. –, –, –, – (Hrsg.): Krankengymnastik. Band VIII: Innere Medizin. Thieme, Stuttgart 1984.
52. –, –, –, – (Hrsg.): Krankengymnastik. Band IX: Neurologie. Thieme, Stuttgart 1983.
53. –, –, –, – (Hrsg.): Krankengymnastik. Band X: Psychiatrie, Querschnittslähmungen. Thieme, Stuttgart 1983.
54. –, –, –, – (Hrsg.): Krankengymnastik. Band XI: Infantile Zerebralparese und Kinderheilkunde. Thieme, Stuttgart 1983
55. –, A. Güssbacher: Zum Krafttraining in der posttraumatischen und postoperativen Rehabilitation. Krankengymnastik 38 (1986), 333–335.
56. Davies, P. M.: Hemiplegie. Springer-Verlag, Berlin 1986.
57. Danz, J.: Thermometrische Untersuchungen bei unterschiedlichen Ultraschallintensitäten. Z. Physiother. 30 (1978), 335–340.
58. Danz, J., R. Callies: Differenzierte Kurzwellentherapie und Hauttemperaturveränderung bei Patienten mit Rheumatoid-Arthritis. Z. Physiosther. 35 (1983), 81–84.
59. Dicke, E., H. Schliack und A. Wolff: Bindegewebsmassage. 6. Aufl. Hippokrates, Stuttgart 1969.
60. Dietze, Ch., G. Pöhlmann: Physiotherapie in der Angiologie. Z. ges. inn. Med. 42 (1987), 94–97.
61. –, C. Reinicke, R. Callies: Iontophorese – Gleichstromtherapie und Arzneimittelwirkung ? Z. Physiother. 38 (1986), 425–431.
62. Donhauser-Gruber, U.u.a.: Rheumatologie. Lehrbuch für Krankengymnastik und Ergotherapie. Pflaum, München 1988.
63. Drexel, H., H. Hildebrand, K.-F. Schlegel, G. Weimann (Hrsg.): Physikalische Medizin. Band I bis IV. Enke, Stuttgart 1988.
64. Eberhard, L.: Heilkräfte der Farbe. 3. Aufl. Drei-Eichen-Verlag Engelberg, München 1974.
65. Ebert, D.: Physiologische Apekte des Yoga. Thieme, Leipzig 1986.

66. Edel, H.: Funktionelle elektrische Stimulation der Extremitäten: FESE, Stand und Entwicklungstendenzen, Übersichtsreferat. Z. Physiother. 39 (1987), 217–228.
67. –: Neuromuskuläre Elektrostimulationsverfahren (NMES) – (unter besonderer Berücksichtigung der M. quadriceps femoris-Stimulation). Z. Physiother. 40 (1988), 287–298.
68. –: Fibel der Elektrodiagnostik und Elektrotherapie. 6. Aufl. Gesundheit, Berlin 1991.
69. –, R. Freund: Gleichstrombehandlung chronischer Hautulzera und sekundär heilender Wunden. Z. Physiother. 27 (1975), 457–464).
70. –, K. Knauth, Grundzüge der Atemtherapie. 3. Aufl. (Nachdr.) Volk u. Ges., Berlin 1986.
71. –, A. Lange: Schmerzmodulation durch elektrische Reize (nieder- und mittelfrequente Impulsfolgen) und Ultraschall. Z. Physiother. 31 (1979), 241–247.
72. Ehrenberg, H.: Terminologie der Atemtherapie in der Krankengymnastik. Krankengymnastik 27 (1975), 1–4.
73. –: Atemtherapie bei Asthma bronchiale (Atemtechniken für Erwachsene im Asthmaanfall). Krankengymnastik 27 (1975), 15–20.
74. –: Entspannung in der Krankengymnastik. Krankengymnastik 33 (1981), 772–776.
75. –: Krankengymnastik bei peripheren Gefäßerkrankungen. Krankengymnastik 12 (1988), 995–1002.
76. –, A. v. Ungern-Sternberg: Krankengymnastik bei peripheren Gefäßerkrankungen. Arterien-, Venen-, Lymphsystem. Pflaum-Verlag, München 1987.
77. Eichhorn, K. u. a.: Reizstromtherapie bei schlaffen Lähmungen. Biomed. Technik 28 (1983), 48–58.
78. Eickhof, C.: Gesichtspunkte der krankengymnastischen Therapie bei peripheren Nervenschädigungen. Krankengymnastik 32 (1980), 507–511.
79. –: Die Bedeutung der Bewegung in der Frontal- und Transversalebene für den Parkinsonpatienten. Krankengymnastik 32 (1980), 507–511.
80. Eigler, E.: Zur Behandlung des hemiplegischen Patienten. Krankengymnastik 33 (1981), 206–208.
81. Einsingbach, Th.: Propriozeptive Neuromuskuläre Fazilitation in der Orthopädie und Traumatologie. Pflaum, München 1988.
82. Engeling, I.: Die Entwicklung der Wahrnehmungsfähigkeit für Bewegungs- und Spannungsvorgänge. Krankengymnastik 18 (1966), 332–334.
83. –: Gedanken zur Steuerung der Atmung über Bewegungsaufträge. Krankengymnastik 19 (1967), 10–12.
84. –: Über die Selbstbeteiligung des Patienten bei der Lösungstherapie. Krankengymnastik 19 (1967), 9.
85. –: Persönliche Mitteilungen.
86. Evjenth, O., J. Hamberg: Muskeldehnung, warum und wie? Remed Verlag, Ch-Zug (Schweiz) 1981.
87. Feldkamp, M., J. Danielcik: Krankengymnastische Behandlung der zerebralen Bewegungsstörungen im Kindesalter. 3. Aufl. Pflaum, München 1982.
88. Feldenkrais, M.: Bewußtsein durch Bewegung. Der aufrechte Gang. Suhrkamp, Frankfurt/M. 1978.
89. –: Die Entdeckung des Selbstverständlichen. Suhrkamp, Frankfurt/M. 1985.

90. Fischer, B.: Die Synovectomie-Nachbehandlung der progredient chronischen Polyarthritis. Krankengymnastik 28 (1976), 300–303.
91. Franke, K.: Traumatologie des Sports. 3. Aufl. Volk u. Ges., Berlin 1986.
92. Franke, L.: Ergebnisse der Trapezstrombehandlung bei Patienten mit Multipler Sklerose. Z. Physiother. 38 (1986), 323–327.
93. Freund, R. u. H. Koenitz: Reizstromparameter zur Vermeidung der sensiblen Belästigung bei funktioneller elektrischer Stimulation. Z. Physiother. 35 (1983), 285–287.
94. Fuchs. M.: Funktionelle Entspannung. Hippokrates, Stuttgart 1979.
95. Fuhrmann, E.: Die krankengymnastische Behandlung der Multiple-Sklerose-Patienten. Krankengymnastik 30 (1978), 380–385.
96. –: Die krankengymnastischen Aufgaben beim Multiple-Sklerose-Kranken, speziell bei Patienten mit ataktischen Störungen. Krankengymnastik 31 (1979), 554–566.
97. Földi, M., E. Földi: Das Lymphödem. 3. Aufl. Fischer, Stuttgart 1987.
98. Gadamer, H.-G., P. Vogler (Hrsg.): Neue Anthropologie. Thieme, Stuttgart 1972.
99. Gaymans, F.: Neue Mobilisationsprinzipien und -techniken an der Wirbelsäule. Man. Med. 11 (1973), 36–39.
100. Gell, M.: Die Bedeutung der krankengymnastischen und physikalischen Therapie bei Patienten mit chronischen Schmerzen im Schmerzzentrum Mainz. Krankengymnastik 40 (1988), 14–16.
101. Gesellschaft für Physiotherapie der DDR (Hrsg.): Therapieempfehlungen zur Anwendung der Verfahren der Physiotherapie bei ausgewählten Erkrankungen. Volk und Ges., Berlin 1986.
102. – (Hrsg.): Methodische Hinweise für die indikationsgerechte Verordnung und Anwendung physiotherapeutischer Verfahren und für die effektive Nutzung der vorhandenen personellen und materiellen Kapazitäten der Physiotherapie. Volk und Ges., Berlin 1986.
103. Gillert, O.: Elektrotherapie. 2. Aufl. Pflaum, München 1983.
104. –: Kleines ABC der physikalischen Therapie. Pflaum, München 1975.
105. –: Niederfrequente Reizströme in der therapeutischen Praxis. 10. Aufl. Pflaum, München 1977.
106. –, u. W. Rulffs: Hydrotherapie und Balneotherapie. 10. Aufl. Pflaum, München 1988.
107. Gillmann, H.: Physikalische Therapie. Grundlagen und Wirkungsweisen. 5. Aufl. Thieme, Stuttgart–New York 1981.
108. Gindler, E.: Aus einem Lehrgang über Regenerationsvorgänge und Verhaltensweisen nach E. Gindler, gehalten von E. Vollmar an der Medizinischen Akademie Dresden 1973 und 1974.
109. –: Die Gymnastik des Berufsmenschen. Gymnastik 1 (1926), 82–89.
110. Gläser, O. u. A. W. Dalicho: Segmentmassage. 4. Aufl. Thieme, Leipzig 1972.
111. Glaser, V.: Eutonie. Haug, Heidelberg 1980.
112. Göhring, H.: Krankengymnastische Möglichkeiten zur Verbesserung und Erhaltung der Thoraxbeweglichkeit und der Atembewegungen bei Morbus Bechterew. Krankengymnastik 41 (1989), 47–53.
113. Göllnitz, G., u. G. Schultz-Wulf: Rhythmisch-psychosomatische Musiktherapie. 2. Aufl. Fischer, Jena 1976.
114. Gottschalk, B.: Ultraschall-Aerosoltherapie. In: Knoch, H.-G. u. K. Knauth: Therapie mit Ultraschall. 3. Aufl. Fischer, Jena 1984.

115. GRABBERT, U.: Hilfsmittelversorgung bei progressiver Muskeldystrophie. Krankengymnastik 32 (1980), 395–398.
116. GRASSHOFF, H.: Differenzierter Kinesietherapie bei Skoliosen. Z. Physiother. 38 (1986), 95–102.
117. GROBER, J.: Klinisches Lehrbuch der Physikalischen Therapie. 5. Aufl. Fischer, Jena 1970.
118. –, u. F. STIEVE: Handbuch der Physikalischen Therapie. Band 1,2,4. Fischer, Stuttgart 1966, 1971, 1968.
119. GSCHWEND, N.: Die Behandlung der Polyarthritis. Krankengymnastik 33 (1981), 693–704.
120. GÜNTHER, R., u. H. JANTSCH: Physikalische Medizin. 2. Aufl. Springer, Berlin–Heidelberg–New York–London–Paris–Tokyo 1986.
121. GUETH. V.: Elektromyographische Untersuchungen bei Skoliotikern. J. Read. Med. 5 (1985), 50–58.
122. GUNN, G., and W. E. MILBRANDT: Tenderness at motor points: An aid in the diagnosis of pain in the shoulder referred from the cervical spine. J. AOA 77 (1977), Nov. 196/75-212/91.
123. GÜTTLER, P.: Kleine Stimulatoren für die Nerv-, Muskel- und Knochenstimulation. Z. Physiother. 39 (1987), 377–380.
124. –, J. KLEDITZSCH: Kleinststimulatoren zur Anregung der Osteogenese. Dt. Gesundh.-Wesen 39 (1984), 983–986.
125. HAASE, H., H. EHRENBERG, M. SCHWEIZER: Lösungstherapie in der Krankengymnastik. Pflaum, München 1985.
126. HABERSTOCK, B.: Neuromotorische Entwicklungs- und orofaziale Regulationstherapie nach Castillo-Morales am Behandlungs- und Beratungszentrum der Hessingstiftung in Augsburg. Krankengymnastik 40 (1988), 953–954.
127. HADANK, V.: Krankengymnastische Behandlung nach zervikalen Bandscheibenoperationen und bei HWS-Syndrom (Behandlung nach Roswitha Brunkow). Krankengymnastik 31 (1979), 421–424.
128. –: Krankengymnastische Behandlung der Tortikollis. Anleitung für Patienten. Krankengymnastik 33 (1981), 344–356.
129. HÄFELIN, H.: Basis der Bindegewebsmassage. Theorie und Praxis. Hippokrates, Stuttgart 1979.
130. HAENCHEN, G., R. FREUND, K. HAENCHEN: Batteriegeräte eigener Entwicklung zur niederfrequenten Elektrotherapie. Z. Physiother. 39 (1987), 365–369.
131. HANNE, B.: Krankengymnastik auf Intensivpflegestation. Krankengymnastik 22 (1970), 71–72.
132. HANSEN, K., u. H. SCHLIACK: Segmentale Innervation, ihre Bedeutung für Klinik und Praxis. Fischer, Stuttgart 1962.
133. HARRE, D. (Hrsg.): Trainingslehre. 5. Aufl. Sportverlag Berlin 1975.
134. HARRER, G.: Therapieansätze bei der Multiplen Sklerose. Wiener med. Wochenschr. 130 (1980), 620–624.
135. HAUSCHKA, M.: Zur künstlerischen Therapie. Bd. 2. Wesen und Aufgabe der Maltherapie. Schule für künstlerische Therapie und Massage, Bad Boll 1978.
136. HEIDELMANN, G. u. P. THIELE: Gichtfibel. Steinkopff, Dresden 1977.
137. HEIDENREICH, E.-M., R. HENTSCHEL u. A. LANGE: Praktische Anwendung und bisherige Ergebnisse der transkutanen elektrischen Nervenstimulation. Z. Physiother. 35 (1983), 281–284.

138. Hellinger, J., u. U. Manitz: Vertebragene Syndrome bei degenerativen Wirbelsäulenerkrankungen. Med. aktuell 7 (1981), 275–278.
139. Helmerich, H.E.: Die Bindegewebsmassage. 3. Aufl. Haug, Heidelberg 1978.
140. Henke, G.: Elektrotherapie in der Praxis. 3. Aufl. Verlag Kirchheim, Mainz 1985.
141. Hentschel, G.: Mensch und Klima. Analyse der bioklimatischen Anpassung. Z. Physiother. 31 (1979), 205–211.
142. Hesse, E.: Was kann ein Querschnittsgelähmter leisten? Krankengymnastik 19 (1967), 80–83.
143. Hildebrandt. G., u. H. Hensel (Hrsg.): Biological Adaption. Thieme, Stuttgart 1982.
144. Hirsch, S.: Möglichkeiten krankengymnastischer Behandlung bei Arthrosen des Hüft- und Kniegelenks. Krankengymnastik 33 (1981), 88–92.
145. Höck, K., H. Szewczyk, K. Wendt: Neurosen, Ätiopathogenese, Diagnostik und Therapie. Dt. Verl. D. Wissenschaft, Berlin 1971.
146. –, W. König: Neurosenlehre und Psychotherapie. 2. Aufl. Fischer, Jena 1979.
147. Hollmann, W., u. Th. Hettinger: Sportmedizin – Arbeits- und Trainingsgrundlagen. 2. Aufl. Schattauer, Stuttgart–New York 1980.
148. –, R. Rost, B. Dufaux, H. Liesen: Prävention und Rehabilitation von Herz-Kreislaufkrankheiten durch körperliches Training. 2. Aufl. Hippokrates, Stuttgart 1983.
149, Holz, U. u. H. Schulz: Krankengymnastik nach Osteosynthesen an der unteren Extremität. Krankengymnastik 31 (1979), 675—684.
150. Hufschmidt, H.J.: Elektrotherapie spastischer Bewegungsstörungen. Krankengymnastik 21 (1969), 1–9.
151. –, R. Wüst: Die elektrotherapeutische Beeinflussung sensibler Reiz- und Ausfallserscheinungen bei der Multiplen Sklerose. Nervenarzt 47 (1976), 12–18.
152. Jacoby, H.: Jenseits von „Begabt" und „Unbegabt". Zweckmäßige Fragestellung und zweckmäßiges Verhalten – Schlüssel für die Entfaltung des Menschen. 3. Aufl. Christians, Hamburg 1987.
153. Iyengar, B.K.S.: Licht auf Yoga. 3. Aufl. Barth, München 1978.
154. Jährig, K., D. Jährig u. P. Meisel: Phototherapie. Die Behandlung der Hyperbilirubinämie des Neugeborenen mit sichtbarem Licht. Thieme, Leipzig 1981.
155. Janda, V.: Muskelfunktionsdiagnostik. 2. Aufl. Volk u. Ges., Berlin 1986
156. Janssen, G.: Der Wirkungsbereich der Kryotherapie. Krankengymnastik 32 (1980), 68–70.
157. Jantsch, H., G. Trnavsky: Iontophoretische Einbringung von Medikamenten. Z. f. phys. Med. 3 (1980), 170–173.
158. –, F. Schuhfried: Niederfrequente Ströme zur Diagnostik und Therapie. 2. Aufl. Maudrich, Wien 1981.
159. –: Schmerzbekämpfung durch Elektrotherapie-Niederfrequenz. Z. f. phys. Med. 10 (1981), 21–24.
160. Jasnogorodskij, V. G.: Elektrotherapie des Schmerzes. Ihre Bedeutung in der komplexen Physiotherapie der Zukunft.
Z. Physiother. 35 (1983), 320.
161. –: Sinusförmig modulierte Ströme und ihre Anwendungen bei Erkrankungen des peripheren Nervensystems. Z. Physiother. 26 (1974), 199–206.

162. –: Differenzierte Anwendung der Elektrostimulation bei Bewegungsstörungen. Z. Physiother. 33 (1981), 377–379.
163. Jenrich, W.: Elektrotherapie. 2. Aufl. Volk. u. Ges., Berlin 1979.
164. Jochheim, K.-A., J. F. Scholz (Hrsg.): Rehabilitation. Bd. I, II, III. Thieme, Stuttgart 1975.
165. Johnstone, M.: Der Schlaganfall-Patient. Grundlagen der Rehabilitation. Fischer, Stuttgart–New York 1980.
166. Jordan, H.: Kurorttherapie. 2. Aufl. Fischer, Jena 1980.
167. –: Praxisrelevante Ergebnisse in der Balneo- und Bioklimatologie. Z. Physiother. 34 (1982), 155–165.
168. –: Ganzheitstherapie? Z. Physiother. 34 (1982), 15–21.
169. –: Zur Thalassotherapie der Rheumatoid-Arthritis. Z. Physiother. 30 (1978), 1–18.
170. Keller, E., A. Wentzensen, S. Weller: Zur Nachbehandlung operativ versorgter Kniebandverletzungen. Krankengymnastik 35 (1983), 580–585.
171. Kendall, F.P., E. Kendall Mc Greary: Muskeln (Funktionen und Test). Fischer, Stuttgart 1988.
172. Kiesewetter, H.: Wirkung von niederfrequenten Strömen auf die Beckenbodenmuskulatur. Eine tierexperimentelle Studie zur physikalischen Therapie der Harninkontinenz. Fortschr. Med. 1037 (1985), 4, 67–70.
173. Klawunde, G., H.-J. Zeller, H. Seidel, W. D. Schneider: Neurophysiologische und lungenfunktionsdiagnostische Untersuchungen zur Wirkung von Gymnastik und Manueller Therapie bei juvenilen Skoliosen. Z. Physother. 40 (1988), 103–111.
174. –: Klinische und experimentelle Erfahrungen bei der Anwendung der Kryotherapie mit Tiefkühlkompressen in der Behandlung schwerer funktioneller Gelenkerkrankungen. Z. Physiother. 28 (1976), 201–205.
175. Kleditzsch, J., A. Lange: Die muskelstimulierende Wirkung von Nieder- und Mittelfrequenzströmen, isometrischen Spannungs- und aktiven Bewegungsübungen nach Meniskotomie. Beitr. Orthop. u. Traumatol. 26 (1979), 380–385.
176. Klein-Vogelbach, S.: Funktionelle Bewegungslehre. 3. Aufl. Springer, Heidelberg–Berlin–New York 1986.
177. –: Therapeutische Übungen zur funktionellen Bewegungslehre. Analysen und Rezepte. 2. Aufl. Springer, Berlin–Heidelberg–New York 1986.
178. –: Ballgymnastik zur funktionellen Bewegungslehre. 2. Aufl. Springer, Berlin–Heidelberg–New York 1985.
179. Klug, W., H.-G. Knoch: Aktivierung der Knochenbruchheilung durch Ultraschall. Z. Physiother. 39 (1987), 91–98.
180. Knauth, K.: Die physiotherapeutische Atembefundaufnahme. Dt. Gesundh.-Wesen 27 (1972), 1241–1244.
181. –: Krankengymnastik in Gruppen mit Musikbegleitung. Heilberufe 9 (1957), 119–1921.
182. –: Ausdrucksgymnastik im therapeutischen Einsatz. In: Zweite zentrale Weiterbildungstagung der Krankengymnasten der DDR. Institut für Weiterbildung mittl. med. Fachkräfte. Potsdam 133 (1968), 59–65.
183. –: Beiträge zur Arbeitskultur aus krankengymnastischer Sicht. Dt. Gesundh.-Wesen 29 (1974), 1766–1769.
184. –: Gibt es Regenerationenszonen und spezielle Techniken zur Nutzung? Z. Physiother. 41 (1989), 389–392.

185. KNOCH, H.-G., u. K. KNAUTH: Therapie mit Ultraschall 4. Aufl. Fischer, Jena 1991.
186. KNOTT, M., u. D. VOSS: Komplexbewegungen. 2. Aufl. Fischer, Stuttgart 1970.
187. KOCH, I.: Die medizinische Rehabilitaion der Querschnittsgelähmten. 2. Aufl. Volk u. Ges., Berlin 1980.
188. KOERBER, R.: Anleitung für Patienten nach Schlaganfall mit Hemiplegie und der Parkinsonschen Erkrankung. Krankengymnastik 31 (1979), 185–188.
189. –: Hüftprothesen-Operation aus der Sicht der Patienten. Krankengymnastik 36 (1984), 378–380.
190. KOHLER, Ch. u. A. KIESEL: Bewegungstherapie bei funktionellen Störungen und Neurosen. Thieme, Leipzig 1972.
191. KÖLLING, W.: Der apoplektische Insult. Krankengymnastik 34 (1982), 106–112.
192. KOOPMANN, P., J. HÖDER: Visualisierung in der Entspannung – eine hilfreiche Möglichkeit für rheumakranke Menschen. Akta rheumatol.scand. 8 (1983), 29–33.
193. KÖSTLER, E.: Die Behandlung des Lymphödems mit der Hyaluronidase-Iontophorese. Z. Physiother. 30 (1978), 91–99.
194. KOVARIK, R.: Balneotherapie in der Gynäkologie. Krankengymnastik 40 (1988), 564–570.
195. KRAHMANN, H u. H. STEINER: Krankengymnastik in der Geburtshilfe und Frauenheilkunde. Pflaum, München 1982.
196. KRAUSS, H.: Leitfaden der physikalisch-diätischen Therapie. Volk und Ges., Berlin 1977.
197. –: Hydrotherapie. 5. Aufl. Volk u. Ges., Berlin 1990.
198. –: Atemtherapie. 3. Aufl. Volk u. Ges., Berlin 1988.
199. –: Physiotherapie zu Hause. 4. Aufl. Volk u. Ges., Berlin 1990
200. –: Periostbehandlung – Kolonbehandlung nach Vogler. 6. Aufl. Thieme, Leipzig 1986.
201. KUMMER, R. v. u. U. MORCHE: Die Hemiparese nach ischämischen Hirninfarkt – Klinisches Bild und Behandlungskonzept der Akut- und Frühphase. Krankengymnastik 33 (1981), 197–206.
202. KUPRIAN, W.: Die postoperative krankengymnastische Behandlung der Meniskusverletzung. Krankengymnastik 32 (1980), 720–724.
203. –, D. EITNER, L. MEISSNER u. H. ORK: Sportphysiotherapie. Fischer, Stuttgart–New York 1981.
204. KURZ, I. u. W. KURZ: Lehrbuch der Manuellen Lymphdrainage nach Dr. Vodder. Haug, Heidelberg 1979.
205. LANGE, A.: Moderne Ultraschalldosierung. Übersicht über die sowjetischen Literatur. Z. Physiother. 30 (1978). 117–124.
206. LANGHANS, S.: Theorie der Körpererziehung. In: CORDES, C., W. ARNOLD, B. ZEIBIG: Physiotherapie. Grundlagen und Techniken der Bewegungstherapie. 3. Aufl. Volk u. Ges., Berlin 1990.
207. LEBOYER, F.: Der sanfte Weg ins Leben. Desch, München 1974.
208. LEHNERT-SCHROTH, C.: Dreidimensionale Skoliose-Behandlung. 2. Aufl. Fischer, Stuttgart – New York 1981.
209. LELE, P. P.: A strategy fpr lokalized chemotherapy of tumors using ultrasonic hyperthermia. Ultrasound Med. Biol. 5 (1979), 95–97.
210. LEONHARDT, K.: Individualtherapie der Neurosen. 3. Aufl. Thieme, Leizpig 1981.

211. Leupold, W.: Betreuung und Therapie chronischer bronchopulmologischer Erkrankungen im Kindesalter. Z. ärztl. Fortbild. 77 (1983), 592–597.
212. Lewit, K.: Manuelle Medizin im Rahmen der medizinischen Rehabilitation. 5. Aufl. Thieme, Leipzig 1987.
213. List, M.: Methodik und Technik der krankengymnastischen Behandlung nach Osteosynthesen. Krankengymnastik 33 (1981), 92–94.
214. –: Krankengymnastische Behandlungen in der Traumatologie. 2. Aufl. Thieme, Stuttgart 1986.
215. Ludwig, G. u. W. Keitel: Physiotherapie in der Fachabteilung für Rheumatologie. Z., Physiother. 30 (1978). 37–41.
216. Lysebeth, A.v.: Yoga für Menschen von heute. Mosaik, München 1976.
217. –: Die große Kraft des Atems. 3. Aufl. Barth, Bern – München – Wien 1977.
218. –, D. v. Lysebeth: Meine tägliche Yogastunde. Hippokrates, Stuttgart 1981.
219. Manthey, J., R. Callies, U. Smolenski: Thermische Ultraschallwirkung und Koppelmedium. Z. Physiother. 39 (1987), 361–363.
220. Maronna, U.: Endoprothetik des Hüft- und Kniegelenks – Indikationen, prä- und postoperative Behandlung. Krankengymnastik 31 (1979), 692–696.
221. Matev, J. u. St. Bankov: Rehabilitation der Hand. Volk u. Ges., Berlin 1981.
222. Matthias, H. H.: Arzt und Krankengymnastik- die Krankengymnastik als Bewegungstherapie. Krankengymnastik 33 (1981), 153–162.
223. Mattiesen, C.: Gedanken zur Haltungsschulung. Krankengymnastik 34 (1982), 731––736.
224. Manitz, U.: Adaptationsphänomene nach Hüftoperationen. Z. Physiother. 31 (1979), 417–421.
225. Marquardt, H.: Reflexzonenarbeit am Fuß. 19. Aufl. Haug, Heidelberg 1988.
226. Marx, G.: Manuelle Therapie, theoretische Grundlagen und Einordnung in das Leistungsspektrum der Krankengymnasten. Krankengymnastik 35 (1983), 407–411.
227. Meinicke, R.: Spezielle Krankheitslehre. Orthopädie. 4. Aufl. Volk u. Ges., Berlin 1990.
228. Meinel, K.: Bewegungslehre. Volk u. Wissen, Berlin 1977.
229. Messler, H., R. Birnbaum: Ergebnisse der lateralen elektrischen Oberflächenstimulation bei Skoliose. Z. Orthop. 124 (1986), 707–712.
230. Meusel, W.: Gymnastik und Jazztanz für jedermann. Training mit Musik. Limpert, Frankfurt/Main 1984.
231. Mindell, A.: Der Leib und die Träume. Jungfermann-Verlag 1987.
232. Mooren, G. u. G. Bruhn: Blockade des Ganglion stellatum mit Reizströmen. Elektro-Med., med. Elektronik 6 (1961), 140–142.
233. Moschkow, W. N.: Heilkörperkultur in der Klinik der inneren Krankheiten. Volk u. Ges., Berlin 1960.
234. Mühlen, H. v. d.: Krankengymnastik in der Psychiatrie und psychosomatischen Medizin. Pflaum, München 1976.
235. Mühlmann, A.v.: Krankengymnastik bei Verletzungsfolgen am Bewegungsapparat. 6. Auf. Pflaum, München 1986.
236. Mukerji, S. u. W. Spiegelhoff: Yoga und unsere Medizin. Hippokrates, Stuttgart 1963.
237. Müller. G.: Physiotherapie bei Apoplexie. Z. ges. inn. Med. Leipzig 42 (1987), 98–100.

238. Mumenthaler, M.: Der Schulter-Arm-Schmerz. Huber, Bern – Stuttgart 1980.

239. –, u. H. Schliack: Läsionen peripherer Nerven. 3. Aufl. Thieme, Stuttgart 1977.

240. –, u. J. Lutschig: Die myasthenia gravis pseudoparalytica. Schweizer Arch. Neurol. u. Psychiat. 118 (1976), 23–56.

241. Nikkodubova, S. V.: Beurteilung der antiphlogistischen Wirkung der Lipoide in Heilschlämmen. Vorp. Kurortol., Fizioter. i lečeb. fiz. Kul't. (1985) 3, 57–60.

242. Nikolowa-Troeva, L.: Physiotherapie der chirurgischen Erkrankungen. Urban und Schwarzenberg, München – Berlin – Wien 1970.

243. Ohasi, W.: Shiatsu. Die japanische Fingerdrucktherapie. Hrsg.: Lindner, V. 5. Aufl. Verl. Hermann Bauer, Freiburg i. Br. 1983.

244. Opitz, J.-U., J. Kleditzsch, K.-J. Schulze, P. Güttler: Bipolare Rechteckimpulse mit exaktem Mittelwert „Null" zur Anregung der Osteogenese. Z. Physiother. 39 (1987), 371–375.

245. Ostendorp, U.: Konservative Behandlungsprinzipien in der Handchirurgie. Krankengymnastik 30 (1978), 248–244.

246. Pekanmäki, MD., P. J. Kolari, M. Sc.: Ein Gerät zur sequentiell abgestuften intermittiererden Kompressionstherapie geschwollener Extremitäten. Biomed. Technik 32 (1987), 50–54.

247. Pester, A.: Die Aufgaben der Physiotherapeutin in der Intensivmedizin interner Patienten. Z. Physiother. 35 (1983), 177–187.

248. Pickenhain, L. (Hrsg.): Sportphysiologie. (Übers a. d. Russischen). Volk u. Ges., Berlin 1974.

249. Plüss, A.-G-: Funktionelles Rückenmuskeltraining bei Morbus Bechterew. Krankengymnastik 41 (1989), 38–46.

250. Pratzel, H. G.: Iontophorese. Springer, Berlin – Heidelberg – New York 1987.

251. Predel, K.: Physiotherapie in der Gastroenterologie Z. ges. inn. Med. 42 (1987), 112–114.

252. Presber, W., J. Koch, W. Koch u. K.-H. Grützmacher: Schwimmtherapie Z. Physiother. 32 (1980), 419–428.

253. –, R. Schorr u. Ch. Seidel: Planung und Organisation der Rehabilitation in der DDR. 3. Aufl. Volk u. Ges., Berlin 1979.

254. Pullmann, H., u. H. Tronnier: Praxis der Phototherapie. Große Berlin (W) 1982.

255. Rattay, F., W. Mayr: Eine quantitative Abschätzung elektrisch aktivierter Fiberpopulationen am Beispiel der Karusellstimulation. Biomed. Technik 32 (1987), 184–190.

256. Reiners, B.: Ausdrucksgymnastik. Beiträge zur Einschätzung und zum therapeutischen Einsatz der Ausdrucksgymnastik und ihrer Entwicklungsmöglichkeiten. Med. Diss. Medizinische Akademie Dresden 1969.

257. Reinhold, D.: Leistungsbewertung Koronarkranker. Steinkopff, Dresden 1976.

258. –, u. J. Scheibe: Thesen zur Definition und Einteilung der Bewegungstherapie. Z. Physiother. 33 (1981), 467–468.

259. Reinl, B.: Krankengymnastische Behandlungsmöglichkeiten auf der Intensivstation. Krankengymnastik 34 (1982), 80–88.

260. Rentsch, W.: Kurzwellen- und Mikrowellentherapie. Fischer, Jena 1985.

261. Riede, D.: Therapeutisches Reiten in der Krankengymnastik. Pflaum, München 1986.
262. Rolf, G., u. G. Kappel: Das Schlingengerät in der Praxis der Krankengymnastik. Kohlhammer, Stuttgart – Berlin – Köln – Mainz 1971.
263. Rompe, G.: Krankengymnastische Behandlung bei degenerativen Erkrankungen des Schultergelenks. Krankengymnastik 33 (1981), 727-735.
264. –: Extensionsbehandlung der Wirbelsäule. Krankengymnastik 27 (1975), 49–52.
265. Rulffs, W.: Konservative Behandlung des Dekubitus. Krankengymnastik 18 (1966), 254–257.
266. –: Physikalische Therapie in der Frührehabilitation Verbrennungskranker. Z. phys. Med. 5 (1976), 122–124.
267. –: Möglichkeiten der Physikalischen Therapie bei Herpes zoster. Z. phys. Med. 6 (1977), 129–130.
268. –: Zum therapeutischen Nutzen von Luftsprudelbädern. Dt. Badebetr. 71 (1980), 179–182.
269. Russak, B.: Gynäkologie – Stiefkind der Krankengymnastik oder Herausforderung an die Therapeutin? Krankengymnastik 39 (1987), 792–798.
270. Sachse, J.: Diagnostische Erfassung von Störungen des M. tensor fasciae latae bei Schmerzsyndromen der Hüftregion. Z. Physiother. 40 (1988), 87–91.
271. –: Manuelle Untersuchung und Mobilisationsbehandlung der Extremitätengelenke. 5. Aufl. Verlag Ges., Berlin 1991.
172. –, H.-J. Busch, H. Diener, P. Hagemann, G. Klawunde u. E.-G. Metz: Kinesitherapie bei spondylogenen Störungen – Schmerzsyndromen infolge funktioneller (reversibler) Störungen des Bewegungssystems. Z. Physiother. 27 (1979), 235–240.
273. Salz, M., u. D. Seefeldt: Wirkungsvolleres Entspannungstraining während des Kuraufenthaltes durch PGR–Biofeedback? Untersuchungen in einem Kliniksanatorium. Z. Physiother. 33 (1981), 105–110.
274. Schaarschuch, A.: Der atmende Mensch. 4. Aufl. Turmverlag, Bietigheim 1979.
275. Schauer, U.: Spezifische Mobilisation bei Morbus Bechterew (Manuelle Therapie). Krankengymnastik 41 (1989), 25–30.
276. Scheibe, J., u. D. Reinhold: Thesen zur Definition und Einteilung der Bewegungstherapie. Med. Sport 20 (1980), 296–287.
277. –: Sport als Therapie – Allgmeine Hinweise zur Methodik. Z. Physiother. 35 (1983), 229–234.
278. –, W. Bringmann, D. Reinhold: Sportliches Training während der Kur. Volk u. Ges., Berlin 1986.
279. Schmidt, O., u. B. Biehl: Intensiv-Elektrogymnastik zur konservativen Therapie der idiopathischen Skoliosen. Z. Orthop. 118 (1980), 623.
280. Schubert, W.: Funktionelles Training schlaff gelähmter Muskulatur. Biomed. Technik 30 (1985), 115–122.
281. Schultz, I. H.: Das Autogene Training. 16. Aufl. Thieme, Stuttgart 1979.
282. Schulz, H.: Krankengymnastische und physikalische Behandlung nach Hüftendoprothesen. Krankengymnastik 29 (1977), 566–570.
283. Schulze, H., K. Seidel: Diagnostische und therapeutische Indikationen in der Nervenheilkunde. S. Hirzel, Leipzig 1983.
284. Schulze, K.-J.: Kinesitherapie nach Bandplastik am Kniegelenk. Z. Physiother. 27 (1975), 369–370.

285. Schwabe, Ch.: Regulative Musiktherapie. 2. Aufl. Thieme, Leipzig 1987.
286. Seidel, Ch., H. A. F. Schulze u. G. Göllnitz: Neurologie und Psychiatrie einschließlich Kinderneuropsychiatrie und Gerichtliche Psychiatrie. 3. Aufl. Volk u. Ges., Berlin 1987.
287. Senn, E. u. O. A. M. Wyss: Auf dem Weg zu einem Verfahren in der Elektrotherapie. Die Mittelfrequenzdurchströmung der Skelettmuskeln. Z. Physiother. 29 (1977), 81–94.
288. Siegel, E. V.: Tanztherapie. Klett-Cotta-Verlag
289. Siegrist, H.: Krankengymnastik bei Fußbeschwerden und Fußerkrankungen. Krankengymnastik 30 (1978), 345–347.
290. Sitzer, G.: Transkutane Nervenstimulation und ihre Anwendung in der Behandlung von Stumpf- und Phantomschmerzen. Krankengymnastik 33 (1981), 358–369.
291. Slatosch, D.-U.: Aufgaben der Ergotherapie bei der postoperativen Behandlung von pcP-Patienten. Krankengymnastik 33 (1981), 705–722.
292. Smekal, P. v. u. H. Ehrenberg: Grundlagen für die Krankengymnastik bei Mobilisation von Herzinfarktkranken. Krankengymnastik 28 (1976), 261–270.
293. Smolenski, U., R. Callies, J. Manthey: Schallstrahlungsdruck bei Gleich- und Impulsschall. Z. Physiother. 34 (1982), 371–376.
294. Sohr, Ch.: Die komplexe Behandlung des Myokardinfarktpatienten im klinischen Kurraum. Z. Physiother. 29 (1977), 121–129.
295. –, D. Reinhold: Physiotherapie in der Kardiologie Z. ges. inn. Med. 42 (1987), 4, 90–94.
296. Stoboy, H.: Physikalische Grundlagen des Muskeltrainings. Krankengymnastik 32 (1980), 726–732.
297. Stokvis, B., u. E. Wiesenhütter: Lehrbuch der Entspannung. 4. Aufl. Hippokrates, Stuttgart 1979.
298. Strauzenberg, S. E.: Prinzipien für die Anwendung sportlichen Trainings in der Therapie. Z. Physiother. 27 (1975), 195–202.
299. –: Gesundheitstraining. 3. Aufl. Volk u. Ges., Berlin 1982.
300. –: Grundbedingungen für die Belastungsgestaltung zur gerichteten Beeinflussung der Herzkreislauf- und Stoffwechselreaktionen bei Erwachsenen im Freizeit- und Erholungssport. Med. u. Sport 19 (1979), 36–41.
301. Suden, tum A.: Krankengymnastische Behandlung in Verbindung mit Eis bei prothetischem Kniegelenkersatz. Krankengymnastik 28 (1976), 91–92.
302. –: Endoprothetik des Hüft- und Kniegelenkes – Richtlinien für die Krankengymnastik. Krankengymnastik 31 (1979), 697–698.
303. –: Kryotherapie in der Orthopädie – Praktische Anwendung in der Krankengymnastik. Krankengymnastik 32 (1980), 70–73.
304. Spring, H. u. a.: Dehn- und Kräftigungsgymnastik. Thieme, Stuttgart 1986.
305. Sutilov, V. A.: Physik des Ultraschalls. Akademie-Verlag, Berlin 1984.
306. Svarkova, J., J. Zvarova, A. Kouba, K. Trnavsky: Beeinflußt Physiotherapie den Schmerz bei aktivierter Arthrose? Z. Physiother. 40 (1988), 333–336.
307. Stunder, W. A.: Balneotherapie im Wandel der Zeit. Krankengymnastik 39 (1987), 821–824.
308. Stux, G., N. Stiller, R. Pothmann, A. Jayasuriya: Akupunktur. Lehrbuch und Atlas. 2. Aufl. Springer, Berlin–Heidelberg–New York–Tokyo 1985.
309. Teichmann, W. (Hrsg.): Über die Physiotherapie nach Kneipp. Bad Wörishofen 1982.

310. TEIRICH-LEUBE, H.: Grundriß der Bindegewebsmassage. 7. Aufl. Fischer, Stuttgart 1976.
311. THIELE, P., u. G. HEIDELMANN: Therapiefibel arterieller Durchblutungsstörungen. Steinkopff, Dresden 1976.
312. THIES, U.: Krankengymnastische Maßnahmen bei Zustand nach Nervenläsionen. Z. Physiother. 33 (1981), 401–404.
313. TLATLIK, B.: Krankengymnastische Behandlungsmöglichkeiten bei Lumbalgien und nach Bandscheibenmöglichkeiten Lumbalbereich. Krankengymnastik 33 (1981), 278–284.
314. THOM, H.: Orthopädische Therapie nach apoplektischem Insult. Krankengymnastik 33 (1981), 214–222.
315. THOMA, H., H. BENZER, J. HOLLE, E. MORITZ u. G. BAUSER: Methodik und klinische Anwendung der funktionellen Elektrostimulation. Biomed. Technik 24 (1979), 4–10.
316. TRÄBERT, H.: Reizstrommassage. Dt. Gesundh.-Wesen 15 (1966), 543–567.
317. –: Über die Therapie mit niederfrequenten Reizströmen im hydroelektrischen Zellenbad, Electromedica 42 (1974), 164–166.
318. TRELENBURG, H.: Einführung in die „Schlüsselzonenmassage“ nach Dr. Marnitz, Dt. Badebetr. 71 (1980), 13–15.
319. TRETTIN, H.: Physikalische und manualtherapeutische Verfahren bei der Behandlung der Migräne und begleitender zervikaler Schmerzsyndrome. Krankengymnastik 34 (1982), 101–105.
320. TRNAVSKY, G.: Kryotherapie. 2. Aufl. Pflaum, München 1986.
321. –: Zur Reizstromtherapie der peripheren Nervenerkrankungen. Krankengymnastik 31 (1979), 628–629.
322. –: Rheographische Überprüfung der Durchblutungsänderung an der unteren Extremität nach perkutaner elektrischer Reizung von Akupunkturpunkten. Wiener med. Wochenschr. 127 (1977), 659–663.
323. UDINCEV, N. A.: Zum Mechanismus der biologischen Wirkung von Magnetfeldern. Vorp. Kurortol. Fizioter. i lečeb. fiz. Kult. (1981).H.4, 9–12.
324. VOJTA, V.: Die zerebralen Bewegungstörungen im Säuglingsalter. 4. Aufl. Enke, Stuttgart 1984.
325. VOSS, D. E., M. K. IONTA, B. J. MYERS: Propriozeptive Neuromuskuläre Fazilitation. 4. Aufl. Fischer, Stuttgart 1988.
326. WARZEL, H.: Elektrostimulation gestörter vegetativer Systeme. Fischer, Jena 1978.
327. WEGEWITZ, H.: Gegenwärtiger Stand unserer Aerosoltherapie. Z. Physiother. 29 (1977), 245–257.
328. –: Physiotherapeutische Empfehlungen bei Schleimhauterkrankungen im HNO-Bereich. Z. Physiother. 39 (1978), 43–47.
329. WEIDINGER, B.: Vorschläge zur krankengymnastischen Betreuung von hemiplegischen Patienten in der Geriatrie. Krankengymnastik 33 (1981), 209–213.
330. WELLS, P. N. T.: Biomedical Ultrasonics. Academie Press, London—New York—San Franzisko 1977.
331. WIBSER, R.: Therapiekonzept in der Krankengymnastik bei Morbus Bechterew. Krankengymnastik 41 (1989), 5–11.
332. WIEBEL, I.: Alternierende Schwerpunktverlagerung in der Therapie frühkindlicher zerebraler Bewegungsstörungen nach dem Bobath-Konzept. Krankengymnastik 38 (1986), 249–254.

333. Wilson, A., u. L. Beck: Farbtherapie. Scherz-Verlag, Bern—München—Wien 1984.
334. Winterfeld, H.-J., K.-H. Grützmacher u. A. Siegel: Selektive Reizstromtherapie bei Parese der unteren Extremität nach Operation eines Bandscheibenprolaps. Z. Physiosther. 33 (1981), 381–384.
335. World Health Organisation. Regional Office for Europe (Hrsg.): A programme for physical rehabilitation of patients with acute myocardial infarction. Kopenhagen 1968.
336. Wortmann, M., D. Rusch, V. R. Ott: Mikrowellennkatarakt am menschlichen Auge- und Schwellenwert für zulässsige Bestrahlung und Schutzmöglichkeit. Z. phys. Med. 8 (1979), 223–228.
337. Wyler, R.: Prä- und postoperative Atemtherapie bei thoraxchirurgischen Eingriffen. Krankengymnastik 34 (1982), 20–27.
338. Yesudian, S. R., u. E. Haich: Sport und Yoga. 5. Aufl. Drei-Eichen-V., München 1954.
339. –: Hatha-Yoga-Übungsbuch. Drei-Eichen-V., München—Engelberg—Schweiz 1971
340. Zehner, J.: Die krankengymnastische Behandlung des Brandverletzten. Krankengymnastik 40 (1988). 452–482.

Verzeichnis der Präparate

Vergleichbare Warenzeichen in der BRD

neue Bundesländer	alte Bundesländer
Antibiotika	
Bivacyn®	Nebacetin®, Batrax®
Antiphlogistika	
Kamillan®	Kamillosan®, Eukamillat®, Kamille®, Spitzner, Perkamillon®
Beclomet®	Sanasthmax® Dosier Aerosol, Sanasthmyl®, Becloturmant®
Bronchospasmyltika	
Arubendol®	Bricanyl®
Alupent®	Alupent®
Atrovent®	Atrovent®
Berotec®	Berotec®
Novodrin®	Bellasthman®
Hämostyptika	
Pamba®	Gumbix®
Thrombin-AWD®	Topostasin®
Mykostatika	
Fungizone®	Ampho-Moronal®
Mykostatin®	Moronal®, Candio-Hermal®
Sekretolytika	
Bromhexin	Bisolvon®
Mucosolvin®	Fluimucil®, Mucolyticum „Lappe"®
Einzelstoffe	
Panthenol-Jenapharm®	Bepanthen®, Panthenol® Braun
Medikamente zur Iontophorese[1])	
Apisanthron® Salbe	Forapin® E Salbe
Analgin®	Novalgin®, Baralgin®, Spondylon®
Aminosin® Salbe	Kytta Gel®, Norgesic Gel® Phlogont Salbe®

[1]) Die Externa sind nur bedingt vergleichbar und müssen indikationsgemäß ersetzt werden.

Aminosin® Spiritus	Heilit® flüssig, Mediment® Emulsion Hyperiagil® Einreibung, Rheumasan® flüssig
Elacur® Salbe	Dolo Visano® S Salbe, Kytta-Balsam® Salbe,
Nicodan® Salbe	Rubriment® Rheumasalbe, Akrotherm® Salbe
Nicodan® percutan	Rubriment® Essenz
Rheunervol® Salbe neu	Dolo-Menthoneurin® CreSa Salbe
Hylase® Amp.	Lasonil® Salbe, Jossalind® Creme, Kinetin® Amp.
Pridazol® Amp.	Priscol® Amp.

Medikamentenzusätze für Bäder[2])

Eucabal® Bad	Leukona-Eukalpin-Bad®
Hoevenol® Bad	Pernionin® Teil Bad, Indradermi® Fluid
Moorpa®	Moorhumin®, Moorlauge Bastian, Moorocoll®
Pykaryl T® Bad	Leukona® -Rheuma-Bad Pernionin® Teil-Bad
Rheubalmin® Bad neu	Menthoneurin® -Vollbad, Heilit® Rheuma-Ölbad
Sulfosan® Bad	Schwefelbad-Dr. Klopfer®,
Tannolil® Bad	Silvapin® Eichenrinden-Extrakt
Tripinat Bad	Silvapin® Fichtennadel-Extrakt
Tripinol-Bad neu	Pinimenthol® Bad
Tussidermil® Emulsion	Pinoidal® Bad, Bronchicum® Medizinal-Bad mit Thymian
Valmarin® Bad	Silvapin® Brombaldrianbad, Kneipp® Sedativ-Bad Baldrian-Melisse-Aquasan, Leukona® Sedativ Bad (Rp)

[2]) Die Badezusätze sind nicht identisch. Die Auswahl erfolgte nach Indikation und den Hauptwirkungsbestandteilen. Die Auflistung ist exemplarisch und daher unvollständig.

Verzeichnis der physiotherapeutischen Methoden und Maßnahmen

Verzeichnis der Diagnosen

I

K